儿科
常见疾病诊疗与护理

主　编　王　婷　张京晶　范　勇

副主编　刘　绘　王美香　郭雪峰

　　　　田晓宁　张海燕　王　娴

　　　　薛琳琳　张佩芸　翁璇铃

　　　　沈俊兰　李文娟　姜晓飞

　　　　陈小博　汪　洋　陈啟红

　　　　张巧利

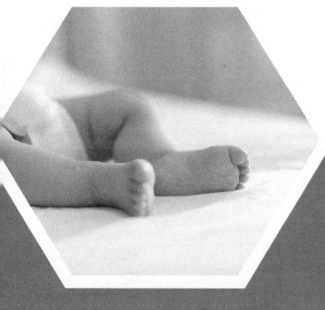

中国出版集团公司

世界图书出版公司

广州·上海·西安·北京

图书在版编目（ＣＩＰ）数据

儿科常见疾病诊疗与护理 / 王婷，张京晶，范勇主编 . -- 广州：世界图书出版广东有限公司，2021.9
ISBN 978-7-5192-8975-1

Ⅰ . ①儿… Ⅱ . ①王… ②张… ③范… Ⅲ . ①小儿疾病－诊疗②小儿疾病－护理 Ⅳ . ① R72 ② R473.2

中国版本图书馆 CIP 数据核字 (2021) 第 198587 号

书　　　名	儿科常见疾病诊疗与护理
	ERKE CHANGJIAN JIBING ZHENLIAO YU HULI
主　　　编	王　婷　张京晶　范　勇
责 任 编 辑	曹桔方
装 帧 设 计	徐逍逍
责 任 技 编	刘上锦
出 版 发 行	世界图书出版有限公司　世界图书出版广东有限公司
地　　　址	广州市新港西路大江冲 25 号
邮　　　编	510300
电　　　话	020-84460408
网　　　址	http://www.gdst.com.cn
邮　　　箱	wpc.gdst@163.com
经　　　销	各地新华书店
印　　　刷	三河市嵩川印刷有限公司
开　　　本	710mm×1000 mm　1/16
印　　　张	32.25
字　　　数	561 千字
版　　　次	2021 年 9 月第 1 版　　2021 年 9 月第 1 次印刷
国 际 书 号	ISBN 978-7-5192-8975-1
定　　　价	268.00 元

前　言

随着科学技术的迅速发展，医学儿科学的基础和临床研究都取得了长足的进步，无论是病因学、发病机制及诊断，还是治疗与护理等方面都得到了前所未有的深入研究和广泛实践。随着医学模式的转变、传统医学观念的更新，儿科学的许多诊疗技术和原则也发生了很大的变化。为此，编撰一本融汇儿科常见疾病新进展、新信息和新观念的参考书籍，势在必行。为适应现代临床儿科的需要，我们编撰了这本《儿科常见疾病诊疗与护理》。

本书共分十五章，包括儿科各个系统疾病的诊断、治疗与护理，将儿科临床所涉及的各方面知识囊括其中。具体如下：儿童青少年生长发育、婴儿营养、儿科营养支持、儿科常见临床症状、儿科疾病诊治原则、新生儿疾病的诊疗与护理、儿童消化系统疾病的诊疗与护理、儿童神经系统疾病的诊疗与护理、儿童呼吸系统疾病的诊疗与护理、遗传性疾病的诊疗与护理、儿童感染性疾病的诊疗与护理、儿童营养障碍性疾病的诊疗与护理、儿童青少年常见病和慢性病防控、儿童青少年心理卫生、环境污染与儿童健康。本书在写作过程中参阅了大量国内外权威专著及近年来的相关文献资料，内容较为全面，科学实用，条理清晰，层次分明，希望本书能成为儿科一线医护人员的有力助手。

本书在写作过程中，得到诸多临床医师和护理人员的关心与支持，在此表示感谢。鉴于作者水平，书中难免有不足之处，恳请广大读者提出宝贵意见，使本书不断完善。

目 录

第一章 儿童青少年生长发育

人的生长发育是指从受精卵开始到成人的发展和成熟过程，包含体格生长发育和神经心理行为发育两个方面。人类的生长发育，不论在总的速度上还是在各器官、系统的发育顺序上，都遵循一些共有的规律。认识这些一般规律，掌握儿童青少年形态、功能、心理发展的年龄特点，是开展生长发育评价，探究生长发育影响因素，制定各项健康促进策略和学校卫生政策的前提和依据。生长发育研究是儿童青少年卫生学学科的重要基础之一。

第一节 生长发育的基本概念和一般规律

一、生长发育的基本概念

（一）生长

属量变范畴，包括形态生长和化学生长。前者主要指细胞、组织和器官等在数量、大小、重量上的增加；后者主要指细胞、组织、器官、系统的化学成分变化。日常工作中使用较多的是涉及形态变化的生长，如身高生长、体重生长等。

（二）发育

属质变范畴，是细胞、组织、器官和系统的功能分化与成熟，包括"身"（体格、体力）和"心"（心理、行为）两个密不可分的方面。

生长是发育的物质基础。细胞、组织、器官形态变化的同时，必然伴随着功能的分化和增强，通常并述为"生长发育"。有时也可用"发育"一词来指代生长，比如用体格发育表述其生长过程中的形态变化；但不能反过来以"生长"指代发育。在心理学和教育学领域，"发育"也称"发展"。

（三）成熟

指生长和发育达到一个相对完备的状态，标志着个体在形态、功能和心理-行为方面达到成人水平，具有独立生活和生养下一代的能力。

生长和发育相互交织，共同组成机体成长的动态变化过程。

二、生长发育的一般规律

生长发育的一般规律是指生长发育过程中所具有的普遍方式。受种族、遗传、环境等诸多因素的影响，每个儿童的生长发育都有其特殊性，但又都遵循一些普遍规律。了解生长发育的一般规律，有助于正确评价儿童生长发育现状，探究既往生长发育史和未来生长潜力。

（一）生长发育的连续性和阶段性

从受精卵开始到发育成熟，人体各组织、器官、系统在不同时期有不同的生长速度，但在发育成熟前，生长发育是一个持续、累积的动态过程。该过程有量的积累，同时伴随功能的成熟。

根据不同时期儿童的生长特点和发展任务，将连续的生长发育过程人为地划分为不同的阶段，提出了生长发育的年龄分期（表1-1）。这里所指的发展任务是指在一定的年龄阶段，儿童的心理-行为成熟程度应当达到的水平。发展任务既是特定年龄阶段的基本教养目标，也是判断个体或群体发育水平的重要依据。

表1-1　生长发育的年龄分期

发育阶段	粗略年龄范围	发育阶段	粗略年龄范围
产前期	胎儿阶段	学龄期（童年中期）	6岁至青春期开始
婴儿期	0~1岁[a]	青春期	10~20岁[b]，女孩比男孩早1~2年
幼儿期（学步儿期）	1~3岁	青年期	18~25岁[c]
学前期	3~6岁		

注：a.多数国外儿科学和发展心理学将0~2岁划分为婴儿期；b.青春期年龄范围尚无清晰的界

定，表中为WHO建议的年龄范围；c.联合国将15~24岁界定为青年期

发育分期的提出适应了医疗和卫生保健工作的需要，与教育阶段的划分也基本一致。实际上，各年龄期的规定是人为的，相邻各年龄期间并没有明显的界限。

（二）生长发育的程序性

生长发育阶段是对生长发育连续性的渐变性认识，前阶段为后阶段奠定基础，后阶段是前阶段的发展趋势；任何一个阶段的发育出现障碍，都将对其后的阶段产生不良影响。各发育阶段顺序衔接，使生长发育呈现鲜明的程序性，表现为：从胎儿期至儿童期，生长发育遵循着头尾发展和近侧发展的原则；在青春期，遵循向心发展原则。

1. 头尾发展律

胎儿-婴幼儿期体格和粗大动作发育遵循头尾发展律，即生长的顺序由头部到尾部。

在体格发育方面，头颅发育早于躯干，躯干早于四肢，保证了神经系统的优先发育。胎儿期头颅生长最快；婴儿期躯干增长最快；2~6岁期间下肢增长幅度超过头颅和躯干，直至青春期生长突增高峰，下肢的增长最快；其后，躯干再一次成为生长最快的身体部位。随着儿童的生长发育，其身体各部分比例不断变化。2个月胎儿头长占整个体长的50%；1岁时头长占20%；至成年终身高时，下肢占整个身高的50%，头长仅占12%。

粗大动作的发育也遵循头尾发展律，头、颈、上端的动作发展先于腿和下端。婴儿的粗大动作遵循着抬头、翻身、坐、爬、站、走、跑、跳等特定的程序发展。

2. 近侧发展律

婴幼儿在向上生长的同时，也按照近侧发展律向外生长，即生长的顺序从身体的中部（或近端）到周围部分（或远端）。例如，妊娠期胎儿的胸腔和内部器官最先形成，然后是胳膊和腿，最后是手和脚；在婴幼儿期，近躯干的肩部肌肉先发育，然后发展到上臂、前臂、手腕、手指远端小肌肉，使婴幼儿的精细动作发育也呈现近侧发展律。

3. 向心律

在青春期，身体形态发育遵循向心律，即呈现从周围（或远端）到中心（或近端）的生长顺序。下肢生长突增先于上肢，四肢先于躯干，呈自下而上，自肢体远端向中心躯干的规律性变化。

青春期，下肢加速生长以足长的突增最早出现，也最早停止生长；足长突增后小腿开始突增，其后是大腿、骨盆宽、胸宽、肩宽、躯干高，最后是胸壁厚度。上肢突增的顺序依次为手长、前臂和上臂；手的骨骺愈合也由远及近，呈现指骨末端、中端、近端→掌骨→腕骨→桡骨、尺骨近端的生长顺序。

（三）生长发育速度的不均衡性

整个生长期，体格生长是一个连续过程；生长不是匀速进行的，各发育阶段生长速度不同，有快有慢，使生长速度曲线呈波浪式变化；同时，身体各部分的生长速度也不同，使身体各部分比例不断变化，最终形成成人的体态。

1. 生长速度曲线呈波浪式变化

以身高和体重为例，每个人都经历了两次生长高峰。第一个生长高峰出现在胎儿中后期至婴儿期，在出生后第一年内体重和身长仍快速增加，体重增加6～7 kg，至1岁末体重约为出生时的3倍；身长增加25～27 cm，约为出生时的1.5倍。自出生第二年以后，生长速度快速下降；至青春期再次快速增加，出现第二个生长高峰。

Karlber等人提出，按照生长调控机制的不同，生长模式可分为宫内和出生后生长，而出生后生长又分为婴儿型、儿童型和青春期型3种模式。

（1）胎儿期生长：主要受控于营养状况，母亲的体格、宫内营养状态等与胎儿出生体重、身长密切相关。宫内营养状态可影响胎儿胰岛素水平，继之影响胰岛素样生长因子（IGFS）的水平，从而影响胎儿生长。因此，胎儿期生长的调控是以代谢轴调控生长轴。

（2）婴幼儿生长：出生后至2岁，体格生长速度处于高峰状态；2岁后生长速度逐渐下降，并过渡到儿童时期的生长模式。出生后6个月内的生长调控仍维持了胎儿期主要受营养代谢调控的模式；其后垂体-生长激素轴开始呈现促生长作用，并逐渐替代了营养代谢调控模式。因此，婴儿期的生长可以看作是胎儿期生长模式的延续以及向儿童期生长模式转化的过渡阶段。一般认为，婴儿期的生长模式在2周岁左右基本终止。

（3）儿童期生长：经过婴儿期的过渡，生长速度下降并相对稳定于5～7 cm/a。生长速度并非均匀，一年内的不同月份生长速度也可有波动。因此，为准确评估生长速度，应至少追踪观察6个月（最好12个月）。儿童期的生长主要受生长激素轴调控，并受遗传、营养、精神心理状态等影响。

（4）青春期生长：青春发育启动后，体格生长进入出生后的第二个高峰期。以身高的快速增长为特点，表现为加速—减速—停止的生长模式，此独特的生长模式受生长激素轴和下丘脑-垂体-性腺轴（HPG轴）的协同调控。①青春期早期，性激素和生长激素（GH）的相互作用触发了青春期生长加速。性激素通过刺激GH分泌以及协同GH共同促进IGF-1的释放，触发了青春期生长加速；②青春期中期，生长加速的幅度与性激素和GH-IGF-1作用有关。GH与性激素存在相互协同作用，从而维持了正常的身高速度高峰（PHV）的增幅；③青春期后期，性激素部分地参与了骨骺闭合。在青春期后期，GH分泌逐渐降低，并向成人分泌模式转变；同时性激素水平显著升高，对骨生长呈现出抑制性调控—加速骨成熟，激发骨骺融合，使身高生长减速直至停止。当生长停止后，GH-IGF-1的作用转为代谢调控，而不再与生长有关。

2. 各形态指标和身体各部分的生长速度不同

从不同形态指标生长速度曲线的年增加率来看，体重峰值较高，而身高峰值较低；胸围、四肢围度的生长速度曲线形状与体重相似；坐高、四肢长与身高的生长速度曲线相似；肩宽、骨盆宽处于两者之间。

由于身体各部分的增长速度不同，出生后的整个生长过程中，身体各部分增长幅度的比例大致是头颅增1倍，躯干增2倍，上肢增3倍，下肢增4倍，最终形成以较小的头颅（占全身12%）、较短的躯干、较长的下肢（占全身50%）为特征的成人体态。

（四）各系统生长模式的时间顺序性与统一协调性

人体各器官、系统的生长发育模式在时间进程上各有先后，Scammon将其大致归为4类。

1. 一般型

全身的肌肉、骨骼、主要脏器和血流量等，生长模式与身高、体重相似，先后出现胎-婴儿期和青春期两次生长突增，其余时间稳步增长；青春发育后期增长幅度减慢，直到成熟。

2. 神经系统型

脑、脊髓、视觉器官和反映头颅大小的头围、头径等，是优先发育的系统，只有一个突增期，出现在胎儿期至6岁前。在神经系统中，大脑发育最早，在出生后头2年发育最快，6岁时脑的大小和重量已接近成人水平。神经系统"优先发育"的生长模式对提高婴幼儿生存能力，保障其他器官、系统的有序发展具有特殊意义。

3. 淋巴系统型

胸腺、淋巴结、间质性淋巴组织等，在出生后的前10年生长非常迅速；青春期达到顶峰，12岁时约为成人的2倍；其后，伴随其他系统功能的逐渐成熟及免疫系统的完善，淋巴系统逐渐萎缩。

4. 生殖系统型

在青春发育前，生殖系统形态几乎没有发展；至青春期启动开始迅速发育，并通过分泌性激素，促进机体的全面发育成熟。

机体各系统的发育既不平衡又相互协调，任何一个系统的发育都不是孤立的，而任何一种作用于机体的因素都可对多个系统产生影响。例如，体育锻炼不仅促进肌肉和骨骼发育，也促进呼吸、心血管、神经系统功能的提高。

第二节　儿童青少年体格生长

体格生长指人体外部形态、身体比例和体型等方面随年龄而发生的变化。

一、体格生长的阶段变化

从胎儿期到发育成熟，体格生长大体经历了4个阶段。

（一）第一次生长突增期

身长的突增期从孕中期开始持续至1岁末。身长在整个胎儿期平均增长50 cm，其中孕中期（孕13～27周）增长27.5 cm，占胎儿期身长总增长量的50%以上；出生后第一年平均增长25 cm；第二年平均增长10 cm；到2岁末身长已达到成年终身高的一半左右。

体重的突增期从孕晚期开始持续至1岁末。体重在整个胎儿期平均增长3 kg，其中孕晚期（28周至分娩）增长2 kg，占胎儿期总增长量的70%左右；出生后第一年平均增加6～7 kg，至1岁末体重约为出生时的3倍，2岁达出生时的4倍。

（二）相对稳定期

从2岁到青春期发育启动前，体格生长持续而稳定。儿童身高每年增长5～7 cm，体重每年增长2～3 kg。

（三）第二次生长突增期

又称青春期生长突增，出现于青春发育早期。身高从每年增长5～10 cm开始，逐渐进入突增高峰，最大年增长值可达10～14 cm。体重从每年增加4～7 kg，至突增高峰可达8～10 kg。

（四）生长停滞期

在经历了青春期生长突增后，自青春中后期开始，身高生长缓慢并逐渐停止，体重一般也停止明显增长。

二、身体比例的变化

通常通过两类指数反映生长发育中身体比例的变化。

（一）反映身体各横截面指标的相互关系

如胸围/身高指数、肩宽/盆宽指数、BMI等。目前，国内外使用较多的是BMI。BMI的高百分位数值或低百分位数值的变化能灵敏地反映体重/身高比例关系失调对儿童超重和肥胖、营养不良流行产生的影响。近半个世纪以来，我国大城市儿童BMI的P_{80}以上各百分位数值持续上升，百分位越高增幅越大。对BMI高百分位数值的变化实施动态监测可以为制定肥胖防治策略、措施提供重要依据。

（二）反映个体下肢长度和身高间的比例关系通常使用 3 项指标

1. 坐高/身高指数

在青春期生长突增高峰前随年龄增长而下降，突增高峰后随年龄增长而上升，20岁后趋于稳定。我国儿童生长长期趋势：随着年代的变化，该指数下降趋势明显，提示下肢长增幅较躯干更加明显。

2. 下肢长指数 $I = \dfrac{身高 - 坐高}{身高} \times 100\%$

间接反映下肢长的变化。在生长长期趋势中，随着年代变化，该指数上升。

3. 下肢长指数 $II = \dfrac{身高 - 坐高}{坐高} \times 100\%$

青春期中后期坐高值相对稳定，因此该指数分母以坐高代替指数 I 中的身高，直接反映下肢长的变化。

三、体成分发育

身体成分简称"体成分"，指人体总重量中不同身体成分的构成比例，属化学生长范畴。体成分是反映人体内在结构比例特征的重要指标，能反映人体的体质状况、体型特征和身材大小，也是诊断肥胖和超重、准确衡量体重控制效果的参考依据。体成分在研究体格发育与健康的关联方面发挥关键的中介作用。

（一）体成分模型

目前在生长发育相关研究中常用到两类体成分模型：两组分和多组分模型，其中以两组分模型更为简单常用。

1. 两组分模型

由Behnke等人在1942年建立，即以脂肪组织为核心将人体分为体脂重（FM）和瘦体重（FFM）两部分。体脂重占体重的百分比称体脂率（BF%）。瘦体重又称去脂体重（LBM），包括全身的总水量、蛋白质、无机物和糖原等。

2. 多组分模型

该模型中最具影响力的是人体成分的5层次模型，该模型将已知的约40多种人体成分归纳到5个层次中，即原子层次、分子层次、细胞层次、组织器官层次和整体层次。

（二）体成分发育的年龄特征

儿童自出生后，随着体格的生长发育，体成分也在不断变化。

1. 体脂发育

理论上，体脂是指全部人体中可用乙醚提取的成分。实际工作中，通常通过对局部脂肪组织的测量来推算全身脂肪量，常用测量方法包括皮褶厚度测量法、双能X线吸收法（DEXA）、CT法和磁共振成像（MRI）法等。

体脂发育规律可用体脂量、BF%和皮下脂肪厚度的年龄变化特征反映。

（1）体脂量：在婴儿早期，男女儿童体脂含量相当；至青春期前，女孩的总体脂、躯干和腹部脂肪量均大于男孩，男孩则瘦体重明显高于女孩。青春期发育开始后，体脂生长模式的性别差异更加明显，男孩瘦体重增加显著，而体脂率随年龄增加逐渐减少；女孩则皮褶厚度、腰围和体脂率等反映体脂量的指标均随年龄增长而明显上升，显著大于同龄男孩。

Wells以体脂指数$\left(FMI = \dfrac{体脂重}{身高^2}\right)$描述男女儿童0～20岁的体脂发育规律。在生命早期，男女儿童体脂量接近；在儿童期，均出现下降；在青春期，女孩的体脂成分大量增加。总体而言，在整个生长发育期，女孩的体脂含量均高于男孩，且自青春期开始差异逐步扩大。

（2）BF%：Samuel等报道了0～10岁儿童BF%的年龄变化规律。婴儿6个月时BF%达最高，以后逐渐下降；男孩7岁、女孩6岁时为最低水平，其后又逐渐升高；之后，伴随年龄的增长，女孩BF%高于男孩的趋势越来越明显。

Wang等通过DEXA对中国乡村6～18岁儿童进行体脂测量，分析围青春期BF%的年龄变化趋势。男孩6～12岁，BF%呈持续缓慢增加，进入青春期后则明显降低；女孩青春期前表现为持续缓慢增加，进入青春期后则快速增长，呈现出明显的性别发育特征。

Laurson等利用美国健康和营养调查（NHANES）测量数据，以肱三头肌和肩胛下角部位的皮褶厚度估算BF%，发现：①男女孩在青春期生长突增前BF%均上升；②男孩的增长高峰在11岁，其后下降，青春后期再度上升，18岁时BF%平均为17.0%；③女孩在整个青春期BF%持续上升，18岁时平均为27.8%。

（3）皮下脂肪厚度：皮下脂肪约占全身脂肪的50%，皮褶厚度是反映皮下脂肪的常用指标。姚家兴等分析中国7～17岁儿童肱三头肌部、肩胛下角部、腰部、腹部、大腿内侧部的皮褶厚度，发现：①大腿内侧部、肱三头肌部皮褶厚度的发育特征相似，表现为青春期前男女均呈持续缓慢增加；进入青春期，男孩呈初期下降、后期回升，女孩呈持续快速增长模式；②腰部、腹部和肩胛下角部皮褶厚度的发育特征一致，在整个生长期，男女均呈持续增长趋势，青春期性别差异加大，女孩增长快于男孩。

2. 瘦体重发育

（1）瘦体重：Wells以瘦体重指数$\left(FMI = \dfrac{瘦体重}{身高^2}\right)$分析0～20岁男女儿童青少年瘦体重的年龄变化规律，呈现为①整个生长期，男孩LBM的量始终高于同龄女孩；②青春期前，男女儿童LBM均随年龄增长而增加；③进入青春期后，男孩LBM增长量显著高于女孩，性别差异也随之扩大；10～20岁男孩LBM平均增长

33 kg，女孩则仅增长16 kg。

（2）瘦体重成分：瘦体重中总水量、蛋白质、骨矿物质等成分的发育变化主要表现在①新生儿各成分性别差异不明显；②从出生到10岁，总体水的比例相对稳定，但肌肉中的水分逐步减少；骨矿物质的比例逐步出现性别差异，男孩高于女孩；而非骨矿物质的比例在各年龄组相近，也无性别差异；③青春期，男女青少年总体水的比例均逐年减少，且男孩减少幅度大于女孩，性别差异出现并逐步扩大；④青春期，体内钙含量的改变与生长突增关系密切，男孩13~14岁总体钙增加最明显，增幅约达35%；女孩则在11~12岁增加最多，增幅约40%。⑤青春期LBM中骨骼成分的增长比非骨骼成分更明显。女孩骨矿物质的沉积在青春期开始后的3~4年实现；而男孩整个青春期均有沉积，且16岁后增加明显。

（三）体成分发育的种族差异

不同种族有不同的遗传背景、文化风俗和饮食习惯，其所处的地理环境也不同，这些都可能导致体成分的种族差异。

对美国非裔黑人、欧裔白人与西班牙裔儿童体成分的比较，在矫正体格大小后，可以发现西班牙裔儿童BF%最高，欧裔白人的内脏脂肪含量明显高于非裔黑人。

王京钟等对新加坡（南方华人）、北京（北方华人）和荷兰青少年（白人）的BMI、BF%比较发现，在矫正年龄、身高后，相同BMI水平下，南方华人青少年BF%明显较高，且这种种族差异性从青春期开始日益明显。南方华人青少年所呈现的BMI水平相对低而BF%相对高的特征，与其肢体肌肉重量较轻、骨骼较纤细的身体构成特征有关，故在相同BMI条件下其BF%明显高于白人。

对南亚印度人和欧洲白人的体脂分布比较也发现，体脂分布的种族差异在青春期前即已出现；南亚青少年有明显较高的BF%和躯干脂肪百分比，提示其体脂更趋向于中心性分布。

不同种族间BMI、BF%的差异，必然导致其瘦体重的差异。近年来，有关体脂瘦体重比值（体脂/瘦体重）的种族差异研究备受关注。临床证据表明，该比值越大，发生糖耐量异常、2型糖尿病、心血管疾病的风险也越大。流行病学分析提示，不同种族间体脂瘦体重比值的差异与上述慢性病发生的种族差异一致。Lear等比较居住在加拿大的土著人、华裔、欧裔、南亚裔的体脂瘦体重比值，经年龄调整后，无论男女，南亚裔都最高，加拿大土著人次之，华裔最低。

四、儿童青少年体能发育

体能也叫体适能，世界卫生组织（WHO）将其定义为具备充足的精力从事日常工作和学习而不感疲劳，同时有余力享受休闲娱乐活动的乐趣，能够应付突发紧急状况的能力；即能满足生活需要和有足够的能量完成各种活动任务的能力。

美国Caspersen等将体能分为健康相关体能和运动相关体能两类，在体育科学界得到广泛认可和应用。健康相关体能是体能的基础部分，泛指人的体质，是维持身体健康，提高工作、学习和生活效率所必需的基本能力。运动技能相关体能则是建立在健康相关体能基础上，属于更高的需求层次。狭义的运动相关体能主要针对运动员，是竞技能力的重要部分。

对儿童青少年而言，两类体能相辅相成。提高两类体能水平，都应成为儿童青少年体能发展的努力目标。

（一）健康相关体能

美国体育与竞技总统委员会将健康相关体能确定为体成分、心肺耐力、柔韧性、肌力和肌耐力等4个要素。

1. 体成分

无论是体脂，还是骨骼、肌肉和骨矿物盐等瘦体重成分，在身体质量（体重）中所占的构成比应达到合理水平。这对预防慢性非传染性疾病，如2型糖尿病、高血压、动脉硬化等有重要意义。

2. 心肺耐力

反映心、肺及其所代表的循环系统、呼吸系统为身体活动提供足够氧气和养分的能力。心肺功能的强弱直接影响到全身器官和肌肉运动的效能和效率，是健康相关体能中最重要的要素。其中，心血管功能可通过一定负荷下人体心率、脉搏、动脉血压的变化来反映；肺功能可通过呼吸频率、肺活量、最大通气量（MVV）等指标反映；最大吸氧量（V_{O_2max}）是综合反映心肺功能的指标。

3. 柔韧性

指在无疼痛的情况下，人体关节活动所达到的范围和幅度；对于保持人体运动能力，防止运动损伤有重要意义。柔韧性指标有立位体前屈、坐位体前屈、俯卧上体上抬等。

4. 肌力和肌耐力

肌力指人体各肌肉、肌群收缩时产生的最大力量；肌耐力指这些肌肉、肌群在一定时间内能多次重复收缩，或维持一定用力状态的持久力。肌力和肌耐力是机体正常活动和工作的基础。测量指标包括握力、背肌力、屈臂悬垂/引体向上、仰卧起坐等。

（二）儿童青少年体能发展的意义

儿童青少年健康相关体能的发展对增进心肺、肌肉和骨骼健康，减少成年期慢性非传染性疾病具有深远影响。体力活动，包括玩耍、游戏、体育锻炼、交通往来等是促进儿童青少年体能发展的主要途径。我国"每天锻炼1小时""阳光体育运动"是以提高学生健康相关体能为目标的重要措施。

大量研究已经证实了儿童青少年体力活动和体能发展对终生健康的重要意义。

体力活动与儿童青少年心肺和代谢功能健康呈正相关。足够量的体力活动可显著改善心肺和代谢功能健康指标。综合性观察和实验研究均表明，始于童年期的较高水平体力活动，可显著降低成年期心血管疾病、2型糖尿病等的患病率和死亡率。儿童青少年坚持每天1小时的中、高强度体力活动有助于长久保持其心肺和代谢功能健康。

此外，运动可增进青春期前、青春期的心肺健康，显著增进肌肉力量。对骨骼形成负荷的体力活动，可提高骨矿物质含量和骨密度。

（三）儿童青少年体能发育的特点

1. 体能发育进程不均衡

突出表现在体能发育的年龄特征上，即不同的体能指标在不同年龄阶段的发育速度有快有慢。例如，心血管和肺功能指标随年龄增长而提升，有明显的突增表现。

最大吸氧量（V_{O_2max}）代表机体的最大有氧代谢能力，是综合反映心肺功能的指标。该指标绝对值随年龄增长而逐渐上升，青春期后期达高峰。美国1999～

2002年NHANES调查中发现，男孩V_{O_2max}在12～16岁期间逐渐上升，17岁、18岁基本稳定；女孩12～18岁期间相对稳定，略有上下波动。

2. 体能发育具有阶段性

儿童青少年的体能发展突出表现在身体素质方面，身体素质（如速度、力量、爆发力、耐力、灵敏性、柔韧性、平衡性等）的发展在学龄期呈现3个阶段性表现：

（1）快速增长阶段：出现在男孩6～14岁，女孩6～12岁。

（2）慢速增长阶段：出现在男孩15～18岁，女孩12～15岁。约85%女孩该阶段身体素质指标有暂时性停滞或下降趋势，在16～18岁出现恢复性增长；但是如果坚持锻炼，女孩将不出现身体素质的停滞或下降。

（3）稳定阶段：出现在男性19～25岁，女性19～22岁。

3. 体能发育不平衡

由身体各部分发育的暂时性差异造成，在青春期生长突增阶段，肌力发育的不平衡现象尤其明显。青春期身高突增时，伴随长骨的快速生长，肌纤维首先表现为长度增长；突增高峰后长骨生长减慢，肌纤维发育逐渐表现为增粗。在青春期，肌肉的发育也遵循"向心律"原则，四肢肌肉发育早于躯干，躯干大肌群发育早于小肌群；整体上大肌群发育落后于身高突增8～10个月，小肌群落后12～16个月；全身肌肉的充分协调通常在青春期后期。

4. 体能发育的性别特征

男女儿童青少年的身体素质指标发育曲线在生长过程中不发生交叉，男性始终优于女性。女性肌肉不如男性发达，骨骼承重和抗拉能力较差，心脏重量较男性低10%～15%，心脏容积、每搏输出量相对较小。

第三节　儿童青少年心理行为发育

在儿童成长过程中，心理-行为的发育与体格生长具有同等重要的意义。儿童心理-行为发育是一个复杂、持续发展的过程，从受精卵开始到成熟，每个年龄阶段都有不同的特征，其总趋势是从简单到复杂、从低级到高级的上升过程。婴幼儿期是心理-行为发育的关键期，也是人格的初步形成阶段，有巨大的发展潜力和可塑性；学龄前期是儿童入学前的生理-心理准备期；学龄期是心理-行为发育的重要转折阶段；青春期在生理发育逐步成熟的同时，其个性及其他心理品质表现出更丰富和稳定的特征。

心理-行为发育包括感知觉、运动、语言、认知、情绪情感、个性及社会化发展等方面，以神经系统特别是脑的发育和成熟为物质基础。了解和掌握儿童心理-行为发育的整体规律性和正常水平，对于早期甄别发育异常从而及早干预，帮助儿童早日回归到正常的发展轨迹上具有重要意义。

学习儿童心理-行为发展过程，需注意两个要点：第一，应了解儿童的运动、语言、认知、情绪、行为等在不同年龄段有不同的发展规律，具有动态发展、相对平衡的特点，故评价其心理-行为发展水平时，通常应以年龄别心理-行为发展水平为标准。第二，同龄儿童各种心理品质的发展水平上存在明显个体差异；只有当这些差异超过正常范围时，才属心理异常。

一、脑的发育

脑是人体结构和功能最为复杂和精细的器官。从大体解剖上，脑包括两个大脑半球、基底神经节和丘脑、脑干、小脑；大脑是思维之所，每个大脑半球可进一步分为额叶、颞叶、顶叶、枕叶等，各有其特定的功能。脑由大量神经元和神经胶质细胞组成，它们构成了脑的基本功能单位；神经元以功能网络的形式组织在一起，分布于脑的特定区域。

（一）生命早期的脑发育

神经元产生于胚胎早期的神经管，移行至特定位置，形成大脑的主要部分；继而逐级分化、扩散，各神经元间构成突触联结，构建功能各异的网络。胎儿期（受精后10~26周）是脑发育最快的时候，每分钟产生大约25万个神经元。到出生的时候，脑已经包含了一生之中的大部分神经元，为150亿~320亿个。

出生以后，神经网络会不断修饰，环境刺激促使神经元之间时而建立联结（突触发生）并得到加强，时而联结变弱并最终消失（突触修剪）。心理能力的发展不仅受神经元的数量影响，也受神经联结的数量和强度影响。除了突触变化外，神经元的发育还包括髓鞘化，即在神经元的轴突外围形成一层名为髓磷脂的物质；该物质由神经胶质细胞产生，起到绝缘的作用。髓鞘化后，电冲动能够在轴突表面的髓鞘之间不断"跳跃"传递，其传递速度比非髓鞘化轴突快100倍。

从脑的重量发育来看，胎儿期的最后3个月和婴儿出生后头两年可称为"大脑发育加速期"，成人脑一半以上的重量都在该阶段获得。婴儿出生时脑的重量是成人的25%，2岁时达75%。伴随脑重量的增加和神经网络的复杂化，功能发育随之加强。大脑各部位的发育遵循着一定的时间顺序，出生时发育相对最完善的区域是脑的低级中枢（皮质下中枢），这些中枢控制着觉醒、新生儿反射和其他如心率、体温、呼吸、消化和排泄等生命所必需的功能。大脑最先发育成熟的部位是初级运动区和初级感觉区，因此新生儿能够对外界刺激做出反射，具有感知运动能力；婴儿期某些先天反射（如抓握反射、巴宾斯基反射等）按照特定时间顺序的消失，意味着脑功能的进一步发展。

（二）童年期的脑发育

2~6岁儿童，脑重量仍以较快的速度增加，6岁时达到成人的90%以上。神经纤维分支显著增多、增长，使神经突触的联结形成和加强。同时，神经纤维的髓鞘化逐步遍及整个大脑皮层，使神经兴奋的传导更迅速准确；神经中枢的内在联系加强，分化作用提高，条件反射更加巩固和稳定。

7~8岁儿童神经突触分支更多、更密，大量神经回路形成。该阶段大脑额叶迅速增长，皮质内抑制和分析综合能力提高，为学习和记忆的发展创造条件，运动的准确性与协调性也得到发展，行为更有意识和主动。

脑适应环境要求的能力称为可塑性。脑一生都能根据环境经验发生显著变化。某些脑区，包括对学习和记忆起着关键作用的海马区，一生都能产生新的神经元。在经验的作用下，通过突触形成（突触发生）、突触消失（修剪）、突触增强和突触减弱的方式，神经元之间的突触联结能够不断得到修饰。在人的一生中，神经元和神经联结不断产生，脑发展出不断适应环境的结构。可塑性分为两种：经验期待型和经验依赖型。前者指遗传倾向所引起的脑结构的改变，发生于较早时期；后者指面对复杂环境时发生的脑结构改变，在一生中都能发生。与经验期待型可塑性相关的是经验期待型学习，即脑遇到相关经历时发生的一种学习，最佳的学习时期称为"敏感期"，如视觉敏感期、语音敏感期、语言学习敏感期。

早期经验的剥夺、不良教养和生活经历，影响神经元的产生（神经发生）、消亡和突触联结的修饰，将导致脑功能的永久性损害，应及早发现并采取措施，改善儿童营养、保健和教养环境。另外，生命早期的大脑两种类型的可塑性均很强，脑组织受损时具有很强的代偿、修复能力，早期诊断发育性损伤，给予功能性训练，可降低功能损害，减少不良预后。

（三）青春期的脑发育

从青春期到成年早期，脑体积持续增长，髓鞘化进程不断发展。美国国家精神卫生研究所Jay Giedd等人应用脑成像技术发现，青少年的脑不仅远没有发育成熟，而且在青春期后，灰质和白质仍会发生显著变化，具体有以下一些脑区变化：

（1）调节奖赏行为的右脑腹侧纹状体会发生改变，促使青少年更倾向于高奖励、高危险的行为。

（2）在青春期前和青春期，胼胝体不断发育。

（3）松果体发生变化。松果体调节褪黑激素的分泌，在青春期每天的分泌时间比儿童期和成人期明显推迟，从而使青春期的睡眠模式发生改变。

（4）小脑继续发育直至青春期晚期。小脑负责姿势、运动和平衡能力，而且小脑通过大脑-小脑连接回路与大脑皮质联结起来，促进脑的各项能力（包括运动能力和心理能力）发展。如果大脑-小脑联结出现问题，将引起言语交流、社会行为和学习等心理功能障碍。

（5）前额叶皮质发生变化。从儿童晚期开始出现的第二次神经增殖和修剪高潮，最后发生"修剪"的区域就是前额叶皮质；前额叶皮质在10岁之前不断发展，青春期由于修剪的作用而使神经联结数量下降。前额叶皮质负责许多重要的执行功能，也与青春期情绪调控有关。

青春期心理变化非常显著，影响着青少年社会知觉、性格和心理疾病的发展倾向。青春期的多种心理变化都有一定的神经生物学基础，例如，青春期是情绪发展的关键时期，性激素在青少年的强烈情绪中发挥着重要作用。Steinberg等的研究表明，脑边缘系统（情绪调控中枢）存在性激素活动，这些激素能够直接影响5-羟色胺和其他调节情绪的神经化学物质，使青少年喜欢寻求冒险行为。由于青少年前额叶尚未发育成熟，迫使他们充分利用另外一个替代性的脑区——杏仁核区，这也是青少年较易出现不稳定行为的原因之一。脑成像技术发现，青少年皮质修剪中灰质平均损失15%左右，而精神分裂症个体的损失率达25%左右。青春期脑灰质下降以及脑结构的变化，可能是这一时期情绪问题的生物学基础。

二、认知的发育

认知指认识活动的过程，是大脑反映客观事物的特征、状态及其相互联系，揭示事物对人的意义、作用的一类高级心理活动。认知发育与脑的形态变化，功能发育有密切关系。认知能力包括感知觉、注意、记忆、思维和想象等方面，习惯上将认知与情感、意志相对应。

儿童的认知发育是一个具有质的差异的多阶段连续过程。皮亚杰将认知发展划分为4个阶段：感知运动阶段（0～2岁）、前运算阶段（2～7岁）、具体运算阶段（7～11岁）和形式运算阶段（11岁以后）。这些发展阶段代表了认知功能和形式的不同质的水平，每一阶段都是建立在前一阶段发展完成的基础之上；但儿童进入特定阶段的年龄存在很大的个体差异。

（一）感知觉发育

感知觉是认知能力中最优先发展的成分。感知觉是大脑对当前作用于感觉器官的客观事物的反映，儿童通过感知觉获取周围环境的信息，由此适应周围环境。

1. 视感知发育

新生儿已有视觉感应功能，瞳孔有对光反应，在安静状态下可短暂注视物体，但只能看清15～20 cm内的事物；第2个月起开始出现头眼协调注视物体的能力，从追视水平方向运动的物体发展到追随垂直移动的物体；8～9个月时开始出现视深度觉，能看到小物体；18个月时已能区别各种形状；2～3岁能正确辨别红、黄、绿、蓝四种基本颜色并出现双眼视觉；5岁时已可区别各种颜色；6岁时视深度觉已充分发育。

2. 听感知发育

新生儿刚出生时双耳鼓室无空气，听力差，3～7日听觉已相当良好，50～90 dB的声音可引起呼吸改变；3～4个月头可转向声源，听悦耳声微笑；7～9个月能确定声源，区别不同语气的含义；13～16个月可寻找不同高度声源，听懂别人叫自己的名字；4岁时听觉发育完善。听感知发育和儿童的语言发育直接相关，听力障碍如果不能在语言发育的关键时期内或之前得到确诊和干预，则可因聋致哑。

3. 味觉发育

味觉在婴幼儿期最发达，以后逐渐衰退。出生仅2小时的新生儿就能分辨出甜、酸、苦、咸等多种味道；4～5个月是味觉发育敏感期，对食物轻微的味道改变都能敏锐觉察，此期应适时添加各类转乳期辅食。

4. 嗅觉发育

出生时嗅觉中枢与神经末梢已基本发育成熟；3～4个月时能区分愉快与不愉快的气味；7～8个月时开始对芳香气味有反应。

5. 皮肤觉发育

皮肤觉包括触觉、痛觉和温度觉等。新生儿触觉发达，尤以眼、口周、手掌、足底等部位最敏感。触觉是婴儿认识事物的主要途径之一。抚触（touch）就是一种通过对婴儿触觉的刺激，增强其触觉敏感性，加强对外界反应性，从而促进其发育的手段。新生儿已有痛觉，但较迟钝，第2个月起才逐渐改善。温度觉在出生时就已很灵敏。

随着感觉功能的完善，儿童感知觉进一步发展，主要表现：

（1）空间知觉：辨别形状和方向能力逐渐增强。3岁时能辨别圆形、方形和三角形，4～5岁时能认识椭圆形、菱形和五角形；3岁能辨别上下方位，4岁能辨别前后方向，5岁左右能以自身为中心辨别左右方位。

（2）时间知觉：幼儿已有粗浅的时间观念。4～5岁开始使用表示时间的词语，如"早上""晚上""今天"等；6岁时可掌握周、月、年等时间概念。

（二）注意力发展

注意力是指人的心理活动指向和集中于某种事物的能力。注意并非一个独立的心理过程，它是人们获得知识、提高工作效率的必要前提。

注意力的发展有其鲜明的阶段性特征。

新生儿出生12～24小时后，就会把眼睛转向光源；强的响声还可使其停止吮吸动作。这种无条件定向反射是最原始的初级注意。婴儿6个月前的注意主要表现在视、听知觉上。6个月后，婴儿注意力迅速发展，不仅表现在视听觉方面，还表现在吸吮、抓握、够物等方面。婴儿越感兴趣的对象，集中注意的时间越长。1岁婴儿的注意时间一般为2分钟左右，以无意注意为主。此后伴随语言的发展，儿童开始出现有意注意的萌芽。

学龄前儿童依然以无意注意占优势，注意的稳定水平较低，注意时间短、易分散、注意范围窄。强烈的声音、鲜明的颜色、突然出现的刺激物体或新颖事物都能引起无意注意。2岁儿童的注意时间一般为5分钟；3岁时可达10分钟左右。让儿童完成具体而明确的活动任务，可促进有意注意的发展。

到了学龄期，儿童的有意注意逐渐发展，但小学低级阶段无意注意仍起着重要作用。学龄儿童注意发展突出表现在以下3个方面：

1. 注意的稳定性和持久性

随年龄增长而增强，从7～10岁每次能集中20分钟逐步发展到10～12岁时的25分钟，12岁以上则提高到30分钟。

2. 注意的范围

注意范围大小与年龄有关，儿童的注意范围比成人窄，且与思维发展密切相关。由于此时儿童思维的具体性，所以他们在一些复杂事物面前，往往只能找出一些个别的特点，而不能发现这些特点间的联系，故其注意范围较狭窄。

3. 注意的分配与转移

学龄儿童往往对需要注意的不熟悉事物，不善于分配自己的注意，且容易受外界刺激物干扰而分心；小学高年级到初中，才逐步学会分配和控制自己的注意。

在青春期，青少年有意注意全面发展，注意的集中性和稳定性也不断增长，平均能维持40分钟有意注意，注意的范围、分配能力也不断提高，15～16岁后逐步达到成人水平。

（三）记忆力发展

记忆力是识记、保持、再认识和重现客观事物所反映的内容和经验的能力。记忆力发展建立在注意力发展的基础上，两者的关联极其密切。此外，个体以往的知识、经验、动机、情绪和某些个性品质，以及生活环境的丰富性、多样性等主客观因素，也对记忆效果产生重要影响。

记忆力的发展也有其鲜明的阶段性特征。

条件反射的出现是早期记忆发生的重要标志。新生儿出生后2周左右形成第一个条件反射——吸吮反射；4～5个月，已能认出自己熟悉的人和物品，但再认保持的时间极短；10～12个月已有明显的记忆力，并发展了初步的回忆。2岁的幼儿记忆能力发展迅速，能再认几周以前的事物；3岁儿童可以再认几个月以前感知的事物。总体来说，3岁前婴幼儿的记忆以无意识记为主，由于缺乏对记忆材料进行分类、重组等精确加工的策略，记忆常呈片段、不完整、不精确，容易出现"指鹿为马"的错误。

有意识记的出现和发展是儿童记忆发展的另一个"里程碑"。一般发生在4岁左右，以成人提出的记忆任务为主；5～6岁时记忆的有意性发展开始明显；学龄前期儿童开始形成自己的记忆策略；10岁以后记忆策略逐渐稳定发展。

学龄期系统学习的需要促使儿童记忆发生质的变化。学龄期记忆力发展的特点：

（1）有意识记超过无意识记，成为记忆的重要形式。

（2）理解性识记在记忆活动中逐渐占主导地位。

（3）抽象记忆的发展逐渐超过形象记忆。

青少年的记忆力处于人生的最佳时期，尤其到高中阶段，随着抽象记忆的快速发展，青少年对抽象材料的记忆能力大幅度上升。

（四）思维能力发展

思维是人脑利用记忆、理解、综合分析能力的一种高级心理活动。伴随思维发展，人类能透过事物的表象去认识事物的本质及不同事物间的内在联系。

婴儿期的思维依靠感知觉、动作来完成。1岁以后，儿童开始出现了思维的初级形式——直觉行动思维。通过这种思维形式，儿童对事物的外部特征有了初步的概括能力。2~3岁是儿童从直觉行动思维向具体形象思维转化的关键阶段。

整个学龄前阶段，儿童的思维从直觉行动思维向具体形象思维再向抽象逻辑思维方向发展，其中占主导地位的是具体形象思维。4~5岁后开始出现抽象逻辑思维的萌芽。

学龄期儿童思维的基本特点是从具体形象思维向抽象逻辑思维过渡，是思维发展过程的质变。但是，此时的抽象逻辑思维在很大程度上仍直接与感性经验相关联，带有很大的具体形象性。学龄期儿童思维发展主要体现在概括、推理能力等方面。

青春期少年的思维能力快速发展，抽象逻辑思维逐步占据优势地位，不再受具体事物限制，能理解各种抽象的概念，并获得更多增长新知识的机会。随着逻辑推理能力的加强，可形成假设并据此推理，青少年思考问题、解决问题和分析性操作能力不断加强。

（五）想象力发展

想象是人们对头脑中已有的表象进行加工、改造而产生新形象的心理过程。

想象是随着语言的发展而产生的，儿童在18个月左右出现想象的萌芽，主要是通过动作和口头语言表达出来的，如抱着娃娃给它喂饭、穿衣等。3岁时，随着在日常生活中积累的经验和语言的发育，出现更为复杂的想象性游戏。

学龄前儿童仍以无意想象和再造想象为主，想象力集中表现在游戏活动中。儿童的求知欲在学龄前迅速发展，表现为强烈的好奇、好问，该特点将持续整个儿童期。

有意想象和创造性想象在学龄期得以迅速发展。小学低年级儿童已有丰富的想象力，但多数属于以模仿为主的再造性想象；小学3~4年级开始再造性想象中创造和加工的成分增加，在言谈、绘画、模型制作、游戏中表现出创造力的萌芽。进入高年级后，随着生活范围的扩大，知识经验的积累，儿童的想象力和创造力更加丰富，能编造出非常逼真的故事情节，扮演各种正、反角色，制作精巧的航模。

青春期开始后，创造性想象在学习、生活中处处体现，并于青春后期达到一生的最高峰。

从小培养孩子的想象力将使他受益终生，丰富的想象力能帮助孩子从生活、书本，以及音乐等艺术中获益更多，成为一个心灵丰富和充满情趣的人。

三、语言的发育

语言作为人类特有的交流工具，在人际交往中发挥重要作用。语言在儿童建立概念、指导思维、控制行为、帮助记忆、调节情绪等方面发挥着广泛而重要的作用。

大脑在生理上为语言的获得做好了准备，但语言习得需要经验的催化，语言发展存在敏感期。从出生到10个月，脑最容易获得所处语言环境中的语音原型。1～3岁是语法学习的敏感期，此时身处外语环境，大脑就会如同学习母语一样，运用左半球加工语法信息；延迟接触语言会导致大脑使用不同的策略来加工语法信息，加工效率降低。12岁前是口音获得的敏感期。

婴幼儿的言语发育大致可分为3个阶段：言语发展的准备期（0～1岁）、单词句时期（1～1.5岁）、多词句时期（1.5～3岁）。准备期又称"前言语阶段"，一般指从出生到第一个有真正意义的词产生前的时期。在该阶段，婴儿的语言知觉能力、发音能力、对语言的理解能力逐步发生、发展，出现了"咿呀学语"（6～10个月）和非言语性的声音与姿态交流现象。婴儿在11～13个月间有意识表达的第一个能被理解的真正的"词"，标志着语言的正式发生。10～15个月间一般每月平均增加1～3个新词，18个月以后的幼儿掌握新词的速度提高到每月25个左右，这种掌握新词的速度猛然加快现象，被称为"词语爆炸"。此外，词类的范围不断扩大，通常是先名词、动词，后代词、形容词、副词、介词等。

儿童语言发育的年龄大致相似，但也有个体差异。一般2岁时可掌握50～550个词汇，语言能力好的会说短句；3岁时的词汇量达900～1000个，已能表达基本完整的句子；4岁时的词汇量达1600个左右，能唱歌，爱提问，会说较多复杂的语句；5岁时的词汇量达2100~2200个；6岁时达到2500~3000个。

学龄前儿童常出现一种自言自语的现象。这是儿童语言发展过程的必经阶段，一般有游戏语言和问题语言两种形式。3~4岁时出现边活动边自言自语的游戏语言；4~5岁时在遇到困难、产生怀疑时会自言自语地提问，甚至自问自答。

学龄期，口头语言表达能力继续大幅提高。在教学与生活实践中，内部语言逐渐发展起来，它是儿童思维能力显著提高的基础，大体经历3个过程：出声思维期、过渡期和无声思维期。学龄期内部语言得到迅速的发展，自言自语逐渐减少，并逐步转化为独立思考。

学龄期也是儿童开始真正学习和掌握书面语言学习的时期。书面语言的掌握一般要经过识字、阅读和写作3个过程。识字是从口头语言过渡到书面语言的最基本的环节，也是阅读和写作的基础。低年级小学生一般只会朗读，随年龄增长、词汇量增多、内部语言发展，逐渐从朗读过渡到默读，速度也逐渐提高。小学生的写作能力发展一般经历从口述到独立写作的阶段。在掌握书面语言的基础上，逐步有意识地掌握语法规则，并自觉组织自己的语言，从而使自己的语言逐步规范化，发生新的质变。

第二章　婴儿喂养

第一节　人乳喂养

母亲的乳汁是婴儿理想的营养来源，可以满足婴儿生长和发育的需要。2009年中华医学会儿科学分会儿童保健学组发表的《婴幼儿喂养建议》建议，婴儿纯人乳喂养不少于4月龄；在引入其他食物满足婴儿生长发育需要的同时，建议对婴儿人乳喂养至12月龄。

广义的人乳喂养包括用母亲自己的乳汁喂养、乳母的乳汁喂养和人乳库的乳汁喂养。人乳喂养可在婴儿与母亲之间建立安全、爱的密切联系。因此，应积极促进和支持母亲用自己的乳汁喂养婴儿。

一、人乳喂养的基础知识

（一）乳汁分泌生理

1. 乳腺的组织解剖

腺泡细胞成串形成小叶与小叶内导管，若干小叶形成一个乳叶，乳腺由结缔组织分隔有15~25个乳叶；腺泡细胞分泌的乳汁从小叶内导管汇集进入叶间导管、总导管、输乳管、输乳管窦将腺泡腔与乳头连通，乳汁从开放的乳头排出。乳腺泡腔和导管周围有肌上皮细胞。

2. 乳头大小判断

一般乳头的概念包括乳头和乳晕部分，但医学上多分别描述。即乳晕是乳房环型色素沉着部分，指示乳腺导管所在；乳头在乳房中部突出的部分。人类妇女的乳头约长10 mm，有的妇女的乳头长≥2cm为长乳头；乳晕的平均直径为

3.2 cm，最大可达10.2 cm。临床实际中，母亲产后几周乳头达到最大，以后逐渐回复原来正常大小。

3. 妊娠乳房的改变

女性青春期乳腺的发育主要受雌激素刺激，孕激素、生长激素等也参与乳腺发育。妊娠24周后受催乳素与雌激素、孕激素及其他激素共同作用，乳房的生理、解剖都发生变化，为产后泌乳作准备。如人绒毛膜生长激素、孕酮促进腺泡、小叶结构发育，使乳腺小叶末端导管发展成为小腺泡。胎盘分泌的雌激素刺激乳腺基质发育、脂肪堆积、小管生长，孕激素刺激乳腺腺泡发育。妊娠前母亲乳房的大小与乳汁分泌量无关。但妊娠前至产后母亲的乳房应约增大2~3倍。

4. 激素调节

婴儿吸吮母亲的乳头时，刺激母亲乳头乳晕感受器，将神经冲动从脊髓的传入神经传到母亲下丘脑，刺激垂体分泌2种重要的激素，即催乳素（PRL）与催产素（OXT）。

（1）催乳素的泌乳作用：PRL是垂体前叶（腺垂体）嗜酸细胞分泌的一种蛋白质激素，主要作用为促进乳腺发育生长，刺激并维持泌乳。妊娠期血液雌激素、孕激素浓度高，与PRL竞争乳腺细胞受体，使血液PRL浓度低。分娩后产后孕酮、雌激素水平显著下降，PRL大量与乳腺细胞受体结合，作用于乳腺细胞的辅酶，合成脂肪、乳糖、酪蛋白等营养素，生成乳汁。母体血中高水平的催乳素是维持泌乳的关键，使乳腺细胞不断生成乳汁。频繁哺乳（8~12次/24小时）与乳房排空均是使催乳素维持较高水平的关键。如产妇分娩后不哺乳，母亲血清催乳素的浓度常在一周后降到妊娠早期的低水平。同时，因下丘脑与情绪有关，母亲情绪越放松泌乳则越多。

（2）催产素作用：婴儿吸吮母亲乳头同时刺激垂体前叶分泌OXT。

OXT作用于包绕在乳腺泡腔和导管周围的肌上皮细胞，肌上皮细胞收缩的结果是将乳汁挤到乳导管，迅速产生"射乳反射"（milk ejection reflex），即婴儿吸吮乳头30~45秒后，双侧乳房射乳。射乳反射可使婴儿在很短时间内吸吮大量乳汁，乳房排空，有利于乳汁的合成、分泌。同时，OXT使子宫平滑肌收缩，排出恶露，促进子宫复原。当建立良好的哺乳后，哺乳过程可使母亲形成射乳反射的条件反射，如婴儿的哭声、母亲看见婴儿等。母亲哺乳前热敷或按摩乳房，卧位哺乳也可促进产生射乳反射；母亲焦虑、疲倦、疼痛、窘迫等不良情绪则抑制射乳反射。

（二）人乳的特点

人乳的蛋白质、脂肪、碳水化合物、维生素、矿物质、酶、激素、生长因子、抗炎因素，及其免疫诱导和调节对婴儿有特殊的生理作用。人乳是6月龄内婴儿的营养唯一来源，人乳的营养成分已作为建立婴儿食物与营养素适宜摄入量的依据。母亲乳汁的成分在整个哺乳期间可满足婴儿生长和发育的需要。

1. 初乳

为孕后期与分娩4~5日以内的乳汁。黄色是因含丰富的β–胡萝卜素，碱性，比重1.040~1.060（成熟乳1.030）。虽然初乳量少，每日量约15~45 mL，但初乳营养丰富，含脂肪较少而蛋白质较多（主要为免疫球蛋白），维生素A、牛磺酸和矿物质的含量颇丰富，并含有初乳小球（充满脂肪颗粒的巨噬细胞及其他免疫活性细胞），对新生儿的生长发育和抗感染能力十分重要。如果婴儿出生前母亲没有初乳，无需用吸奶器，因其可能会刺激子宫收缩，引起早产。

2. 过渡乳

产后5~14日的乳汁为过渡乳，乳汁的脂肪、乳糖、水溶性维生素和能量逐渐增加，蛋白质、免疫球蛋白、脂溶性维生素和矿物质下降。

3. 成熟乳

14日以后的乳汁为成熟乳。一次哺乳过程中初始部分乳汁较稀薄，蛋白质含量较高；随哺乳时间延长乳汁变得黏稠、乳白色，含较多脂肪，使婴儿产生饱足感而安静入睡。

二、建立良好的人乳喂养

成功的人乳喂养应当是母子双方都积极参与并感到满足。当母亲喂养能力提高，婴儿的摄乳量也将提高。建立良好的人乳喂养需要孕母分泌充足的乳汁，形成有效的射乳反射以及婴儿有力的吸吮。

（一）母亲健康状况

大多数健康的孕妇都具有哺乳的能力，但真正成功的哺乳则需孕妇身、心两方面的准备和积极的措施。保证孕母营养合理，孕期体重增加适当（12~

14 kg），母体可贮存足够脂肪，供哺乳能量的消耗。妊娠前母亲的BMI宜维持正常范围内。尽管消瘦母亲的妊娠期体重增加适当，但仍可能生出低体重儿；肥胖母亲合并妊娠症的危险增加，如剖宫产、妊娠期糖尿病、高血压、出生缺陷和围产期死亡等。妊娠、哺乳妇女适当营养素摄入对胎儿和乳汁的分泌是重要的。若母亲妊娠期营养不足可使胎儿宫内营养不良，哺乳期营养素不足可使乳汁某些营养素（如维生素A、B_1、B_6、B_{12}，碘）缺乏。妊娠期妇女需增加能量200~300 kcal/d（＋15%），哺乳期妇女需增加能量500 kcal/d（＋25%）（表2-1）。

表2-1　妊娠期妇女营养素需要量

营养素	增加推荐量	最大量或总量
能量	妊娠后3个月200 kcal（840 U）/d	EAR
蛋白质	6 g/d	51 g/d
维生素B1	0.1 mg/d	0.9 mg/d
维生素B2	0.3 mg/d	1.4 mg/d
烟酸	—	RNI
叶酸	100 μg/d	300 μg/d
维生素C	120 mg/d	50 mg/d
维生素D	10 μg/d	RNI
铁	3 mg/d	RNI
镁、锌、铜	—	RNI
碘	100 μg/d	250 μg/d

（二）正确的喂哺技巧

包括刺激婴儿的口腔动力，有利于吸吮；唤起婴儿的最佳进奶状态（清醒状态、有饥饿感），哺乳前让婴儿用鼻推压或用舌舔母亲的乳房，哺乳时婴儿的气味、身体的接触刺激母亲的射乳反射。采用最适当的哺乳姿势，使母亲与婴儿感到放松。如母亲可选择卧位、侧卧位、斜抱式、抱球式等不同的哺乳姿势。

（三）哺乳次数与时间

适当的哺乳次数有助维持哺乳与增加乳汁分泌。纯母亲乳汁喂养的新生婴儿宜8～12次/天（或每1.5～3小时一次），一般白天不宜超过每2～3小时一次、夜间不超过每4小时一次哺乳。如新生婴儿仍在睡觉，需唤醒哺乳。随婴儿年龄增加，晚睡眠时间较长，夜间哺乳次数逐渐减少，日间增加哺乳量。

0～2月龄的小婴儿每日多次、按需哺乳，使吸吮有力，乳头得到多次刺激，乳汁分泌增加。按需哺乳不仅可使催乳素在血中维持较高的浓度，还能保证婴儿有较强的吸吮力。因此，有力的吸吮是促进乳汁分泌的重要因素。如给婴儿喂过多糖水，常使其缺乏饥饿感，导致婴儿思睡、吸吮无力，则乳母的乳头缺乏刺激，泌乳量减少。产后乳晕的传入神经特别敏感，诱导催产素分泌的条件反射易于建立。出生后2周是建立人乳喂养的关键时期。吸吮是主要的条件刺激，应尽早开始第一次吸吮（产后15分钟～2小时内）。第一次吸吮的时间对成功建立人乳喂养十分关键。出生时嗅觉、视觉和触觉的发育使婴儿能本能地实现"乳房爬行"，帮助婴儿很快找到母亲的乳房，开始第一次吸吮。如果婴儿不能很快开始第一次吸吮，警觉关键期错过而进入睡眠，则第一次吸吮被延迟。尽早第一次吸吮可减轻婴儿生理性黄疸，因频繁吸吮，刺激肠蠕动，排便增加，减少胆红质的肠肝循环；同时还可减轻生理性体重下降，减少低血糖的发生。

（四）人乳量判断

婴儿生长正常，体重增加适当是乳量充足的重要指征，如3～4月龄婴儿体重应增加1倍；或哺乳后婴儿感到满足，常常需唤醒哺乳；哺乳时可听到婴儿持续的吞咽声；尿量适当，即3～5日龄的新生婴儿，色淡黄，小便4～8次/日或3～4个被尿浸透的尿片/日，5～7日龄为>6次/日。为顺利进行纯人乳喂养，生后2～4周内应避免给婴儿补充配方、水，用安抚奶嘴，或交替进行人乳与配方喂养，这些做法均可减少婴儿对母亲乳房的刺激，使人乳量逐渐减少，最后导致很早断离人乳。正常情况下，母亲分娩后2周乳房开始变小，为正常的回缩，不是判断乳汁分泌量的依据。出现觅食反射、频繁吸吮手指、有些焦躁不安、欲哭表情、嘴发出"吧唧"声为婴儿饥饿的行为，即应哺乳。不宜等婴儿持续哭闹才哺乳，因哭闹已表示婴儿很饥饿。

生后8～12日，或6周龄，或3月龄时婴儿常常可表现进食频繁，提示可能短期内出现生长加速，但有个体差异。

（五）哺乳问题处理

喂养成功的关键之一是母亲乳头、乳房健康。

1. 乳头护理

需要产前或产后做简单的乳头挤、捏护理。每日用清水（忌用肥皂或酒精之类）擦洗乳头。

2. 乳头过大或过小

妇女的乳头大小有差别，部分妇女乳头过大或过小，有家长担心可能导致婴儿吸吮困难。

（1）长、大乳头的喂养方法：乳头长≥2 cm、直径≥2.3 cm为长、大乳头。一般，婴儿吸吮大乳头没有任何问题，往往因其他原因家长已用配方喂养使婴儿不愿吸吮母亲的大乳头；或婴儿太小或太弱（嘴小）不能吸吮母亲过大的乳头，使吸吮乳汁困难。事实上人造乳头较母亲乳头大，婴儿可以吸吮；母亲的乳头比人造乳头软、易塑形，因此，大乳头不影响婴儿吸吮。吸吮时让婴儿张大嘴含住乳头，并采用抱球的姿势易成功哺乳。

母亲的过长、大的乳头有时可塞住婴儿口腔，若婴儿拒绝吸吮母亲长、大的乳头时，可吸出乳汁用奶瓶喂养，但随婴儿年龄增长，情况可逐渐缓解。

（2）乳头过小或乳头内陷：乳头过小即乳头扁平。大多数母亲的乳头突出，易于婴儿吸吮。少数母亲的乳头扁平或内陷，常见于初产妇。因妊娠期母亲乳头皮肤变得松软，约1/3的孕妇有不同程度的乳头扁平或内陷。但只有1/10的孕妇的乳头扁平持续到分娩。真正的乳头内陷是乳头皮肤与底部组织粘连，使哺乳困难。让母亲学习"乳房喂养"，而不是用"乳头喂养"婴儿。即哺乳时母亲与婴儿胸贴胸，婴儿下颌贴近母亲乳房，口含乳晕部分，使乳晕下的输乳管窦内的乳汁迅速排出。只要吸吮方法正确，大部分婴儿仍可从扁平或内陷乳头吸吮乳汁。同时，应让母亲学习护理扁平乳头和乳头内陷的方法。

3. 预防乳头痛

哺乳后自然让乳头在空气中风干、保持乳罩干燥、采用不同哺乳姿势等方法可减少乳头皮肤皲裂。同时，避免婴儿过度饥饿，因为饥饿婴儿易发生咬乳现象。未哺乳时保持乳房皮肤自然干燥，不宜用热吹风机或灯烤干；避免用低劣香皂或保湿剂，洗澡时避免擦伤；不宜在乳头或乳晕处用乳霜、软膏；严重时及时看医生。有专家建议每次哺乳后可挤出少许乳汁均匀地涂在乳头上，乳汁中丰富的蛋白质和抑菌物质可保护乳头表皮，预防乳头皮肤皲裂。

4. 乳房结节

局部热敷，哺乳前洗热水澡10~20分钟，有利于形成射乳反射；轻揉乳晕部分使乳头外凸，婴儿易于含住；按摩乳房使乳汁流出通畅；哺乳后冷敷，减少肿痛；频繁哺乳，减少积乳。

5. 乳腺炎

乳房红、肿、热、痛，同时可有全身症状，如发烧、头痛、恶心、畏寒、全身不适时，需立即看医生。采用对婴儿无害的药物，仍可继续哺乳；婴儿宜频繁哺乳，使两个乳房均排空有助于减少乳腺炎发生。

（六）影响母亲开始或继续哺乳因素

很多因素可影响母亲的哺乳行为，包括社会、家庭、朋友的态度，母亲的身体状况、工作环境，以及婴儿配方的使用等。母亲妊娠后应让母亲学习有关人乳喂养的基本知识，了解哺乳对婴儿与母亲本人的益处，帮助解除影响哺乳的障碍。

因与泌乳有关的多种激素都直接或间接地受下丘脑的调节，下丘脑功能与情绪有关，故情绪影响泌乳。心情压抑可以刺激肾上腺素分泌，使乳腺血流量减少，阻碍营养物质和有关激素进入乳房，从而使乳汁分泌减少。刻板地规定哺乳时间也可造成精神紧张，故在婴儿早期应采取按需哺乳的方式，并保证母亲身心愉快和睡眠充足，避免精神紧张，可促进泌乳。

第二节　婴儿配方喂养

无法进行母亲乳汁喂养的婴儿需要采用配方喂养。

一、配方选择

所有婴儿配方均经过科学研制，可给不能进行人乳喂养或母亲人乳不足的健康足月婴儿生长需要的各种营养素。市售婴儿配方包括牛乳或大豆为基础的配方、低敏配方，以及其他有特殊医学问题儿童的配方。

（一）牛乳为基础的配方

多数婴儿配方以牛乳为基础，增加乳糖、植物油、维生素和矿物质。酪蛋白是牛乳的主要蛋白质，乳清蛋白是人乳的基础蛋白质。因此，目前已发展含较多乳清蛋白的婴儿配方。但婴儿配方中的乳清蛋白与人乳乳清蛋白仍有差别，主要是氨基酸和蛋白质成分的不同。牛乳为基础的配方中蛋白质供能为9％，脂肪供能48％~50％，碳水化合物供能40％~45％。因此，牛乳为基础的配方脂肪较低，碳水化合物、蛋白质、矿物质则高于人乳。

（二）大豆为基础的配方

为牛奶不耐受婴儿发展大豆为基础的配方，含大豆蛋白质、植物油、维生素、矿物质，蔗糖或玉米糖浆为碳水化合物的来源。因大豆含必需氨基酸蛋氨酸低，故应强化蛋氨酸。大豆为基础的婴儿配方的蛋白质供给10％~11％能量，脂肪供给45％~49％，碳水化合物供给41％~43％。强化铁的量与牛奶为基础的配方相同。美国儿科学会（AAP）认为大豆为基础的配方对牛奶过敏的婴儿安全有效。除此之外，大豆为基础的配方还可用于半乳糖血症、遗传性乳糖不耐受，但不适宜于6月龄内的健康婴儿，急性胃肠炎后的乳糖不耐受、肠绞痛，也不用于牛奶蛋白过敏性肠病或小肠结肠炎，不能预防高危儿的牛奶蛋白过敏。

（三）其他动物乳制品

AAP营养委员会不建议全牛乳、低脂或脱脂乳喂养婴儿，也不建议给婴儿喂养羊乳。因羊乳含铁、叶酸、维生素C、维生素D、维生素B_1、维生素B_3、维生素B_5（泛酸）、维生素B_6等营养素不足。同时，羊乳的肾负荷高于牛乳。现在有部分羊乳制品强化维生素D和叶酸。

二、配方喂养方法

同人乳喂养一样，配方喂哺婴儿也需要有正确的喂哺技巧，包括正确的喂哺姿势、唤起婴儿的最佳进奶状态。配方奶喂哺婴儿应特别注意选用适宜的奶嘴和奶瓶、奶液温度适当、奶瓶清洁以及喂哺时奶瓶的位置，奶液的安全贮存，不宜用微波炉热奶以避免奶液受热不均或过烫，米粉加入奶液不利于婴儿学习吞咽。

三、配方调配

规范的调配方法对保证婴儿营养摄入至关重要。一般市售配方配备统一规格的专用小勺。如盛4.4 g配方粉的专用小勺，1平勺宜加入30 mL温开水；盛8.8 g配方粉的专用小勺，1平勺宜加入60 mL温开水（重量比均为1∶7）。家长或医生往往不重视调配方法。过浓或稀释配方均影响婴儿营养状况。如家长为婴儿冲调配方600 mL/d，但婴儿实际消耗配方120 g/d，相当900 mL/d时，可初步判断配方调配过浓（抖平），婴儿可无饥饿感（间隔时间超过3小时）、大便干、不消化，最重要的是配方过浓使肾脏负荷过重对婴儿不成熟的肾脏产生潜在损伤。如婴儿体重不足、摄入冲调后的配方量"高"于实际消耗配方量时，多为配方冲调稀释（过多水，或用米汤、开奶茶、中药等），长期使用稀释配方可致婴儿营养不良。（注：1平勺为自然舀后刮平，若摇或磕"平"可使配方粉重量增加，冲调后的配方液浓度增加。）

四、摄入量估计

配方是6月龄内婴儿的主要营养来源时，需要正确指导家长评价婴儿的营养状况，主要是估计婴儿配方摄入量。婴儿的体重、RNIs以及配方制品规格是估计婴儿配方摄入量的必备资料。一般市售婴儿配方 100 g 供能约 500 kcal，婴儿能量需要量为 90 kcal/（kg·d），故需婴儿配方奶粉约 18 g/（kg·d）或 135 mL/（kg·d）。或采用月消耗奶粉量估计日奶量，如月消耗 900 g 奶粉 4 听，相当婴儿进食奶量 900 kcal/d。按规定调配的配方奶蛋白质与矿物质浓度接近人乳，只要摄入量适当，总液量也可满足需要。

第三节　婴儿食物

婴儿期随着生长发育的逐渐成熟，需要经历由出生时的纯乳类向成人固体食物转换的过渡时期。应让婴儿在食物转换的过渡时期逐渐接受成人固体食物，培养对各类食物的喜爱和自己进食的能力。尽管婴儿生后有不同的喂养方式，但在食物转换的过渡时期食物的引入方法相同。

一、概念

婴儿从纯乳类食物过渡到成人固体食物而逐渐接受的其他食物常常被称为"过渡期食物"，或换乳食物，旧称"辅食"或"断乳食物"。引入时宜考虑婴儿的发育、营养状况、医学情况，同时需要了解社会因素、文化、经济状况，以及宗教对食物制作的影响，保证食物的结构、风味等能够被婴儿接受。

二、引入其他食物年龄

各国均没有严格的规定，应根据婴儿发育成熟状况包括儿童进食技能发育水平，决定转换婴儿食物质地，而不是用实际年龄判断，体重和能量也不是决定引入其他食物的因素。

一般 3 ~ 4 月龄婴儿消化道发育逐渐成熟，有消化其他蛋白质、脂肪和碳水化合物的能力；肠道免疫屏障功能发育，可防止对引入食物中的大分子蛋白质产生过敏；4 ~ 6 月龄婴儿神经肌肉发育较好，可以竖颈，可控制头在需要时转向食物（勺）或吃饱后把头转开；口腔明显增大能接受勺喂，可闭唇从勺中取食物，可咀嚼、吞咽半固体食物（泥状食物）和固体食物，可接受食物质地与颜色的改变；肾脏功能发育成熟，可排出产生肾负荷高的食物代谢产物，如肉类食物。另外，由于乳类可满足婴儿6月龄内营养需要，所以一般引入其他食物的婴儿年龄为4～6月龄。

婴儿的发育年龄不一定与生理年龄一致，可能出现喂养技能发育落后情况，此类婴儿不宜与正常健康婴儿相同对待，需要评估发育水平，了解采用口腔喂养的能力和食物质地接受能力。如早产、低出生体重、疾病多次住院治疗、生长落后、神经肌肉发育迟延、被忽视或受虐待、抑郁、唇腭裂、长期静脉或管道喂养、或其他医学情况（如21-三体综合征、脑瘫）儿童。

三、引入的其他食物

当婴儿口腔功能逐渐发育，需随婴儿年龄增长逐渐增加食物的黏稠度与块状食物，食物的质地从泥（茸）状到碎状的食物，再到小块状食物。即引入食物的质地应适合婴儿的发育年龄。

（一）婴儿第一阶段食物

中华医学会儿科学分会儿童保健学组发表的《婴幼儿喂养建议》描述婴儿第一阶段食物为特别制作的婴儿产品或家庭自制的含一定营养素（如维生素C）、不含调味品（糖、盐）的泥（茸）状食物，多为植物性食物，包括强化铁的米粉、根茎类或瓜豆类的蔬菜泥。

6月龄后多数人乳喂养的婴儿应补充其他食物满足能量、铁、锌、维生素D和其他营养素的需要。因婴儿生长发育较快，铁和维生素D缺乏的患病率较高，中华医学会儿科学分会儿童保健学组和AAP均特别强调补充铁与维生素D。4～6月龄的婴儿体内贮存铁消耗已尽，选择的食物应同时补充铁营养，通常能满足这些条件的食物是强化铁的米粉。其次引入根块茎蔬菜，除了补充少量维生素、矿物质营养外，更主要的是训练婴儿的味觉，增加膳食纤维摄入。

儿童喜爱他们熟悉的食物，这不是食物本身的特点，而是儿童从自己的经历中获得。婴儿最初对新食物的抵抗可通过多次体验改变。因此，婴儿食物转变期有一个对其他食物逐渐习惯的过程。此期让婴儿熟悉多种食物，特别是蔬菜类，有利于提高儿童期对食物的接受能力。开始引入的新食物宜单一引入，让婴儿反复尝试，持续约一周，或直至婴儿可接受为止，再换另一种，以刺激味觉的发育。单一食物引入的方法可帮助了解婴儿是否出现食物过敏。

（二）婴儿第二阶段食物

若经过第一阶段食物训练已能分别接受各种食物，无明显过敏反应，则7~8月龄婴儿宜混合食用。食物品种接近成人食物，宜含更多营养素，不含调味品（糖、盐）。食物的硬度或大小应适度增加，适应婴儿咀嚼、吞咽功能的发育，如末状、碎状、指状或条状软食，包括水果、蔬菜、鱼肉类、蛋类和豆类食物。引入的食物制作应以当地食物为基础，注意食物的质地、营养密度、卫生、多样性。乳类仍为婴儿营养的主要来源，应保证800 mL左右。

引入其他食物的过程也是婴儿学习进食技能的过程。因此，食物宜让婴儿易于拿，软、易于咀嚼，如指状食物包括熟通心面、面条、小面包、小块水果、蔬菜以及饼干等。7~9月龄后食物的质地从泥（茸）状过渡到碎末状可帮助学习咀嚼，增加食物的能量密度。与人类进化过程一致，儿童进食应有从手抓到使用餐具的过程，婴儿手抓食物更容易。须允许婴儿自己吃，对发展进食技能很重要。10~12月龄婴儿可在餐桌上与成人同食，手抓食物进餐。如家庭条件允许，婴儿进餐时可坐婴儿餐椅或加高椅，便于婴儿与成人同餐学习进食技能，增加进食兴趣，也有利于眼手动作协调和培养独立能力。

第四节　食物转换

婴儿消化系统发育不成熟，又处于生长最快时期，摄入食物量受限，需要按婴儿发育水平选择基础食物，满足能量与其他重要营养素的需要。

一、婴儿食物

（一）纯乳类食物

婴儿期是生后生长发育最快时期，需要丰富的营养。但婴儿消化道发育尚不成熟，婴幼儿的胃容量有限（每餐约30 g/kg）（表2-2），需要高能量密度食物。能量密度为每克食物所提供的能量〔（卡或千焦）/克食物）〕。国际上建议6～8月龄婴儿食物的能量密度为0.6 kcal/g，12～23月龄为1.0 kcal/g。稀粥、羹汤、肉汤含水量多，能量密度较低（<0.2 kcal/g）。乳类能量密度为0.6～0.7 kcal/g或2.5～2.9 kJ/g，为较高能量密度食物，又含优质蛋白质，可适应婴幼儿消化道成熟状况。中华医学会儿科学分会儿童保健学组和AAP均建议婴儿乳类摄入量750～900 mL/d可满足婴儿期大部分能量和蛋白质需要，是婴儿主要的基础食物。因此，婴儿补充其他食物时不宜减少乳类摄入量。

（二）谷类

属碳水化合物，易于消化，很少出现过敏反应，是提供能量的重要来源。谷类食物还可随婴儿发育进程逐渐改变质地以增加能量密度，如大米制作的米粉、粥、软饭能量密度不同。婴儿消化道承受容量有限，大量补充低能量密度食物（如米粉、粥），增加消化道负担；长期补充低能量密度食物可使婴儿体重增长不足。乳汁（人乳和配方）的脂肪提供50%的能量，补充碳水化合物食物后降为20%～30%。

表2-2　婴儿胃容量

年龄	胃容量
足月	30～35 mL
3月龄	100 mL
1岁	250 mL

谷类食物使用方便，如干的婴儿米粉可用人乳、婴儿配方、水冲调。为给4～6月龄婴儿补充铁营养，各国均建议在米粉中强化铁。各种含铁谷类食物中首选强化铁的米粉。因小麦易于产生过敏反应，建议婴儿8月龄后再引入小麦（面食）。

（三）蔬菜类

给婴儿提供碳水化合物，包括纤维素、维生素A、维生素C和矿物质，蔬菜含纤维素丰富可促进婴儿消化道发育，如降低儿童功能性便秘的发生，有助婴儿学习咀嚼、吞咽等。蔬菜是婴儿补充食物中的基础食物之一。

（四）蛋类

建议1岁后引入蛋白、全蛋食物。为避免感染沙门菌肠炎，儿童不可进食生鸡蛋。

（五）肉类、鱼虾类

为高蛋白质食物，宜6月龄后引入。因鱼虾是一种常见易发生过敏反应的食物，应特别观察儿童食鱼虾后的反应。某些鱼类含汞量高，对婴儿有神经系统有毒性作用，如长鳍金枪鱼。含汞量较低的有虾、淡水金枪鱼、三文鱼、鳕鱼和鲶鱼等五种。建议1岁后引入贝壳类食物。

（六）水果类

给婴儿提供其他营养素，包括纤维素、维生素A、维生素C和矿物质。近年果汁已成为婴儿的饮品。因口味好，婴儿很容易接受。虽然果汁含碳水化合物、维生素C，是水分补充很好的来源，但果汁对婴儿有潜在的不利作用，一是可影响奶量和其他食物的摄入致营养不良；二是有些水果其中含山梨糖醇，如西梅、梨、樱桃、苹果，过多摄入果汁可诱发消化道症状如腹泻、腹痛、胀气；三可诱发龋齿。因此，果汁对<6月龄的婴儿无营养益处。如果不影响其他食物的摄入，纯果汁可作为较大婴儿的部分健康食物来源。较大婴儿饮用果汁时宜用杯，可避免婴儿睡眠时间饮用；每日摄入果汁量不宜过多（<180 mL/d），鼓励学习进食新鲜水果。中华医学会儿科学分会儿童保健学组和AAP均建议避免额外给6月龄内婴儿过多的水或果汁。

（七）铁营养补充

虽然婴儿引入其他食物的年龄有个体差异，但各国指南都建议6月龄后婴儿应补充铁、锌等重要微量营养素。2008年中华医学会儿科学分会儿童保健学组发表的《儿童缺铁和缺铁性贫血防治建议》建议，纯人乳喂养者应从2~4周龄开始补铁，剂量1~2 mg/（kg·d）元素铁，直至1周岁；不能人乳喂养的婴儿人工喂养者应采用铁强化配方乳，一般无需额外补铁。

（八）其他

罐头食物含盐或糖较多也不适宜婴儿，婴儿不宜食蜂蜜。

二、基础食物选择

基础食物是提供能量和重要营养素的食物，如婴儿摄入不足可发生营养不良。婴儿的基础食物是乳类，包括人乳和婴儿配方。研究证实乳类的减少是6月龄后生长速度减缓的重要原因之一。因婴儿不成熟的消化道发育，接受食物能力有限，需要强调满足婴儿的基础食物，而不是成人的各类食物。2岁后儿童消化成人固体食物能力才发育成熟，可逐渐接受成人的各类食物。

婴儿消化道功能成熟状况与年龄有关，因此基础食物的选择有所不同（表2-3，表2-4）。婴儿6月龄后引入其他食物，消化道发育也较成熟，现在不再认为引入食物的顺序很重要。因此，营养需要是引入的最重要依据，如能量密度需要。婴儿期提供能量和其他重要营养素的第一基础食物是乳类，随年龄增加，乳类占总能量比例逐渐减少，谷类食物占总能量比例则逐渐增加，但量有个体差异（表2-5）。如一个5月龄婴儿，体重7 kg，摄入总能量应为630 kcal/d即90 kcal/（kg·d），乳量为800～900 mL（540～600 kcal），米粉8～10 g；一个8月龄婴儿8.5 kg，摄入总能量为680 kcal/d即80 kcal/（kg·d），乳量为750～800 mL（500～540 kcal），谷类约40～50 g；一个11月龄婴儿9 kg摄入总能量为720 kcal/d（80 kcal×9 kg），乳量为700～750 mL/d（470～500 kcal），谷类约65～70 g。

表2-3　基础食物供能排序（E%）

食物排序	5～6月龄	7～8月龄	9～11月龄
乳类	85～95	75～80	65～70
谷类	5～15	15～20	30
蔬菜	—	3	3
其他食物	—	2	2

表2-4　乳类食物喂养安排

月龄	喂养餐次	每次摄入量
<1	7~8	60~120 mL
1~3	5~7	120~180 mL
3~6	4~5	180~210 mL
6~9	3~4	210~240 mL
9~12	3	210~240 mL

表2-5　过渡期食物的引入

| 月龄 | 性状 | 食物 | | 餐次 | 进食技能 | 备注 |
		种类	主要基础食物	其他基础食物		
4~6	泥状食物	第一阶段食物	6~5次奶800~900 mL	逐渐加至1餐	用勺喂	断夜奶定时
7~9	末状食物	第二阶段食物	5~4次奶700~800 mL	1~2餐	学用杯,抓食	—
10~12	碎状食物指状食物		4次奶600~800 mL	2餐	断奶瓶,自用勺	—

第五节　早产儿喂养

　　早产/低出生体重儿是婴幼儿、儿童期生长迟缓、发生感染性疾病、发育落后和死亡的高危人群。有效的健康干预措施可避免三分之二的死亡发生,降低患病率,而合理喂养就是其中一项重要的干预手段。

　　我国每年有超过200万早产儿出生,数量居世界第2位。早产儿出生后第一年科学的营养管理不仅关系到近期的生长发育,而且直接影响到远期预后。

一、生理特点

（一）消化系统

早产儿出生时虽然胃肠道解剖结构分化完成，但胃容量小，胃肠动力功能差，消化吸收能力弱，黏膜屏障功能尚未发育成熟，免疫应答不完善。消化道发育不成熟表现为胃排空慢、肠蠕动弱、肠胀气，或因胃食管反流（GER）而出现呕吐。消化道成熟度不仅与消化、吸收功能有关，也与消化道的内分泌、外分泌功能有关。早产儿胃酸分泌少、胰酶活性不足，分泌胆盐和肠肝循环较差，消化脂肪能力不足，乳糖酶水平低。早产儿胎龄越小、体重越低，发育成熟度越低，发生喂养不耐受、消化功能紊乱和坏死性小肠结肠炎（NEC）的风险越高。

早产儿机体调节能力差，吸吮—吞咽—呼吸不协调，表现吸吮活动无节律，下颌和舌活动异常，奶液在吞咽至食道阶段时仍有呼吸，易进入气道致呛咳或吸入肺部。至34～36周胎龄时其吸吮—吞咽—呼吸逐渐协调，胎龄37周后则完全成熟。

（二）神经系统

20周胎龄后胎儿脑发育呈线性方式增长，34周的胎儿脑皮质约为足月儿的1/2，35～41周时脑白质髓鞘较前增加5倍。因此，早产儿头围发育水平可提示脑发育状况。早产儿睡眠—觉醒周期不稳定，觉醒时间较短使摄入奶量受限，不能满足能量需要。

（三）营养代谢需求

基于正常胎儿营养素的需要判断早产儿的营养需求（表2-6）。早产儿宫内营养储备低，生后各种并发症的影响使代谢消耗增加，因此，其实际上对能量和营养素的需求大于正常同胎龄胎儿的营养需求。

能量的摄入决定早产儿的体重生长速率，蛋白质获得是早产儿实际生长的最好指征。蛋白质影响身长和头围的生长，身长代表早产儿的线性生长。采用蛋白/能量比（P/E）有助了解早产儿营养状况。体重1000 g的早产儿体内储存蛋白质88 g，晚期胎儿通过胎盘从母体获得4 g/（kg·d）蛋白质。2010年欧洲儿科胃肠病学、肝病学和营养学学会（ESPGHAN）早产儿喂养指南推荐早产儿适宜能量、蛋白质摄入（表2-7）。早产儿蛋白质摄入3.0～4.5 g/kg时，体重增长率与蛋白质量呈正相关关系；若蛋白质摄入<3.0～3.5 g/kg而能量较高时，体重增长正常，但体脂增加。

表2-6　胎儿营养需求

胎龄（w）		<28	28～31	32～33	34～36	37～38	39～41
胎儿生长	体重增长（g/d）	20	17.5	15	13	11	10
	瘦体重增长（g/d）	17.8	14.4	12.1	10.5	7.2	6.6
	蛋白质增长（g/d）	2.1	2	1.9	1.6	1.3	1.2
营养需求	能量[kcal/（kg·d）]	125	125	130	127	115	110
	蛋白质/（g/kg）	4	3.9	3.5	3.1	2.5	1.5
	蛋白质/能量（g/100 kcal）	3.2	3.1	2.7	2.4	2.2	1.4
	钙（mg/kg）	120～140	120～140	120～140	120～140	70～120	55～120
	磷（mg/kg）	60～90	60～90	60～90	60～90	35～75	30～75

表2-7　2010年欧洲ESPGHAN早产儿喂养指南

		适宜能量/[kcal/（kg·d）]	蛋白质/[g/（kg·d）]	P/E/（g/100 kcal）
早产儿	体重<1000 g	110～350	4.0～4.5	3.6～4.1
	体重1000～1800 g		3.5～4.0	3.2～3.6

因早产儿胎龄和出生体重不同，宫内营养储备的差别很大，生后对营养素和能量的需求不同（表2-8）。因此，《中华儿科杂志》编委会、中华医学会儿科学分会新生儿学组和中华医学会儿科学分会儿童保健学组共同撰写的《早产/低出生体重儿喂养建议》中提出早产儿营养管理的目标应基于出生体重和年龄。

表2-8 早产儿生后状况与营养素和能量需求

	早产儿状况	营养素和能量目标
第一阶段	转变期（生后7天）	维持生命体征稳定、营养与代谢平衡
第二阶段	稳定-生长期（临床状况平稳至出院）	达到正常胎儿在宫内的增长速率 15g～20 g/（kg·d）
第三阶段	出院后时期（出院至1岁）	达到理想的追赶性生长

二、乳类选择

（一）人乳

研究证实早产母亲的乳汁成分与足月母亲的乳汁不同（表2-9）。早产儿母亲的乳汁如同宫内胎盘作用的延续，营养价值和生物学功能更适于早产儿的需求，成分与母亲孕龄有关。早产母亲的乳汁蛋白质含量高，利于早产儿的快速生长：乳清蛋白∶酪蛋白为70∶30；脂肪、乳糖含量低，易于吸收；某些激素、肽类、氨基酸、糖蛋白等成分可促进早产儿小肠发育成熟；含有较多抗感染成分，如抗微生物因子（分泌型IgA、乳铁蛋白、溶菌酶、低聚糖等），抗炎症因子（抗氧化物、表皮生长因子、细胞保护因子等）以及白细胞等；DHA、ARA、牛磺酸含量是足月母乳的1.5～2倍，有利早产儿神经系统和视觉发育。人乳中还含有多种未分化的干细胞，潜在影响早产儿的远期健康。

WHO积极倡导新生儿重症监护病房进行人乳喂养（包括捐赠人乳），以降低早产相关疾病的发生率（喂养不耐受、坏死性小肠结肠炎、慢性肺疾病、早产儿视网膜病、生长和神经发育迟缓）。大量研究显示早产母亲的乳汁具有其他配方无法替代的天然成分，且益处呈现剂量与效应的关系，即早产儿摄入人乳量越多，获益越大。因此，人乳喂养也是早产儿首选的喂养方式，建议人乳喂养≥6月龄。

表2-9　早产儿与足月儿母亲乳汁成分的比较

成分（/L）	早产过渡乳6～10日龄	早产成熟乳22～30日龄	足月成熟乳多30日龄
蛋白质（g）	19±0.5	15±1	12±1.5
IgA（mg/g蛋白质）	92±63	64±70	83±25
非蛋白氮（%总氮）	18±4	17±7	24
脂肪（g）	34±6	36±7	34±4
碳水化合物（g）	63±5	67±4	67±5
能量（kcal）	660±60	690±50	640±80
钙（mmol）	8.0±1.8	7.2±1.3	6.5±1.5
磷（mmol）	4.9±1.4	3.0±0.8	4.8±0.8
镁（mmol）	1.1±0.2	1.0±0.3	1.3±0.3
铁（mmol）（mg）	23（0.4）	22（0.4）	22（0.4）
锌（mmol）	58±13	33±14	15～46
铜（mmol）	9.2±2.1	8.0±3.1	3.2～6.3
锰（μg）	6.0±8.9	7.3±6.6	3.0～6.0
钠（mmol）	11.6±6.0	8.8±2.0	9.0±4.1
钾（mmol）	13.5±2.2	12.5±3.2	13.9±2.0
氯（mmol）	21.3±3.5	14.8±2.1	12.8±1.5

（二）强化人乳

虽然早产母亲的乳汁有益于早产儿生长，但早产儿本身摄入奶量能力有限，同时早产母亲乳汁的蛋白质、矿物质含量难以满足早产儿宫外加速生长的需要，特别是极（超）低出生体重早产儿生长。为此，20世纪80年代研制出人乳强化剂（HMF）。HMF加入早产母亲的乳汁或捐赠人乳使之成为强化人乳，可增加人乳中蛋白质、能量、矿物质和维生素含量。目前国际上均推荐人乳喂养的低出生体重早产儿采用强化人乳喂养。

多数HMF是基于牛乳配方的产品，也有源于人乳的制品；商品化的HMF有粉剂和浓缩液态产品。强化人乳喂养适用于胎龄<34周、出生体重<2000 g的早

产儿。当早产儿能耐受60~80 mL/（kg·d）的人乳后即可强化人乳。不同HMF产品配制不同，一般标准配制的强化人乳能量密度为80~85 kcal/dL，蛋白质2.5~2.8 g/dL（2.9~3.3 g/100 kcal）。

（三）早产儿配方

适用于胎龄<34周、出生体重<2000 g的早产儿住院期间应用。早产儿配方（PF）成分与强化人乳相近（表2-10）。早产儿配方特点：

1. 蛋白质

高于早产母亲的乳汁和婴儿配方含量（2.8~3.5 g/100 kcal），氨基酸组成可满足早产儿快速增长的生理需要。

2. 脂肪

提供满足生长所需的高能量，长链多不饱和脂肪酸促进神经系统的发育，中链脂肪酸占40%~50%。

3. 碳水化合物

含40%~50%乳糖和50%~60%聚葡萄糖组成的碳水化合物混合体，供给所需要能量。

4. 维生素和矿物质

强化较重要的维生素与矿物质，以满足早产儿生长代谢的需求，血浆渗透压不增加。

（四）早产儿出院后配方

早产儿出院标准为体重达2000 g，可经口喂养，生命体征稳定。早产儿出院后如长期采用早产儿配方可导致过多的能量、蛋白质及其他营养素的摄入，增加代谢负荷，故目前有介于早产儿配方与普通婴儿配方之间的过渡配方，即早产儿出院后配方（PDF），以满足早产儿继续生长的需要。早产儿出院后配方也可用于出院后母乳不足时的补充，适用于有营养不良高危因素的早产儿出院后一段时期内应用（表2-10）。

三、早产儿喂养

（一）住院期间喂养

1. 喂养原则

住院期间每日监测体重增长、出入量和喂养不耐受情况，喂养不足部分由肠外营养进行补充。采取个体化的喂养策略和处理方法，提倡人乳喂养（包括捐赠人乳）。无先天性消化道畸形及严重疾患、血流动力学相对稳定的早产儿应在生后24～48小时内尽早开奶。根据早产儿耐受情况增加奶量，逐渐从肠外营养过渡到完全肠内营养，由管饲过渡到经口喂养或直接哺乳。住院早期肠内营养不足部分由肠外营养补充供给。

表2-10　配方主要成分比较（/100mL）

营养成分	婴儿配方	强化人乳	早产儿配方	早产儿出院后配方
能量（kcal）	67.2～68.0	80～85	80.0～81.0	72.0～74.0
蛋白质（g）	1.45～1.69	2.5～2.8	2.20～2.40	1.85～1.90
脂肪（g）	3.5～3.6	4.1～4.3	4.1～4.3	3.4～4.1
碳水化合物（g）	7.3～7.6	7.9～9.6	8.6～9.0	7.7～8.0
钙（mg）	51～53	112～138	134～146	77～90
磷（mg）	28～36	60～78	67～73	46～49
铁（mg）	1.0～1.2	0.46～1.36	1.2～1.4	1.3～1.4
钠（mmol）	0.71～1.17	—	1.3～1.5	1.0～1.1
钾（mmol）	1.74～1.89	—	2.1～2.7	1.9～2.2
氯（mmol）	1.13～1.44	—	1.9～2.0	1.5～1.7
维生素A（IU）	200～204	983～1210	250～1000	330～340
维生素D（IU）	40.5～41.0	120～304	70.0～192.0	52.0～59.0
维生素E（IU）	1.35～1.36	—	3.2～5.0	2.6～3.0
维生素K（μg）	5.4～5.5	—	6.5～9.7	5.9～8.0

2. 喂养方法

（1）人乳喂养：胎龄≥34周、临床状况稳定的早产儿可母婴同室，直接哺乳。

（2）经口喂养：吸吮—吞咽—呼吸功能尚欠协调的胎龄≥32周的早产儿可尝试经口喂养。

（3）管饲喂养：胎龄<34周早产儿吸吮和吞咽功能不全，或不能经口喂养（疾病及治疗因素），或部分早产儿经口喂养不足需要补充者。管饲喂养期间应同时进行非营养性吸吮，促进胃肠功能成熟，为直接哺乳做准备。

（二）出院后喂养

临床上，多数胎龄小的早产儿出院时胎龄不足40周，存在较多营养物质累积缺失，表现生长不足，生长曲线出现偏离。ESPGHAN发表的《早产儿出院后喂养指南》和《中华儿科杂志》编辑委员会、中华医学会儿科学分会新生儿学组、中华医学会儿科学分会儿童保健学组的《早产/低出生体重儿喂养建议》均强调早产儿出院后需要继续强化营养，采取个体化的喂养策略以达到理想的营养状态，满足正常生长和追赶性生长两方面需求。早产儿的正常生长轨迹受遗传和性别的影响，而追赶性生长则取决于胎龄、出生体重、并发症及其严重程度、住院期间的营养和出院前的生长状况等多种因素，个体之间的差异很大。

1. 营养风险程度的分类

早产儿出院前新生儿科医生应进行喂养和生长的评估，根据营养风险程度分为高危（HR）、中危（MR）和低危（LR）三种情况（表2-11），是出院后个体化营养指导的基础。

儿童保健医生随访时需多次评估早产儿营养风险程度，若病情变化，中或低危早产儿再次出现高危早产儿的情况（表2-11中第3~8条之一）时，宜以相应营养风险程度调整喂养方案。

2. 强化营养方法

即根据出院时早产儿营养不良危险程度评估选择，即高危（HR）、中危（MR）早产儿需继续采用强化人乳（HMF）、早产儿配方（PF）或早产儿出院后配方（PDF）的喂养方法强化营养（表2-12）。但强化喂养有个体差异，如有营养不良高危因素的早产儿、小于胎龄儿（SGA）强化时间可能较长。不同喂养方式强化的方法也有不同，如住院期间采用80 kcal/100mL强化人乳和早产配方喂养的早产儿出院后需持续同样方式至胎龄40周左右。为避免过多的能量和营养素摄入和过高的肾脏负荷，出院后应根据生长和血生化情况调整人乳强化的能量密度，可较住院期间略低，如半量强化（73 kcal/100 mL）；早产配方逐渐转换为早产儿出院后配方（73 kcal/100 mL）。部分人乳喂养者则可在出院后采取人乳加早产儿配方或人乳加早产儿出院后配方的方法。

表2-11 早产儿营养风险程度的分类

序号	评估项目	高危早产儿（HR）	中危早产儿（MR）	低危早产儿（LR）
1	胎龄（w）	<32	32～34	>34
2	出生体重（g）	<1500	1500～2000	>2000
3	胎儿生长受限	有	无	无
4	经口喂养	欠协调	顺利	顺利
5	奶量［mL/（kg·d）］	<150	>150	>150
6	体重增长（g/d）	<25	>25	>25
7	宫外生长迟缓	有	无	无
8	并发症[a]	有	无	无

注：a.并发症包括支气管肺发育不良（BPD）、坏死性小肠结肠炎、消化道结构或功能异常、代谢性骨病、贫血、严重神经系统损伤等任一条。

表2-12 早产儿喂养方案选择

	人乳喂养	部分人乳喂养	配方喂养
HR	HM＋HMF（80～85 kcal/100 mL）至38～40周后，调整HM＋1/2HMF（73 kcal/100 mL）；鼓励部分直接哺乳、部分HM＋HMF，为将来停止强化、直接哺乳做准备	HM>50%，则足量HM＋HMF＋PF至胎龄38～40周，之后转换为HM＋1/2HMF＋PDF；HM<50%，或无HMF时，鼓励直接哺乳＋PF（补授法）至胎龄38～40周后转换为直接哺乳＋PDF（补授法）	PF（80 kcal/100 mL）至胎龄38～40周后转为PDF（73 kcal/100 mL）
	据早产儿生长和血生化情况，一般需应用至矫正6月龄左右。在医生指导下补充维生素A、D和铁剂		

续表

	人乳喂养	部分人乳喂养	配方喂养
MR	HM＋HMF（80～85 kcal/100 mL）至38～40周后调整为HM＋1/2HMF（73 kcal/100 mL）；鼓励部分直接哺乳、部分HM＋1/2HMF的方式，为将来停止强化、直接哺乳做准备	HM＞50%，则足量HM＋HMF＋PF至胎龄38～40周，之后转换为HM＋1/2HMF＋PDF；HM＜50%，或无HMF时，鼓励直接哺乳＋PF（补授法）至胎龄38～40周后转换为直接哺乳＋PDF（补授法）	PF（80 kcal/100 mL）至胎龄38～40周后转换为PDF（73 kcal/100 mL）
	根据早产儿生长和血生化情况，一般需应用至矫正3月龄左右。在医生指导下补充维生素A、D和铁剂		
LR	HM：直接哺乳、按需哺乳，最初喂养间隔＜3小时；包括夜间；注意补充维生素A、D和铁剂	直接哺乳＋普通婴儿配方（补授法），促进泌乳量	采用普通婴儿配方
	如生长缓慢（＜25 g/d）或血碱性磷酸酶升高、血磷降低，可适当应用HMF	如生长缓慢（＜25 g/d）或奶量摄入＜150 mL/（kg·d），可适当采用部分PDF	

3. 强化营养支持的时间

因早产儿存在个体差异，不宜采用某一个体重或年龄决定出院后强化营养支持的时间。强化营养的时间有个体差异，一般以早产儿营养风险程度与体格发育水平判断，二者应是一致的。

（1）强化营养时间：一般HR需强化的时间较长，可至矫正胎龄6月龄，甚至1岁；MR需强化喂养至矫正胎龄3月龄；LR可强化喂养至足月，即矫正胎龄40周。

（2）乳类转换：当矫正胎龄后体格生长各项指标达P25th～50th水平时，宜逐渐降低能量密度至67 kcal/100 mL，即转换为纯人乳或普通婴儿配方，以避免体重/身长＞P90th。

4. 其他食物的引入

早产儿引入其他食物的年龄有个体差异，与其发育成熟水平有关。胎龄小的早产儿引入时间相对较晚，一般矫正胎龄4～6月龄，甚至可7～8月龄。引入其他食物的方法同正常足月儿。

5. 其他营养素的补充

（1）维生素D：据《中华儿科杂志》编委会、中华医学会儿科学分会儿童保健学组、全国佝偻病防治科研协作组《维生素D缺乏性佝偻病防治建议》，早产/低出生体重儿生后即应补充维生素D 800～1000 U/d，3月龄改为预防量（400 U/d），直至2岁。

（2）铁剂：2011年世界卫生组织发表的《低—中等收入国家低出生体重儿喂养指南》和2009年我国《早产/低出生体重儿喂养建议》均指出，早产儿生后2～4周始补充元素铁2～4 mg/（kg·d），直至矫正胎龄1岁。补充量包括强化铁配方奶、人乳强化剂、食物和铁制剂中的所有铁元素含量。

（三）喂养评估

出院后定期随访需多次喂养评估，尤其出院后早期，由于环境、生活节律和喂养方式的改变，部分住院时间较长的早产儿可出现不适应的表现，如人乳喂养不顺利、哺乳困难、进食奶量明显减少、呛奶、呕吐、大便不通畅等，甚至导致短期内体重减轻，使再次入院几率增加。出院前的宣教、母婴间的接触和喂养指导，出院后一周内及时的沟通和干预是非常必要的。喂养成功体现在理想的生长，需定期评估早产儿的体重、身长、头围和体重/身高，有条件时可检测血生化、骨密度、体成分测定等多项指标全面评价。

第六节　小于胎龄儿喂养

合理适宜的喂养使多数小于胎龄儿可出现不同程度的追赶性生长，2～3岁达正常儿童水平。"健康和疾病的发育起源"学说揭示胎儿期营养不良，全身器官特别是重要脏器将发生永久的改变。消化道受损严重的小于胎龄儿虽然生后有较好的营养支持，仍可出现喂养困难，延续宫内的营养不良状态，生长发育落后。

一、消化系统及营养代谢特点

胎儿从母体获得营养物质依赖于正常的子宫胎盘循环，当宫内环境不良时胎儿会发生适应性的变化以保证其生存，如减缓生长速度、血流重新分布和脐动脉阻力升高、红细胞增多、葡萄糖以无氧酵解为主、乳酸和丙酮酸增加等。各种营养素和能量的缺乏，使胎儿的瘦体重、脂肪、糖原储备和骨矿物质含量均减少，从而导致宫内生长受限。病理因素使来自母体的营养物质减少与自身的合成代谢能力低下，如蛋白质和脂肪的吸收率较适于胎龄儿（AGA）减低11%～14%，蛋白质合成能力有限，氧耗量和能量消耗增加。临床上尽管考虑胎儿的营养储备受到不同程度的影响，关注SGA的营养支持策略，但SGA较AGA更易发生喂养不耐受，有发生坏死性小肠结肠炎的高风险，或追赶性生长不充分，体格生长和神经系统发育落后。

二、喂养特点

（一）原则

1. 根据胎龄制定喂养策略

SGA与相同胎龄AGA的营养需求相似。因此，SGA喂养策略应主要据胎龄而不是出生体重，以促进SGA适度线性生长与较好的神经系统结局。

2. 成熟度

早产SGA的喂养也需按发育成熟度或营养不良危险程度选择喂养方式。

（二）喂养方法

1. 胎龄<34周早产SGA

多属于HR、MR早产儿，出院后也需强化营养适当补充铁和其他微量元素（同早产儿喂养），至体格生长各项指标>P10[th]。

2. 胎龄>34周早产SGA

尽可能人乳喂养。临床状况稳定的情况下，建议出生后30分钟内尽早吸吮母亲乳房，既可预防低血糖发生，又可促进母亲泌乳。母婴同室有益于促进母乳喂养。如SGA新生儿吸吮无力，可将母亲乳汁挤出喂哺。每2～3小时哺乳一次，密切监测血糖，维持血糖＞2.6 mmol/L。产前有中重度生长受限、脐血流多普勒超声异常SGA新生儿，应先肠外营养，至足量人乳喂养。SGA儿童住院、母婴分离的情况下，母亲也应频繁吸出乳汁（至少8~10次/日）。

3. 足月SGA

喂养方法同正常足月儿。不能将出生体重相近的足月低体重儿和早产儿采用相同强化营养处理方法，因为成熟度、生长轨迹和营养需求有很大差异。为降低SGA成人期发生代谢综合征的风险，各国指南均不推荐足月SGA儿出院后常规使用早产儿配方或早产儿过渡配方促进生长。

4. 严重喂养困难SGA

为减少生长落后程度可采用管饲喂养，同时转诊寻找病因。

第七节 常见婴儿喂养问题

一、溢乳

多数人乳喂养或配方喂养婴儿生后都易出现溢乳现象，或吐奶，特别是新生婴儿。多因喂养方法不当，如奶头过大、吞入气体过多。但若婴儿无任何不适，奶量足够、大小便正常（尿不湿6~8个/日，至少3次大便/日），体重增长正常，没有吐奶引起的呼吸问题，则提示婴儿没有医学问题。一般吐奶4~6月龄后可自行消退，所以有人称为"快乐的吐奶"。

二、体重增长不足

临床应用概念不清，常与生长偏离或生长迟缓混淆。体重增长不足描述婴幼儿（＜3岁）W/age生长曲线下降1~2个主百分位线（相当1~2 SD）；生长偏离或生长迟缓包括W/age＜P3rd，或W/L＜P5th，或W/age生长曲线下降2个主百分位线（相当2SD）。儿童保健门诊儿童约2/3的婴幼儿存在不同程度体重增长不足现象。

（一）问题

能量摄入不足、吸收不良与消耗过多三种情况可致婴幼儿体重增长不足。能量摄入不足是最常见的原因，多因喂养问题所致。

1. 食物引入时间不当

过早引入固体食物影响人乳铁吸收，增加食物过敏和肠道感染的机会；过晚引入其他食物，肠道发育延迟，或错过味觉、咀嚼功能发育关键年龄，则造成进食行为异常、断离人乳困难、婴儿营养不足等问题。

2. 食物能量密度低

9月龄后的婴儿已可接受能量密度较高的成人固体食物。如经常食用能量密度低的食物（汤面、稀粥、汤饭、米粉）或摄入液量过多，婴儿可表现进食后不满足，体重增长不足甚至下降，或常于夜间醒来要求进食。

（二）处理

婴儿后期消化功能发育较成熟，应注意逐渐增加婴儿6月龄后的固体食物能量密度比，满足生长需要。婴儿食物构成中乳类占较大比例，含水量已较多；其他食物质地较软，也含较多水分。故避免给婴儿额外液量，影响进食与体重增长。

三、进餐频繁

（一）问题

1. 进食频繁

婴儿6月龄后（超过7～8次/日），未按婴儿年龄调整进食时间与量，维持新生儿的喂养方法。

2. "按需"哺乳（喂养）

误认为"按需"没有年龄限制，任由婴儿决定，延迟停止夜间进食，影响日间正常食欲。

3. 餐次多则摄入多

部分家长误认为餐次多婴儿就可摄入更多，故使胃排空不足，影响婴儿食欲。

4．婴儿乳量需恒定

家长误以为婴儿每次摄入乳汁量应该相同，如剩余乳液则"努力"让婴儿在下一次进食前完成，结果6次进食变为10次或更多。婴儿胃内始终有食物，缺乏饥饿感，进食量反而日益下降。

5．"辅食"替代主食——乳汁

引入其他食物以"辅食"对待，随时补充，也影响婴儿胃的排空。

（二）进食餐次的生理学基础

1．婴儿有判断进食量的能力

一般20～30分钟即可获得足够食物满足生长。

2．胃排空时间

与婴儿消化能力密切相关。喂养的间隔时间约为2～3小时，有利于婴儿消化食物和胃排空，形成饥—饱循环。

3．胃排空与食糜组成有关

脂肪、蛋白质可延长排空时间。如凝块大、脂肪多的食物影响胃的蠕动和分泌功能，胃内停留时间较长。水在胃的排空时间约0.5～1小时，人乳约2～3小时，牛乳3～4小时，混合食物4～5小时。温度、年龄、全身状况也可影响排空时间。

（三）处理

婴儿4～6月龄后喂养宜定时，一般安排间隔3小时，一日六餐，有利于消化，每次摄入量不宜固定。

四、换乳困难

（一）问题

1．味觉习惯

0～6月龄婴儿习惯人乳（乳头、乳汁味道）或某种配方（味道）时，如转换配方可能难以适应。同时婴儿的味觉可敏感区别人造乳头与母亲的乳头，可使婴儿拒绝奶瓶，导致从人乳喂养转变为配方喂养较为困难。

2．眷恋母亲

特别是人乳喂养的婴儿，断离困难。

3．厌新

婴儿拒绝从未接触的食物味道。

（二）处理

1．抚养人行为

应有耐心，可在婴儿饥饿时用婴儿配方替代人乳，或先喂配方后喂人乳。4～5月龄婴儿出现依恋行为，建议母亲与婴儿分床有助培养婴儿较好生活习惯。

2．变换方法

随婴儿年龄增加，在人乳喂养过程先用奶瓶喂人乳，后逐渐增加配方量；或逐渐使用奶瓶喂养次数，也可帮助婴儿逐渐从人乳转换为配方与奶瓶。

3．补充喂养系统（SNS）

采用有2条较细硅胶管的奶瓶挂在母亲胸前，管的一端在奶瓶内，另一端贴在母亲乳头上，可让婴儿吸吮母亲乳头时不感觉细管的存在，同时吸到人乳和配方，"混淆"婴儿的味觉以逐渐适应；或直接用虹吸原理补充喂养。补充喂养系统（SNS）可避免婴儿拒绝人造乳头或配方奶，维持人乳喂养、持续补充人乳的不足，也有利于密切母子关系。

SNS用新鲜人乳或其他母亲的新鲜乳汁，可帮助建立纯人乳喂养。母亲与婴儿亲密接触（皮肤与皮肤接触）有利与母亲哺乳时的激素分泌，如催产素和催乳素分泌，若人乳不足而婴儿又拒绝配方时，也可采用配方同时摄入，使婴儿习惯配方味道后，帮助婴儿逐渐从人乳转换为配方与奶瓶。

总之，婴儿换奶方法多种，需据情况选择。

第八节　喂养困难

儿童喂养困难为描述临床提示喂养问题的总称，缺乏统一定义。儿童保健科常见儿童喂养困难多为母亲认为有"问题"的情况，程度较轻，少部分儿童可能存在器质性原因。如家长因儿童喂养问题看医生，儿科医生或儿童保健医生应重视家长的陈述，按流程确认喂养困难的性质。

一、概念

一致同意的术语命名是任何医学问题分类的重要基础。但临床应用或儿童营养文章常常提及的术语，如厌新、挑食、喂养障碍与喂养困难则缺乏统一定义。一般认为喂养障碍是描述潜在器质性、营养性或情感性所致的有严重后果的临床问题，相当于2013年美国精神病学协会（APA）出版的《精神疾病诊断与统计手册》（第5版）（DSM-Ⅴ）中的回避/限制性摄食障碍（ARFID）和WHO发布的《疾病和有关健康问题的国际统计分类》（第十次修订本）（ICD-10）的R63.3相关健康问题。DSM-Ⅴ在DSM-Ⅳ-TR基础上重新归类和定义喂养和进食障碍，包括ARFID、异食癖、反刍障碍、神经性厌食、神经性贪食及其他特定的喂养或进食障碍。喂养困难则是描述临床提示喂养问题的总称，多为母亲认为有"问题"的情况。DSM-Ⅴ未描述喂养困难的概念，可能临床上"喂养困难"一词常用于描述程度较轻、尚不足以被诊断为喂养障碍的问题，包括喂养者与儿童间互动不良。因此，喂养困难也可见于营养状态良好，甚至超重肥胖的儿童。目前多数学者认为喂养困难或障碍均指固体食物或流质食物在口腔处理阶段发生异常，包括喂养进食技巧不成熟、挑食、食欲低下及拒食等。一般，临床儿科医生多关注器质性疾病所致喂养障碍，不注重系统研究儿童行为问题；精神心理学家则更偏重行为问题。儿童保健医生则需要一个易于操作、器质性与行为观察结合、涉及儿童与家长关系的判断方法。儿童喂养困难诊治常需多学科合作，若儿科医生与儿童保健医生认为儿童存在喂养障碍则应及时转诊。如家长因儿童喂养问题看医生，儿科医生或儿童保健医生应重视家长的陈述，按流程确认喂养困难的性质。

二、流行病学资料

约25%的母亲认为孩子至少有1个喂养问题，但其中估计仅1%～5%符合喂养障碍的标准。

三、诱因

虽然儿童喂养困难的原因较多、分类方法不同，但涉及营养的问题相同。分析喂养困难的原因需涉及食物因素、儿童本身特点，以及儿童与抚养者互动情况3方面。

（一）食物因素

食物来源、品种、搭配与制作不当可致喂养问题。如食物量及种类不当使摄入不足或搭配不均衡；食物品种、质地与儿童发育年龄不符合时可出现"挑食"或"拒食"现象。

（二）儿童特点

1. 气质

不同气质类型的婴幼儿可有不同进食行为，如困难型气质儿童难以抚养，易出现进食行为问题。

2. 进食技能发育不良

婴儿延迟学习新进食技能致进食技能发育延迟可出现不同程度进食困难，因咀嚼、吞咽功能差，出现"挑""偏"食细软食物，拒绝质地较硬或较长食物现象。

3. 不良进食经历

疾病情况下曾在进餐时出现疼痛、恶心等症状经历的儿童进食时可有不愉快的记忆，即使病愈后也可发生食欲缺乏和厌食行为。部分儿童有插管、喉镜等治疗操作的记忆，进食时可出现"拒食"。

4. 器质性疾病

儿童患有急、慢性疾病时可能造成喂养困难，重者甚至发生喂养障碍。

（三）儿童—家长互动不良

进餐时儿童—家长的互动与态度影响儿童进食，如家长能理解婴儿进餐与自我择食意愿可促进儿童顺利进餐。若家长仅注意儿童营养，强迫儿童进食，则进食将成儿童负担并诱发焦虑。当家长将患病儿童视为"脆弱儿童"时，易忽略与年龄相应的进餐规则，导致儿童康复后难以适应正常的进餐规则从而造成进食冲突。家庭成员焦虑，如焦虑母亲的婴儿易发生喂养困难。

四、临床表现

喂养困难的临床表现程度不一，可从基本正常（家长错误理解）至严重症状（行为和器质性障碍），但多数为轻至中度问题。

临床上，据家长描述儿童喂养困难的症状表现可分为食欲缺乏、挑食、恐惧进食及互动不良。

（一）食欲缺乏

1. 家长错误理解

正常儿童食量基本与生长速度一致。儿童体格生长正常，但家长对儿童进食过度焦虑。如家长将家族性矮小、进食量少的儿童视为"食欲缺乏"，采取不恰当喂养方法，如强迫进食可致喂养困难。

2. 精力旺盛的"食欲缺乏"

常出现于进食方式转变阶段，即儿童出现自我意识，希望自我进食时。儿童可表现活跃，对除进食外的任何事情均感兴趣，注意力易分散，进餐时难以安坐，缺乏饥饿感而摄食量少。部分儿童可体重增长不足。精力旺盛儿童的进食过程易出现儿童—家长冲突，若解决不当可影响儿童认知发展潜力，出现退缩、抑郁、攻击等不良行为。

3. 精神不振的"食欲缺乏"

儿童多感倦怠、性格孤僻或生长速度不足，但无潜在医学问题。家长可能意识不到儿童存在的生长或喂养问题，儿童可能被虐待或忽视，对周围环境不感兴趣，与代养者缺少言语及眼神交流。

4. 器质性疾病

儿童因疾病影响食欲，长期进食不足导致营养缺乏，儿童体重增长不足或下降。详细询问病史及体格检查排除器质性疾病。

（二）"挑食"

不是医学术语，多为家长的判断。儿科医生与儿童保健医生需了解挑剔进食是喂养困难较轻的形式，少数儿童有明显的感觉障碍，应予以鉴别。

1. 家长错误理解

18～24月龄婴儿进食技能发育过程中可出现不愿意尝试新食物现象，即"厌新"，是一种自我保护行为；多次暴露（8～15次），让儿童熟悉新食物后逐渐接受。但若家长不了解儿童发育过程需经历尝试新食物，可误认为儿童挑食。

2. 轻度挑食

多数儿童有轻度或一过性"挑剔进食"，无医学与体格生长问题。儿童不完全回避某一种类或质地的食物，但反复多次暴露并不能改变儿童接受食物情况。轻度"挑食"儿童的家庭易发生进餐不和谐。

3. 重度挑食

多为喂养障碍儿童。儿童可有感觉性食物厌恶，表现为完全回避某一种类、质地或稠度的食物；食谱范围狭窄导致营养素摄入不均衡；部分儿童可对声音、光亮、皮肤接触等产生过度反应；生长明显受抑制。

4. 器质性挑食

常见发育迟缓儿童（如染色体异常、线粒体病、神经系统损害、孤独症谱系障碍），对食物表现高度敏感或不敏感，口腔运动功能延迟；或吞咽障碍儿童。

（三）恐惧进食

1. 家长错误理解

健康小婴儿可出现生理性胃肠道功能紊乱，如肠绞痛/过度哭闹；部分可能与食物过敏、便秘、胃食管反流、尿路感染等有关，家长错误认为婴儿哭闹是恐惧进食。

2. 创伤后

因多次进食后出现疼痛等痛苦经历，婴儿看见食物、奶瓶，甚至餐椅即哭闹不安；年长儿则会因曾发生呛咳、呕吐、插管或强迫进食后恐惧进食。如持续时间较长可致体重下降或不增。

3. 器质性疾病

喂养时的疼痛由器质性疾病本身引起，从而造成恐惧进食，如嗜酸性细胞性食管炎、胃炎、小肠动力障碍等。

（四）喂养互动不良

家长的喂养方式及态度受文化背景、家长及儿童的特点影响。除应答型外，控制型、溺爱型和忽视型均为喂养不良互动模式。

1. 控制型

约一半以上的家长表现为控制型。家长可忽视儿童的饥饿信号，采用强迫、惩罚及不恰当的奖励方式促进儿童进食。控制型互动方式初期很有效，但随时间延长，可致儿童能量摄入不均衡、蔬菜水果摄入不足、营养不足或过剩的风险增加。

2. 溺爱型

家长未给儿童设定进餐规则，只想满足儿童的进餐需要，不分时间、地点、环境为儿童准备特殊或多种食物，忽视儿童就餐过程发出的信号。溺爱型的互动喂养方式可致儿童营养摄入不均衡，如高脂食物较多，增加儿童超重风险。

3. 忽视型

喂养者未尽抚养儿童责任，与儿童缺少言语、肢体交流，忽视儿童的进餐信号及生理、情感需求，甚至不为儿童提供食物，致儿童生长障碍。部分忽视型家长可能自身存在情绪障碍，如抑郁等。

五、临床评估与实验室检查

因喂养困难缺少统一及规范的定义，故目前尚无统一诊断标准。虽然儿童保健工作中的儿童喂养困难多与行为问题有关，但也有少数儿童可能存在器质性疾病。只有排除器质性原因，才可诊断与行为有关的喂养困难。因此，排除器质性病因是评估的关键。

（一）临床评估

1. 病史采集

详细询问与喂养困难相关的病史，排除基础疾病。包括喂养困难出现及持续时间、程度、母孕史、家族史、过去疾病史及住院治疗情况（有无气管插管等）、儿童与喂养者关系、儿童气质、家庭环境及情绪问题等。

2. 体格检查

包括与基础疾病相关的体格检查以及口腔功能及神经系统检查。口腔功能包括唇闭合情况、舌在口腔位置与运动情况、下腭稳定性及反映口腔敏感性的咽反射等。同时检查颅面、口腔畸形（如唇腭裂、巨舌症）体征。神经心理行为检查可获与神经肌肉发育异常有关的进食与吞咽障碍的信息，如脑神经、肌力、肌张力、反射、认知、语言、视觉跟踪、大运动、精细运动及感觉功能等。

3. 观察进食过程

评估的重要方法之一。医生现场观察或通过录像可了解儿童进餐情况，如姿势、位置、进食技能、行为状态、对外界环境的反应、呼吸、心率等，是评估儿童口腔功能、吞咽功能及呼吸协调能力的重要信息。同时，可观察家长与儿童在进餐时的交流方式。

（二）实验室检查

体检结果及生长发育正常的喂养困难儿童，通常不需要进行实验室检查。喂养困难出现生长不足时，需排除器质性疾病。详细的喂养史、生长发育史、过去疾病史及体检可为选择进一步的实验室检查提供线索。排除器质性疾病宜转诊专科，如食物过敏、遗传代谢性疾病、吞咽功能障碍需进行相关确诊检测，包括食物过敏确诊试验、基因、血氨基酸或尿有机酸等检测，以及电视透视吞咽检查、纤维内镜检查、超声检查等。

六、鉴别诊断

（一）器质性疾病

多发生严重喂养障碍。

（二）回避 / 限制性摄食障碍

儿童对进食无兴趣导致摄入食物种类及能量不足，伴体重丢失、不增或显著的生长障碍、营养素显著缺乏及心理社会功能受影响。多见于婴儿及儿童早期，也可持续至成人期。

DSM-V的回避/限制性摄食障碍（ARFID）诊断标准如下：

1. 喂养或进食障碍

如对进食明显无兴趣，感官性食物厌恶，因担忧进食后发生令人厌恶的结果而不愿进食，导致长期不能获得合理的营养和（或）能量需求。符合下列>1条：

（1）体重显著下降。

（2）营养素显著缺乏。

（3）依赖肠内营养或口服营养补充。

（4）显著影响心理功能。

2. 进食障碍不能以文化习俗及食物缺乏解释。

3. 进食障碍与控制体重、体型无关。

4. 进食障碍不能以现存其他疾病或智力障碍解释。如症状发生于其他疾病病程中，且足够严重，应更多临床关注。

七、临床处理

（一）病因治疗

严重喂养困难儿童需转诊，或由多学科医生组成的喂养治疗小组对患儿进行相应治疗是最为有效的治疗方法。如胃食管反流的儿童转儿科消化科采用相关药物（如H_2受体阻断剂或质子泵抑制剂）改善症状，减轻进食时疼痛等不良感觉的负性刺激；唇腭裂儿童适时行手术修复，逐步恢复正常进食技能；口腔触觉异常儿童可采用口腔振动及按摩等促进触觉发育；吞咽困难儿童（如脑瘫）需行吞咽康复训练，必要时行手术干预。

（二）营养支持

病因治疗过程中需有营养师的参与，帮助制定最初的喂养计划，保证儿童有充足营养支持。喂养困难致儿童生长障碍时可根据年龄选择增加摄入方法，如人乳强化剂、高能量配方、固体食物中适量加入油类、奶酪、牛奶、多聚糖等，或适当增加进餐频率或（和）时间等。当患儿摄入量不能满足需要量时可采用管饲，病程较短者可插胃管、鼻饲或静脉营养；病程长者予以食管及胃肠造瘘术，保证其基本营养需求，预防营养性疾病发生。

（三）进食技能的康复训练

儿童营养状态得到改善后，需语言病理学家、作业治疗师、心理学家参与，帮助儿童建立正常的进食技能。对器质性疾病所致喂养障碍需专业人员对患儿进行进食技能的康复训练，如增加舌体力量或应用补偿性技巧增加摄食的安全性（如下颚回缩或转头）等方法训练吞咽功能。为避免有神经运动问题儿童进餐时头颈位置不正确致气道不畅，矫正进食姿势问题往往需物理训练师及专门喂养人员合作。

（四）行为疗法

因抚养者喂养方式不当所致儿童喂养问题可采用行为分析法改善抚养者行为，建立良好家长—儿童间的互动关系，同时，个体化处理喂养困难儿童。如精力旺盛的食欲缺乏幼儿应强调一般进餐规则，使儿童有饥饿感，刺激食欲；精神不振的食欲缺乏幼儿需注意喂食环境，必要时住院营养支持；过分挑食者应在营养素补充同时有计划地引入新食物；恐惧进食儿童可需根据情况更换餐具、进餐时间，甚至采用口腔运动干预及行为治疗等。

八、预后

多数喂养困难为暂时性，轻者随年龄增长逐渐恢复正常；约3%～10%的程度较重、持续存在者可出现生长发育迟缓、营养不良、语言发育迟缓、构音障碍等问题。单纯喂养行为问题儿童，经合理干预治疗后可矫正，虽短期内可影响营养摄入、生长发育，甚至出现心理行为问题，但长期预后良好。器质性疾病所致喂养障碍儿童预后与疾病严重程度、治疗效果相关，积极干预可改善预后。

九、健康教育

由受过训练的临床医生对抚养者进行教育是儿童喂养成功的重要条件。

（一）喂养者的责任

教育家长学习应答型喂养方式，即能有效区分不同角色承担的责任。如家长可决定儿童进食地点、时间及食物，判断儿童进食情况；家长设定进食规则、进食进餐示范、正面谈论食物；对儿童在进餐过程中的饥饿和饱足信号及时反馈；由儿童根据自身饱足及饥饿循环决定吃不吃、吃多少。喂养是家长—儿童的互动过程，应答型喂养模式可促进儿童进食，减少垃圾食品摄入及超重发生。处理喂养问题需改善家长的喂养态度从控制型、溺爱型和忽视型转变为应答型。

（二）进食基本规则

教育家长了解儿童进食基本规则，包括控制进食时间、良好的就餐环境及培养儿童进食技能等。家长对生长正常的儿童，重点关注饮食行为问题，不宜过度焦虑，或采取强迫进食方式。

（三）进食技能训练

减少喂养困难发生的有效方法之一。教育家长在关键期给婴儿充分机会发展进食技能，包括适当口腔刺激，增加口腔运动力量及协调性，改善肌肉张力和姿势控制。此外，选择不同形状、大小的奶瓶或杯子也有利于不同进食能力儿童摄入液体食物（如乳类食物）。

第三章　儿童营养支持

第一节　儿童营养基础

一、营养素与膳食营养素参考摄入量

营养是指人体获得和利用食物维持生命活动的整个过程。食物中经过消化、吸收和代谢能够维持生命活动的物质称为营养素。膳食营养素参考摄入量（DRIs）包括4项内容：平均需要量（EAR）是某一特定性别、年龄及生理状况群体中对某营养素需要量的平均值，摄入量达到EAR水平时可以满足群体中50%个体对该营养素的需要，而不能满足另外50%个体的需要。推荐摄入量（RNI）可以满足某一特定性别、年龄及生理状况群体中绝大多数（97%～98%）个体的需要；适宜摄入量（AI）是通过观察或实验获得的健康人群某种营养素的摄入量，可能高于RNI，不如RNI精确；可耐受最高摄入量（UL）是平均每日可以摄入该营养素的最高量。当摄入量超过UL时，发生不良反应的危险性增加。

营养素分为能量、宏量营养素（蛋白质、脂类、糖类或称碳水化合物）、微量营养素（矿物质，包括常量元素和微量元素；维生素）、其他膳食成分（膳食纤维、水）。

儿童由于生长发育快，对营养需求高，而自身消化吸收功能尚不完善，正确的膳食行为有待建立，处理好这些矛盾对儿童健康成长十分重要。

（一）儿童能量代谢

人体能量代谢的最佳状态是达到能量消耗与能量摄入的平衡，能量缺乏和过剩都对身体健康不利。儿童总能量消耗量包括基础代谢率、食物的热力作用、生

长、活动和排泄5个方面。能量单位是千卡（kcal），或以千焦（kJ）为单位，1 kcal＝4.184 kJ，或1 kJ＝0.239 kcal。

1. 基础代谢率（BMR）

小儿基础代谢的能量需要量较成人高，随年龄增长逐渐减少。如婴儿的 BMR 约为 55 kcal（230.12 kJ）/（kg·d），7 岁时 BMR 为 44 kcal（184.10 kJ）/（kg·d），12 岁时每日约需 30 kcal（125.52 kJ）/（kg·d）成人时为 25 kcal（104.6 kJ）/（kg·d）~ 30 kcal（125.52 kJ）/（kg·d）。

2. 食物热力作用（TEF）

指由于进餐后几小时内发生的超过BMR的能量消耗，主要用于体内营养素的代谢。与食物成分有关，糖类食物的食物热力作用为本身产生能量的6%，脂肪为4%，蛋白质为30%。婴儿食物含蛋白质多，食物热力作用占总能量的7%~8%，年长儿的膳食为混合食物，其食物热力作用为5%。

3. 活动消耗

儿童活动所需能量与身体大小、活动强度、活动持续时间、活动类型有关。故活动所需能量个体波动较大，并随年龄增加而增加。当能量摄入不足时，儿童首先表现活动减少。

4. 排泄消耗

正常情况下未经消化吸收的食物的损失约占总能量的10%，腹泻时增加。

5. 生长所需

组织生长合成消耗能量为儿童特有，生长所需能量与儿童生长的速度成正比，即随年龄增长逐渐减少。

一般认为基础代谢占能量的50%，排泄消耗占能量的10%，生长和运动所需能量占32%，食物的TEF占7%~8%。婴儿能量RNI为95 kcal（397.48 kJ）/（kg·d），1岁后以每岁计算。

（二）宏量营养素

1. 糖类

为供能的主要来源。常用可提供能量的百分比来表示糖类的适宜摄入量。2岁以上儿童膳食中，糖类所产的能量应占总能量的55%~65%。保证充分糖类摄入，提供合适比例的能量来源是重要的，如糖类产能＞80%或＜40%都不利于健康。糖类主要来源于粮谷类和薯类食物。

2. 脂类

为脂肪（甘油三酯）和类脂，是机体的第二供能营养素。人体不能合成，必须由食物供给的脂肪酸称为必需脂肪酸，如亚油酸、亚麻酸。亚油酸在体内可转变成亚麻酸和花生四烯酸，故亚油酸是最重要的必需脂肪酸。α-亚麻酸可衍生多种不饱和脂肪酸，包括二十碳五烯酸（EPA）和二十二碳六烯酸（DHA）。这些必需脂肪酸对细胞膜功能、基因表达、防治心脑血管疾病和生长发育都有重要作用。不饱和脂肪酸对脑、视网膜、皮肤和肾功能的健全十分重要。必需脂肪酸主要来源于植物，亚油酸主要存在于植物油、坚果类（核桃、花生），亚麻酸主要存在于绿叶蔬菜、鱼类脂肪及坚果类。母乳含有丰富的必需脂肪酸。脂肪供能占总能量的百分比（AI）：6个月以下占婴儿总能量的45%～50%，6个月～2岁以下为35%～40%，2～7岁以下为30%～35%，7岁以上为25%～30%。

3. 蛋白质

除需要有与成人相同的8种必需氨基酸外，组氨酸是婴儿的必需氨基酸，胱氨酸、酪氨酸、精氨酸、牛磺酸对早产儿可能也必需。蛋白质氨基酸的模式与人体蛋白质氨基酸模式接近的食物，生物利用率就高，称为优质蛋白质。优质蛋白质主要来源于动物和大豆蛋白质。蛋白质主要功能是构成机体组织和器官的重要成分，次要功能是供能，占总能量的8%～15%。1岁内婴儿蛋白质的RNI为1.5～3 g/（kg·d）。婴幼儿生长旺盛，保证优质蛋白质供给非常重要，优质蛋白质应占50%以上。为满足儿童生长发育的需要，应首先保证能量供给，其次是蛋白质。宏量营养素应供给平衡，比例适当，否则易发生代谢紊乱。如儿童能量摄入不足，机体会动用自身的能量储备甚至消耗组织以满足生命活动能量的需要。相反，如能量摄入过剩，则能量在体内的储备增加，造成异常的脂肪堆积，与成年期慢性疾病和代谢综合征有关，是当前要特别重视的问题。

（三）微量营养素

1. 矿物质

（1）常量元素：在矿物质中，人体含量大于体重的0.01%的各种元素称为常量元素，如钙、钠、磷、钾等。其中钙的含量最多，婴儿期钙的沉积高于生命的任何时期，2岁以下每日钙在骨骼增加约200 mg，非常重要。乳类是钙的最好来源，大豆是钙的较好来源。

（2）微量元素：在体内含量很低，含量绝大多数小于人体重的0.01%，需通过食物摄入，具有十分重要的生理功能，如碘、锌、硒、铜、钼、铬、钴、铁、镁等，其中铁、碘、锌缺乏症是全球最主要的微量营养素缺乏病。必需微量元素是酶、维生素必需的活性因子，构成或参与激素的作用，参与核酸代谢。

2. 维生素

维生素是维持人体正常生理功能所必需的一类有机物质，在体内含量极微，但在机体的代谢、生长发育等过程中起重要作用。一般不能在体内合成，维生素D、部分B族维生素及维生素K例外，或合成量太少，必须由食物供给。分为脂溶性和水溶性两大类。对儿童来说，维生素A、D、C、B是容易缺乏的维生素。

（四）其他膳食成分

1. 膳食纤维

膳食纤维主要来自植物的细胞壁，是不被小肠酶消化的非淀粉多糖。功能：吸收大肠水分，软化粪便，增加粪便体积，促进肠蠕动等。膳食纤维在大肠被细菌分解，产生短链脂肪酸，降解胆固醇，改善肝代谢，防止肠萎缩。婴幼儿可从谷类、新鲜蔬菜、水果中获得一定量的膳食纤维。

2. 水

儿童水的需要量与能量摄入、食物种类、肾功能成熟度、年龄等因素有关。婴儿新陈代谢旺盛，水的需要量相对较多，为150 mL/（kg·d），以后每3岁减少约25 mL/（kg·d）。

二、小儿消化系统功能发育与营养关系

儿科医生掌握与了解小儿消化系统解剖发育知识非常重要，如吸吮、吞咽的机制，食管运动，肠道运动发育，消化酶的发育水平等，可正确指导家长喂养婴儿，包括喂养的方法、食物的量以及比例等。

（一）消化酶的成熟与宏量营养素的消化、吸收

1. 蛋白质

出生时新生儿消化蛋白质能力较好。胃蛋白酶可凝结乳类，出生时活性低，3个月后活性增加，18个月时达成人水平。生后1周胰蛋白酶活性增加，1个月时已达成人水平。生后几个月小肠上皮细胞渗透性高，有利于母乳中免疫球蛋白的吸收，但也会增加异体蛋白（如牛奶蛋白、鸡蛋白蛋白）、毒素、微生物以及未完全分解的代谢产物吸收机会，产生过敏或肠道感染。因此，对婴儿，特别是新生儿，食物的蛋白质摄入量应有一定限制。

2. 脂肪

新生儿胃脂肪酶发育较好，而胰脂酶几乎无法测定，2~3岁后达成人水平。母乳的脂肪酶可补偿胰脂酶的不足，故婴儿吸收脂肪的能力随年龄增加而提高。

3. 糖类

0~6个月婴儿食物中的糖类主要是乳糖，其次为蔗糖和少量淀粉。肠双糖酶发育好，消化乳糖好。胰淀粉酶发育较差，3个月后活性逐渐增高，2岁达成人水平，故婴儿生后几个月消化淀粉能力较差，不宜过早添加淀粉类食物。

（二）与进食技能有关的消化道发育

1. 食物接受的模式发展

婴儿除受先天的甜、酸、苦等基本味觉反射约束外，通过后天学习形成味觉感知。婴儿对能量密度较高的食物和感官好的食物易接受，一旦对能量味觉的指示被开启后再调节摄入是很困难的，这可能是肥胖发生的原因之一。儿童对食物接受的模式源于对多种食物刺激的经验和后天食物经历对基础味觉反应的修饰，这说明学习和经历对儿童饮食行为建立具有重要意义。

2. 挤压反射

新生儿至3~4个月婴儿对固体食物出现舌体抬高、舌向前吐出的挤压反射。婴儿最初的这种对固体食物的抵抗可被认为是一种保护性反射，其生理意义是防止吞入固体食物到气管发生窒息，在转乳期用勺添加新的泥状食物时注意尝试8~10次才能成功。

3. 咀嚼

咀嚼和吞咽是先天性的生理功能，咀嚼功能发育需要适时的生理刺激，加上后天学习训练。转乳期及时添加泥状食物是促进咀嚼功能发育的适宜刺激，咀嚼发育完善对语言的发育也有直接影响。后天咀嚼行为的学习敏感期在4～6个月。有意训练7个月左右婴儿咬嚼指状食物、从杯中喱水，9个月始学用勺自喂，1岁学用杯喝奶，均有利于儿童口腔发育成熟。

第二节　肠内营养支持

一、适应证

第一，饮食摄取量不足。先天性胃肠道畸形、吸吮和吞咽功能障碍、头部创伤和大面积面部烧伤、肿瘤、厌食及抑郁症。

第二，消化道疾病。急慢性胰腺炎、慢性腹泻病、肝胆疾病、炎性肠病（IBD）、严重的胃食管反流病、短肠综合征（SBS）、自身免疫性肠病、消化道动力障碍、消化道病变导致营养摄入不足或营养吸收不良。

第三，危重病或手术后营养不良。

第四，慢性病导致生长发育迟缓或高代谢状态。心肺疾病、肾衰竭、肿瘤、烧伤、代谢性疾病及神经系统疾病。

第五，需营养支持治疗的其他疾病。

二、禁忌证

（一）绝对禁忌证

麻痹性或机械性肠梗阻，小肠梗阻、穿孔，及坏死性小肠结肠炎（NEC）。

（二）相对禁忌证

中毒性巨结肠、肠道动力功能障碍、腹膜炎、消化道出血、高输出的肠瘘、严重呕吐及顽固性腹泻。因胃肠道内少量的营养物质（营养喂养）仍可促进肠道灌注、释放肠道激素并改善肠道屏障功能。在这些疾病状况下，可提供少量肠内营养，最大限度提高患儿对肠内营养的耐受性，并给予肠外营养以纠正营养缺失。

三、营养途径

选择肠内营养时，根据患儿的年龄、消化道解剖及功能，预计肠内营养时间和发生误吸的风险进行综合评估，选择经口、鼻胃管、鼻十二指肠管、鼻空肠管、胃造瘘管或胃空肠造瘘管喂养。

（一）经口营养

评估患儿经口喂养途径安全可靠时，给予高热能的营养配方喂养。

（二）鼻胃管

不能通过安全可靠的经口喂养途径获得充足的营养，评估肠内营养时间<12周，无误吸风险的患儿。

1. 置管方法

尽可能选择最小直径的导管，将导管固定到脸颊而不是鼻，测量鼻—耳—剑突下—脐的距离。导管的直径越小，越有可能需要导丝引导。

2. 导管位置确认

抽吸胃内容物，检测回抽液pH，于鼻孔处检查导管的刻度，听诊器听诊。

3. 营养策略

使用高能量密度配方（0.8 kcal/mL），可先用奶瓶喂养，如有剩余的配方则经导管喂养，能顺利从持续输注过渡至间断喂养。

（三）鼻十二指肠管或鼻空肠管

评估患儿肠内营养时间<12周，有误吸风险、严重胃食管反流、胃排空延迟

的患儿。

1. 置管方法

（1）盲法置管：插入的导管长度为鼻—耳—剑突下—脐的距离加5~10 cm，鼓励患儿饮水或用注射器缓慢注水，用水辅助导管飘浮，利于导管通过幽门进入小肠。

（2）Cortrak装置下置管：无须测量导管长度，可根据屏幕图像调整导管到目的位置。如患儿呕吐，可插入探针，重新定位。

2. 导管位置确认

盲法置管后4~6小时腹部X线检查确定导管位置，Cortrak装置屏幕图像可定位。

（四）胃造瘘管

当预计患儿需要较长时间（>12周）的肠内营养而无吸入风险时，选择胃造瘘术。胃造瘘的最佳时机应不少于4~6周或更长时间。一些成人研究比较了鼻胃管和胃造瘘管喂养的临床效果发现，鼻胃管喂养不适及并发症（刺激、溃烂、出血、移位及堵塞）的发生率比胃造瘘管的高，胃造瘘管喂养可提高营养功效，易于接受，降低胃食道反流和吸入发生率，从而提高生活质量。目前，经皮内镜下胃造瘘术（PEG）在很大程度上取代了手术胃造瘘。

1. PEG的置管方法

术前禁食（固体食物6小时、母乳4小时、水2小时），在全身麻醉下进行，术前给予单剂量静脉广谱抗生素。胃镜进入胃后，温和地吹入空气，在前腹壁上标记透光点。消毒前腹壁皮肤，于前腹壁透光标记点做一个约0.5 cm的皮肤切口。内镜直视下，套管针经皮肤切口穿刺进入胃内，拔出针芯，置入导丝。内镜下钳取导丝，退出口腔外。选择适当类型和大小的PEG导管与导丝连接，从前腹部处牵拉导丝，导管通过患儿的口—咽—食管到达胃内。调节导管松紧度，固定于前腹部皮肤，胃镜检查确认导管位置。术后给予2个剂量静脉抗生素。

2. PEG的护理

术中和术后6小时应用静脉抗生素。术后禁食6~24小时，随后导管内一次性用60 mL生理盐水或口服电解质溶液（ORS）。每次喂养后用15 mL水冲洗，如管道堵塞可试用苏打水。清洁和旋转导管180° 1~2次/天。如出现肉芽组织，局部用硝酸银烧灼。术后7天可盆浴，2周后可游泳。可俯卧（如局部有刺激表现，可在导管周围放置泡沫垫）。PEG术后<6周，如导管意外脱出，需X线检查判断导管位置。PEG后8~12周可置换成纽扣导管。

（五）空肠造瘘管

评估肠内营养时间>12周，有误吸风险，需直接小肠喂养，反复鼻空肠置管失败，不能耐受手术或既往多次胃肠手术的患儿。

1. 置管方法

外科手术置管或经皮内镜下空肠造瘘术（PEJ），操作技术与PEG相似，但解剖学不确定，也可与外科医生合作，在腹腔镜辅助下完成。

2. 导管位置确认

手术中或胃镜下确认。

四、配方的组分

推荐饮食摄入量（RDAs）可作为指南指导宏观和微观肠内营养的需要量。新的指南或DRIs包含钙、磷、维生素D、镁、氟化物、维生素B_1、维生素B_2、烟酸、维生素B_6、维生素B_{12}、叶酸、泛酸、生物素和复合维生素B。RDAs针对健康人群的指南应用于患有急性或慢性疾病的患儿，可能要做适当的调整。决定肠内营养的总液体量是非常重要的，特别是那些需要高热卡和高蛋白配方的患儿，以及那些损失量增多，但因神经损伤不会自己说口渴的患儿。如果一个患儿同时接受肠外营养和肠内营养，在需要补充某些特殊的营养素时，通过肠外营养加入比肠内营养更好。

（一）肠内营养配方

肠内营养配方是为了满足特定人群的需要而设计的方案，这时所提供的液体能够满足机体的液体需要。那些有液体或能量限制的患儿不能接受足够的维生素、电解质和矿物质，这时只能给患儿少量体积的营养配方。总之，原始的配方所包含的内容物是不改变的，它适合绝大多数病情稳定的患儿；而半要素或要素配方则适合有特别临床需要的患儿，如吸收障碍、病情严重或其他胃肠道损伤。特定年龄的配方主要是给早产儿、足月儿、婴幼儿和<10岁的患儿。>10岁的儿童和青少年常用成年人的配方。若将成人配方应用于儿童，则需要仔细分析以保证患儿饮食平衡，能够满足所有微量元素的需要，不会提供过多的电解质或蛋白质。在某些病例中，添加某些营养素是有必要的，因为它们能够对患者的渗透压和耐受性产生影响。尽可能采用标准配方，因为标准配方中各种营养素的确切成分是已知的，且出错的概率非常低。密闭的肠内喂养系统，细菌感染的概率非常低。

（二）脂肪

配方中脂肪由长链甘油三酯（LCT）和中链甘油三酯（MCT）组成。它的热卡接近于9 kcal/g。当需要给患者高热卡饮食时，脂肪是提高热卡最简单的方式并能改善口感，对渗透压没有明显的影响。另外，必需脂肪酸应占总热卡的3%～4%以防止必需脂肪酸缺乏。膳食中的脂肪主要是LCT，有脂肪吸收障碍的患儿，应确定导致患者脂肪吸收障碍的原因，这样才能够配置适合患儿的脂肪液。当胰腺、胆或肠道病变损害了LCT的消化吸收，可选用MCT，它的热卡是8.3 kcal/g，且不需要胰腺脂肪酶和胆盐的存在。所以，对于那些难以消化和吸收LCT的患儿，MCT是重要的热卡来源。它们在小肠胰脂肪酶的存在下能够快速水解，吸收后直接到循环系统。MCT的有效吸收率是LCT的4倍。当MCT和LCT同时存在于膳食中时，LCT的吸收会有所下降，但是所吸收的总脂肪量比膳食中只有两者中任何一种的吸收量大。如果给具有正常消化功能的患者应用MCT，MCT脂解作用释放出来的甘油和游离脂肪酸会导致渗透性腹泻。当LCT和MCT同时被用来提高热卡，前者的口感比后者更容易为患者接受。MCT液容易黏附在胶袋上，如果管理不正确，就会浪费很多营养物质。

鱼油包含二十碳五烯酸（EPA）和二十二碳六烯酸（DHA），这是n-3脂肪酸较好的来源。EPA是前列腺素、白细胞三烯和血栓素的前体。蔬菜油则是n-6脂肪酸的重要来源，n-6脂肪酸是花生四烯酸（AA）和类花生酸类物质的前体，AA则是重要的炎症介质，所以n-6脂肪酸是促进炎症反应的脂肪酸。饮食中富含n-3脂肪酸能够降低细胞因子的产生，更有利于治疗患有风湿性关节炎和克罗恩病的患儿。在患有癌症和病情较重的患者身上，可观察到患者的感染减少，而且感染持续的时间缩短。

长链多不饱和脂肪酸（LCPUFA）特别是AA和DHA能够快速地渗透入胎儿的

视网膜和大脑的结构性脂肪。早产儿和足月儿母乳中的AA和DHA的含量没有差别，而且在泌乳的第1个月，母乳中LCPUFA的含量并不会下降。所以早产儿对LCPUFA有比较高的需求量，所有补充了LCPUFA的婴儿，视觉和认知功能都有所改善。按照推荐的要求给患者采用LCPUFA治疗之前，我们还需要更详细的资料。脂肪吸收系数随年龄变化而变化：早产儿是67%，婴儿是83%，幼儿到成人是93%。为防止必需脂肪酸（EFA）的缺乏，配方中应添加亚麻酸和蔬菜油。

（三）碳水化合物

碳水化合物能够提供能量，从而提高氮的利用。在绝大多数营养配方中，碳水化合物包括水解玉米淀粉（多聚葡萄糖）、麦芽糖糊精、玉米糖浆（CSS）和蔗糖。水解玉米淀粉与玉米淀粉的区别在于水解的程度不同。葡萄糖可显著提高营养配方的渗透压，多聚葡萄糖只相当于葡萄糖渗透压的1/5。膳食纤维（大豆、阿拉伯胶、瓜尔胶、胶质等）也能够加入配方中，有利于大便的排出，可降低血清中胆固醇，预防肥胖，降低发生冠心病和糖尿病的风险等。左旋低聚糖是可以消化的碳水化合物，广泛存在于食物中（香蕉、西红柿、小麦等），在小肠中不能被消化，而在结肠中发酵产生短链脂肪酸（SCFA），SCFA能够被吸收，是结肠的主要能源物质，能够促进钠和水的吸收。碳水化合物吸收不良会导致渗透性腹泻。大便实质减少且pH下降，可诊断机体对碳水化合物不耐受。吸收不良的病例中，大便pH偏酸，大便实质减少25%~50%。

（四）蛋白质

蛋白质在肠腔内消化成多肽，多肽被小肠上皮细胞的刷状缘和胞质内水解酶水解成自由氨基酸。1/4的蛋白质以多肽形式摄入。氨基酸和多肽的摄入不存在竞争，黏膜损伤的患者，氨基酸和多肽的联合应用是有利的。蛋白质包括氨基酸、蛋白水解物、多肽和完整蛋白质（大豆、牛奶）。蛋白质应该可以应用于所有的患者，除非他们患有特别的蛋白质过敏或吸收不良。蛋白质的口感较好而且价格低廉，且不增加渗透压；蛋白质的水解明显影响了口感，而且自由氨基酸能够增加配方的渗透压。多肽与自由氨基酸的混合液更容易吸收且为机体所耐受。有文章报道，在膳食中加入多肽，肠道黏膜的损伤减少，而且黏膜的功能和结构升高。绝大多数配方的组分来自牛奶蛋白质，蛋白质水解产物配方则可应用于对牛奶蛋白质过敏的患儿。患严重食物过敏且不能耐受上面配方的患儿可选用以氨基酸为基础的配方治疗。给有吸收障碍的患儿采用含有多肽的配方治疗，可以取得较好的效果。

将一定数量的氨基酸[谷氨酰胺（Gln）、精氨酸、牛磺酸]按理论上合适的比例加入营养配方中。谷氨酰胺是自然形成的氨基酸，对病情危重的患者，在一定的条件下是必需氨基酸，它是细胞（如肠上皮细胞和淋巴细胞）分裂时的主要能量来源。在应激条件下，谷氨酰胺的血清水平和骨骼肌中的储存量下降。所有牛奶和大豆蛋白质配方中都含有谷氨酰胺。在对低出生体重（LBW）早产儿的研究中发现，给LBW早产儿应用补充了谷氨酰胺的配方，这些早产儿对它的耐受性较好。但是，在给癌症患者补充谷氨酰胺后，却发现相矛盾的结果，患者口腔黏膜病变的发生率和黏膜炎的严重性较没有补充谷氨酰胺的患者严重。

当患者处在受伤、应激和快速生长的状态时，精氨酸是另外一种条件性必需氨基酸，它有助于伤口的愈合和免疫功能的恢复。牛磺酸也是一种条件性必需氨基酸，它参与了免疫功能、胆汁酸和中枢神经系统的代谢过程，所有的早产儿和婴儿的营养配方中都含有牛磺酸，但是添加了牛磺酸的配方对生长却没有有效作用。

在每一个活细胞里都可以找到核苷酸，母乳中含有核苷酸。核苷酸具有激素调节因子和辅酶的作用。正常生理状态下核苷酸由肝脏合成。在应激状态下，大量的核苷酸并不是由机体合成，而是需要外源性补充的。核苷酸能够增强对疫苗的反应，提高机体的抗体水平。因此，自1983年起，在婴儿的配方中添加了核苷酸。

为了提高蛋白质的有效利用率，蛋白质不作为能量来源，氮与热卡的比例是1 g氮：150～200 kcal非蛋白热量（蛋白质：非蛋白热量＝1 g：24～32 kcal）。

（五）维生素、矿物质和微量元素

RDAs推荐的维生素、矿物质和微量元素的需要量贯穿于整个生命过程。新生儿中维生素和矿物质的需要量因妊娠期的长短和出生体重的不同而不同，且婴儿需要量以健康母乳喂养的婴儿的摄入量为基础。如果足月婴儿用商业配方喂养，那么他不需要额外补充维生素，但是母乳喂养的婴儿则需补充维生素D和铁剂。素食妇女所生婴儿，需要补充多种维生素，特别是维生素D和B_{12}。体重＜

2000 g的婴儿应补充维生素E 25～50 IU/d。补充维生素A的作用（3次/周，每次5000 IU，治疗4周）已经在超低出生体重（ELBW）婴儿中得到证明，这些婴儿患慢性肺部疾病的发病率轻微下降，维生素A缺乏减少。

铁的补充应该从出生后第2周就开始。需要大量输血的婴儿应该推迟2月补充铁。所有出生体重介于1500～2500 g的婴儿应该给予2～3 mg/（kg·d）的铁以满足铁的需求。出生体重低于1500 g的早产儿应该给4 mg/（kg·d）的铁剂，接受（促）红细胞生成素的患儿应该给予6 mg/（kg·d）的铁剂。SAG患儿出生时铁的储备是下降的，这使得他们易发生铁缺乏。AAP强烈推荐在婴儿的营养配方中加入铁增强剂以减少缺铁性贫血的发生。该协会推荐应该给所有的婴儿营养配方添加铁剂，浓度高达12 mg/L，且应给4～6个月大的孩子添加谷类饮食。与足月儿相比，钙和磷的需求在早产儿是比较高的。

RDAs也同样应用于决定1岁或稍年长的儿童和青少年的维生素和矿物质的需求。需求量由营养缺乏的临床和生化指数及肠道的吸收状况来决定。绝大多数大于1岁的儿童不需要每天补充多种维生素，除非他们的饮食是不完善的。众所周知，通常儿童的钙和锌的摄入量比RDAs推荐的要低。患有某些特殊疾病的患者，可能对维生素和矿物质的需求大于RDAs。

五、配方选择

不同年龄和不同疾病需要不同的营养配方。过去的10年，儿童营养配方得到了发展。早产儿因特殊的营养需求，配方总热卡为80 kcal/100mL，这能使其生长达到宫内的生长速度，并促进神经系统的发育；另一个不同是乳糖仅占总碳水化合物的40%～50%，这是因为早产儿肠道乳糖酶的活性较低，余下的碳水化合物为葡萄糖多聚体，多聚体容易被消化和吸收；早产儿配方中蛋白质比成人配方高50%，乳清、酪蛋白的比例是6∶4，氨基酸含量接近母乳；配方中LCT、MCT各占50%，早产儿胆酸浓度和胰脂肪酶活性均较低，MCT更易吸收；钙和磷的浓度较高，用以支持骨的钙化；维生素A、E、D及电解质的浓度较高，这是因为患儿对这些营养素的需要量大而体内的储存量少；配方中还加强铁剂的补充。根据出生体重和摄入量的多少，需补充多种维生素。早产儿使用早产儿配方直到体重达2～3 kg或满36周龄。

早产母乳比足月母乳中含更多的蛋白质、钠、镁、铁，但营养仍不全面。应该联合早产儿配方，保证早产儿获得足够的营养。

母乳对足月儿来说是最好的营养来源。标准的婴儿配方以无限接近母乳的营养成分为目标，在第一年能够替代或补充母乳，它以牛奶为基础，乳清和酪蛋白的比例为6∶4。某些婴儿配方中添加了核苷酸；婴儿配方中含100%的乳糖，乳糖能促进钙的吸收；按一定比例混合多不饱和/饱和脂肪酸、必需脂肪酸和单不饱和脂肪酸（MUFA），使之接近母乳的比例；添加了铁剂的配方获得 2 mg/（kg·d）的铁。标准的配方是为满足6个月以内的健康婴儿的需要而专门设计，热卡为66 kcal/100 mL，但可通过浓缩或添加剂使热卡提高至 80 kcal/100 mL、90 kcal/100 mL、100 kcal/100 mL，浓缩配方渗透压升高，会降低耐受性。

绝大多数婴儿配方的渗透压保持在300 mOsm/L，要素配方要比原始配方的渗透压高，因为葡萄糖和氨基酸能够明显提高渗透压。一般来说，渗透压水平达到400 mOsm/L时，机体还能较好地耐受。使用渗透压>560 mOsm/L的配方会导致胃排空延迟。当采用高渗配方通过空肠喂养时，应该要注意小心护理。

蛋白质水解产物的配方适合于对牛奶和大豆蛋白、半乳糖血症、蔗糖酶缺乏、乳糖不耐受的患儿。乳清水解配方含有少量的多肽和氨基酸、乳糖、麦芽糖糊精，适用于遗传性过敏症、家族过敏史和从低变应原配方逐渐过渡到比较正常饮食的患儿。酪蛋白水解配方适用于易过敏和肠道损伤的患儿。这些半要素配方适用于吸收不良、SBS、慢性腹泻、脂肪吸收障碍、胆道闭锁和食物过敏的患儿。

要素配方适合于蛋白质、碳水化合物、脂肪吸收障碍的患儿，也适合SBS、不耐受标准配方和半要素配方的患儿。要素配方具有较高的渗透压和高热卡（100 kcal/100 mL），蛋白质以氨基酸的形式为主，脂肪由LCT、MCT混合而成，以MCT为主。当长时间以这种营养配方作为唯一的营养来源时，需要给患儿补充维生素、磷和必需脂肪酸。

提高免疫功能的配方已用于临床，这种配方的营养素对免疫系统有利。应激配方中已经添加了某些营养素，有利于病情危重和应激状态时的代谢平衡，配方中提高了支链氨基酸（BCAA）的含量，并加入谷氨酰胺、n-3脂肪酸、精氨酸和核苷酸，所有的这些物质都有增强免疫功能的作用，但这样的配方非常昂贵，对急性应激和危重病患儿有效，但在儿童中长期应用的效果尚无定论。

病情稳定患儿能够耐受多种食物搅拌后的配方，包括谷类、水果、蔬菜、植物油、牛奶、蛋和肉。如果不能获得这种配方，可以在营养学家的指导下在家里进行类似的喂养计划，但必须保证营养素和液体量能满足患儿的要求。

第三节　肠外营养支持

一、静脉营养制剂组成的选择及其临床应用

（一）能量

处于各生长期阶段的小儿，只有当提供代谢的能量摄入超过能量消耗，达到能量正平衡时，躯体才有可能得到生长，甚至还有可能伴随多余的能量储存。当外源性可代谢的能量摄入少于能量消耗时，机体处于能量负平衡，此时身体必须动员储存的能量以满足正在进行的能耗所需。如果能量供给不足，将影响小儿的正常生长发育，在新生儿甚至会影响大脑的发育。但如果能量摄入过量，临床上称之为过度喂养，不仅使肝、肾、心、肺等功能负担加重，更易导致今后的肥胖，甚至引起远期机体代谢方面的异常，如心血管疾病、糖尿病等。

国外的Pereira报道体重＜1000 g的婴儿其肠外营养热卡摄入应是经肠道的77％~82％。上海交通大学医学院附属新华医院采用间接能量测定仪测量正常新生儿静息能量消耗（REE）平均为（48.3±6.1）kcal/（kg·d），低于预测值［Schofield公式计算值为（54.1±1.1）kcal/（kg·d）］。用同样方法也测定了24例接受手术的新生儿术前及术后连续7天的REE值，发现术后平均为（45.5±6.7）kcal/（kg·d），比常用能量预计Schofield公式计算得到的能量消耗值低18.5％，且术后能量消耗与术前相比无显著增高。

《儿科肠外营养指南（2016版）》针对儿科肠外营养的能量推荐意见归纳如下：

1. 推荐采用Schofield公式计算REE（见表3-1）

各年龄段不同疾病阶段的肠外营养能量需要量如表3-2所示。

表3-1　Schofield公式计算静息能量消耗（kcal/d）

年龄（岁）	男	女
0～3	59.5×（体重/kg）—30	58.3×（体重/kg）—31
3～10	22.7×（体重/kg）+504	22.3×（体重/kg）+486
10～18	17.7×（体重/kg）+658	13.4×（体重/kg）+692

表3-2　各年龄段不同疾病阶段肠外营养能量需要量［（kcal/（kg·d）］

年龄	恢复期	稳定期	急性期
早产儿	90～120	—	45～55[a]
6～1（岁）	75～85	60～65	45～50
1～7（岁）	65～75	55～60	40～45
7～12（岁）	55～65	40～55	30～40
12～18（岁）	30～55	25～40	20～30

注：a.生后第1天的能量推荐量

2. 病情稳定期肠外营养能量需求可通过REE乘以体力活动系数计算，并根据（追赶）生长和病情增加或减少REE。疑似代谢改变或营养不良的患儿，应采用间接能量测定法准确测量能量消耗。

3. 早产儿出生第1天，应提供至少45～55 kcal/kg以满足最低能量需求。极低出生体重（VLBW）儿生理性体重减轻至最低点后，建议每天增重17～20 g/kg，以防生长落后。为使其接近宫内增长，应提供90～120 kcal/（kg·d）的能量摄入量。

4. 危重疾病急性期过后，可采用REE估算合理的肠外营养能量需求。危重疾病稳定期，为实现（追赶）生长，能量需求可以增加至REE的1.3倍，在恢复期应进一步增加。

5. 危重患儿的肠外营养可延迟1周开始，但应考虑补充微量营养素。

（二）氨基酸

小儿对于氨基酸的代谢特点有别于成人，除了维持体内蛋白质代谢平衡外，还需满足生长和器官发育需要。小婴儿尤其是早产儿肝脏酶系发育未成熟，某些非必需氨基酸不能从必需氨基酸转变，如胱氨酸从蛋氨酸转变、酪氨酸从苯丙氨酸转变等，故需要更多的氨基酸品种：BCAA，可减轻对未成熟肝脏的负担；精氨酸，有利于生长发育，防止高氨血症和提高免疫力；牛磺酸，不仅与小儿神经系统和视网膜发育成熟关系密切，还参与胆汁酸代谢，对防治静脉营养相关的胆汁淤积有帮助。鉴于以上代谢特点，对于3岁以下的小儿和危重患儿，建议选择小儿专用氨基酸溶液。国内外小儿氨基酸配方的设计大多以母乳为模式，根据正常新生儿血液中氨基酸谱作为效果指标而设计，临床验证应用于各年龄组的小儿即使在较低热能肠外营养的情况下，小儿仍可获得良好生长发育、氮平衡和较理想的血液氨基酸谱。

近年国内外较多报道了谷氨酰胺在肠外营养中的重要作用，它是人体内含量最多的非必需氨基酸，为体内合成嘌呤、嘧啶及核苷酸提供氮的前体，它也是一种高效能量物质。通过研究还发现它是许多重要代谢反应中的底物和调节物质，是肠道黏膜细胞及各种快速生长细胞（如淋巴细胞、成纤维细胞、巨噬细胞）的必需物质，有人称之为组织特需营养物。在饥饿、创伤、感染、手术等分解代谢过程中均伴有血和细胞内谷氨酰胺水平的下降，且需要经较长时间方恢复正常，其降低程度与应激程度相一致。研究表明，肠外营养液中加入谷氨酰胺可以改善氮平衡、促进肠道黏膜及腺体的生长，对防止肠黏膜萎缩、维持肠黏膜的完整性、防止肠道细菌移位、防止肝脏脂肪变、增加骨骼肌蛋白合成均起重要作用。现在认为，谷氨酰胺是机体应激期的条件必需营养素。但在儿科没有更多的资料证实其临床效果，仅有几项荟萃分析（Meta分析）显示，胃肠外营养液中加入谷氨酰胺未能降低早产儿和严重胃肠疾病患儿的感染率和病死率，也不能降低手术后患儿的感染率。因此目前不推荐小儿肠外营养时常规加入谷氨酰胺，而在长期肠外营养时和SBS小儿中可根据需要考虑添加谷氨酰胺来维护肠屏障功能和促进肠黏膜的代偿。

《儿科肠外营养指南（2016版）》针对儿科肠外营养的氨基酸应用的推荐意见归纳如下：

1. 早产儿生后第1天就应该给予氨基酸，补充量至少为1.5 g/kg，以达到合成代谢需求。

2. 早产儿生后第2天起肠外营养中氨基酸供给量应在2.5～3.5 g/（kg·d），

并保证非蛋白能量摄入＞65 kcal/（kg·d）和充足的微量营养素。

3. 除外临床试验，早产儿肠外营养氨基酸的供给量不应高于3.5 g/（kg·d）。

4. 病情稳定足月儿，氨基酸供给量不低于1.5 g/（kg·d），以避免出现负氮平衡，但最大供给量不应＞3 g/（kg·d）。

5. 危重足月儿在提供微量营养素的情况下，可考虑暂停1周肠外营养（包括氨基酸在内）。

6. 病情稳定的婴儿和儿童，氨基酸最小供给量应为1.0 g/（kg·d），以避免出现负氮平衡。

7. 对1月～3岁的危重婴幼儿，在提供微量营养素的情况下，可考虑暂停1周肠外营养（包括氨基酸在内）。

8. 3～12岁病情稳定的儿童，可提供1.0～2.0 g/（kg·d）的氨基酸。

9. 3～12岁危重儿童，在提供微量营养素情况下，可考虑暂停1周肠外营养（包括氨基酸在内）。

10. 病情稳定的青少年，氨基酸供给量应在1.0～2.0 g/（kg·d）。

11. 危重青少年在提供微量营养素的情况下，可考虑暂停1周肠外营养（包括氨基酸在内）。

12. 早产儿应给予具有生物活性的半胱氨酸50～75 mg/（kg·d），更高的剂量并不能改善预后。

13. 早产儿酪氨酸供给量下限应为18 mg/（kg·d），足月儿适宜摄入量为94 mg/（kg·d）。

14. 2岁以内婴幼儿不应额外补充谷氨酰胺。

15. 婴幼儿氨基酸溶液配方中应含牛磺酸，但目前尚无推荐剂量。

16. 补充精氨酸可预防早产儿NEC的发生。

（三）脂肪乳剂

对于儿科患者而言，无论是全肠外营养还是肠外肠内营养联合应用，静脉脂肪乳剂是肠外营养不可缺少的组成部分。脂肪乳剂中原油的来源有大豆油、红花油、橄榄油、椰子油及鱼油。用各种不同油的来源或比例制成了以下几种目前市场上供应的脂肪乳剂：长链脂肪乳（100%大豆油或豆油红花油混合），中长链脂肪乳（50%大豆油，50%椰子油），橄榄油脂肪乳［长链脂肪乳注射液

（克林诺）：20%大豆油，80%橄榄油］，全混合脂肪乳［多种油结构脂肪乳剂（SMOF）：30%大豆油，30%MCT，25%橄榄油，15%鱼油］，纯鱼油［n-3鱼油脂肪乳注射液（尤文）：100%鱼油］。

由于早产儿、危重儿及肝功能异常患儿相对缺乏肉毒碱，因此更适宜选择含MCT的脂肪乳剂。MCT的代谢无需肉毒碱转运而直接通过线粒体膜进行β-氧化，氧化迅速，碳链不延长，其血中清除率更快；不在肝脏与脂肪组织蓄积。

橄榄油富含n-9 MUFA和α-维生素E，同时也含足够的n-6必需脂肪酸，该类脂肪乳既能减轻以纯大豆油为原料的脂肪乳剂对机体产生的免疫抑制作用，又能对危重患儿的脂质过氧化和氧化应激的损伤起到保护作用。目前有比较橄榄油脂肪乳剂与传统豆油脂肪乳剂短期用于新生儿的相关研究，未发现有不良反应，但没有长期应用的研究数据，还有待于进一步更深入的研究。

鱼油中含有大量n-3多不饱和脂肪酸（PUFA），是一种对机体代谢及免疫具有调节作用的物质，对重症感染和慢性炎症等一些炎症介质持续释放的疾病是有效的免疫调理营养素。但在儿科还未见具有循证的有关鱼油的临床应用报道，故不推荐将鱼油作为唯一脂肪乳来源提供肠外营养支持。

而在儿科SBS的临床应用研究中发现短期内将鱼油作为单一脂肪来源治疗肠外营养相关肝脏疾病（PNALD）是有效的，同时还发现鱼油脂肪乳剂不仅改善PNALD胆汁淤积，也可改善脂肪酸谱，如血浆n-3脂肪酸增加，n-6脂肪酸、甘油三酯和极低密度脂蛋白下降。所以目前认为鱼油是预防和治疗PNALD的新策略。但更多的问题，如长期使用的安全性、不良反应及最佳剂量等方面需进一步展开深入的研究。

从理论上讲，SMOF是一款营养素更全面和平衡的脂肪乳，但目前还没有循证的儿科临床应用的报道，期待以后更多的研究和经验分享。

《儿科肠外营养指南（2016版）》针对儿科肠外营养的脂肪乳剂应用推荐意见归纳如下：

1. 脂肪乳剂可在早产儿出生后立即使用，不应晚于生后2天，对于无法肠内营养的患儿，在肠外营养开始时即可使用脂肪乳剂。早产儿使用脂肪乳剂时应采取有效的避光措施。新生儿（包括早产儿）应用脂肪乳剂时应缓慢连续输注24小时。

2. 早产儿和足月儿的肠外脂肪乳剂摄入量不应超过4 g/（kg·d）；儿童患

者的肠外脂肪乳剂摄入量应在3 g/（kg·d）以内。

3. 为预防必需脂肪酸缺乏，早产儿应给予最低含0.25 g/（kg·d），足月儿和儿童应给予最低含0.1 g/（kg·d）亚油酸的脂肪乳剂。对于目前可应用于儿科患者的脂肪乳剂，该剂量也可保证充足的亚麻酸摄入。

4. 对于接受短期肠外营养的患儿而言，相比混合型脂肪乳剂，纯大豆油静脉用脂肪乳剂的脂肪酸较不均衡。接受较长时间肠外营养的患儿，不应使用纯大豆油配方，应首选混合型脂肪乳剂。

5. 对于婴幼儿和儿童患者，应首选20%浓度的脂肪乳剂。

6. 早产儿或肠外营养使用超过4周的患儿，可以根据病情考虑是否使用肉碱补充剂。儿科患者不应常规将肝素加入脂肪乳剂中同时输注。

7. 脓毒血症患儿需密切监测血浆甘油三酯浓度，发生高脂血症时应调整脂肪乳剂剂量。不明原因的严重血小板减少症患儿，应监测血清甘油三酯浓度，并考虑减少肠外脂肪剂量。脂肪乳剂减量时应保证患儿对必需脂肪酸的最低需要量。

8. 儿科患者不推荐常规使用纯鱼油脂肪乳剂。含（不含）鱼油的混合脂肪乳剂应是危重患儿的首选。为逆转患儿肠功能衰竭相关肝病（IFALD），在治疗或处理其他危险因素的同时，应考虑停止大豆油脂肪乳剂，选用含鱼油的混合制剂。病例报告显示，纯鱼油制剂可用作进展期严重IFALD的短期治疗手段，但缺乏对照试验的证据。

9. 静脉使用脂肪乳剂时，应常规监测肝脏功能和血清或血浆甘油三酯浓度，有明显高脂血症风险的患儿（如使用大剂量脂肪乳剂或葡萄糖、败血症、分解代谢状态的患儿和极低体重患儿）应增加监测频率。若婴儿血清或血浆甘油三酯浓度超过3 mmol/L（265 mg/dL），年长儿超过4.5 mmol/L（400 mg/dL），应考虑减少脂肪剂量。

（四）碳水化合物

碳水化合物是能量供给的主要来源，葡萄糖通常是肠外营养中非蛋白能量底物的重要组成，也是构成溶液渗透压的主要物质。葡萄糖耐受量可能会受年龄、肠外营养输注周期、代谢和疾病应激状态的影响，临床在输注过程中需仔细监测。危重患儿应用静脉营养液时，更要关注其对葡萄糖输注速度的耐受情况。

2012年颁布的《严重脓毒症及脓毒症休克国际诊治指南》推荐，小儿应激性高血糖达2 mmol/L（180 mg/dL）时，可使用胰岛素治疗。与成人相比，儿童更易出现低血糖，故应在密切监测血糖的条件下使用胰岛素。

《儿科肠外营养指南（2016版）》针对儿科肠外营养的碳水化合物应用推荐意见归纳如下：

1. 肠外营养中葡萄糖供给量应在满足能量需求与过度喂养、葡萄糖超载风险、疾病不同进展阶段（急性期、稳定期、恢复期）、肠内和肠外营养中宏量营养素的量以及非营养途径给予的葡萄糖剂量（如药物治疗）之间达到平衡。

2. 应避免摄入过量的葡萄糖，防止发生高血糖，引起脂肪合成和脂肪组织沉积增加以及相关的肝脏脂肪变性和肝脏极低密度脂蛋白生成、甘油三酯水平增加，或可能导致CO_2产量和每分钟通气量增加。

3. 摄入葡萄糖不会降低危重症患儿急性期的蛋白质分解代谢。

4. 新生儿肠外营养中葡萄糖的推荐量如表3-3所示。小于28天的新生儿，如有感染或败血症等急性疾病时，应根据血糖水平暂时按照生后第1天的碳水化合物量供给。

表3-3　早产儿和足月儿肠外营养中葡萄糖的推荐量 {mg/（kg·min）［g/（kg·d）］}

	第1天（开始剂量）	第2天起（2~3天逐渐增加至）
早产儿	4~8（5.8~11.5）	目标量8~10（11.5~14.4），最低量4（5.8），最高量12（17.3）
足月儿	2.5~5（3.6~7.2）	目标量5~10（7.2~14.4），最低量2.5（3.6），最高量12（17.3）

5. 婴幼儿和儿童肠外营养中的碳水化合物推荐量如3-4所示。

表3-4　不同体重和疾病所处阶段患儿的葡萄糖推荐量 {mg/（kg·min）［g/（kg·d）］}

体重（kg）	急性期	稳定期	恢复期
<10	2~4（2.9~15.8）	4~6（5.8~8.6）	6~10（8.6~14）
11~30	1.5~2.5（2.2~3.6）	2~4（2.9~5.8）	3~6（4.3~8.6）
31~45	1~1.5（1.4~2.2）	1.5~3（2.2~4.3）	3~4（4.3~5.8）
>45	0.5~1（0.7~1.4）	1~2（1.4~2.9）	2~3（2.9~4.3）

注：急性期指患儿处于需要镇静、机械通气、血管加压药和液体复苏等重要器官支持等的复苏阶段；稳定期指患儿病情稳定，可以脱离上述重要器官支持措施的阶段；恢复期指患儿各重要器官正逐渐开始自主运转的阶段

6. 血糖的监测优先选用经过验证的仪器进行测量，如血气分析仪。

7. 高血糖与发病率和病死率增加有关，NICU和PICU患儿应避免血糖＞8 mmol/L（145 mg/dL）。

8. 当NICU和PICU患儿血糖反复＞10 mmol/L（180 mg/dL）时，调整葡萄糖输注速度无效时，应给予连续胰岛素输注。

9. 所有ICU患儿应避免反复和（或）持续血糖＜2.5 mmol/L（45 mg/dL）。

（五）液体与电解质

《儿科肠外营养指南（2016版）》中的推荐意见归纳如下：

1. 足月新生儿的体重下降一般发生于生后2～5天，通常不应超过出生体重的10%。

2. ELBW和VLBW儿，考虑到他们的身体含水量较高及液体超负荷相关并发症，7%～10%的体重丢失在可接受的范围内。

3. 推荐逐渐增加早产儿和足月新生儿出生后液体摄入量。

4. 电解质（钠、钾、氯）在细胞外液减少/体重开始降低时便开始补充。氯摄入量应略低于钠和钾摄入量的总和［钠＋钾－氯＝1～2 mmol/（kg·d）］，以避免氯摄入过量和医源性代谢性酸中毒的风险。

5. ELBW和VLBW儿在给予高推荐量的氨基酸和能量时，建议生后第1天即开始补充钠和钾，同时监测尿量，关注非少尿性高钾血症的发生风险。

6. 患儿的个体化需要量可能因临床状况而与常规推荐摄入量范围有明显偏差，如液体潴留、脱水或水分过度流失等。

7. 接受肠外营养的婴幼儿和儿童对液体和电解质的需求推荐如表3-5所示。

表3-5　婴幼儿（新生儿期后）和儿童肠外液体和电解质的推荐摄入量

推荐量	<1岁	1～2岁	3～5岁	6～12岁	13～18岁
液量［mL/（kg·d）］	120～150	80～120	80～100	60～80	50～70
钠［mmol/（kg·d）］	2～3	1～3	1～3	1～3	1～3
钾［mmol/（kg·d）］	1～3	1～3	1～3	1～3	1～3
氯［mmol/（kg·d）］	2～4	2～4	2～4	2～4	2～4

上表的建议基于临床经验，专家意见以及对动物和人类研究的推断数据。

8．按照体重采用Holliday和Segar公式来计算儿童的液体需要量（见表3-6），目前仍适用于临床。

表3-6 婴儿（新生儿期后）和儿童的液体需要量（Holliday和Segar）

		mL/（kg·d）	mL/（kg·d）
体重	A：最初的10 kg内	100	4
	B：10～20 kg	+50/额外体重	+2/额外体重
	C：超过20 kg	+25/额外体重	+1/额外体重
	总需要量	A＋B＋C	A＋B＋C

9．通常等张液体应作为患儿静脉输液时的"维持液"，特别是在第一个24小时内。但如果患儿有肠外营养指征，不应该因此延迟使用肠外营养。

10．个体需要量可能会明显偏离推荐的液体摄入量范围。

（六）铁与微量矿物质

《儿科肠外营养指南（2016版）》中的推荐意见归纳如下：

1．关于铁元素的补充

如可耐受，应优先通过肠内而不是肠外途径补充铁。短期肠外营养（＜3周）不宜持续补铁；长期肠外营养患儿，如果经肠内补充铁剂无法维持正常铁状态，应当通过肠外途径补铁。肠内无法摄入铁剂时，应肠外补铁。常规剂量为：早产儿200～250 μg/（kg·d）、婴儿和儿童50～100 μg/（kg·d）（最大剂量5 mg/d）。静脉铁制剂可通过添加至肠外营养溶液每日输注，也可间歇性单独输注。尽管目前欧洲并没有批准用于儿科的静脉铁制剂，但蔗糖铁是在儿童中研究最多的，几乎无严重不良反应，美国已批准用于2岁以上儿童。长期肠外营养患者应常规检测铁状态（至少是铁蛋白和血红蛋白），以预防铁缺乏和铁超负荷。

2．其他微量元素

（1）肠外营养中锌的供给量应为：早产儿400～500 μg/（kg·d）、0～3个月的足月婴儿250 μg/（kg·d）、＞3～12个月的婴儿100 μg/（kg·d）、＞12个月的儿童50 μg/（kg·d），常规补充最大5 mg/d。长期肠外营养患儿应定期检测锌状态（血清锌、碱性磷酸酶）；尤其是那些胃肠液排出量较高（通常为回肠造口丢失）的患儿，其锌需求量可能显著增高。

（2）肠外营养中铜供给量推荐：早产儿40 μg/（kg·d）、足月婴儿和儿童20 μg/（kg·d），常规补充最大0.5 mg/d。长期肠外营养患儿应监测血浆铜和血浆铜蓝蛋白，尤其是伴有肠外营养相关肝损伤或者胃肠液大量丢失者。

（3）肠外营养中碘的推荐剂量：早产儿1～10 μg/（kg·d）、婴儿和儿童最少1 μg/（kg·d）。长期肠外营养患儿应至少通过甲状腺激素水平来定期检测碘状态。

（4）肠外营养中硒的供给量：早产儿7 μg/（kg·d）、婴儿和儿童2～3 μg/（kg·d），常规补充最大100 μg/d。长期肠外营养患儿和肾衰患儿应定期监测硒状态（血浆硒）。

（5）长期肠外营养应添加锰，剂量不超过1 μg/（kg·d）常规供给最大50 μg/d。长期肠外营养患儿应定期检测血锰浓度。如果患儿出现胆汁淤积，应检测血锰浓度，并停止使用肠外营养中的锰。

（6）长期肠外营养应补充钼：低出生体重儿1 μg/（kg·d），婴儿和儿童0.25 μg/（kg·d），最大剂量5 μg/d。

（7）肠外营养中的铬一般都可满足需求，无需额外补充；肠外营养中的铬摄入应不超过5 μg/d。

（七）钙、磷和镁

《儿科肠外营养指南（2016版）》中的推荐意见归纳如下：

1. 肠外营养时适当补充钙、磷和镁，可确保患儿最佳生长和骨矿化，矿物质沉积可为钙、磷和镁的供给量提供参考。合理的肠外营养应同时提供稍高剂量的钙、磷和镁，以确保理想的组织生长和骨骼的矿物质沉积。

2. 钙剂常用于预防和治疗早期新生儿低钙血症，通常与显著的临床表现（如手足搐搦）无关。母亲孕期曾接受镁治疗的早产儿，肠外营养中镁供给量需要根据出生后的血液浓度调整。含有铝盖的玻璃瓶包装的酸性溶液，如葡萄糖酸钙，由于铝污染问题，不可用于肠外营养。推荐采用有机形式的钙和磷盐配制肠外营养溶液，以防止沉淀。

3. 早产儿应摄入充足的钙和磷，当两者开始同时从尿中排泄，且尿浓度（>1 mmol/L）时，表明钙、磷已略为过剩，据此可调整摄入剂量。宫内生长受限的早产儿，出生早期肠外营养期间需要仔细监测血浆磷浓度，防止严重的低磷血症。低磷可能会导致肌肉无力、呼吸衰竭、心功能障碍和死亡。

4. 出生早期的早产儿肠外营养初期钙、磷、镁推荐摄入量低于稳定生长中的早产儿；肠外营养初期时，钙、磷摄入量低（表3-7），而蛋白质和能量供给合适，建议钙：磷摩尔比低于1（0.8～1.0），以降低出生后早期高钙血症和低磷血症的发生率。

5. 婴儿和儿童肠外营养时，应定期监测血清碱性磷酸酶、钙、磷、镁和（或）尿液钙、磷、镁浓度。长期肠外营养的婴儿和儿童，有发生代谢性骨病的风险，所以需要定期监测钙、磷、维生素D和骨矿化状况。

6. 新生儿和儿童肠外营养钙、磷和镁推荐摄入量如表5-11所示。

表3-7 新生儿和儿童肠外营养中钙、磷和镁的推荐摄入量 [mmol（mg）/（kg·d）]

年龄	钙	磷	镁
出生早期的早产儿	0.8～2.0（32～80）	1.0～2.0（31～62）	0.1～0.2（2.5～5.0）
生长中的早产儿	2.5～3.5（100～140）	2.5～3.5（77～108）	0.2～0.3（5.0～7.5）
0～6月[a]	0.8～1.5（30～60）	0.7～1.3（20～40）	0.1～0.2（2.4～5）
7～12月	0.5（20）	0.5（15）	0.15（4）
1～18岁	0.25～0.4（10～16）	0.2～0.7（6～22）	0.1（2.4）

注：a.包括足月新生儿

（八）维生素

《儿科肠外营养指南（2016版）》中的推荐意见归纳如下：

1. 婴幼儿在使用肠外营养时应添加维生素。应尽可能将水溶性、脂溶性维生素添加至脂肪乳剂或含有脂肪乳剂的混合液中以增加维生素的稳定性，脂溶性维生素应尽可能与脂肪乳剂一起配制使用，因水溶液会造成维生素A的大量丢失。婴幼儿补充维生素的最佳剂量和输注条件尚未确定。基于专家意见的推荐剂量参见表3-8。目前临床上一般应用维生素混合制剂，还需参照药品说明书配制。

表3-8 早产儿、婴幼儿肠外营养脂溶性和水溶性维生素的推荐剂量

	早产儿	婴儿（12月龄以内）	儿童及青少年（1~18岁）
维生素A[a]	700~1500 IU/（kg·d）或227~455 μg/（kg·d）	150~300 μg/（kg·d）或2300 IU/d（697μg/d）	150 μg/d
维生素D[b]	200~1000 IU/d或80~400 IU/（kg·d）	400 IU/d或40~150 IU/（kg·d）	400~600 IU/d
维生素E[c]	2.8~3.5 mg/（kg·d）或2.8~3.5 IU/（kg·d），但不超过11 mg/d	2.8~3.5 mg/（kg·d）或2.8~3.5 IU/（kg·d）	11 mg/d或11 IU/d
维生素K	10 μg/（kg·d）（推荐，但目前临床使用剂量与此不同）[d]	10 μg/（kg·d）（推荐，但目前临床使用剂量与此不同）[d]	200 μg/d
维生素C	15~25 mg/（kg·d）	15~25 mg/（kg·d）	80 mg/d
维生素B_1	0.35~0.50 mg/（kg·d）	0.35~0.50 mg/（kg·d）	1.2 mg/d
维生素B_2	0.15~0.2 mg/（kg·d）	0.15~0.2 mg/（kg·d）	1.4 mg/d
维生素B_6	0.15~0.2 mg/（kg·d）	0.15~0.2 mg/（kg·d）	1.0 mg/（kg·d）
烟酸	4~6.8 mg/（kg·d）	4~6.8 mg/（kg·d）	17 mg/d
维生素B_{12}	0.3 μg/（kg·d）	0.3 μg/（kg·d）	1 μg/d
泛酸	2.5 mg/（kg·d）	2.5 mg/（kg·d）	5 mg/d
生物素	5~8 μg/（kg·d）	5~8 μg/（kg·d）	20 μg/d
叶酸	56 μg/（kg·d）	56 μg/（kg·d）	140 μg/d

注：a.1 μg RAE（视黄醇活性当量）=1 μg全反式视黄醇=3.33 IU维生素A。对于婴儿，维生素A与水溶性溶剂配制时常用剂量为每天约920 IU/kg，与脂肪乳剂配制时为每天230~500 IU/kg。因为在水溶液中的损失变化很大且损失较高，所以被患儿能利用到的剂量估计为每天300~400 IU/kg。b.出于实际原因，早产儿和足月儿的维生素D推荐剂量不应按照绝对剂量而应按照每千克体重给予。c.早产儿和足月儿的维生素E的上限不应超过11 mg/d；然而，在使用新型脂肪乳剂和多种维生素后，每天更高剂量的维生素E显示出明显不良反应。d.目前的多种维生素制剂提供更高的维生素K剂量而没有明显的不良临床效果。此剂量无需参考预防新生儿维生素K缺乏性出血的当地政策。

2. 尚无证据证明维生素浓度监测具有临床意义，所以不推荐常规监测维生

素浓度，但维生素D除外。对于长期肠外营养（数周）的患儿，可能需要根据临床症状进行监测。接受长期肠外营养的患儿应定期检测维生素D水平，防止发生维生素D缺乏症。对于25-OH维生素D血清浓度<50 nmol/L的患儿，应额外补充维生素D。部分肠外营养以及在逐渐脱离肠外营养期间的患儿应考虑口服补充维生素D。

3. 应采用血清维生素E与总血脂的比值来正确评估维生素E状况。可采用凝血功能间接评估低风险婴儿的维生素K状况，但对维生素K缺乏症的诊断特异性较低。对于有风险的患儿，有条件的医院应当检测异常凝血酶原（PIVKA-II），可作为亚临床维生素K缺乏的生物标志物。对于无法口服维生素K或母亲服用维生素K代谢干扰药物的新生儿，应根据当地规范使用特定的补充方案。

二、全营养混合液的配制和质控要求

传统的静脉营养输液以多个玻璃瓶为容器，经一条或数条输液管同时或相继输入。为简化静脉营养的实施，1972年，法国Solassal等的研究将脂肪乳剂、氨基酸、葡萄糖的混合液用于肠外营养，定名为"三合一"营养液，以后又将电解质、维生素、微量元素等混合于营养液中，称为"全合一"营养液。至20世纪80年代中后期，美国食品药品管理局（FDA）批准脂肪乳剂可与葡萄糖、氨基酸溶液配伍。1988年，ASPEN称之为全营养混合液（TNA）。

维持TNA的稳定性是此技术的关键，主要是脂肪乳剂的稳定（包括抽水不分层、脂肪颗粒完整等），而影响乳剂稳定性的因素有营养液的pH、温度、渗透压、电解质浓度及放置时间等。

（一）临床应用注意点

国内外在TNA的稳定性方面也有不少研究。根据临床应用经验及国内外文献报道，认为临床使用应注意：

1. 室温下全营养混合液24小时内脂肪颗粒不破坏，如配制后暂不使用，可置于4℃冰箱内保存，但也不要超过72小时，主张现用现配。

2. 高渗液体可破坏脂肪乳剂的完整性，平时所用的电解质和微量元素等均为高渗液体，不能直接加入脂肪乳剂中。应先将它们与葡萄糖或氨基酸溶液混合稀释后，最后加入脂肪乳剂。

3．氨基酸溶液对脂肪乳剂的稳定性有保护作用，当氨基酸容量不足时，可引起脂肪颗粒裂解，配TNA液不可没有氨基酸。

4．电解质浓度应有限制，因脂肪颗粒表面带负电荷，阳离子浓度过大可引起脂肪颗粒破坏。一般控制一价阳离子总浓度小于150 mmol/L，二价阳离子总浓度小于5 mmol/L。配好的营养液总渗透压与13%的葡萄糖溶液的渗透压相似，因此可直接从周围静脉输入。

（二）《儿科肠外营养指南（2016版）》中的相关推荐意见归纳

1．尽可能使用有许可证的制造商或有资格的机构验证的肠外营养配方。应当从供应商处寻求一个矩阵表，可以详细了解是否能够额外添加电解质和其他添加剂。如果没有专家建议或者重复验证，不能随意添加成分。

2．磷酸盐应以有机结合形式加入，以防止磷酸钙沉淀的风险。如果使用了无机磷酸盐，必须严格遵守溶液稳定性和各组分配置时的顺序。

3．当使用Y型输液接管混合串输时，脂类的添加应用由制造商或充分认证的实验室予以明确，或通过另一条通路输注。除非经制造商或者认可的实验室确认，一般避免在输注肠外营养液时添加其他药物。

4．建议使用不透氧的多层袋来容纳营养液。肠外营养袋和装置尽量采用避光保护。提供给患者肠外营养时，制备肠外营养尽可能使用最低剂量铝的佐料。

5．推荐肠外营养是通过中心静脉或者PICC输注，但如果短时间使用，可经外周静脉输注（其渗透压应低于900 mosmol/L）。

第四节　新生儿营养支持

早产儿因各器官系统生长发育未成熟，早期营养支持对重要器官的生长发育尤其重要，同时营养支持有其特殊考虑，通常将营养支持分为3个时期：

第一，过渡期。为出生后从宫内到宫外适应期，一般1~2周，营养支持目标为维持代谢稳定，防止发生分解代谢。

第二，稳定生长期。经肠外及肠内提供营养支持，营养支持目标为使生长速度接近宫内及维持适当追赶生长。

第三，出院后。营养支持目标为完成追赶生长。

一、新生儿肠内营养支持

（一）新生儿营养素推荐摄入量

1. 能量

经肠道喂养达到105～130 kcal/（kg·d），大部分新生儿体重增长良好。早产儿稳定生长期，为了使极低出生体重儿瘦体重接近宫内增长，应提供90～120 kcal/（kg·d），才能达到理想体重增长速度。

2. 蛋白质

稳定生长期，早产儿需要3.5～4.5 g/（kg·d）［<1 kg需4.0～4.5 g/（kg·d）；1～1.8 kg需3.5～4.0 g/（kg·d）］。足月儿蛋白质：热卡＝1.8～2.7 g：100 kcal；早产儿蛋白质：热卡＝3.2～4.1 g：100 kcal（表3-9）。

表3-9 早产儿肠内营养的蛋白质和能量需求

体重（g）	蛋白质 ［g/（kg·d）］	能量 ［kcal/（kg·d）］	蛋白质/能量 （g/100 kcal）
500～700	4	105	3.8
700～900	4	108	3.7
900～1200	4	119	3.4
1200～1500	3.9	125	3.1
1500～1800	3.6	128	2.8
1800～2200	3.4	131	2.6

3. 脂肪

5～7 g/（kg·d），占总能量的40%～50%。

4. 碳水化合物

10～14 g/（kg·d），占总能量的40%～50%。

5. 矿物质

早产儿肠内营养钙、镁、磷的需要量如表3-10所示。

表3-10　住院期间早产儿肠内营养钙、镁、磷推荐量

单位	钙	磷	镁
mmol/（kg·d）	3.0～5.0[a]	2.0～0.5	0.3～0.4
mg/（kg·d）	120～200[a]	70～120	7.2～9.6

注：a.肠内营养时钙、磷比值维持为1.4～1.6

6. 维生素

维生素E：肠外营养2.8～3.5 IU/（kg·d），肠内营养6～12 IU/（kg·d）。维生素D：800～1000 IU/d，3个月后改为400 IU/d，为每日总摄入量。

（二）建立肠内营养

NICU危重新生儿在呼吸循环功能稳定后，营养支持成为最重要的挑战之一。出生时生命体征稳定的早产儿应尽早建立肠内营养并最终过渡到全肠道营养。

1. 开始肠内营养指征及肠道喂养禁忌证

（1）开始肠内营养指征：无先天性消化道畸形及严重疾患、血流动力学相对稳定者尽早开奶；出生体重＞1000 g者可于出生后12小时内开始喂养；有严重围生期窒息（Apgar评分5 min＜4分）、脐动脉插管或出生体重＜1000 g可适当延迟至24～48小时开奶。

（2）肠道喂养禁忌证：先天性消化道畸形等原因所致消化道梗阻，怀疑或诊断NEC，血流动力学不稳定［（如需要液体复苏或血管活性药多巴胺＞5 μg/（kg·min）、各种原因所致多器官功能障碍等情况下暂缓喂养）］。

2. 肠内营养的方法

（1）喂养途径：NICU危重患儿使用胃管管饲或奶瓶喂养。早产儿通常在矫正胎龄32～34周开始具有协调的吸吮能力（吸引、吞咽和呼吸协调），因此NICU大多数早产儿需要一定时间的管饲喂养。孕周越小或疾病程度越重的早产儿则需要更长的时间获得这种能力，因此在选择喂养方式时首先要考虑患儿成熟程度，其次需要考虑患儿的呼吸系统功能。下列情况选择管饲喂养：胎龄＜32

周，吸吮和吞咽功能不全，不能经奶瓶喂养，已建立奶瓶喂养但不能完成喂养量。胎龄32~34周之间的早产儿，根据患儿情况，可选择管饲、奶瓶喂养或两者结合。NICU管饲大多数使用胃管管饲，较少使用经鼻空肠管喂养（如严重胃食管反流）、经空肠造口（如某些先天性消化道畸形手术后）喂养、胃造瘘（如严重脑损伤）喂养。

（2）管饲方式

①推注法：将单次奶量置于注射器内，在10~20分钟内依靠重力作用经胃管输入，适合于较成熟、胃肠道耐受性较好的新生儿，但不宜用于严重胃食管反流和明显胃排空延迟者，NICU大多数患儿可使用。

②间歇输注法：每次输注时间应持续30分钟~2小时（建议应用输液泵），根据患儿肠道耐受情况间隔1~4小时输注。适用于胃食管反流、胃排空延迟和有肺吸入高危因素的患儿。

③持续输注法：连续20~24小时用输液泵输注喂养法，输液泵中的配方奶应每3小时内进行更换。此方法仅建议用于上述两种管饲方法不能耐受的新生儿。

（3）肠内营养制剂

①母乳：首选亲母母乳喂养，其次为捐赠母乳。母乳中营养素不能满足早产儿生长发育对营养的需求，尤其是能量、蛋白质、钠、钙、磷和某些维生素。对孕周<32周或出生体重<1500 g的早产儿，使用母乳强化剂对母乳进行营养强化可减少早产儿营养素缺乏的发生。以下情况考虑使用母乳强化剂：A.出生体重（BW）<2000 g；B.BW≥2000 g，但出生后患严重疾病；C.出生14天后进入稳定生长期时，体重增长<15 g/（kg·d）且体重小于相同胎龄体重第50百分位（P_{50}）；D.出生2周后持续出现血清尿素<2 mmol/L。使用方法如下：首先确定患儿无母乳喂养禁忌证，使用母乳喂养达到50~100 mL/（kg·d）开始添加；开始使用半量强化，待2~3天患儿能耐受后，逐渐增加到全量强化；尽可能使用新鲜泵出的母乳进行强化，喂养前临时按一次喂养量配制。不要配制过多的母乳进行存储，因添加强化剂后可降低母乳抗菌活性成分，增加渗透压。

注意：添加强化剂后摇匀30~60秒以保证充分强化，理想情况下应在10分钟内完成喂养，打开包装后未使用完的强化剂应丢弃。

强化目标：逐渐增加浓度，达到80 kcal/100 mL。

在下列任何一种情况下，若使用80 kcal/100 mL强化母乳并达到全肠道喂养，且患儿耐受喂养，可考虑进一步强化到 90 ～ 100 kcal/100 mL：A.BPD 患儿限制液体量［140 mL/（kg·d）］；B. 每日摄入热量达 120 kcal/（kg·d）时体重增长不满意［＜ 15 g/（kg·d）］；C. 代谢性骨病表现，碱性磷酸酶（AKP）＞ 600 U/L，X 线检查显示骨矿化不良，需要增加钙、磷摄入。

监测指标：使用母乳强化剂的早产儿可因钠摄入不足及经尿液排出增加引起低钠血症，使用 90 ～ 100 kcal/100 mL 进行特殊强化的早产儿可因矿物质摄入增加引起高钙血症和高磷血症。除外常规生化检查，每周检测血清钠、钙、磷和 AKP。由于生后数周母乳中蛋白质水平较高，故生后第 1 个月使用母乳强化剂时要注意是否存在蛋白质过剩，可进行血清尿素检查。标准强化（80 kcal/100 mL）时每周查电解质，直到稳定（电解质在正常范围）并停止静脉液体，不需要经肠道补充电解质。每 2 周进行血清钙、磷、AKP、尿素、铜、锌检查，稳定后可每月检查。特殊强化（90 kcal/100 mL、100 kcal/100 mL）时，每周查电解质，直到稳定（电解质在正常范围）并停止静脉液体，不需要经肠道补充电解质；每周进行血清钙、磷、AKP、尿素、铜、锌检查，如离子钙＞6.5 mg/dL 且血磷＞7.5 mg/dL 应进行强化调整，稳定后可每 2 周检查。下列情况可停止强化：A. 生长速度满意，母乳摄入量足够，生化指标正常；B. 患儿使用早产儿配方与母乳混合喂养，但摄入母乳量小于每日总量的 50%；C. 在矫正胎龄 40 周无宫外生长受限（EUGR）。

目前，国内新生儿病房（尤其是 NIW）尚不能提供母亲陪护的条件，临床上对于住院早产儿使用母乳喂养需给予特殊的考虑。应注意以下问题：首先，应对医护人员进行教育培训，充分认识母乳及母乳喂养对早产儿的重要性，改变传统观念，为母乳喂养提供支持；其次，应对家长进行宣教，为母亲提供母乳喂养的相关知识，以帮助母亲获得充足的母乳。此外，应对家长进行母乳收集、储存及运送等的宣讲培训；需要注意在新生儿病房对使用母乳进行管理及质控。

②早产儿配方：在不能获得母乳的情况下，选择早产儿配方，适用于胎龄＜34 周或体重＜2 kg 的早产儿。其营养成分密度较高，与足月儿配方比较，所含常量营养素符合早产儿需要量，以乳清蛋白为主，中链脂肪酸较高，碳水化合物来源包括乳糖和葡萄糖聚合物。早产儿配方奶能使早产儿生长和骨矿化接近宫内生长速度。标准早产儿配方的能量密度为 80 kcal/100 mL，含铁剂。

③早产儿出院后配方：适用于早产儿出院后持续喂养。出院时仍有生长迟缓

的早产儿，建议定期监测生长指标以指导个体化喂养方案选择，生长指标达到生长曲线图的25～50百分位左右（用矫正胎龄），可以逐渐转换成普通配方。

④标准婴儿配方：适用于胃肠道功能发育正常的足月新生儿或胎龄≥34周且体重≥2 kg的早产儿。

⑤水解蛋白配方和游离氨基酸配方：如果不能进行母乳喂养，出生时有过敏高风险的新生儿首选适度水解蛋白配方；出生后已经发生牛奶蛋白过敏的新生儿，推荐使用深度水解蛋白配方或游离氨基酸配方。游离氨基酸配方由于其渗透压高，不适用于早产儿。不耐受整蛋白配方乳喂养的肠道功能障碍（如SBS、小肠造瘘术后等）者，可选择不同蛋白水解程度的配方。虽然水解蛋白配方的营养成分不适合早产儿喂养，但当发生喂养不耐受或内外科并发症时可以考虑短期应用。

（4）微量喂养：危重新生儿开始可给予微量喂养（MEN）以促进肠道动力、刺激胃肠激素分泌，从而提高喂养耐受性、促进建立肠内营养、缩短达全肠道营养的时间，并降低肠外营养并发症。生后尽早开始，并持续3～5天，喂养量为10～20 mL/（kg·d）。出生体重<750 g的早产儿因胃肠道动力差，使用MEN可能需要至少1周。

（5）加奶速度：根据患儿出生体重和疾病严重程度而定，一般20～30 mL/（kg·d）。有发生NEC风险的早产儿［如宫内生长受限（FGR）、血流动力学异常的动脉导管未闭（PDA）或其他心脏疾病等］需要进行个体化评估以指导喂养（见表3-11）。

表3-11　早产儿喂养方案

出生体重（g）	喂养种类	方式	开始速度［mL/（kg·d）］	增加速度［mL/（kg·d）］	全肠内营养量［mL/（kg·d）］
<750	母乳/PF12-PF24	C/Iq2h	≤10×1 w	10～15	150
750～1000	母乳/PF24	C/Iq2h	10	10～20	150
1001～1250	母乳/PF24	C/Iq2h	10	10～20	150
1251～1500	母乳/PF24	q2～3h	20	20	150
1501～1800	母乳/PF24	q2～3h	30	30	150
1801～2500	母乳/PDF	q3h	40	40	165
>2500	母乳/足月儿奶	q4h	50	50	180

注：喂养母乳量达80～100 mL/（kg·d）可添加强化剂；母乳喂养不推荐持续喂养，可从1mL

q12h开始，然后逐渐过渡到q2~3h；C，持续喂养；I，间隙喂养；PF，早产儿配方；PF12，指热卡40 kcal/100 mL；PF24，指热卡80 kcal/100 mL；PDF，出院后配方

（6）维生素和微量元素补充

早产儿在下列情况下需要补充维生素或微量元素：①使用非强化的母乳或非早产儿配方；②使用铁强化配方或强化母乳喂养，铁需要量2 mg/（kg·d）。即使使用强化母乳或早产儿配方奶喂养，早产儿仍然可存在维生素D缺乏，可检测血清25-OH维生素D_3水平。VLBW早产儿或使用促红细胞生成素（EPO）治疗的早产儿需要提供较高的铁［4~6 mg/（kg·d）］；代谢性骨病早产儿需要补充钙、磷；手术后外科造瘘口可丢失较多钠、锌，需要注意补充。

3. 喂养耐受性评估

早产儿常发生喂养不耐受，临床表现为喂养前胃潴留2~3 mL或间隙喂养下胃潴留量超过前次奶量的20%~40%、24小时腹围增大＞2 cm、血便和（或）临床情况不稳定。此时应对患儿进行全面体格检查。如体格检查正常，可根据临床情况决定重新开始喂养、减量20%或延迟喂养间隔时间（如q6~8 h）。可刺激排便促进胃肠动力，如刺激肛门或腹部按摩。如发生血便，但患儿临床表现稳定，可考虑使用不含牛乳整蛋白的配方（如深度水解配方或氨基酸配方）。如体格检查异常，可进行腹部X线检查。如X线检查正常，12~24小时后可重新开始喂养，从半量开始；如X线检查异常，应禁食并进行有关感染和NEC的检查。虽然有研究显示红霉素在早产儿喂养不耐受中的作用，但尚无足够的循证证据支持其临床常规使用。

4. 肠内营养的监测

注意在FGR早产儿，发生NEC的风险增加，且进行常规营养支持策略不能获得理想生长模式，需要进行个体化评估及营养支持（见表3-12）。

表3-12 新生儿肠内营养监测表

	监测项目	开始时	稳定后
摄入量	能量（kcal/kg）	qd	qd
	蛋白质（g/kg）	qd	qd
喂养管	喂养管位置	q8h	q8h
	鼻腔口腔护理	q8h	q8h
	胃/空肠造瘘口护理	qd	qd
临床症状、体征	胃潴留	每次喂养前	每次喂养前
	大便次数/性质	qd	qd
	呕吐	qd	qd
	腹胀	qd	qd
体液平衡	出入量	qd	qd
生长参数	体重（kg）	qd～qod	biw～tiw
	身长（cm）	qw	qw
	头围（cm）	qw	qw
实验室检查	血常规	qw	qw
	肝功能	qw	qw
	肾功能	qw	qw
	血糖	qd～tid	pm
	电解质	pm	pm
	粪常规＋隐血实验	pm	pm
	大便pH	pm	pm
	尿比重	pm	pm

注：qd，每日1次；q8h，每8小时1次；qod，每2日1次；qw，每周1次；biw，每周2次；tiw，每周3次；tid，每日3次；pm，必要时

二、新生儿肠外营养支持

（一）肠外营养支持的适应证和禁忌证

1. 适应证

当新生儿无法经肠道摄取营养或营养摄入不足时，应考虑给予完全或部分肠外营养支持。如早产儿、先天性消化道畸形（食道闭锁、肠闭锁等）、获得性消化道疾病（NEC、严重腹泻等）。

2. 禁忌证

休克，严重水电解质紊乱、酸碱平衡失调，在未纠治时，禁用以营养支持为目的的补液。

（二）肠外营养配方中的成分及需要量

1. 液体量

因个体而异，需根据不同出生胎龄、出生体重、日龄及临床条件（光疗、暖箱、呼吸机、心肺功能、各项监测结果等）调整。总液体在20～24小时内均匀输入，使用输液泵进行输注。

在ELBW和VLBW早产儿，出生后早期液体管理尤其重要，出生后早期液体量过多与PDA的发生、肺部疾病加重、后期BPD发生有关。早产儿液体需要量如表3-13、表3-14。

表3-13　不同出生体重新生儿不同的日龄液体需要量 [mL/（kg·d）]

日龄	<1500 g	1500～2500 g	>2500 g
1天	80	60	40
2天	100	80	60
3天	120	100	80
4～7天	120～180	100～150	100～150
2～4周	130～200	120～160	100～160

表3-14　超低出生体重儿生后第1天液体需要量［（mL/（kg·d））］

出生体重（g）	胎龄（w）	液体量［（mL/（kg·d））］	
		暖箱[a]	辐射台[b]
500~600	23	60~80	140~200
601~800	24	60~80	120~150
801~1000	25~27	50~70	100~120

注：a.本液体量是以暖箱湿度≥80％为基础，推荐使用双层暖箱；b.增加湿度可以降低液体量

对于ELBW和VLBW早产儿，考虑到他们的身体含水量较高及液体超负荷等相关并发症，出生后早期可接受的体重下降范围在7％~10％。

2. 能量

能量供给旨在补充患儿营养需求（基础代谢、活动、生长发育）和维持合成代谢。过多能量摄入可能引起高血糖症、脂肪储积、脂肪肝以及其他并发症。能量摄入不足则可能导致营养不良、免疫低下及生长受限。由于个体差异，传统的能量估算公式可能会低估或高估实际能量需求，如有条件，可进行个体化REE测量，用以估算能量需要量。国外推荐在早产儿稳定生长期肠外营养支持时能量需求为90~105 kcal/（kg·d），此为促进瘦体重增长的最低能量需求，过多的能量可能转变为脂肪。国内蔡威教授课题组采用间接能量测定仪测定正常新生儿的REE，共180例（出生体重>2500 g），REE值为（48.3±6.1）kcal/（kg·d）。实测REE早产儿为（44.5±5.9）kcal/（kg·d）；因此，推荐足月儿肠外营养热卡摄入量为70~90 kcal/（kg·d），早产儿为80~100 kcal/（kg·d）。各种营养物质提供能量比例占比为：碳水化合物40％~50％，脂肪35％~45％，蛋白质15％。

早产儿出生第1天，应提供至少45~55 kcal/kg以满足最低能量需求。VLBW早产儿生理性体重减轻至最低点后，建议每天增重17~20 g/（kg·d），以防止生长落后。

3. 氨基酸

早产儿生后2天起肠外营养中氨基酸供给量应达到2.5~3.5 g/（kg·d），不应高于3.5 g/（kg·d），并保证非蛋白能量摄入>65 kcal/（kg·d）和充足的微量营养素。病情稳定的足月儿，氨基酸供给量不低于1.5 g/（kg·d），以避免出

现负氮平衡，而氨基酸最大供给量不应超过3 g/（kg·d）（见表3-15）。

表3-15　新生儿蛋白质摄入推荐量

孕周	不需要追赶生长	需要追赶生长
26～30周GA	3.8～4.2 g/（kg·d） PER3.3 g：100 kcal	4.4 g/（kg·d） PER3.4 g：100 kcal
30～36周GA	3.4～3.6 g/（kg·d） PER2.8 g：100 kcal	3.8～4.2 g/（kg·d） PER3.3 g：100 kcal
36～40周GA	2.8～3.2 g/（kg·d） PER2.4～2.6 g：100 kcal	3.0～3.4 g/（kg·d） PER2.6～2.8 g：100 kcal

注：GA，胎龄；PER，蛋白质/能量比

　　由于肝脏功能未成熟、代谢途径尚未完全建立，一些成人期的非必需氨基酸对新生儿来说则属必需，包括组氨酸、牛磺酸、胱氨酸/半胱氨酸、酪氨酸、脯氨酸和甘氨酸。因此，新生儿推荐选用小儿专用氨基酸注射液。其配方组成特点是氨基酸种类多，含有19种氨基酸；必需氨基酸含量高（占60%）；BCAA含量丰富（占30%），含一定量的精氨酸，并提供一定量的酪氨酸前体（N-乙酰酪氨酸），尤其是含有对小儿生长发育关系密切的牛磺酸。VLBW和ELBW早产儿出生后早期给予适当的蛋白质和能量是避免发生EUGR的重要措施。蛋白质提供热卡3.4 kcal/g，生后24小时内即可使用，从1.5～2.0 g/（kg·d）开始，ELBW和VLBW早产儿可从2.0～3.0 g/（kg·d）开始，逐渐增加剂量，足月儿可增加到3.0 g/（kg·d），早产儿可增加至3.5 g/（kg·d）。此外，早产儿需要注意蛋白质/能量比（PER），蛋白质摄入和PER是去脂体重（LBM）增长的决定因素，蛋白质摄入低导致组织蛋白质分解，产生负氮平衡；PER过低则引起脂肪堆积，而非LBM增长。氨基酸与糖代谢有关，适当补充氨基酸可刺激胰岛素分泌、增加葡萄糖利用，从而减少高血糖发生。

　　4.脂肪

　　脂肪乳剂可在早产儿出生后立即使用，不应晚于生后2天。对于无法实施肠内营养支持的患儿，在肠外营养支持开始时即可使用脂肪乳剂。早产儿和足月儿的肠外脂肪乳剂摄入量不应超过4 g/（kg·d）。为预防早产儿必需脂肪酸缺乏，可给予最低含0.25 g/（kg·d）亚油酸的脂肪乳剂，足月儿可给予最低含0.1 g/（kg·d）亚油酸的脂肪乳剂。

脂肪是重要的能量来源，提供热卡9 kcal/g，占非蛋白热卡的25%～40%。出生后早期给予脂肪乳剂还可避免必需脂肪酸缺乏。脂肪乳剂对静脉无刺激，能量密度高，可以增加机体的能量摄入，提高氮储存，而且可提供必需脂肪酸。在以碳水化合物为主的溶液中加入脂肪，可以改善氮平衡，并减少CO_2生成。新生儿建议使用含中长链脂肪酸的脂肪乳剂，其对脂肪代谢可能更为有利，也可减轻肝脏负担。从理论上来说，脂肪乳剂代谢生成的游离脂肪酸，可与胆红素竞争白蛋白的结合位点，从而加重新生儿黄疸程度及延缓黄疸的消退。尽管引起核黄疸的风险非常小，但临床上当间接胆红素＞170 μmol/L时，仍建议限制脂肪用量。已有含鱼油脂肪乳剂，其含有n-3脂肪酸、DHA和EPA，能够促进神经系统发育、调节免疫和凝血功能。另外还有含橄榄油的脂肪乳剂，由纯化的橄榄油和大豆油混合而成，它具有较低的（20%）PUFA和较高的（60%）MUFA，降低了PUFA的含量，减少了免疫抑制和脂质过氧化风险。由于橄榄油脂肪乳剂中PUFA含量比大豆油脂肪乳剂低，并且橄榄油中维生素E水平较高，可降低早产儿脂质过氧化的风险。

生后24小时内即可应用脂肪乳剂，一般推荐剂量从1.0 g/（kg·d）开始，按0.5～1.0 g/（kg·d）的速度逐渐增加，总量不超过3.0 g/（kg·d）。应用时应注意：

（1）总液体在20～24小时内均匀输入，最好采用全营养混合液，应用输液泵进行输注。

（2）定期检测血脂，避免高脂血症的发生。

（3）有高胆红素血症、出血倾向或凝血功能障碍、严重感染等情况时，脂肪乳剂应减量使用或停用。血浆甘油三酯＞2.26 mmol/L时脂肪乳剂减量，但是需要提供至少1.5 g/（kg·d）以满足必需脂肪酸需求；如甘油三酯＞3.4 mmol/L则暂停使用脂肪乳剂，直至廓清。脓毒血症患儿需密切监测血浆甘油三酯浓度，发生高脂血症时应调整脂肪乳剂剂量。脂肪乳剂减量时应保证患儿对必需脂肪酸的最低需要量。

首选20%浓度的静脉脂肪乳剂。新生儿（包括早产儿）应用脂肪乳剂应连续输注24小时，早产儿应采取有效的避光措施。在需要接受较长时间肠外营养的患儿，不应使用纯大豆油配方，应首选含或不含鱼油的混合静脉脂肪乳剂。

5. 碳水化合物

能量的主要来源。葡萄糖通常是构成肠外营养溶液渗透压的主要物质，它可以被任何一种细胞代谢，也是中枢神经组织、红细胞和肾皮质的必需营养素。过高的输注速度可导致高血糖、尿糖和渗透性利尿。

新生儿肠外营养中葡萄糖的推荐量见本章表3-3。

新生儿发生感染或败血症等急性疾病时，应根据血糖水平暂时按照第1天的碳水化合物量供给。高血糖症（>10 mmol/L）常见于早产儿，尤其在ELBW早产儿出生后前几天，可能与儿茶酚胺升高、胰岛素生成减少以及胰岛素抵抗相关，如发生高血糖，葡萄糖输注速度按照1~2 mg/（kg·min）逐渐递减，如葡萄糖输注速度（GIR）<4 mg/（kg·min）（VLBW早产儿必要时可降低GIR到3 mg/（kg·min），但需要密切监测脑功能）仍不能控制高血糖，可用胰岛素0.01~0.1 IU/（kg·h），需要每30~60分钟密切监测血糖进行调整，直到稳定。此外，可适当增加氨基酸量，降低脂肪量，尽可能减少儿茶酚胺及氢化可的松应用。

6. 电解质（见表3-16）

表3-16 肠外营养期间新生儿每日所需电解质推荐量

电解质［（mmol/（kg·d））］	早产儿	足月儿
钠	2.0~3.0	2.0~3.0
钾	1.0~2.0	1.0~2.0
镁	0.3~0.4	0.4~0.5

注：生后3天内除有低钾证据外，原则上不予补钾；极低出生体重儿和超低出生体重儿在给予高推荐量的氨基酸和能量时，建议生后第1天即开始补充钠和钾，同时监测尿量，关注非少尿性高钾血症的发生风险

7. 钙、磷

孕期胎儿体内钙、磷累积80%发生于妊娠后期，早产儿保留钙、磷的能力较宫内低30%~40%。某些临床常用药物可增加尿中排泄（如利尿剂），因此早产儿出生后易出现钙、磷缺乏，引起早产儿代谢性骨病甚至骨折。早产儿肠外营养时钙磷推荐量为：钙40~120 mg/（kg·d），磷31~71 mg/（kg·d），理想的钙磷比例（质量比）为1.3~1.7∶1；推荐经中心静脉补钙。此外，需要注意，早产

儿出生后早期肠外营养使用高剂量氨基酸对钙、磷稳态的影响。早期使用高氨基酸可引起高钙、低磷，需要注意监测。

8. 维生素和微量元素

肠外营养时需补充13种维生素，包括4种脂溶性维生素和9种水溶性维生素。水溶性及脂溶性维生素应加入脂肪乳剂或含有脂肪的肠外营养混合剂中，且注意避光，这样可增加维生素的稳定性。出生体重小于1500 g的早产儿推荐（肠外及肠内营养总剂量）：维生素A 1300～3330 IU/（kg·d）]，维生素D 800～1000 IU/d。因考虑到经肠外营养补充铁引起的氧化应激对早产儿的不利影响，VLBW和ELBW早产儿出生后不一定需要早期补充铁，可在建立全肠道营养后开始经肠内补充（见本章表3-8）。

肠外营养中锌的供给量应为：早产儿400～500 μg/（kg·d），0～3月龄的足月婴儿250 μg/（kg·d）。肠外营养中铜供给量推荐：早产儿40 μg/（kg·d），足月儿20 g/（kg·d）。早产儿肠外营养中碘的推荐剂量为1～10 μg/（kg·d）（详见本章第一节关于"铁与微量矿物质"内容）。长期肠外喂养时，应监测血浆维生素和微量元素水平。

9. 肉碱

早产儿或肠外营养使用时间超过4周的患儿，可以根据病情考虑是否使用肉碱补充剂。

（三）肠外营养支持途径

1. 周围静脉

由四肢或头皮等浅表静脉输入的方法，适合短期（<2周）应用。其优点是操作简单，并发症少而轻；缺点是使用外周静脉时，葡萄糖浓度<12.5%，氨基酸浓度<3.5%，并且液体渗透压<800 mOsm/L。不推荐经外周静脉输注钙剂，因高渗液或钙外渗可导致皮肤坏死和瘢痕形成。

2. 中心静脉

新生儿主要使用脐静脉和PICC置管。液体渗透压<2000 mOsm/L，葡萄糖浓度<25%。

第四章　儿科常见临床症状

第一节　发热

体温超过正常范围高限称为发热，以腋表为准，按体温高低将发热分为：低热37.5～37.9℃，中度发热38～38.9℃，高热39～41℃，超高热≥41℃。发热是临床常见的疾病症状之一，也是许多疾病共有的病理过程。

一、病因

按病因及发病机制可将发热分为以下几类：

（一）致热原性发热

包括外源性和内源性两大类，是临床最常见的发热机制。感染性发热都是由各种病原体及其代谢产物、疫苗等外源性致热原引起，外源性致热原可诱导宿主细胞产生内源性致热原。一些非感染性疾病，如恶性肿瘤、创伤、手术、免疫性疾病、梗死等所引起的发热，是由于被损伤的细胞、组织坏死及异常细胞产生内源性致热原而引起发热的。

（二）机体产热过多

剧烈运动、哭闹、惊厥等均可引起发热。小婴儿摄入蛋白质过高，长时间摄入高热能饮食及甲状腺功能亢进等代谢增高的患者均可出现长期低热。

（三）散热障碍

广泛性皮炎、烧伤、外胚层发育不良致汗腺缺乏，环境温度过高，新生儿衣被过厚均可引起发热。

（四）体温调节功能异常

见于下丘脑体温中枢受累，如大脑发育不全，脑性瘫痪，颅脑损伤、出血，高钠血症、新生儿脱水热，催眠药中毒，暑热症等。

二、诊断流程

发热的诊断流程见图4-1。

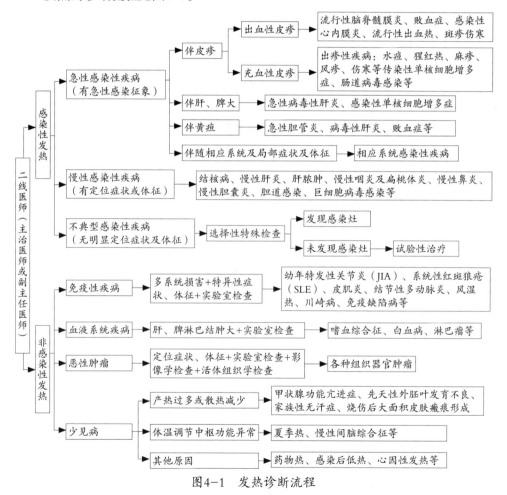

图4-1　发热诊断流程

三、鉴别诊断

第一，短期发热多由感染引起，常为自限性疾病，预后良好。通过仔细询问病史，注意各系统局部症状和体征，结合实验室检查，诊断通常多无困难。

第二，发热超过2周称为长期发热，其病因非常复杂，有时又缺乏特异性症状体征，造成诊断困难。所以，对于长期发热诊断应详细收集病史、进行细致全面的体格检查、结合相应的实验室检查并观察患儿对治疗的反应等，最后才能做出判断。以下重点阐述长期发热的鉴别诊断思路。

（1）热型往往对判断感染性疾病的病原种类有帮助。如稽留热和弛张热多见于严重的细菌感染，双峰热多见于大肠埃希菌及铜绿假单胞菌败血症，间歇热多见于疟疾，波浪热常见于布氏杆菌感染，要注意退热措施对热型的影响。

（2）年龄对发热的诊断很有帮助。新生儿期常见的发热原因有感染性疾病，应考虑败血症、化脓性脑膜炎、新生儿肺炎、脐炎、新生儿皮下坏疽、新生儿脓疱病等，＜3岁儿童长期发热应主要考虑感染性疾病、先天性疾病及肿瘤。＞3岁的儿童长期发热应主要考虑感染性疾病、免疫相关性疾病、血液系统疾病及肿瘤等。

（3）发热的伴随系统症状常提示病变部位和病变性质：①伴咳嗽、咳痰、流涕、咽痛等症状应考虑上呼吸道感染；伴咳嗽、咳痰、胸痛、呼吸急促、呼吸困难、咯血等应考虑下呼吸道感染性疾病；伴潮热、盗汗、体重减轻等应留意结核感染。②伴腹痛应考虑慢性阑尾炎、腹膜炎、肠系膜淋巴结炎、胆囊炎、胰腺炎等；伴腹泻时应考虑感染性腹泻；伴恶心、呕吐、胃纳减少、便秘等，除了要考虑消化系统局部病因外，还要考虑全身性疾病在消化系统的表现，如慢性传染病、免疫缺陷病、消化系统自身免疫性疾病及恶性肿瘤等。③伴精神反应差、面色苍白、呼吸困难、水肿等应考虑心包炎、心内膜炎、心肌炎等。发热期间迅速出现周围循环衰竭或休克时，应注意感染性休克。④伴排尿哭闹，尿频、尿急、尿痛等尿路刺激症状，应考虑泌尿系感染；伴血尿、腰痛等应考虑泌尿系结石合并感染的可能；伴剧烈腰痛、脓尿、少尿，实验室检查提示蛋白尿、管型尿、氮质血症等要考虑肾乳头坏死等。⑤伴头痛、呕吐、肢体瘫痪、抽搐、意识障碍等需要考虑中枢神经系统感染、感染中毒性脑病、颅内肿瘤等；伴舞蹈症应考虑风湿热、狼疮性脑病等；伴下运动神经元瘫痪应考虑脊髓灰质炎、吉兰-巴雷综合征等。⑥伴关节肿痛、皮疹、眼红等症状，提示幼年特发性关节炎、系统性红斑狼疮、皮肌炎、结节性多动脉炎等的可能。⑦伴面色苍白、肝脾淋巴结肿大等，需考虑白血病、噬血细胞综合征、巨噬细胞活化综合征、恶性淋巴瘤等；伴茶色尿、黄疸、面色苍白等急性溶血表现合并急性肾衰竭表现，应考虑急性溶血尿毒综合征。⑧伴怕热、多汗、易饿、多食、消瘦等，提示甲状腺功能亢进。

（4）进行细致的体格检查对诊断有提示作用：①伴皮疹可见于各种出疹性疾病、败血症、伤寒、风湿免疫性疾病；伴皮肤瘀点、瘀斑时要注意流行性脑脊髓膜炎、败血症、感染性心内膜炎、流行性出血热、斑疹伤寒；伴黄疸可见于急性胆管炎、病毒性肝炎、肝脓肿及败血症等；长时间无汗提示脱水、中枢性或者肾性尿崩症、外胚层发育不良、家族性自主神经功能异常、阿托品中毒等。②伴淋巴结肿大常见于传染性单核细胞增多症、白血病、恶性淋巴瘤、转移癌、淋巴结结核等；局限性无痛性淋巴结肿大，质地坚硬且与周围组织粘连多提示其他部位恶性肿瘤转移，应注意寻找相应部位的原发肿瘤。③前囟膨隆提示颅内感染，前囟凹陷应考虑脱水等，伴结膜炎应重点考虑麻疹、川崎病、柯萨奇病毒感染、结核病、传染性单核细胞增多症等；眼球突出应考虑甲状腺功能亢进症、眶内肿瘤、眶内感染、Wegener肉芽肿、其他血管炎综合征等，瞳孔不能收缩常提示下丘脑功能不全；无泪、角膜反射消失、舌面光滑、缺少舌乳头提示家族性自主神经功能异常，口腔可见鹅口疮提示免疫功能减退，需要考虑继发性和原发性免疫功能缺陷，咽部充血或伴有渗出提示化脓性扁桃体炎、传染性单核细胞增多症、巨细胞病毒感染、沙门菌病等。④甲状腺肿大提示甲状腺功能亢进。⑤心浊音界扩大、听诊心音遥远提示心包积液，听诊到心包摩擦音提示心包炎等。肺部体格检查异常应注意肺部感染、肺结核，同时应考虑支气管异物或先天性呼吸道畸形伴感染等可能。胸骨压痛要注意白血病及骨髓炎。⑥伴腹痛应考虑慢性阑尾炎、结核性腹膜炎、亚急性化脓性腹膜炎、胆道感染等。⑦全身肌肉软弱提示皮肌炎、多发性动脉炎及其他神经肌肉性疾病等。⑧直肠指检异常提示盆腔深部脓肿、肉芽肿性结肠炎或溃疡性结肠炎等。⑨脑膜刺激征阳性、病理征阳性者应高度怀疑中枢神经系统感染、颅内占位性病变并感染等。

（5）经过必要的辅助检查可以明确和排除一些疾病，有助诊断。常规检查应该包括血、尿、粪便常规，C反应蛋白，红细胞沉降率，血培养，PPD试验，X线胸片，腹部B超等。<1岁的婴儿要注意查尿培养，<3个月及怀疑脑膜炎早

期的患者应常规做腰椎穿刺进行脑脊液检查及培养。根据病例实际情况选择有关的特殊检查。

四、治疗

第一，发热尤其是高热时会对机体带来一定的危害，应对每一病例具体分析，必要时给予对症治疗，同时应尽早明确病因，进行针对性治疗。

第二，在有指征的情况下可合理选择抗菌药物。对于高度怀疑感染及重症病例，为避免延误病情，建议在进行了有效的病原学检查后，给予经验性的抗菌药物治疗，并根据病情变化及病原学检查结果适当调整治疗方案。滥用抗菌药物会使细菌培养阳性率下降，长期使用易导致药物热、混合感染等，干扰疾病诊断。

第三，糖皮质激素对血液系统疾病、肿瘤以及风湿免疫性疾病均有明显的控制病情及稳定体温的作用，在明确诊断前使用有可能给今后的诊断带来巨大的困难，甚至漏诊误诊。因此，建议如非必需则尽量不用。而对于高度怀疑的疾病，但尚无确切病原学依据的情况下，可采取诊断性治疗，根据治疗效果进一步评价最初诊断的准确性。

第二节　呕吐

呕吐是由于食管、胃或肠道呈逆向蠕动，伴有腹肌、膈肌强力痉挛性收缩，迫使食管或胃内容物从口、鼻腔中涌出。严重呕吐可致婴儿呼吸暂停、发绀；反复呕吐常导致水、电解质和酸碱平衡紊乱；新生儿和婴儿易发生呕吐物吸入致吸入性肺炎；长期呕吐可致营养障碍。年长儿呕吐前常有恶心先兆及咽部、脘腹部不适感，伴头晕、流涎、出汗、面色苍白等症状。新生儿和婴幼儿呕吐前无恶心先兆，表现为烦躁不安、哈欠、面色苍白、拒奶等。

一、病因

呕吐是一种复杂的反射性动作。呕吐中枢位于延髓，邻近迷走神经核和呼吸中枢，呕吐中枢活动受大脑皮质控制。呕吐的常见病因如下：

（一）消化系统疾病

1. 消化道感染性疾病

（1）急性胃肠炎。

（2）急性细菌性痢疾。

（3）病毒性肝炎。

（4）胆道蛔虫病。

（5）急性阑尾炎。

（6）口腔溃疡、鹅口疮。

2. 消化道梗阻

（1）先天性消化道畸形，包括先天性食管闭锁、贲门失弛症、先天性肥厚性幽门梗阻、先天性肠闭锁、肠旋转不良、先天性巨结肠、胎粪性腹膜炎、环状胰腺、肛门狭窄。

（2）肠梗阻及胎粪性肠梗阻。

（3）肠系膜上动脉综合征。

（二）中枢神经系统疾病

1. 中枢神经系统感染性疾病。

2. 占位性病变。

3. 颅脑损伤。

4. 新生儿颅内出血。

5. 周期性呕吐。

（三）其他系统疾病

1. 呼吸系统。

2. 泌尿系统。

（四）代谢障碍及体内毒素刺激

1. 糖尿病酮症酸中毒。

2. 尿毒症。

3. 低钠血症。

4. 急性全身性感染。

5. β-酮硫解酶缺乏症。

6. 急性中毒。

（五）其他因素

1. 吞咽羊水或母血。

2. 青光眼、屈光不正。

3. 鼻窦炎、梅尼埃病。

4. 晕车、晕船。

5. 幽门痉挛。

6. 神经官能性呕吐。

二、诊断流程

呕吐的诊断流程见图4-2。

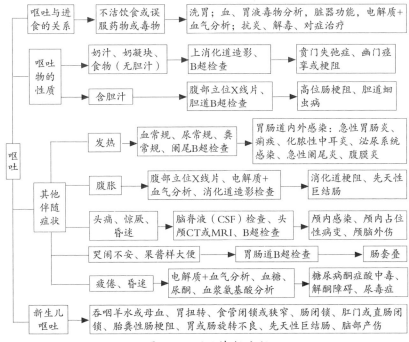

图4-2　呕吐诊断流程

三、鉴别诊断

结合发病年龄、起病缓急、呕吐和饮食的关系、伴随症状和体征，以及必要的实验室所见，作出综合分析来下诊断。

（一）2周以内的新生儿

呕吐的常见原因如下：

1. 吞咽羊水或母血

出生后当天或次日多次呕吐，将羊水污染的胃内容物吐净后可自行缓解，一般情况良好。

2. **胃扭转**

上消化道造影可协助诊断。

3. **食管闭锁或狭窄**

出生后每于喂水或喂奶后即呕吐，奶液未经消化，若合并食管气管瘘，喂食时还可出现呛咳或窒息。

4. 肠闭锁

回肠闭锁多见，出生后24小时出现肠梗阻体征、频繁呕吐、呕吐物可带胆汁，且伴上腹胀，出现胃、肠型，没有正常胎粪。

5. 肛门或直肠闭锁

出生后无胎粪，24～36小时后出现呕吐或腹胀，呕吐物可混有胎粪、腹胀严重不能缓解，仔细检查肛门和直肠可协助诊断。

6. 胎粪性肠梗阻

多于出生时即开始呕吐和腹胀。

7. 胃或肠旋转不良

于生后1周内或各年龄发病，经常呕吐是常见症状。

8. 先天性巨结肠

起病较早、较重者，出生后1周以内由于无大便，出现肠型、腹胀和呕吐。

9. 脑部产伤

新生儿颅内出血、硬脑膜下血肿、窒息等，呕吐在出生后不久发生，多为喷射性，常伴尖叫、发绀、惊厥、昏迷等，常有难产或窒息史。

（二）婴幼儿时期

呕吐的常见原因有以下几种：

1. 肥厚性幽门狭窄

呕吐为喷射性，多于出生后第3周开始加重，几乎每次喂奶后不久即呕吐，呕吐物不含胆汁，腹部可触及肥大幽门部。

2. 幽门痉挛

呕吐症状与幽门狭窄相似，但一般发病较早，腹部无肿块，解痉治疗可好转。

3. 喂养不当

多见于人工喂养儿，喂奶过急、吞入大量气体易引起呕吐。

4. 感染或败血症中毒状态

如咽炎、化脓性中耳炎、支气管炎、肺炎、败血症等。

5. 中枢神经系统疾病

如化脓性脑膜炎、硬脑膜下积液或血肿、脑积水等，呕吐常伴惊厥、昏迷，脑脊液检查可协助诊断。

6. 肠套叠

阵发性呕吐、剧烈哭闹，随之出现果酱样便。

7. 食管裂孔疝

食管造影可协助诊断。

8. 贲门失弛症

呕吐时轻时重，多见于进食后不久。

9. 急性中毒

如药物、食物中毒等。

（三）学龄前及学龄期儿童

呕吐的常见原因如下：

1. 感染

胃肠道感染最常见，如急性胃肠炎、传染性肝炎；其他如呼吸道、泌尿道感染及中耳炎等。

2. 急腹症

阑尾炎、肠梗阻、肠套叠、腹膜炎等。

3. 中枢神经系统疾病

如化脓性脑膜炎、脑炎、颅内占位性病变、脑积水等，呕吐常伴头痛、惊厥、昏迷等。

4. 再发性呕吐

女孩多见，突发呕吐不止，迅速引起水和电解质紊乱。

5. 代谢障碍

如代谢性酸中毒、尿毒症、解酮障碍、糖尿病酮症酸中毒等。

6. 各种中毒

7. 肠蛔虫症

常伴腹痛，有吐出或便出蛔虫史。

四、治疗

第一，积极处理原发病。如因肠道内外感染者应控制感染；消化道畸形者或机械性肠梗阻应及时外科手术解除梗阻；停用引起呕吐的药物；纠正不恰当的喂养方法；急性中毒者应及时洗胃。

第二，严密观察病情，记出入量，注意呕出物及大便的性状。注意体位，多采取头高、右侧卧位或平卧位，呕吐小儿头侧向一边，以防误吸。呕吐剧烈者或疑为外科性疾病应暂时禁食。对新生儿吞咽羊水所致的呕吐可用1%碳酸氢钠溶液或清水洗胃。

第三，可酌情使用解痉药（如阿托品、颠茄合剂）、镇静药（如氯丙嗪、异丙嗪、苯巴比妥）。甲氧氯普胺有中枢镇吐作用。外科性疾病如机械性肠梗阻、肠穿孔腹膜炎等致的呕吐，上述药物应慎用。有水、电解质及酸碱失衡者应静脉补液给予纠正。明显腹胀者应行胃肠减压。

第三节　厌食

厌食是以儿童长时间食欲缺乏或减退为主的一类症状。临床多见纳呆、挑食、偏食、不思饮食或拒食，初起时无精神及全身症状，久则伴有面黄肌瘦、神疲乏力、烦躁多汗、体弱多病及生长发育缓慢，多见于1～6岁儿童。

一、诱因

诱因较复杂，可归纳为以下几类：

（一）器质性疾病

1. 感染性疾病

如结核病，急、慢性肝炎，急、慢性胃肠炎，肠道寄生虫，幽门螺杆菌感染，神经系统感染，败血症等。

2. 消化道疾病

消化性溃疡、胃食管反流、肝衰竭、原发性肠吸收不良综合征、长期便秘等都可引起厌食。

3. 代谢与内分泌疾病

如甲状腺功能减退、肾上腺皮质功能减退、各种酸中毒、乳糖吸收不良和乳糖不耐受等。

4. 肾的疾病

急、慢性肾炎，肾病综合征，肾衰竭，尿毒症等，尤其是长期低盐饮食时，可导致食欲缺乏。

5. 食物过敏

部分对食物过敏的婴幼儿仅表现为厌食，可伴有腹泻。

6. 其他

如中枢神经系统疾病、心功能不全、贫血、长期口腔科疾病等。

（二）营养性疾病

微量元素缺乏或过量、多种维生素缺乏等是引起厌食的常见原因。

1. 微量元素缺乏

（1）锌：缺锌可导致多种酶的活性下降，引起口腔黏膜增生及角化不全，半衰期缩短，易于脱落，大量脱落的上皮细胞掩盖和阻塞舌乳头中的味蕾小孔，出现味觉迟钝、食欲减退，甚至厌食。

（2）硒：硒缺乏可引起味觉异常导致厌食。

（3）铁：铁缺乏除会引起缺铁性贫血外，还导致含铁的细胞素酶和其他含铁酶的活性下降，从而引起代谢障碍，出现食欲缺乏、舌乳头萎缩、胃酸分泌减少及小肠黏膜功能紊乱。

（4）其他：钙是构成骨骼、牙齿的重要成分，对保持肌肉和神经系统的兴奋性有重要作用。而铜主要参与机体氧化还原反应，对儿童智力及内分泌功能都有重要意义。

2. 微量元素过量

如高血铅使胃肠道功能紊乱而致食欲下降，且厌食程度的高低与血铅水平存在一定关系。

3. B族维生素缺乏

B族维生素是食物释放能量的关键，参与体内糖、蛋白质和脂肪的代谢。B族维生素缺乏可导致肠蠕动减慢，食欲降低。

（三）神经性厌食

患儿主动拒食，致体重明显减轻，常引起严重的营养不良、代谢和内分泌障碍，可伴有间歇性发作性多食。对"肥胖"的强烈恐惧和对体形、体重过度关注是此类患儿临床症状的核心。神经性厌食症主要发生于青少年女性，其病因较复杂，涉及遗传、下丘脑功能、社会与文化、家庭与心理等因素。

（四）药物影响

明显抑制食物摄取的药物。

1. 治疗儿童多动症的苯丙胺、哌甲酯（利他林），可使儿童食欲缺乏，纳食呆滞。

2. 亚硝脲类、氮芥类抗肿瘤药可引起患者严重恶心、呕吐、厌食。

3. 一些抗生素如红霉素、氯霉素、林可霉素、磺胺类药物容易引起恶心、呕吐，导致厌食。

4. 某些中草药如石膏、知母、大黄、黄柏、黄芩苦寒败胃，熟地黄滋腻碍胃，都可抑制食欲。广东地区长期给小儿服用"凉茶"可导致小儿胃肠功能减退出现厌食。

5. 服用过多的钙剂、维生素A或维生素D，也可出现食欲减退和厌食现象。

（五）喂养不当

喂养不当是目前儿童厌食最突出、最常见的原因。

1. 泥糊状食物添加不合理

包括添加时机不合理，如添加过早或添加过晚、添加方法或方式不合理等均可导致后期的厌食及影响儿童生长发育。

2. 营养行为不当

包括暴饮暴食、饭前吃零食、饮食无规律、大量高营养品（高蛋白和高糖）、过量饮料、边吃边玩或边吃边看电视、强迫进食等。

3. 营养气氛不好

包括家庭就餐环境压抑、紧张、焦虑、吵闹，甚至有些家长经常在就餐时打骂训斥孩子。

（六）气候因素

天气过热或湿度过大，可影响胃肠功能，消化液分泌减少，消化酶活性降低等，致消化功能下降引起厌食。

二、病史

需详细询问病史，特别强调喂养史、过去史及家族史，包括出生胎龄、出生体重和身长、母乳喂养情况、配方奶粉喂养情况、何时转换食物、出牙月龄、疾病及治疗情况、家族有无遗传性疾病等。

三、临床表现

（一）症状

有无发热、恶心、呕吐、腹痛、腹泻、便秘、盗汗、睡眠不安、夜惊、易醒、注意力不集中、烦躁、疲倦乏力等不适。

（二）主要体征

包括体重、身长（或身高），皮褶厚度，生命体征，皮肤颜色，毛发、口腔、心肺腹、四肢及神经系统等检查。

（三）膳食调查

可通过询问法或食物频率法等对患儿进行膳食调查，了解每日所摄入营养素的质与量，并调查营养素的摄入方式与方法、喂养环境、营养行为等。

（四）营养评估

通过人体测量、人体成分测定、各种营养素的状况评价及临床检查等结果，综合判定营养状况，并明确是否存在营养不良以及营养不良的类型及程度。

四、辅助检查

第一，血、尿、粪常规。明确是否存在血尿或蛋白尿、便血及贫血等。如胃肠道出血时胃管内抽出咖啡样物质及粪便隐血试验阳性，血红蛋白水平降低。

第二，血清电解质、血糖、血气分析、血浆渗透压反映机体内环境是否平衡。

第三，肝肾功能、血清心肌酶谱等监测全身各脏器功能损伤程度，免疫球蛋白和补体检测评价免疫功能。

第四，营养生化指标。如总蛋白、白蛋白、前白蛋白、视黄醇结合蛋白、微量元素检测（明确是否存在缺锌、缺铁、高铅等）、维生素D、骨碱性磷酸酶等。

第五，内分泌检查。如甲状腺功能、血浆皮质醇、尿17-羟类固醇、生长激素、生长抑素、胰高血糖素、瘦素、神经肽 γ 等。

第六，营养代谢组学检测。通过代谢组学研究平台检测小分子的营养物质如氨基酸、类脂、维生素等，从整体的角度评估个体的饮食习惯、营养状况及不同的食物成分等与慢性疾病的发生之间的关系，研究探索体内代谢途径的改变。

第七，特殊检查。如骨龄检测、骨矿物化程度检测（包括超声骨密度、双能X线吸收测定、定量CT测定等）、纤维胃镜检查是早期确诊应激性溃疡的主要方法。腹胀伴或不伴腹痛者可行X线片（腹腔内有游离气体时提示溃疡穿孔）、超声图像等。

五、诊断流程

对于儿童厌食，必须分清是否由于器质性疾病引起，是否存在药物影响，是否存在微量元素不平衡或内分泌激素紊乱；同时，还要调查患儿喂养史、个人史、家庭和托儿所或学校环境，有无不良精神刺激与不良的饮食卫生习惯等；结合膳食调查与营养评估，以明确病因。诊断流程见图4-3。

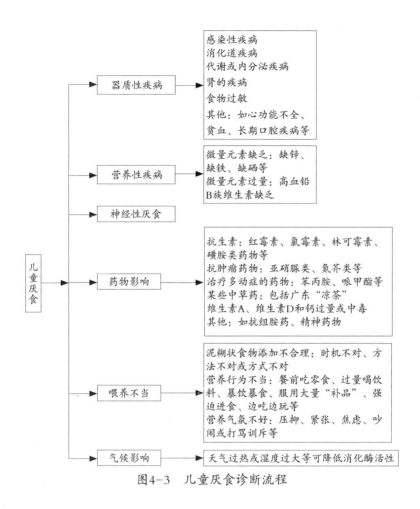

图4-3 儿童厌食诊断流程

六、鉴别诊断

（一）慢性器质性疾病

包括慢性肠炎、慢性胃炎、消化性溃疡病、结核病、慢性肝炎等，通过询问病史、体格检查以及相应的实验室检查，鉴别诊断不难。

（二）肠吸收不良综合征

包括原发病和吸收不良两方面的症状。临床表现有腹泻、消瘦、维生素和矿物质缺乏。实验室检查示贫血，总蛋白、白蛋白减低，血清铁、维生素B_{12}、叶酸等减低，胃肠X线透视示小肠吸收不良表现，小肠吸收功能检查包括脂肪吸收试验、糖类吸收实验、蛋白质和维生素B_{12}吸收试验等阳性结果，D–木糖试验检测黏膜的完整性以及小肠黏膜活检提供病因学诊断。

（三）缺铁性贫血

任何年龄均可发病，以6个月至2岁最多见。发病缓慢，常见临床表现有皮肤、黏膜苍白，易疲乏或烦躁不安，年长儿可诉头晕，少数患儿有异食癖（如嗜食泥土、墙皮、煤渣等），肝、脾可轻度增大，明显贫血时心率增快等。根据病史特别是喂养史、临床表现和血象呈小细胞低色素性贫血的特点，一般可作出初步诊断。进一步做有关铁代谢的生化检查（血清铁蛋白、血清铁、血清总铁结合力）有确诊意义。必要时可做骨髓检查。用铁剂治疗有效。

（四）锌缺乏

主要表现为食欲缺乏、厌食、异食癖，生长发育迟缓、体格矮小、免疫功能降低、皮肤粗糙、皮炎、地图舌、反复口腔溃疡、伤口愈合延迟、视黄醇结合蛋白减少而出现夜盲、贫血等。实验室检查提示血清锌降低。

（五）高铅血症

铅中毒的症状在任何血铅水平都可以发生，其症状多为非特异性。高铅血症的临床表现有神经系统症状如易激惹、多动、注意力缺陷、攻击行为、反应迟钝、嗜睡、运动失调，严重者有狂躁、谵妄、视觉障碍，甚至出现头痛、呕吐、惊厥、昏迷等铅性脑病的表现；免疫功能下降易致感染；消化系统症状如腹痛、便秘、腹泻、恶心、呕吐等；血液系统如小细胞低色素性贫血等。亚临床性铅中毒主要影响儿童的智能行为发育和体格生长。实验室检测提示高血铅。

（六）甲状腺功能减退症

甲状腺功能减退症症状出现的早晚及轻重程度与残留甲状腺组织的多少及甲状腺功能减退的程度有关。先天性无甲状腺或酶缺陷患儿在婴儿早期即可出现症状，甲状腺发育不良者常在生后3~6个月时出现症状，也偶有数年之后才出现症状。主要临床特征包括智能落后、生长发育迟缓和生理功能低下。甲状腺功能减退症包括先天性甲状腺功能减退症和地方性甲状腺功能减退症。根据典型的临床表现和甲状腺功能测定，诊断不困难。但在新生儿期不易确诊，应对新生儿进行群体筛查。

（七）肠道寄生虫病

肠道寄生虫病是儿童时期最常见的一类疾病，包括蛔虫病、蛲虫病、钩虫病和绦虫病等。常见临床表现有贫血、消化不良、营养不良、胃肠功能失调、生长发育障碍、异食癖等。根据病史、临床表现以及实验室检查（如血常规示嗜酸性粒细胞增多、粪便中查到虫卵）便可确诊。

（八）喂养不当

包括泥糊状食物添加不合理，添加时机过早或过晚、添加方法或方式不合理；营养行为不当如暴饮暴食、饭前吃零食、饮食无规律、大量高营养补品、过量饮料、边吃边玩或边吃边看电视、强迫进食；营养气氛不好如家庭就餐环境压抑、紧张、焦虑、吵闹或家长经常在就餐时打骂、训斥孩子等。

七、治疗

小儿进食过程是一个复杂的行为，受到生理、心理、社会各种因素的影响，与家长素质、观点、行为有着密切关系。因此，对儿童厌食应采取预防为主、防治结合、中西医并举的综合治疗措施。

（一）明确病因、治疗原发病

包括是否存在慢性病，根据缺锌、缺铁或高铅给予补锌、补铁或驱铅治疗。

（二）膳食指导

（1）结合生理成熟度，及时、科学、合理地添加泥糊状食物。

（2）坚持"八字"原则：自然食物＋均衡膳食（不偏食、不挑食，节制零食和甜食，不随意进补、少喝饮料等）。

（3）创造良好的营养气氛：如轻松愉快的就餐环境，不要打骂、威胁、恐吓、强迫进食。

（三）行为矫正

包括饭前不要吃零食，不要边吃边玩、边吃边看电视，吃饭时间控制在15～20分钟，不要超过30分钟。

（四）中医治疗

中医学称厌食为纳呆，主因脾胃功能失调。

1. 辨证论治

（1）实证：因停食、停乳引起脾胃失调、食欲减退、恶心呕吐、手足心热、睡眠不安、腹胀或腹泻。舌苔黄白腻，脉滑数。治以消食化滞法，常用保和丸方加减。

（2）虚证：体质虚弱或久病元气耗伤，致使脾胃消化无力，食欲缺乏，面黄肌瘦，精神倦怠，乏力，或大便溏稀。唇舌较淡，舌无苔或少苔，脉细弱无力。治以健脾益胃法，常用理中汤加减。

2. 针灸疗法

可灸足三里、合谷、中脘、梁门穴。

3. 捏脊疗法

对儿童厌食效果好，特别是对虚证。

4. 按摩疗法

（1）用拇指顺时针按摩患儿手掌300次。

（2）用手掌轻轻顺时针按摩患儿腹部100次。

（3）按摩足三里300次。每天1次，1周为1个疗程。

（五）其他措施

包括适当运动（尤其是有氧运动，如游泳、跑步、骑自行车等）和保证充足的睡眠（包括睡眠时间与睡眠质量）。

第四节　黄疸

黄疸是由于血清中胆红素升高致使皮肤、黏膜和巩膜发黄的症状和体征。正常血清总胆红素（TB）为1.7～17.1 μmol/L（0.1～1 mg/dL），其中80%为未结合（即间接）胆红素（UCB）。胆红素在17.1～34.2 μmol/L（1～2 mg/dL），临床不易察觉，称为隐性黄疸，超过34.2 μmol/L（2 mg/dL）时出现临床可见黄疸，称为显性黄疸。

一、病因

（一）溶血性黄疸

凡能引起溶血的疾病都可产生溶血性黄疸。具体分类如下：

1. 先天性溶血性贫血

如珠蛋白生成障碍性贫血（地中海贫血）、遗传性球形红细胞增多症。

2. 后天性获得性溶血性贫血

如自身免疫性溶血性贫血、新生儿溶血、不同血型输血后的溶血以及蚕豆病、伯氨喹、蛇毒、毒蕈、阵发性睡眠性血红蛋白尿等引起的溶血。

（二）肝细胞性黄疸

各种使肝细胞严重损害的疾病均可导致黄疸发生，如病毒性肝炎、肝硬化、中毒性肝炎、钩端螺旋体病、败血症等。

（三）胆汁淤积性黄疸

胆汁淤积可分为肝内性胆汁淤积或肝外性胆汁淤积。肝内性胆汁淤积又可分为肝内阻塞性胆汁淤积和肝内胆汁淤积，前者见于肝内泥沙样结石、癌栓、寄生虫病（如华支睾吸虫病）；后者见于病毒性肝炎、药物性胆汁淤积（如氯丙嗪、甲睾酮和口服避孕药等）、原发性胆汁性肝硬化、妊娠期复发性黄疸等。肝外性胆汁淤积可由胆总管结石、狭窄、炎性水肿、肿瘤及蛔虫等阻塞所引起。

（四）先天性非溶血性黄疸

系由肝细胞对胆红素的摄取、结合和排泄有缺陷所致的黄疸，本组疾病临床上少见。

1. 日尔贝（Gilbert）综合征

系由肝细胞摄取未结合胆红素功能障碍及微粒体内葡糖醛酸转移酶不足，致血中未结合胆红素增高而出现黄疸。这类患者除黄疸外症状不多，肝功能也正常。

2. 杜宾–约翰逊（Dubin–Johnson）综合征

系由肝细胞对结合胆红素及某些阴离子（如靛青绿、X线造影剂）向毛细胆管排泄发生障碍，致血清结合胆红素增加而发生的黄疸。

3. 克里格勒–纳贾尔（Crigler–Najjar）综合征

系由肝细胞缺乏葡糖醛酸转移酶，致未结合胆红素不能形成结合胆红素，导致血中未结合胆红素增多而出现黄疸，本病由于血中未结合胆红素甚高，故可产生胆红素脑病，见于新生儿，预后极差。

4. 罗托（Rotor）综合征

系由肝细胞对摄取未结合胆红素和排泄结合胆红素存在先天性缺陷致血中胆红素增高而出现黄疸。

二、诊断流程

黄疸的诊断流程见图4-4。

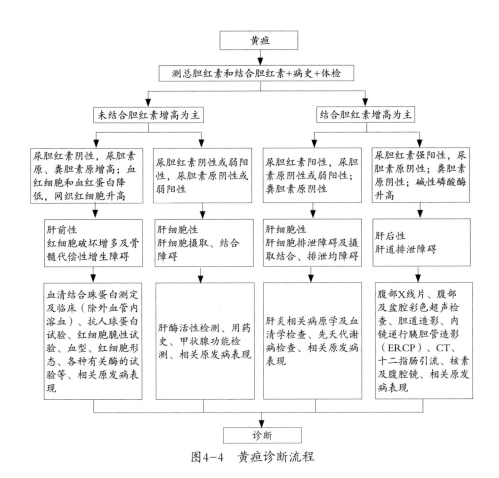

图4-4 黄疸诊断流程

三、鉴别诊断

（一）根据疾病特点及相关检查

溶血性黄疸一般黄疸程度较轻，慢性溶血者黄疸呈波动性，临床症状较轻，诊断无大困难。肝细胞性黄疸与胆汁淤积性黄疸鉴别常有一定困难，胆红素升高的类型与血清酶学改变的分析最为关键。应特别注意直接胆红素与总胆红素的比值，胆汁淤积性黄疸比值多在60%以上，甚至高达80%以上，肝细胞性黄疸直接胆红素与总胆红素的比值则偏低，但两者多有重叠。血清酶学检查项目繁多，肝细胞性黄疸反映肝细胞损害的严重程度（谷丙转氨酶、谷草转氨酶等），而胆汁淤积性黄疸反映胆管阻塞（碱性磷酸酶、5'-核苷酸酶和γ-谷氨酰转肽酶），但两者也有重叠或缺乏明确界线。因此，需要在此基础上选择适当的影像学检查、其他血清学试验甚至活体组织学检查等检查措施。

（二）根据伴随症状

伴随症状对黄疸患者的鉴别诊断有重要意义。

1. 黄疸伴发热

见于急性胆管炎、肝脓肿、钩端螺旋体病、败血症、大叶性肺炎。病毒性肝炎或急性溶血可先有发热尔后出现黄疸。

2. 黄疸伴上腹剧烈疼痛

黄疸伴上腹剧烈疼痛者可见于胆道结石、肝脓肿或胆道蛔虫病；右上腹剧痛、寒战高热和黄疸为查科（Charcot）三联征，提示急性化脓性胆管炎。持续性右上腹钝痛或胀痛可见于病毒性肝炎、肝脓肿或原发性肝癌。

3. 黄疸伴肝大

若轻度至中度肿大，质地软或中等硬度且表面光滑，见于病毒性肝炎、急性胆道感染或胆道阻塞。明显肿大，质地坚硬，表面凹凸不平有结节者见于原发性或继发性肝癌。肝大不明显，而质地较硬且边缘不整，表面有小结节者见于肝硬化。

4. 黄疸伴胆囊肿大

黄疸伴胆囊肿大者，提示胆总管有梗阻，常见于胰头癌、壶腹癌、胆总管癌、胆总管结石等。

5. 黄疸伴脾大

黄疸伴脾大者，见于病毒性肝炎、钩端螺旋体病、败血症、疟疾、肝硬化、各种原因引起的溶血性贫血及淋巴瘤等。

6. 黄疸伴腹水

黄疸伴腹水者见于重症肝炎、肝硬化失代偿期、肝癌等。

四、治疗

第一，针对病因，治疗原发病。

第二，药物保肝退黄治疗，葡醛内酯（肝泰乐）、维生素、苯巴比妥、肾上腺皮质激素等。

第三，支持治疗。维持水、电解质及酸碱平衡，保持热量和营养。

第五节　尿频

生理状态下排尿频率有年龄差异。正常新生儿出生后几天每日排尿4~5次，1周后每日排尿可增至20~25次，1岁时每日排尿15~16次，学龄期每日排尿6~7次。单位时间内排尿次数明显超过上述各年龄段正常范围时称为尿频。尿频可分为生理性尿频和病理性尿频。如饮水过多、精神紧张或气温降低所致的尿频，属生理性尿频；如因泌尿生殖系统病变等原因所致的尿频，则属病理性尿频。尿频若伴有尿急、尿痛及排尿不尽，则称为尿路刺激征或膀胱刺激征。

一、病因

按病因及发病机制，可将尿频分以下几类：多尿性尿频（尿量增多）、刺激性尿频（膀胱壁受刺激）、容量性尿频（膀胱容量减少）、神经性尿频（神经源性）。

（一）多尿性尿频

1. 内分泌性疾病

如中枢性尿崩症、醛固酮增多症、甲状旁腺功能亢进症、糖尿病。

2. 肾病

如肾性尿崩症、肾小管酸中毒、肾性糖尿病、肾性氨基酸尿、抗维生素D佝偻病、巴特（Bartter）综合征、失盐性肾病、慢性肾炎、慢性肾衰竭、肾髓质囊性病。

3. 精神及神经性疾病

如精神性多饮、家族性间歇多尿综合征。

（二）刺激性尿频

1. 感染性

如尿道炎、尿道口炎、尿道憩室炎、膀胱炎、肾盂肾炎、肾积脓、早期肾结核；邻近器官感染影响，如结肠、直肠及阑尾的炎症、脓肿、肿瘤等，阴道炎。

2. 非感染性

泌尿道疾病，如间质性膀胱炎、膀胱结石及异物、肿瘤；化学性膀胱炎（环磷酰胺、泡浴），放射性膀胱炎。

（三）容量性尿频

1. 下尿道梗阻

尿道狭窄、尿道结石、尿道肉阜、针孔包茎。

2. 膀胱颈痉挛、结核性小膀胱。

（四）神经性尿频

见于癔症、精神紧张及脑、脊髓损伤或病变所引起的神经性膀胱功能障碍，如膀胱过度活动症、神经性膀胱。

二、诊断流程

尿频诊断流程见图4-5。

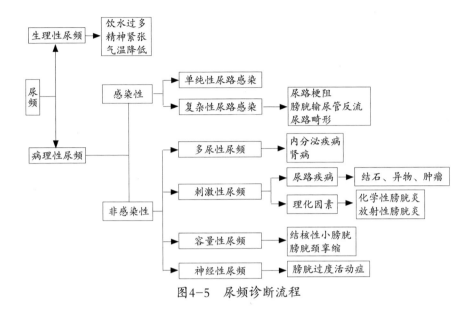

图4-5 尿频诊断流程

三、鉴别诊断

（一）内分泌及代谢障碍性疾病

特点是尿的总量明显增多，常伴有烦渴，病史及临床表现可供鉴别。诊断此类疾病的主要步骤为：

1. 区分是高渗尿、低渗尿还是等渗尿。

2. 区分是糖尿病还是肾性糖尿所致多尿。

3. 区分是尿崩症还是精神性多尿。

（二）肾小管转运功能障碍性疾病

肾小管一种或多种转运功能障碍，包括近段小管和远端小管对各种物质的重吸收功能下降，可引起多尿性尿频。常见于遗传性肾源性尿崩症、肾小管酸中毒、肾性氨基酸尿、抗维生素D佝偻病、Bartter综合征等。根据各种疾病的特点不难鉴别。

（三）泌尿道感染

小儿尿频常见的病因之一。年长儿童局部膀胱刺激症状明显，除尿频外还同时伴有尿急、尿痛、腰痛、发热等。但婴幼儿局部症状多不明显，诊断较为困难，应反复查尿常规和（或）尿培养以确诊。

（四）肾结核

多见于年长儿童，如病变累及膀胱可出现血尿、脓尿及尿路刺激征。结核接触史及结核中毒症状、结核菌素试验阳性、尿液可查到结核菌、肾盂造影时可见肾盂肾盏出现破坏性病变等特点可供鉴别。

（五）膀胱过度活动症

近年来儿童膀胱过度活动症有增多的倾向。尿频、尿急很明显或伴有尿痛、排尿困难，酷似膀胱炎，但尿液和膀胱镜检查无异常发现，尿培养阴性。

四、治疗原则

应根据尿频的病因采取针对性的治疗措施。在尿频病因明确之前可先行对症处理。医师、家长、监护人及老师要对孩子进行心理疏导，消除心理紧张。给孩子以较宽松的生活环境，要允许其自由排尿，不要指责及过分关注孩子的排尿次数，以免加重孩子的心理负担。

第六节　血尿

血尿是指尿液中红细胞排泄超过正常。仅在显微镜下发现红细胞增多者称为镜下血尿；肉眼即能见尿呈"洗肉水"色或血样甚至有凝血块者称为"肉眼血尿"。肉眼血尿的颜色与尿液的酸碱度有关，中性或弱碱性尿颜色鲜红或呈洗肉水样，酸性尿呈浓茶样或烟灰水样。镜下血尿的检查方法和诊断标准目前尚未统一，常用标准有：

第一，离心尿（10 mL中段新鲜尿，1500 r/min离心沉淀5分钟，取其沉渣一滴置载玻片上于高位镜下观察）红细胞＞3个/HP。

第二，尿沉渣红细胞计数＞8×10^6/L。

一、病因

引起血尿的原因很多，各种致病因素引起肾小球基底膜完整性受损或通透性增加、肾小球毛细血管腔内压增高、尿道黏膜的损伤、全身凝血机制缺陷障碍等，均可致血尿。

（一）泌尿系统疾病

1. 肾小球疾病

急、慢性肾小球肾炎，遗传性肾炎，薄基膜肾病，IgA肾病，肺出血-肾炎综合征等。

2. 感染

肾盂肾炎、膀胱炎、尿道炎、肾结核。

3. 畸形

肾血管畸形，先天性多囊肾，游走肾，肾下垂，肾盂积水，尿路息肉、憩室等。

4. 肿瘤

肾胚胎瘤、肾盏血管肿瘤等。

5. 结石

肾结石、输尿管结石、膀胱结石。

6. 肾血管病变

深静脉血栓形成、左肾静脉受压综合征。

7. 损伤

肾挫伤及其他损伤。

8. 药物

肾毒性药物如氨基糖苷类抗生素、杆菌肽、水杨酸制剂、磺胺类、苯妥英钠、环磷酰胺等。

（二）全身性疾病

1．出血性疾病

弥散性血管内凝血、血小板减少性紫癜、血友病、新生儿自然出血症、再生障碍性贫血、白血病等。

2．心血管疾病

充血性心力衰竭、感染性心内膜炎。

3．感染性疾病

猩红热，伤寒，流行性出血热，传染性单核细胞增多症，流行性脑脊髓膜炎，肺炎支原体、结核杆菌、肝炎病毒、钩端螺旋体等所致的感染后肾炎。

4．风湿性疾病

系统性红斑狼疮、过敏性紫癜、结节性多动脉炎。

5．营养性疾病

维生素C缺乏症、维生素K缺乏症。

6．过敏性疾病

食物如牛奶、菠萝过敏等。

7．其他疾病

遗传性毛细血管扩张症、特发性高钙尿症、剧烈活动后的一过性血尿等。

二、诊断流程

血尿诊断流程见图4-6。

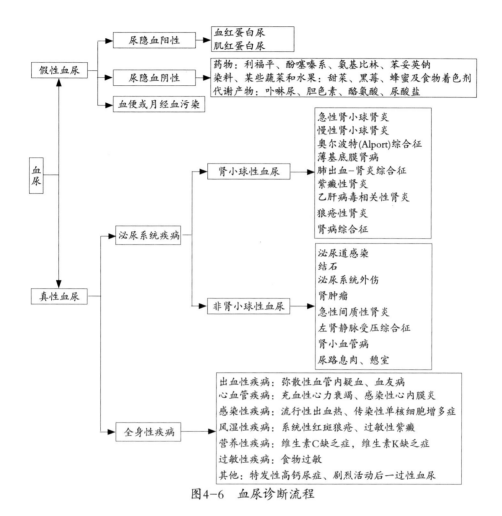

图4-6 血尿诊断流程

三、鉴别诊断

（一）区分真性血尿与假性血尿

血尿的诊断首先要排除以下能产生假性血尿的情况：

1. 摄入含大量人造色素（如苯胺）的食品，某种食物（如蜂蜜）或药物（如大黄、利福平、苯妥英钠）。

2. 血红蛋白尿或肌红蛋白尿。

3. 卟啉尿。

4. 初生新生儿尿内的尿酸盐。但以上尿检查均无红细胞可资鉴别。

5. 血便或月经血污染。

（二）区分肾小球性血尿与非肾小球性血尿

血尿确定后，首先判断血尿的来源，然后确定原发病因。目前常用的方法有以下两种：

1. 尿沉渣红细胞形态学检查

若以异形红细胞为主（＞60%）则提示为肾小球性血尿，血尿来源于肾小球，病变部位在肾小球，常见于各种肾小球肾炎。以均一形红细胞为主者则提示非肾小球性血尿，血尿来源于肾盂、肾盏、输尿管、膀胱或尿道，多见于泌尿道感染、结石、结核、肿瘤、创伤等。

2. 尿沉渣检查

见到红细胞管型和肾小管上皮细胞，表明血尿为肾实质性。若镜下血尿时，尿蛋白定量＞500 mg/24h；肉眼血尿时，尿蛋白＞990 mg/24h或＞660 mg/L，则多提示肾小球疾病。

（三）肾小球性血尿的诊断步骤

1. 伴随症状及体征

（1）伴水肿、高血压、管型和蛋白尿，应考虑原发性或继发性肾小球疾病。

（2）新近有皮肤感染、上呼吸道感染后出现血尿，首先要考虑急性链球菌感染后肾小球肾炎，其次为IgA肾病。

（3）伴夜尿增多、贫血，应考虑慢性肾小球肾炎。

（4）伴听力异常，应考虑Alport综合征。

（5）伴血尿家族史，应考虑薄基底膜肾病。

（6）伴感觉异常，应考虑法布里（Fabry）病。

（7）伴肺出血应考虑肺出血-肾炎综合征。

（8）伴紫癜，应考虑过敏性紫癜肾炎。

（9）伴高度水肿，应考虑肾病综合征。

2. 特异性标志物

（1）血液中抗链球菌溶血素O（ASO）和补体（C_3）下降可诊断急性链球菌感染后肾炎。

（2）血HBsAg（＋），肾组织中有乙肝病毒抗原沉积，可诊断为乙肝病毒相关性肾炎。

（3）血清补体持续性下降，应考虑原发性膜增生性肾炎、狼疮性肾炎、乙肝病毒相关性肾炎。

（4）抗核抗体（ANA）、抗双链DNA抗体（Anti-dsDNA）、抗中性粒细胞胞质抗体（ANCA）（＋）可考虑狼疮性肾炎。

（5）血清免疫球蛋白：IgA增高，提示IgA肾病的可能；IgG、IgM、IgA均增高，可考虑狼疮性肾炎、慢性肾炎。

3. 肾体组织学检查

肾活检对血尿的病因诊断具有极为重要的价值。儿童最为常见的是IgA肾病、薄基底膜肾病、轻微病变型肾病及局灶节段性肾小球硬化，部分不常见的肾小球疾病如Alport综合征、脂蛋白肾小球病、纤维连接蛋白性肾小球病、胶原Ⅲ肾小球病也能得到诊断。免疫病理对诊断抗肾小球基膜型肾小球肾炎、IgA肾病、IgM肾病、狼疮性肾炎、肝炎相关性肾小球肾炎、Alport综合征等价值极大。

四、治疗原则

除非出现出血不止，如肾挫伤、肾结石、肾血管畸形、高钙尿症、肿瘤或血液病所致血尿，需要采取止血药对症处理外，肾小球性血尿等肾内科范畴的血尿目前尚缺乏特效的治疗方法，主要是明确血尿的病因后针对原发病治疗。一般可采取适当休息，避免致肾损伤的药物应用等。需特别注意的是，肾小球性血尿的本质并非血管破裂出血，而是因肾小球内免疫复合物沉积等机制损伤肾小球基底膜导致血尿。因而不能盲目地应用止血药，否则会加重肾损伤而致血尿加重。

第七节　蛋白尿

正常人尿中可有微量蛋白，多数来自血浆，部分为肾小管分泌。蛋白尿是指尿中的蛋白含量超过正常范围。儿童多以蛋白含量＞100 mg/（m² · d）或＞4 mg/（m² · h）作为蛋白尿的诊断标准，也可按1次随机尿尿蛋白（mg/dL）与尿肌酐（mg/dL）比值＞0.2诊断；2岁以内者，以＞0.5为标准。

一、病因

（一）非病理性蛋白尿

1. 功能性蛋白尿

常见原因有：发热、运动、寒冷或高温、淤血性蛋白尿。

2. 体位性（直立性）蛋白尿

晨起前尿蛋白检查阴性，起床活动后逐渐出现蛋白尿，平卧休息后又转为阴性，多见于青少年，以瘦长体型者多见。

（二）病理性蛋白尿

1. 肾小球性蛋白尿

原发性肾小球疾病、继发性肾小球疾病、遗传性肾小球疾病。

2. 肾小管性蛋白尿

（1）先天性代谢性缺陷：如范科尼（Fanconi）综合征、高同型半胱氨酸血症、肝豆状核变性（Wilson病），眼脑肾综合征（Lowe综合征）。

（2）获得性损伤：如急性肾小管坏死、肾盂肾炎、间质性肾炎、肾移植排斥反应、药物性肾损害、重金属中毒。

3．分泌性及组织性蛋白尿

T-H糖蛋白、尿黏蛋白、分泌型IgA、溶菌酶、恶性肿瘤所致蛋白尿，病毒感染所致蛋白尿。

4．溢出性蛋白尿

血红蛋白尿、肌红蛋白尿、本周蛋白尿、淀粉样变性等。

二、诊断流程

蛋白尿诊断流程见图4-7。

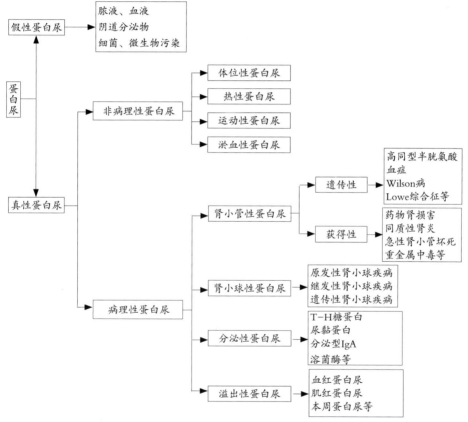

图4-7　蛋白尿诊断流程

三、鉴别诊断

接诊医师对于蛋白尿首先要排除假性蛋白尿。由于尿中混入脓液、血液及阴道分泌物，或尿液长期放置（微生物污染），或药物影响，可能产生假性蛋白尿。然后，对蛋白尿应考虑以下3个问题：①是非病理性蛋白尿还是病理性蛋白尿；②病理性蛋白尿来自哪里；③哪种疾病引起蛋白尿。

第一，判断是非病理性蛋白尿还是病理性蛋白尿。非病理性蛋白尿（或称生理性蛋白尿）又可分为功能性蛋白尿与体位性蛋白尿。功能性蛋白尿的肾实质无器质性损害，多为一过性，蛋白尿程度轻（24小时尿蛋白定量<0.5 g），尿蛋白主要成分为血清清蛋白。常见原因为高热、剧烈运动、寒冷或高温。当右心功能不全、下腔静脉回流障碍，致肾静脉淤血，可出现淤血性蛋白尿。淤血改善，尿蛋白消失。如长期淤血，可致肾实质损害，出现持久性蛋白尿，即不属功能性蛋白尿范畴。体位性蛋白尿诊断要点：①无肾病史和肾病症状及体征。②24小时尿蛋白定量<1 g，但>150 mg，卧位12小时尿蛋白<75 mg，不发生低蛋白血症，尿蛋白分析多为非选择性蛋白尿，其他实验检查均正常。③体位性尿蛋白试验阳性。体位性蛋白尿一般预后较好，但如出现尿沉渣异常或高血压，可能提示肾进行性病变，可能存在潜在肾小球病变。因此，对诊断体位性蛋白尿要慎重，应进行长期追踪观察。

第二，判断蛋白尿的来源。如果已确定是病理性蛋白尿，则需进一步区分是肾小球性蛋白尿、肾小管性蛋白尿、分泌性及组织性蛋白尿还是溢出性蛋白尿。可通过尿蛋白定量、尿圆盘电泳及尿蛋白成分测定等检查方法鉴别。但应注意，临床上常可以同时存在上述2种及以上类型的蛋白尿，如肾小球与肾小管性蛋白尿，提示肾小球与肾小管同时损害。

第三，判断是否肾病水平的蛋白尿：尿蛋白定量>50 mg/（kg·d）即可确定为肾病水平的蛋白尿，同时检查血清清蛋白、血脂等。

第四，判断是原发性、继发性还是遗传性肾小球疾病，或其他种类的肾病。

第五，通过肾的病理、免疫病理类型来明确引起蛋白尿的肾病。

四、治疗原则

（一）功能性蛋白尿

多属于暂时性或一过性蛋白尿，无需特殊治疗。

（二）体位性蛋白尿

主要是观察随访，一旦发现转变为持续蛋白尿时，可以做肾活体组织学检查，如发现为慢性肾小球肾炎，必须及时治疗。

（三）持续性无症状蛋白尿

可应用血管紧张素转化酶抑制药（ACEI）或血管紧张素受体拮抗药（ARB）。必须长期随访。

（四）溢出性蛋白尿

主要治疗原发病。

（五）肾小管性蛋白尿

在治疗原发病的同时，注意保护肾小管功能。

（六）肾病综合征及肾小球性蛋白尿

主要应用糖皮质激素及免疫抑制药治疗，必要时需根据肾病理类型选择合适的治疗方案。

第五章 儿科疾病诊治原则

第一节 儿科病史采集和体格检查

儿科的病史采集、记录和体格检查在内容、程序、方法以及分析判断等方面具有自身的特点，故在要求上与成人有很大差别。熟练掌握与此有关的方法和技巧，是开展儿科临床诊疗工作的基础。准确的病史资料的采集和体格检查永远是正确诊断疾病的重要的基础。病历记录则是最重要的医疗证据。

一、病史采集和记录

病史采集要准确。其要点是认真听、重点问，关键是从家长或监护人提供的信息中发现对病情诊断有用的线索。在病史询问过程中要注意态度及沟通方法，以取得家长和孩子的信任，切不可先入为主，尤其不能用暗示的言语或语气来诱导家长主观期望的回答，这样会给诊断造成困难。病史采集内容包括以下内容。

（一）一般内容

正确记录患儿的姓名、性别、年龄（采用实际年龄：新生儿记录天数、婴儿记录月数、1岁以上记录几岁几个月）、种族、父母或抚养人的姓名、职业、年龄、文化程度、家庭住址和联系方式（如电话）、病史叙述者与患儿的关系，以及病史的可靠程度。

（二）主诉

用病史提供者的语言概括主要症状或体征及其时间。主诉一般不超过20字，例如间歇腹痛3天、持续发热5天。

（三）现病史

现病史为病历的主要部分，包括主要症状、病情发展和诊治经过。

1. 症状

一般按照出现先后顺序，记录起病情况，重点描述主诉中症状的诱因、发生、发作时间、持续和间隙时间、发作特点、伴随症状、缓解情况和发展趋势，然后再记录其他症状。婴幼儿常不会叙述自觉症状而以特殊行为表示，如头痛时拍头、腹痛捧腹弯腰或阵发性地哭吵不安等。儿童疾病症状常泛化，可涉及多个系统，需注意有无任何伴随症状及诱因等。

2. 有鉴别意义的有关症状

包括阴性症状，也要询问并记录在病史中。

3. 一般情况

如精神状态、吃奶或食欲情况、大小便、睡眠等以及其他系统的症状。

4. 既往诊断治疗情况及经过

包括实验室检查、治疗方法（尤其药物名称、剂量、用药时间）及效果。

5. 近期是否有传染病接触史

不但有助于诊断，还可避免误收早期传染病患者入普通病房。

（四）个人史

包括出生史、喂养史、生长发育史，根据不同的年龄和不同的疾病在询问时各有侧重详略。

1. 出生史

母孕期的情况；第几胎第几产，出生体重；分娩时是否足月、早产或过期产；生产方式，出生时有无窒息或产伤，Apgar评分情况等。

2. 喂养史

对婴幼儿要询问喂养方式，人工喂养儿要了解乳品种类、调制方式和量，辅食添加情况；年长儿要询问食欲、饮食习惯、有否偏食等。

3. 生长发育史

3岁以内患儿或所患疾病与发育密切相关者，应详细询问其体格和智力发育过程。婴幼儿着重了解何时会抬头、会笑、独坐、叫人和会走，前囟闭合和出牙时间等；年长儿应了解学习成绩、性格、与家人和同学相处关系等。

4. 预防接种史

是否按序进行计划免疫，非计划免疫的特殊疫苗接种情况，有否不良反应。

5. 既往史

一般不需要对各系统疾病进行回顾，只需询问一般健康情况和有关疾病，既往健康还是多病，曾患过哪些疾病、患病的年龄，诊断肯定者可用病名，诊断不肯定者则简述其症状。应着重了解传染病史，如儿童常见的传染病（麻疹、水痘、流行性腮腺炎、百日咳等）。过去疾病的治疗及手术情况、有否后遗症，有无食物或药物过敏史。

6. 家族史

应询问父母年龄、职业和健康状况，是否近亲结婚；家庭其他成员的健康状况，有无其他人员患有类似疾病，有无家族性和遗传性疾病，其他密切接触者的健康状况。

二、体格检查

（一）体格检查注意事项

体格检查是临床医生诊断疾病的基本技术，儿科体格检查较成人困难。为了获取准确的体格检查资料，儿科医生在检查时应当注意以下内容。

1. 询问病史时就应该开始和患儿建立良好的关系。态度要和蔼，消除患儿的恐惧感。室温低时，及时用手温暖听诊器后再接触患儿。检查既要全面仔细又要注意保暖，不要过多暴露身体部位，对年长儿要顾及其自尊心。对不配合的患儿应讲究方法或等其入睡后再行检查。

2. 患儿的检查体位及检查顺序可灵活掌握。婴幼儿可在家长的怀抱中进行，患儿安静时可先检查心、肺听诊，心率，呼吸次数或腹部触诊等易受哭闹影响的项目，对患儿有刺激而患儿不易接受的部位最后查，如口腔、咽部等，有疼痛的部位也应放在最后检查。

3. 对急症或危重抢救病例，应先重点检查生命体征或与疾病有关的部位，全面的体检最好在病情稍稳定后进行，也可边抢救边检查。

4. 小儿免疫功能差，为防止交叉感染，检查前后均应清洗双手，使用一次性或消毒后的压舌板；检查者的工作衣和听诊器要勤消毒。

（二）检查方法

1. 一般状况

询问病史的过程中，留心观察小儿的营养发育情况、神志、表情、对周围事物的反应、皮肤颜色、体位、行走姿势和孩子的语言能力等，由此得到的资料较为真实，可供正确判断一般情况。

2. 一般测量

包括体温、呼吸、脉搏、血压，还有身长、体重、头围、胸围等。

（1）体温：可根据小儿的年龄和病情选用测温的方法。①腋下测温法：最常用，也最安全、方便，适用于各年龄组儿童。将消毒的体温表水银头放在小儿腋窝处，夹紧上臂至少5分钟，36.2～37.3℃为正常；②口腔测温法：准确、方便，口表置于舌下3分钟，37.0℃为正常，只适合于能配合的年长儿；③肛门测温法：测温时间短、准确。肛表水银头轻轻插入肛门内3～4 cm，测温3分钟，36.5～37.5℃为正常，适用于病情重及各个年龄组的儿童；④耳内测温法：准确、快速，不会造成交叉感染，但仪器贵，目前临床比较少用。

（2）呼吸、脉搏：应在小儿安静时进行。在儿童安静时测量，年幼儿腹式呼吸为主，可按小腹起伏计数。呼吸过快不易看清者可用听诊器听呼吸音计数。年幼儿腕部脉搏不易扣及，可计数颈动脉或股动脉搏动。各年龄组小儿呼吸、脉搏正常值见表5-1。

表5-1　各年龄小儿呼吸、脉搏（次/分）

年龄分期	呼吸	脉搏	呼吸：脉搏
新生儿	40～45	120～140	1：3
<1岁	30～40	110～130	1：3～1：4
1～3岁	25～30	100～120	1：3～1：4
4～7岁	20～25	80～100	1：4
8～14岁	18～20	70～90	1：4

（3）血压：一般用汞柱血压计，不同年龄儿童选用不同宽度的袖带，袖带

的宽度应为上臂长度的1/2～2/3。过宽时测得的血压值较实际值偏低，过窄时则较实际值为高。不同年龄小儿血压的正常值可用公式推算：收缩压（mmHg）＝80＋（年龄<2）；舒张压应该为收缩压的2/3。一般只测任一上肢即可，如疑为大动脉炎或主动脉脉狭窄的患儿，则应测四肢血压。

3. 皮肤和皮下组织

在自然光线、保暖的前提下仔细观察皮肤的颜色、湿润度、弹性，皮下脂肪的厚度，有无苍白、黄染、皮疹、出血点、水肿、硬肿、毛细血管扩张和毛发异常等变化。

4. 淋巴结

查淋巴结的大小、数目、活动度、质地、有无粘连和（或）压痛等。正常儿童在颈部、耳后、枕部、腹股沟等部位可触及单个质软的黄豆大小的淋巴结，可活动，无压痛。

5. 头部

（1）头颅：观察大小、形状，必要时测量头围；前囟大小及紧张度、有无凹陷或隆起；小婴儿要观察有无枕秃和颅骨软化、血肿或颅骨缺损等。

（2）面部：有无特殊面容，眼距宽窄，鼻梁高低，注意双耳位置和形状等。

（3）眼、耳、鼻：有无眼睑水肿、下垂，眼球突出，斜视，结膜充血，眼分泌物，角膜混浊；瞳孔大小、形状、对光反射。检查双外耳道有无分泌物、局部红肿及外耳牵拉痛；若怀疑有中耳炎时应用耳镜检查鼓膜情况。观察鼻形，注意有无鼻翼扇动、鼻腔分泌物及通气情况。

（4）口：口唇有无苍白、发绀、干燥、口角糜烂、疱疹。口腔内颊黏膜、牙龈、硬腭有无充血、溃疡、黏膜斑、鹅口疮，腮腺开口处有无红肿及分泌物，牙齿数目及龋齿数，舌质、舌苔颜色。咽部检查放在体格检查最后进行。医生一手固定小儿头部使其面对光源，一手持压舌板，在小儿张口时进入口腔，压住舌后根部，利用小儿反射性将口张大暴露咽部的短暂时间，迅速观察双扁桃体是否肿大，有无充血、分泌物、脓点、伪膜及咽部有无溃疡、充血、滤泡增生、咽后壁脓肿等情况。

6. 颈部

有无颈短和颈蹼等畸形，甲状腺是否肿大，气管是否居中，有无异常的颈部血管搏动，有无活动受限，有无颈抵抗。

7. 胸部

（1）胸廓：注意有无鸡胸、漏斗胸、肋骨串珠、肋膈沟、肋缘外翻等佝偻病的体征，胸廓两侧是否对称，心前区有无隆起，有无桶状胸，肋间隙饱满、凹陷、增宽或变窄等。

（2）肺：视诊应注意呼吸频率、节律、幅度有无异常，有无呼吸困难。吸气性呼吸困难时可出现"三凹征"，即胸骨上窝、肋间隙和剑突下在吸气时向内凹陷；呼气性呼吸困难时可出现呼气延长。触诊可趁其啼哭或说话时进行，小儿胸壁薄，叩诊时用力要轻。听诊时正常小儿呼吸音呈支气管肺泡呼吸音，应注意听腋下、肩胛间区及肩胛下区这些较易听到湿啰音的部位。听诊时尽量保持小儿安静，小儿啼哭后深吸气时容易闻及细湿啰音。

（3）心：视诊时观察心前区是否隆起，心尖搏动强弱和搏动范围，正常小儿心尖搏动范围在 $2 \sim 3 \, cm^2$。触诊主要检查心尖搏动的位置及有无震颤，并应注意部位和性质。叩心界可估计心脏大小、形状及其在胸腔的位置，叩诊心界时用力要轻，3岁以内婴幼儿一般只叩心脏左右界。叩左界时从心尖搏动点左侧起向右叩，听到浊音改变即为左界，叩右界时先叩出肝浊音界，然后在其上一肋间自右向左叩，有浊音改变时即为右界。小儿心脏听诊应在安静环境中进行，听诊器的胸件要小。小婴儿第一心音与第二心音响度几乎相等。有时可出现吸气性第二心音分裂。学龄前期及学龄儿童常于肺动脉瓣区或心尖部听到生理性收缩期杂音或窦性心律不齐。

8. 腹部

视诊在新生儿或消瘦小儿常可见到肠型或肠蠕动波，新生儿应注意脐部有无分泌物、出血、炎症，脐疝大小。触诊应尽量争取小儿的合作，可让其躺在母亲怀里或在哺乳时进行，检查者的手应温暖、动作轻柔，如小儿哭闹不止，可利用其吸气时作快速扣诊。检查有无压痛主要观察小儿表情反应，不能完全依靠小儿回答。正常婴幼儿肝脏可在肋缘下 $1 \sim 2 \, cm$ 处扪及，柔软无压痛；$6 \sim 7$ 岁后不应在肋下触及。小婴儿偶可触及脾脏边缘。叩诊检查内容与成人相同。小儿腹部听诊有时可闻及肠鸣音亢进，如有血管杂音时应注意杂音性质、强弱及部位。

9. 脊柱和四肢

注意有无畸形，躯干与四肢比例，有无佝偻病体征，如"O"形或"X"

形腿，手镯、脚镯样变，脊柱侧弯等；观察手、足指（趾）有无杵状指、多指（趾）畸形等。

10. 会阴肛门和外生殖器

观察有无畸形（如无肛、尿道下裂、两性畸形）、肛裂；女孩有无阴道分泌物、畸形；男孩有无隐睾，包皮过长、过紧，鞘膜积液和腹股沟疝等。

11. 神经系统

根据病种、病情、年龄等选择必要的检查。

（1）一般检查：观察神志、精神状态、面部表情、反应灵敏度、动作语言能力、有无异常行为等。

（2）神经反射：新生儿期特有的反射，如吸吮反射、拥抱反射、握持反射是否存在。有些神经反射有其年龄特点，如新生儿和小婴儿期提睾反射、腹壁反射较弱或不能引出，但跟腱反射亢进，并可出现踝阵挛；2岁以下的小儿巴宾斯基征可呈阳性，但一侧阳性，另一侧阴性则有临床意义。

（3）脑膜刺激征：大多见于脑膜炎患儿，检查方法同成人，包括颈项强直、凯尔尼格征和巴宾斯基征，儿童哭闹不配合时易干扰结果，要反复检查。

（三）体格检查记录方法

体格检查项目虽然在检查时无一定顺序，但结果记录应按上述顺序书写；不仅阳性体征应记录，重要的阴性体征结果也要记录。

第二节　儿科疾病治疗原则

儿童阶段是一个生长发育的连续过程，不同年龄阶段的小儿在生理、病理和心理特点上各异，在发病原因、疾病过程和转归等方面与成年人更有不同之处，在治疗上既要适时、全面，又要仔细、突出重点，且在疾病的治疗过程中较成年人更需要爱心、耐心。在儿科疾病的诊疗中除了必要的医疗行为还要掌握护理、饮食和心理等各方面的治疗技术，使患儿身心顺利康复。

一、护理的原则

在疾病治疗过程中，儿科护理是极为重要的一个环节，许多治疗操作均通过护理工作来实施。良好的护理在促进患儿康复中起着重要的作用。儿科医师应关心和熟悉护理工作，医护密切协作，以提高治疗效果。

（一）细致的临床观察

患儿语言表达能力有限，故密切观察患儿姿态、面部表情、动作等方面的异常都可能成为诊断的线索。

（二）合理的病室安排

病室要整齐、清洁、安静、舒适，空气新鲜、流通，温度适宜。为提高治疗和护理的质量，可按年龄、病种、病情轻重和护理要求合理安排病房及病区。

（三）规律的病房生活

保证充足的睡眠和休息，观察病情应尽量不影响患儿的睡眠，尽可能集中时间进行治疗和诊断操作，定时进餐。

（四）预防医源性疾病

1. 防止交叉感染

尽量做到不同病种、同病种急性期与恢复期分室住，医护人员在接触患儿前后均应洗手，严格执行无菌操作，以防止交叉感染和医源性感染。

2. 防止意外的发生，做好病房安全防护。

二、饮食治疗原则

合理的饮食指导有利于患儿病情的治疗与恢复，根据病情及不同年龄选择适当的饮食在儿科诊疗中起着重要作用。其中包括基本膳食及特殊饮食。基本膳食包括普通饮食、软食、半流质饮食、流质饮食。特殊膳食包括以下几种：

（一）无盐及少盐饮食

每天食物中食盐含量<0.5 g时为无盐，<1.5 g时为低盐，适用于心、肾功能不全，有水肿的患儿。

（二）低蛋白饮食

膳食中减少蛋白质含量，以糖类补充热量，用于尿毒症、肝昏迷和急性肾炎的少尿期患儿。

（三）高蛋白饮食

饮食中添加富含蛋白质的食物，适用于营养不良、消耗性疾病患儿。

（四）低热能饮食

膳食中减少脂肪和糖类的含量，适用于单纯性肥胖症的小儿。

（五）低脂肪饮食

适用于腹泻，肝、胆、胰疾病和高脂血症患儿。

（六）乳品

不同比例的稀释奶用于早产儿和患病的初生儿。脱脂奶和酸奶用于腹泻婴儿。蛋白奶提供丰富的蛋白质，适用于营养不良婴儿等。

（七）检查前饮食

潜血膳食，即食用不含肉类、动物肝脏、血和绿叶蔬菜等的饮食，用于消化道出血的检查；胆囊造影饮食（高脂）和肾功能检查（不含氨基酸）饮食；尿浓缩功能试验（干膳食）等。

三、药物治疗原则

儿童由于其生长发育的特殊性对其药物的用法、不良反应等与成人存在很大差别，因此必须充分了解小儿药物治疗的特点，掌握药物性能、作用机制、不良反应、适应证和禁忌证，以及精确的剂量计算和适当的用药方法。

（一）儿科药物治疗的特点

1. 药物在组织内的分布因年龄而异

如巴比妥类、吗啡、四环素在幼儿脑浓度明显高于年长儿。

2. 小儿对药物的反应因年龄而异

吗啡对新生儿呼吸中枢的抑制作用明显高于年长儿，麻黄碱使血压升高的作用在未成熟儿却低得多。

3. 肝脏解毒功能不足

特别是新生儿和早产儿，肝脏酶系统发育不成熟，对某些药物的代谢延长，药物的半衰期延长，增加了药物的血浓度和毒性作用。

4. 肾脏排泄功能不足

新生儿特别是未成熟儿的肾功能尚不成熟，药物及其分解产物在体内滞留的时间延长，增加了药物的不良反应。

5. 遗传因素等。

（二）药物选择

选择用药的主要依据是小儿年龄、病种和病情，同时要考虑小儿对药物的特殊反应和药物的远期影响。

1. 抗生素

对于儿科疾病既要掌握抗生素的药理作用和用药指征，更要重视其不良反应。过量使用抗生素容易引起肠道菌群失衡，使体内微生态紊乱，滥用广谱抗生素，容易产生微生物对药物的耐受性。临床应用抗生素时必须注意其不良反应，如肾毒性、对造血功能的抑制作用等。

2. 肾上腺皮质激素

短期应用可用于过敏性疾病、重症感染等。长期应用除了治疗作用，还可抑制骨骼生长，影响水、电解质、蛋白质、脂肪代谢，降低免疫力等；水痘患儿禁用激素。

3. 解热药

一般使用对乙酰氨基酚和布洛芬，为减少副作用可交替使用。

4. 镇静解痉药

在患儿高热、烦躁不安、剧咳不止等情况下可考虑给予镇静药。发生惊厥时可用苯巴比妥、水合氯醛、地西泮（安定）等镇静解痉药。

5. 镇咳止喘药

婴幼儿一般主张用镇咳药，多用祛痰药口服或雾化吸入，使分泌物稀释、易于咳出。

6. 止泻药与泻药

对腹泻患儿慎用止泻药，因止泻药使肠道内毒素无法排出而加重病情。小儿便秘多采用调整饮食和通便法。

7. 乳母用药

阿托品、苯巴比妥、水杨酸盐等药物可经母乳影响哺乳婴儿，应慎用。

（三）给药方法

口服为首选方法，片剂可研碎加小量水经婴儿口角缓慢灌入口中，昏迷患儿可采用鼻饲法给药。病情危重、化脓性脑膜炎等情况下抗生素应静脉给药，婴幼儿臀部肌肉较少，肌注少用。新生儿鼻部和支气管黏膜嫩薄，血管丰富，某些药物可滴鼻和气管给药。儿童皮肤薄、黏膜面积相对大，外用药容易被吸收，不易涂得太多。此外儿科还常用雾化吸入、灌肠法、缓释栓剂等给药方法。

（四）药物剂量计算

儿科用药剂量较成人更须准确。可按以下方法计算：

1. 按体重计算

按体重计算是最常用、最基本的计算方法，可算出每日或每次需用量。每日（次）剂量＝患儿体重（kg）×每日（次）每千克体重所需药量。须连续应用数日的药，都按每日剂量计算，再分2～3次服用；而临时对症用药如退热、催眠药等，常按每次剂量计算。患儿体重应以实际测得值为准。年长儿按体重计算如已超过成人量则以成人量为上限。

2. 按体表面积计算

此法较按年龄、体重计算更为准确，因其与基础代谢、肾小球滤过率等生理活动的关系更为密切。小儿体表面积计算公式为：

如体重≤30 kg，小儿的体表面积（m²）=体重（kg）×0.035+0.10

如体重>30 kg，小儿的体表面积（m²）=［体重（kg）−30］×0.02+1.05。

3. 按年龄计算

剂量幅度大、不需十分精确的药物，如营养类药物等可按年龄计算，比较简单易行。

4. 从成人剂量折算

小儿剂量=成人剂量×小儿体重（kg）/50，此法仅用于未提供小儿剂量的药物，所得剂量一般都偏小，故不常用。

无论采用何种方法计算的剂量，必须与病儿具体情况相结合，才能得出比较确切的药物用量。

四、心理治疗原则

随着社会及医学模式的转变，心理因素在儿科疾病的治疗、康复中的重要性逐渐被重视，心理治疗贯穿于疾病的整个诊疗过程，要求儿科工作者在疾病的治疗中重视各种心理因素，学习儿童心理学的基本原理，掌握临床心理治疗和心理护理的基本方法。

儿童心理治疗是指根据心理分析与治疗理论而建立的系统治疗儿童精神问题的方法。常用方法包括支持疗法、行为疗法、疏泄法等，对初次治疗者要细心了解、观察，不强求儿童改变其行为以适合治疗者的意愿，要尊重儿童有自我改善的潜在能力，以暗示和循循善诱帮助儿童疏泄其内心郁积的压抑，激发其情绪释放，以减轻其心理和精神障碍的程度，促进原发病的康复。

患病使小儿产生心理负担，又进入陌生的医院环境，容易焦虑、紧张甚至恐怖。常见的症状为出现哭闹或沉默寡言、闷闷不乐，有的患儿拒谈、拒绝治疗或整夜不眠。安静、舒适和整洁的环境，亲切的语言，轻柔的动作，和蔼的面孔和周到的服务是改善患儿症状的关键。

第三节　小儿液体平衡的特点和液体疗法

一、小儿液体平衡的特点

体液的生理平衡是维持生命的重要条件。其中水、电解质、酸碱度、渗透压等的动态平衡依赖于神经、内分泌、肺，特别是肾脏等系统的正常调节功能。小儿体液占体重的比例大，动态平衡调节功能差，易发生体液平衡失调。

（一）体液的总量与分布

体液的总量分布于血浆、间质及细胞内，前两者合称为细胞外液。年龄愈小，间质液的比例越高，而血浆和细胞内液量的比例则与成人相近。不同年龄的体液分布见表5-2。

表5-2　不同年龄的体液分布（占体重的％）

年龄	总量	细胞外液		细胞内液
		血浆	间质液	
新生儿	78	6	37	35
1岁	70	5	25	40
2～14岁	65	5	20	40
成人	55～60	5	10～15	40～45

（二）体液的电解质组成

其中细胞外液阳离子Na^+占该区阳离子总量的90％以上，维持细胞外液的渗透压；细胞内液阳离子以K^+为主，占78％，维持细胞内液的渗透压。新生儿除在出生后数日内血钾、氯水平偏高，血钠、钙和碳酸盐水平偏低外，与成人体液电解质组成基本相似。

（三）儿童水的代谢特点

1. 水的需要量及排出

小儿生长发育快、活动量大、新陈代谢旺盛，因此儿童水的需要量较成人大。体表面积相对大、呼吸频率快，不显性失水也较成人多。年龄愈小，每日需水量愈多。不同年龄小儿每日需水量及不显性失水量见表5-3。

表5-3　小儿每日需水量及不显性失水（mL/kg）

年龄	需水量	不显性失水量
<1岁	120～160	19～24
1～3岁	100～140	14～17
4～9岁	70～110	12～14
10～14岁	50～90	12～14

2. 水平衡的调节

肾脏是唯一能通过其调节来控制细胞外液容量与成分的器官。小儿的体液调节功能相对不成熟。小儿年龄愈小，肾脏的浓缩和稀释功能愈不成熟。因此，小儿在排泄同等量溶质时所需水量较成人为多，尿量相对较多。一方面，当入水量不足或失水量增加时，易超过肾脏浓缩能力的限度，发生代谢产物滞留和高渗性脱水。另一方面，新生儿出生一周后肾脏稀释能力虽可达成人水平，但由于肾小球滤过率低，水的排泄速度较慢，若摄入水量过多又易致水肿和低钠血症。年龄愈小，肾脏排钠、排酸、产氨能力也愈差，因而也容易发生高钠血症和酸中毒。

二、水与电解质平衡失调

（一）脱水

脱水是指水分摄入不足或丢失过多所引起的体液总量尤其是细胞外液量的减少，脱水时除丧失水分外，尚有钠、钾和其他电解质的丢失。体液和电解质丢失的严重程度取决于丢失的速度及幅度，而丢失体液和电解质的种类反映了水和电解质（主要是钠）的相对丢失率。

1. 脱水的程度

脱水的程度常以丢失液体量占体重的百分比来表示，在临床上主要依据前囟、眼窝、皮肤弹性、尿量、循环情况等综合分析判断，可分为轻、中、重三度（表5-4）。

表5-4　脱水程度评估

症状与体征	轻度脱水	中度脱水	重度脱水
体液减少占体重比	3%～5%	5%～10%	10%以上
精神状况	精神尚可	萎靡或烦躁不安	极度萎靡、嗜睡、昏迷，甚至惊厥
眼窝、前囟	无凹陷或稍凹陷	凹陷	明显凹陷，眼不能闭合
眼泪	基本正常	少	哭时无泪
口舌	湿润或略干燥	干燥	明显干燥
口渴	无	口渴，想喝水	少量饮水或不能饮水
皮肤弹性	稍差，捏起后回缩快	差，捏起后回缩慢	消失，捏起后回缩很慢
尿量	正常或略少	明显减少	极少或无尿
心率	正常	增快	心音低钝、脉细速
四肢末梢	正常	稍凉	冷、皮肤发花

2. 脱水的性质

不同原因脱水时和电解质丢失比例不同导致体液渗透压的不同改变，按水和电解质（主要是钠）损失比例临床将其分为三种类型，失钠比例等于失水称为等渗性脱水，失钠比例大于失水称为低渗性脱水，失钠比例小于失水称为高渗性脱水（表5-5）。

表5-5　三种性质脱水的评估

	等渗性脱水	低渗性脱水	高渗性脱水
血清钠（mmol/L）	130～150	<130	>150
渗透压（mmol/L）	280～320	<280	>320
失水/失钠	失钠=失水	失水<失钠	失水>失钠
细胞外液	明显减少	极度减少	减少

续表

	等渗性脱水	低渗性脱水	高渗性脱水
细胞内液	不变	增加	明显减少
常见病因	腹泻、呕吐、大面积烧伤、短期饥饿	慢性腹泻、营养不良、禁盐、利尿剂的应用	水摄入不足、高热、大量出汗、某些病毒性肠炎等
临床特点	一般的脱水症状和体征	神经系统症状明显，表现为极度萎靡，口渴不明显，尿量减少不明显，脱水表现重	口渴明显，高热，尿量减少显著，神经系统症状极显著；激惹、烦躁，甚至惊厥、昏迷

（二）钾平衡紊乱

1. 低钾血症

血清钾浓度<3.5 mmol/L时称为低钾血症。

（1）病因：低钾血症在临床较为多见，其发生的主要原因有：①钾的摄入量不足；②由消化道丢失过多，如呕吐、腹泻、各种引流或频繁灌肠而又未及时补充钾；③肾脏排出过多，如酸中毒等所致的钾从细胞内释出，随即大量地由肾脏排出；④钾向细胞内转移，见于大量输注葡萄糖和胰岛素，或碱中毒者，家族性周期性麻痹患者钾由细胞外液迅速地移入细胞内，产生低钾血症。

（2）临床表现：低钾血症的临床表现与低血钾发生的程度与速度有关，血清钾下降1 mmol/L时，大多数患儿能耐受；当血清钾低于3 mmol/L时即可出现症状，低于2.5 mmol/L时症状严重。

症状包括①神经、肌肉；神经、肌肉兴奋性降低，临床表现为肌无力，先是四肢无力，以后可延及躯干和呼吸肌，一旦呼吸肌受累，可导致呼吸困难或窒息；还可有软瘫、腱反射减退或消失等；②心血管：出现心律失常、心肌收缩力降低、血压降低，甚至发生心力衰竭；心电图表现为T波低宽，出现U波、Q-T间期延长，T波倒置以及ST段下降等；③消化系统：可见腹胀、便秘、肠鸣音减弱或消失，严重者可出现肠麻痹；④肾损害：低血钾使肾脏浓缩功能下降，出现多尿，重者有碱中毒症状。

（3）治疗：低钾血症患儿首先治疗原发病，去除病因，能进食患儿鼓励进食含钾丰富的食物。

补充钾盐：①口服10%氯化钾每日200～250 mg/kg，分6次口服，口服补钾安全，但缓慢；②补钾常以静脉输入，静脉补钾时应精确计算补充的速度与浓度。外周静脉补钾速度应小于每小时 0.3 mmol/kg，浓度小于 40 mmol/L（0.3%）。中心静脉浓度可达 80 mmol/L，补钾禁忌静脉推注；③遵循"见尿补钾"的原则，少尿、无尿者禁用。

2. 高钾血症

血清钾浓度＞5.5 mmol/L时称为高钾血症。

（1）病因：①肾衰竭、肾小管性酸中毒、肾上腺皮质功能低下等使排钾减少。②由于输入含钾溶液速度过快或浓度过高等。③钾由细胞内液移至细胞外液，如组织细胞损伤（缺氧、外伤、溶血反应、化疗后的细胞溶解、严重烧伤）、代谢性酸中毒、内分泌影响。

（2）临床表现：①心电图异常与心律失常：高钾血症时心率减慢而不规则，可出现室性期前收缩和心室颤动，甚至心搏停止。心电图可出现高耸的T波、P波消失或QRS波增宽，心室颤动及心脏停搏等。心电图的异常与否对决定是否需治疗有很大帮助。②神经、肌肉症状：高钾血症时患儿精神萎靡、嗜睡、手足感觉异常、腱反射减弱或消失，严重者出现弛缓性瘫痪、尿潴留，甚至呼吸麻痹。

（3）治疗：立即终止所有含钾补液及饮食，尽量避免输入库存血，注意隐性的钾来源。降血钾：①快速静脉应用碳酸氢钠1～3 mmol/kg，或葡萄糖加胰岛素（葡萄糖0.5～1.0 g/kg，每3 g葡萄糖加1单位胰岛素），促使钾进入细胞内，使血清钾降低。②沙丁胺醇5 μg/kg，经15分钟静脉应用，或以2.5～5 mg雾化吸入常能有效地降低血钾，并能持续2～4小时。③10%葡萄糖酸钙0.5 mL/kg在数分钟内缓慢静脉应用，可对抗高钾的心脏毒性作用，但同时必须监测心电图。上述方法都只是短暂的措施，体内总钾并未显著减少，如采用离子交换树脂、血液或腹膜透析则较有效。对于假性醛固酮增多症引起的高血钾，应用氢氯噻嗪常有效。

（三）酸碱平衡紊乱

正常血液的pH维持在7.35～7.45。pH＜7.35为酸中毒，pH＞7.45为碱中毒。发生酸碱平衡紊乱时，如果机体通过缓冲系统的代偿，使血液的pH仍保持在正常范围时则称为代偿性酸中毒或碱中毒。人体调节pH稳定的水平取决于体内缓冲系统，肺脏及肾脏则直接作用于缓冲机制。

1. 代谢性酸中毒

酸性物质的积聚或产生过多，或HCO_3^-丢失过多即可出现代谢性酸中毒，临床最常见。

（1）病因：①细胞外液酸的产生过多；②细胞外液碳酸氢盐的丢失。前者常见有酮症酸中毒，肾衰竭时磷酸、硫酸及组织低氧时产生的乳酸增多；后者代谢性酸中毒是由于碳酸氢盐从肾脏或小肠液的丢失，常发生于腹泻、小肠瘘管的引流等。

（2）临床表现：酸中毒轻症时可无特异的临床症状，较重时，体液降低可刺激呼吸中枢，患儿呼吸加深、加快，口唇樱桃红色，呼气中有酮味，精神萎靡、嗜睡或烦躁不安等。

（3）治疗：①积极治疗缺氧、组织低灌注、腹泻等原发疾病；②采用碳酸氢钠或乳酸钠等碱性药物增加碱储备、中和H^+。一般主张当血气分析的pH < 7.30时用碱性药物。多数情况碱性液剂量可按每次1~2 mmol/kg（相当于1.4%碳酸氢钠或1/6 mol乳酸钠溶液6~12 mL/kg）计算，一般将碳酸氢钠稀释成1.4%的溶液输入；先给予计算量的1/2，复查血气后调整剂量。纠酸后钾离子进入细胞内使血清钾降低，游离钙也减少，故应注意补钾、补钙。

2. 代谢性碱中毒

（1）病因：①氢离子的丢失，如呕吐或胃液引流导致的氢和氯的丢失，最常见为先天性肥厚性幽门狭窄；②摄入或输入过多的碳酸氢盐（碳酸氢钠、枸橼酸钠等）；③低钾血症，肾脏碳酸氢盐的重吸收增加，原发性醛固酮增多症、库欣综合征等。

（2）临床表现：轻度代谢性碱中毒可无明显症状，重症者表现为呼吸抑制，精神萎靡。当因碱中毒致游离钙降低时，可引起抽搐；有低血钾时，可出现相应的临床症状。血气分析见血浆pH增高，$PaCO_2$和HCO_3^-增高，常见低血氯和低血钾。典型的病例尿呈碱性，但在严重低钾时尿液pH也可很低。

（3）治疗：①去除病因；②停用碱性药物，纠正水、电解质平衡失调；③静脉滴注生理盐水；④重症者给予氯化铵静脉滴注；⑤碱中毒时如同时存在低钠、低钾和低氯血症常阻碍其纠正,故必须在纠正碱中毒的同时纠正这些离子的紊乱。

3. 呼吸性酸中毒

通气及换气功能障碍致CO_2蓄积，使$PaCO_2$升高引起的高碳酸血症。

（1）病因：①呼吸道阻塞，如异物、黏稠分泌物、羊水堵塞、喉头痉挛水肿等；②肺和胸腔疾病，如严重肺炎、呼吸窘迫、肺不张、肺水肿、气胸、胸腔积液等；③呼吸中枢抑制，如脑炎、脑外伤、脑肿瘤等；④呼吸肌麻痹、脊髓灰质炎、多发性神经根炎、重症肌无力等；⑤人工呼吸机使用不当、吸入CO_2过多等。

（2）临床表现：除原发病表现，常伴有低氧血症及呼吸困难。高碳酸血症可引起血管扩张，颅内血流增加，致头痛及颅内压增高，严重高碳酸血症可出现中枢抑制。

（3）治疗：呼吸性酸中毒治疗主要应针对原发病，必要时应用人工辅助通气。

4. 呼吸性碱中毒

由于通气过度以致$PaCO_2$降低引起低碳酸血症。

（1）病因：主要见于①过度通气，如癔症发作、焦虑、机械通气使用不当导致CO_2排出过多；②低氧血症，严重贫血、肺炎、肺水肿、高原病等；③神经系统疾病，脑炎、脑肿瘤、脑外伤等；④中毒，水杨酸中毒（早期）、CO中毒等。

（2）临床表现及治疗：典型表现为呼吸深快，其他表现同代谢性碱中毒。主要针对病因治疗，呼吸改善后碱中毒可逐渐恢复，注意纠正电解质紊乱。

三、液体疗法

（一）液体疗法常用液体

常用液体包括非电解质和电解质溶液。

1. 非电解质溶液

常用5%或10%葡萄糖液，因葡萄糖输入体内将被氧化成水，故属无张力溶液，主要是补充水分及部分能量。

2. 电解质溶液

包括氯化钠、氯化钾、乳酸钠、碳酸氢钠和氯化铵等以及它们的不同配制液。用于补充液体容量，纠正体液渗透压、酸碱和电解质失衡。

3. 混合溶液

根据不同情况的补液需求，将各种不同渗透压的液体按不同比例混合配制

（表5-6）。

4. 口服补液盐（ORS）

ORS是WHO推荐用于治疗急性腹泻合并脱水的一种溶液，经临床应用取得了良好效果，轻度或中度脱水无严重呕吐者首选，在用于补充继续损失量和生理需要量时需适当稀释（表5-6）。

表5-6　临床常用溶液的成分、张力和用途

溶液种类	电解质浓度（mmol/L）				渗透压（mmol/L）	液体张力	备注
	Na^+	K^+	Cl^-	HCO_3^-			
5%或10%葡萄糖	—	—	—	—	—	—	无张力液体，多用以稀释电解质溶液
0.9%氯化钠	154		154	—	308	等张	用于液体复苏，纠正急性血容量不足，扩容
1.4%碳酸氢钠	167	—	—	167	334	等张	用于治疗酸中毒
5%碳酸氢钠	595	—	—	595	1190	3.9张	用于治疗酸中毒，需稀释三倍成接近等张液
1.87%乳酸钠	167			167	334	等张	治疗酸中毒，缺氧、休克、心衰、未成熟儿不宜用
11.2%乳酸钠	1000			1000	2000	6张	治疗酸中毒，需稀释6倍成等张液，缺氧、休克、心衰、未成熟儿不宜用
2:1液	158	—	100	58	316	等张	含2份0.9%氯化钠，1份1.4%碳酸氢钠。用于需要纠正酸中毒的液体复苏、扩充血容量
生理维持液	30	20	50	—	100	1/3张	用来维持生理需要的水和电解质
2:3:1液	79	—	51	28	158	1/2张	2份0.9%氯化钠，3份10%葡萄糖，1份1.4%碳酸氢钠
4:3:2液	106	—	69	37	212	2/3张	4份0.9%氯化钠，3份10%葡萄糖，2份1.4%碳酸氢钠

（二）液体行法目的、原则及内容

1. 目的

维持或恢复正常的体液容量和成分，以保持正常的生理功能。

2. 原则

先浓后淡，先盐后糖，先快后慢，见尿补钾，随时调整。

3. 内容

累计损失量、继续损失量、生理需要量。每一部分都可独立进行计算和补充。体液失衡的原因和性质非常复杂，在制定补液方案时必须全面掌握病史、体格检查和实验室检查资料及患儿的个体差异，分析三部分液体的不同需求，制定合理、正确的输液量、速度、成分及顺序。

（三）补液方式

1. 口服补液

用于轻中度脱水而无明显周围循环障碍、无严重呕吐患儿，WHO推荐配方，为2/3张电解质液，成分：NaCl 3.5 g、$NaHCO_3$ 2.5 g、KCl 1.5 g，无水葡萄糖20 g，用饮用水稀释至1 L口服。口服液量和速度根据脱水恢复情况、尿便情况适当增减。

2. 静脉补液

适用于中度以上脱水或吐泻严重的患儿，为临床常用补液方法，补液前应预先指定方案，遵循三定（定量、定性、定速）原则。脱水程度决定补液量，脱水性质决定补液张力，根据脱水程度、性质及补液量决定输液速度。补液内容包括补充累积损失量、继续损失量、生理需要量。

（1）补充生理需要量：满足机体基础代谢所需为生理需要量，包括显性失水和不显性失水，每日生理需要量可按体重估算，计算方法见表5-7。每日最大量不超过2400 mL。钠、钾、氯的需要量约各为2~3 mmol/（kg·d），葡萄糖最少5 g/（kg·d）。常用1/3张含钠液。

表5-7　按体重计算生理需要液体量

体重范围	日需要量	每小时输液速度
＜10 kg	100 mL/kg	4 mL/kg
10~20 kg	1000 mL＋（体重－10 kg）×50 mL/kg	40 mL＋2 mL/kg×（体重－10 kg）
＞20 kg	1500 mL＋（体重－20 kg）×20 mL/kg	60 mL＋1 mL/kg×（体重－20 kg）

（2）补充累积损失量：即补充发病后就诊前水和电解质的总损失量，纠正脱水、电解质紊乱和酸碱失衡。补液量：轻度脱水30~50 mL/kg，中度脱水50~100 mL/kg，重度100~120 mL/kg。通常对低渗性脱水补2/3张含钠液，等渗性脱水补1/3~1/2张含钠液；高渗性脱水补1/5~1/3张含钠液，如临床上判断脱水性质有困难，可先按等渗性脱水处理。补液的速度取决于脱水程度，原则上应先快后慢。对伴有循环不良和休克的重度脱水患儿，开始应快速输入等渗含钠液（生理盐水或2：1液）按20 mL/kg于30~60分钟输入。其余累积损失量补充常在8~12小时内完成。在循环改善出现排尿后应及时补钾。酸碱平衡紊乱及其他电解质异常的纠正见本节（酸碱平衡紊乱）。对于高渗性脱水，需缓慢纠正高钠血症（每24小时血钠下降＜10 mmol/L），也可在数天内纠正。有时需用张力较高甚至等张液体，以防血钠迅速下降出现脑水肿。

（3）补充继续丢失量：在开始补充累积损失量后，腹泻、呕吐、胃肠引流等损失大多继续存在，以致体液继续丢失，如不补充将又成为新的累积损失。此种丢失量依原发病而异，且每日可有变化，对此必须进行评估，根据实际损失量用类似的溶液补充。

第六章　新生儿疾病的诊疗与护理

第一节　概述

一、新生儿的分类

新生儿是指从脐带结扎到生后28天内（＜28天）的婴儿。出生后7天内的新生儿称为早期新生儿。新生儿是胎儿的延续，又是人类发育的基础阶段。围生期是指产前、产时和产后的一个特定时期，目前我国将围生期定为从妊娠28周（此时胎儿体重约1000 g）至出生后7天。

（一）根据胎龄分类

1. 足月儿

指胎龄满37周至不满42周的新生儿。

2. 早产儿

指胎龄满28周至不满37周的新生儿。其中胎龄＜32足周的早产儿称非常早产儿，而第37周的早产儿因成熟度已接近足月儿，故又称过渡足月儿。

3. 过期产儿

指胎龄满42周以上的新生儿。

（二）根据出生体重分类

1. 正常出生体重

指出生体重2500～4000 g的新生儿。

2. 低出生体重儿

出生体重不足2500 g的新生儿。其中出生体重不足1500 g者又称极低出生体重儿，出生体重不足1000 g者又称超低出生体重儿。

3. 巨大儿

指出生体重超过4000 g的新生儿。

（三）根据出生体重和胎龄关系分类

1. 适于胎龄儿

出生体重在同胎龄儿平均体重第10～90百分位者。

2. 小于胎龄儿

出生体重在同胎龄儿平均体重第10百分位以下者。

3. 大于胎龄儿

出生体重在同胎龄儿平均体重第90百分位以上者。

（四）高危儿

指已发生或可能发生危重疾病而需要监护的新生儿，包括：异常妊娠史新生儿、异常分娩史新生儿、出生时异常新生儿、兄姐中在新生儿期有因疾病死亡者、正常新生儿以外的各种类型新生儿及有疾病的新生儿。

二、正常足月新生儿的特点及护理

正常足月新生儿是指胎龄满37周至未满42周，出生体重为2500～4000 g，身长在47 cm以上，无畸形和疾病的活产婴儿。

（一）正常足月新生儿的特点

1. 外观特点

正常足月新生儿头颅呈椭圆形，相对较大，头部与全身的比例为1∶4。胎毛少，哭声响亮，皮肤红润，外面覆盖一层灰白色胎脂。四肢的肌肉紧张度较高，往往呈现外展屈曲姿势，如仰卧的青蛙状。乳头突出，乳晕清楚，可以摸到乳腺结节。皮纹遍及整个足底，指（趾）甲已达到或超过指（趾）的末端。男婴睾丸已下降至阴囊，阴囊皱裂形成；女婴大阴唇发育，覆盖小阴唇及阴蒂。

2. 生理特点

（1）呼吸系统：胎儿在宫内不需要肺的呼吸，但有微弱的呼吸运动。新生儿在出生时第一次吸气后，出现啼哭，肺泡张开。新生儿胸廓呈圆桶状，胸腔较小，肋间肌薄弱，胸廓运动较浅，导致呼吸浅快，40～45次/分，节律不规则。呼吸主要靠膈肌运动，呈腹式呼吸。呼吸道管腔狭窄，结膜柔嫩，血管丰富，纤毛运动差，易致气道阻塞、感染、呼吸困难及拒乳。

（2）循环系统：胎儿出生后血液循环和动力学发生了重大变化，脐带结扎，胎盘—脐循环终止，使肺血管阻力降低，卵圆孔及动脉导管功能性关闭。心率波动较大，通常为100～150次/分，平均120～140次/分。血压平均为70/50 mmHg（9.3/6.7 kPa）。

（3）消化系统：胃呈水平位，贲门括约肌发育较差，幽门括约肌发育较好，因此易发生溢乳、呕吐。消化道面积相对较大，有利于吸收。肠壁较薄，通透性高，有利于吸收母乳中的免疫球蛋白，也易使肠腔内毒素及消化不全产物通过肠壁而进入血循环，引起中毒症状。除淀粉酶外，消化道已能分泌充足的消化酶，因此，不宜过早喂淀粉类食物。肝功能不成熟，肝内尿苷二磷酸葡萄糖醛酸基转移酶的量及活力不足，是生理性黄疸的主要原因，同时对多种药物处理能力低下，易发生药物中毒。出生后24小时内排出墨绿色黏稠的胎便，2～3天排完。如出生后24小时仍未排胎便，应检查是否存在消化道畸形。

（4）泌尿系统：新生儿一般生后24小时内开始排尿，如生后48小时仍无尿，需查找原因。新生儿肾小球滤过率低，浓缩功能较差，不能迅速有效地处理过多的水和溶质，易发生水肿或脱水。

（5）血液系统：新生儿出生时血液中红细胞数和血红蛋白量较高，以后逐渐下降，血红蛋白中胎儿血红蛋白约占70%，由于胎儿血红蛋白对氧有较强亲和力，所以新生儿缺氧时往往发绀不明显。白细胞总数较高，出生后第3天开始下降。

（6）神经系统：新生儿脑相对较大，重300～400 g，占体重10%～20%。生后具有觅食反射、吸吮反射、握持反射、拥抱反射、交叉伸腿反射等原始反射。正常情况下，生后数月这些反射可自然消失。若新生儿上述反射消失或数月后仍存在均说明神经系统有病变。

（7）体温调节：新生儿体温调节中枢功能尚不完善，皮下脂肪薄，体表面积相对较大，易散热。寒冷时无寒战反应而靠棕色脂肪氧化产热。出生后环境温度低于宫内温度，散热增加，如不及时保暖，可发生低体温或寒冷损伤综合征等。当环境温度过高、进水少及散热不足时，可使体温升高，发生"脱水热"。

（8）免疫系统：新生儿的特异性和非特异性免疫功能均不够成熟。皮肤黏膜薄嫩，易被擦伤；脐部为开放性伤口，细菌容易繁殖并进入血液；血中补体含量低，缺乏趋化因子，白细胞吞噬能力差。新生儿通过胎盘从母体中获得免疫球蛋白IgG，因此，不易感染一些传染性疾病，而免疫球蛋白IgA和IgG不能通过胎盘，易患呼吸道和消化道疾病。

（二）新生儿特殊生理状态

1. 生理性黄疸

由于新生儿的胆红素代谢特点，约60%的足月儿在出生后2~3天即出现黄疸，5~7天达到最高峰，之后逐渐减轻，10~14天消退。在此期间患儿一般情况良好，生长发育正常。

2. "马牙"和"螳螂嘴"

新生儿在口腔上腭中线和齿龈切缘上常有黄白色、米粒大小的小斑点，为上皮细胞堆积或黏液腺分泌物潴留所致，俗称"板牙"或"马牙"，数周后可自行消退；在新生儿两侧颊部各有一隆起的脂肪垫，俗称"螳螂嘴"，有助于吸奶。两者均属正常现象，不可挑割，以免发生感染。

3. 乳腺肿大和假月经

男婴和女婴在出生后3~5天均可出现乳腺增大，如蚕豆或鸽子蛋大小，2~3周消退，有时还会分泌出少量乳汁，切忌挤压，以防感染。部分女婴出生后5~7天，阴道流出少量血性分泌物或大量非脓性分泌物，可持续1周，这均是由于母体的雌激素和孕激素在孕期进入胎儿体内，但新生儿出生后其突然中断所致，属正常现象，一般不必处理。

4. 生理性体重下降

新生儿在生后数日内，因进食少、水分丢失、胎粪排出出现体重下降，但一般不超过10%，生后10天左右恢复到出生时体重。

5. 粟粒疹

部分新生儿出生后，在鼻尖、鼻翼、前额及面颊等处常出现针尖大小的黄白色皮疹，称为粟粒疹。其发生主要是由于皮脂腺堆积所致，一般于数周内自行消失，不必处理。

（三）正常新生儿的护理

1. 护理诊断

（1）有窒息的危险：与呼吸道阻塞或溢乳、呕吐有关。

（2）有体温失调的危险：与体温调节功能不完善有关。

（3）有感染的危险：与免疫功能不完善有关。

（4）知识缺乏：家长缺乏有关喂养及护理新生儿的相关知识。

2. 护理措施

（1）保持呼吸道通畅：胎儿娩出后应迅速清除口咽部的黏液和羊水，以免误吸，引起吸入性肺炎。但不要擦洗口腔，因新生儿口腔黏膜薄嫩，易受损伤。经常检查鼻孔，保持呼吸道通畅。保持新生儿适宜的体位，一般取右侧卧位，如仰卧则避免颈部前屈或过度后仰；给予俯卧时，专人看护防止窒息。避免随意将物品放在新生儿口、鼻处或压迫其胸部。

（2）维持体温稳定：新生儿娩出后应立即用预热的毛巾吸干其身上的血迹和羊水，用预先温好的衣被包裹，以减少散热。还应有足够的保暖措施，保暖方法有头戴帽、热水袋、婴儿培养箱和远红外辐射床等。置婴儿于适中温度的环境，适中温度又称中性温度，是指机体维持体温正常所需的代谢率和耗氧量最低，蒸发散热少时的环境温度。一般足月新生儿室内温度应保持在22～24℃，相对湿度在55%～65%，使用时因人而异。每4小时测量体温1次，注意根据体温情况采取适宜的措施，维持体温稳定。

（3）合理喂养：正常足月儿提倡早哺乳，一般生后半小时内即可让母亲怀抱新生儿使其吸吮，以促进乳汁分泌，并可防止低血糖。鼓励按需哺乳。无法母乳喂养者先试喂5%～10%葡萄糖水，如无消化道畸形、吸吮吞咽功能良好者可给予配方乳。人工喂养者，奶具专用并严格消毒，奶汁流速以连续滴入为宜。奶量以奶后安静、不吐、无腹胀和理想的体重增长（15～30 g/d，生理性体重下降期除外）为标准。

（4）预防感染

①严格执行消毒隔离制度：母婴室、新生儿室应干净、整洁、阳光充足、

空气流通。每日用紫外线进行空气消毒1次，每次30~60分钟。每月做空气培养1次，并定期对病房进行消毒处理。工作人员接触新生儿前后洗手；护理和操作时应注意无菌；控制进入病房人员，入室前更换衣、鞋；工作人员或新生儿如患感染性疾病应立即隔离。

②做好皮肤、黏膜护理：新生儿出生后可用消毒植物油纱布轻轻拭去腋下、腹股沟及其他皮肤皱褶处胎脂。可用0.5%新霉素或0.25%氯霉素眼药水滴眼，以预防新生儿眼炎。口腔清洁时可喂温开水清洗，不宜擦拭，所有哺喂用具用后煮沸消毒。体温稳定后，每天早晨喂奶前应进行沐浴。新生儿臀部皮肤薄嫩，尿布应用柔软、透气、吸水性强的棉质品为宜，应及时更换尿布，每次大便后均应用温水洗净臀部并拭干，注意预防尿布皮炎。

③加强脐部护理：脐带断端是皮肤的暴露伤口，一旦感染，轻者可致脐炎，重者可引起败血症，故应加强护理。新生儿娩出后无菌结扎脐带，每天应检查脐部有无渗血或污染，注意保持脐部皮肤干燥和清洁，防止脐炎发生。一般在出生后3~7天脐带残端脱落，脱落后如脐窝黏液渗出，应用0.5%碘伏消毒；如有脓性分泌物时，可用3%过氧化氢溶液（双氧水）消毒，再涂以0.5%碘伏消毒，现时可酌情加用适当的抗生素治疗；如有肉芽组织，可用10%硝酸银局部烧灼。

④预防接种：新生儿出生后2~3天应接种卡介苗，出生24小时内应注射乙肝疫苗（以后满1个月和6个月时各注射1次）。

3．健康教育

（1）促进母亲情感的建立：提倡母婴同室和母乳喂养，鼓励早吸吮、母婴早接触，以促进情感交流，使新生儿得到良好身心照顾。

（2）宣传有关育儿保健知识：向家长介绍喂养、保暖、皮肤护理、预防接种等知识。

（3）新生儿筛查：介绍新生儿进行筛查意义及项目，对可疑者建议进行筛查，如先天性甲状腺功能减低症、苯丙酮尿症和半乳糖症等。

三、早产儿的特点及护理

早产儿又称未成熟儿，指胎龄满28周至未满37周，器官功能未成熟的活产婴儿，由于提前娩出，各器官功能均不成熟，生活能力及抵抗力均低，对外界适应能力差，故发病率及死亡率高，且胎龄愈小，体重愈轻，死亡率愈高。因此，加强对早产儿观察及护理，对降低新生儿死亡率具有重要意义。

（一）早产儿的特点

1. 外观特点

体重大多低于2500 g，身长不足47 cm，哭声轻弱；颈肌软弱，四肢肌张力低下；皮肤红嫩，胎毛多；耳郭软，耳周不清楚；乳晕不清，乳腺结节无或小于4 mm；足底纹少，足跟光滑；男婴睾丸未降或未全降，阴囊少皱纹，女婴大阴唇不能盖住小阴唇。

2. 生理特点

（1）体温调节：早产儿体温调节功能比足月儿更差，导致其体温更易随环境温度的变化而变化。由于棕色脂肪少，产热量更低，皮下脂肪少，体表面积相对较大，故产热不足，且易散热，寒冷时更易发生低体温而导致寒冷损伤综合征。汗腺发育差，当环境温度过高或保暖过度时，更易出现体温升高。

（2）呼吸系统：早产儿呼吸中枢未成熟，呼吸不规则，可发生呼吸暂停。呼吸暂停是指呼吸停止超过15～20秒，或虽不到15秒，但伴有心率减慢（低于100次/分）并出现发绀及肌张力减低。早产儿肺泡表面活性物质少，易发生肺透明膜病。在宫内有窘迫史的早产儿更易发生吸入性肺炎。

（3）循环系统：早产儿心率快，血压较足月儿低，部分可伴有动脉导管未闭。

（4）消化系统：胎龄越小，吸吮及吞咽能力越差，贲门括约肌松弛，胃内容积小，更易发生溢乳或呛乳，易引起乳汁吸入性肺炎。消化力弱，易发生呕吐、腹胀、腹泻。早产儿各种消化酶不足，尤其是胆酸的分泌较少，对脂肪的消化吸收较差。在缺血、缺氧，喂养不当情况下易发生坏死性小肠炎。此外，由于早产儿的胎粪形成较少和肠蠕动乏力，易发生胎粪延迟排出。

早产儿肝脏不成熟，葡萄糖醛酰转换酶不足，生理性黄疸较重，持续时间长，易引起核黄疸。早产儿肝内储存糖原少，且合成蛋白质的功能不足，易致低血糖和低蛋白血症。同时由于肝功能不完善，肝内维生素K依赖凝血因子的合成少，易发生出血症。

（5）血液系统：血小板数略低于足月儿，血管脆弱，易出血，同时，维生素K储存量少，凝血因子Ⅱ、Ⅶ、Ⅸ、Ⅹ活性低。由于红细胞生成素水平低下、先天储铁不足、血容量迅速增加等，使早产儿生理性贫血出现早，而且胎龄越小，贫血程度越重，持续时间越长。

（6）泌尿系统：早产儿的肾小球滤过率低，浓缩功能更差，更易造成水肿或脱水症状。肾小管对醛固酮反应低下，肾脏排钠增多，易发生低钠血症。肾小管排酸能力差，易发生代谢性酸中毒。

（7）神经系统：早产儿神经系统成熟度与胎龄有关，胎龄越小，各种反射越差，肌张力低下。早产儿，尤其是极低出生体重儿脑室管膜下存在着发达的胚胎生发基质，因而易导致脑室周围、脑室内出血及脑室周围白质软化。

（8）免疫系统：早产儿皮肤娇嫩、屏障功能弱，体液及细胞免疫功能均未完善，IgG和补体水平较足月儿更低，极易发生各种感染。

（二）早产儿的护理

1. 护理诊断

（1）体温过低：与体温调节功能差有关。

（2）营养失调，低于机体需要量：与吸吮、吞咽、消化功能差有关。

（3）自主呼吸受损：与呼吸中枢不成熟、肺发育不良、呼吸肌无力有关。

（4）有感染的危险：与免疫功能不足及皮肤、黏膜屏障功能差有关。

2. 护理措施

（1）维持体温稳定：早产儿室温应保持在24～26℃，相对湿度在55%～65%。为防止体温下降，出生后应将早产儿置于事先预热到中性温度的温箱中，并加强体温监测。中性温度与胎龄、体重有密切关系。待体重达2000 g以上，体温能保持正常，日常活动和生命体征均无明显改变者即可出温箱。如无温箱设备，可用其他保暖方法，如远红外保暖床、热水袋等。

（2）合理喂养：尽早开奶，以防止低血糖。提倡母乳喂养，无法母乳喂养者以早产儿配方乳为宜。喂乳量根据早产儿耐受力而定，以不发生胃潴留及呕吐为原则。吸吮能力差和吞咽不协调者可用间歇鼻饲喂养、持续鼻饲喂养，能量不足者以静脉高营养补充并合理安排，补液与喂养时间交叉，尽可能减少血糖浓度波动。每天详细记录出入量、准确测量体重，以便分析、调整喂养方案，满足能量需求。

（3）维持有效呼吸：保持呼吸道通畅，早产儿仰卧位时可在肩下放置小软枕，避免颈部屈曲。有发绀、呼吸暂停等给氧指征时应给氧，但切忌常规使用，氧浓度以30%～40%为宜，间歇给氧。当氧浓度过高、吸氧时间过长时，容易引起晶体后纤维组织增生，导致视力障碍。

（4）预防感染：严格执行消毒隔离制度，工作人员相对固定，严格控制入室人数，室内物品定期更换消毒，防止交叉感染。强化洗手意识，每次接触早产儿前后要洗手或用快速消毒液擦拭手部，严格控制医源性感染。

（5）预防出血：出生后应肌内注射维生素K_1，每天1次，每次1～2 mg，连用3天，以预防维生素K依赖凝血因子缺乏性出血症。提早喂食可促进肠内正常菌群的形成，也有利于维生素K的合成。

（6）密切观察病情：早产儿病情变化快，常出现呼吸暂停等，故应监护生命体征，还应注意观察患儿的进食情况、精神状态、哭声、面色、皮肤颜色、反射、肢体末梢的温度等情况。在输液过程中，严格控制输液的速度，最好使用输液泵，定时巡视、记录，防止发生高血糖、低血糖等。发现病情变化及时报告医生并做好抢救准备。

3. 健康教育

（1）鼓励父母进入早产儿室，探视及参与照顾早产儿，提供父母接触、抱抚早产儿和与早产儿说话的机会，耐心解答父母提出的有关问题，讲解早产儿所使用的设备和治疗方法，以减轻他们的焦虑及恐惧。

（2）指导并示范护理早产儿的方法，如如何冲调奶粉、如何沐浴等。向家长阐明保暖、喂养及预防感染等护理措施的重要性及注意事项。建议母亲护理早产儿前、后必须洗手，尽量减少他人探视，家中有感染性疾病者应避免接触早产儿。

（3）指导早产儿出院后应定期到医院门诊检查，如眼底检查、听力检查、生长发育监测等。指导早产儿生后第2周开始使用维生素D制剂，前3个月每天800 U；生后2个月左右补充铁剂，预防佝偻病和贫血；按期预防接种；以后定期进行生长发育监测。

第二节　新生儿缺氧缺血性脑病

新生儿缺氧缺血性脑病（HIE）是指围生期窒息导致脑的缺氧缺血性损害，临床出现一系列中枢神经异常的表现。HIE是新生儿窒息后的严重并发症，病死率高并可产生永久性神经功能紊乱，如智力障碍、癫痫、脑性瘫痪等，是新生儿死亡和婴幼儿神经系统功能障碍的主要原因，因此成为近年来国内外研究的热点之一。

缺氧缺血性脑病的发生主要与围生期的窒息有关，只要有缺氧或缺血存在就可能产生脑损害。如围生期窒息、反复呼吸暂停、重度心力衰竭、心搏骤停或严重的心动过缓等。

一、临床表现

临床主要表现为意识障碍、肌张力及原始反射改变、惊厥、脑水肿颅内高压等神经系统症状。惊厥常发生在出生24小时内，脑水肿颅内高压在24~72小时内最明显。根据临床表现可分为轻、中、重度。

（一）轻度

其特点为兴奋、激惹、拥抱反射活跃，肢体可出现颤动。

（二）中度

患儿有意识障碍，可出现惊厥。

（三）重度

处于浅昏迷或昏迷状态呼吸不规则，惊厥频繁，肌张力低下。多数重度HIE患儿于生后1周内死亡，存活者多数留有严重后遗症。

二、辅助检查

第一，血清肌酸磷酸激酶同工酶（CPK-BB）、神经元特异性烯醇化酶（NSE）升高。

第二，头颅超声、CT扫描、磁共振（MRI）及脑电图检查等均有助于诊断。

三、治疗原则

以控制惊厥和脑水肿、对症及支持疗法为主。

（一）控制惊厥

首选苯巴比妥，负荷量为20 mg/kg，于15～30分钟静脉滴注，若不能控制惊厥，1小时后可加10 mg/kg。12～14小时后给维持量，每天3～5 mg/kg。顽固性抽搐者加用地西泮，每次0.1～0.3 mg/kg静脉滴注。

（二）治疗脑水肿

可先用呋塞米1 mg/kg，静脉推注；也可用甘露醇，首剂0.5～1.0 mg/kg，静脉推注，以后可改为0.25～0.5 mg/kg，每4～6小时1次。

（三）支持疗法

维持良好的通气功能，保持血压的稳定，保证充分的脑血流灌注，纠正酸碱平衡失调。

四、护理诊断

（一）潜在并发症

颅内压升高、呼吸衰竭。

（二）有废用综合征的危险

与缺血缺氧导致的后遗症有关。

（三）恐惧（家长）

与病情严重、预后不良有关。

五、护理措施

（一）给氧

选择适当的给氧方法，根据患儿缺氧情况，可给予鼻导管吸氧，如缺氧严重，可考虑气管插管及机械辅助通气。保呼吸道通畅及合理，给氧是提高血氧浓度、减轻脑损伤的关键。氧流量0.5~1 L/min，给氧过程中注意调节氧流量，不应长时间高浓度吸氧，高浓度吸氧不超过3天，以免造成晶体后纤维组织增生及支气管发育不良呼吸机供氧，氧浓度在40%以下，维持PaO_2 50~70 mmHg，$PaCO_2 < 40$ mmHg，SpO_2在96%以上。注意保暖，保证水分和营养物质的供给。

（二）加强监护

严密监护患儿的呼吸、心率、血氧饱和度、血压等，注意观察患儿的意识、瞳孔、前囟张力、肌张力及抽搐等症状，观察药物反应。

（三）亚低温治疗的护理

采用亚低温治疗温度为33~34℃，降温帽或降温垫的温度设为5~10℃，在30~60分钟内使鼻咽部温度达34℃、肛温34.5~35℃，维持72小时。治疗期间持续监测肛温，维持稳定的亚低温度和生命体征，体温一旦有波动，应随时调整降温帽或降温垫来加以纠正。

如出现心率过缓或心律失常，及时与医师联系是否停止亚低温的治疗。疗程结束后主张自然复温，时间大于5小时，保证体温上升的速度高于每小时0.5℃，避免快速复温引起的低血压。

（四）早期康复干预

疑有功能障碍者，固定肢体于功能位。早期给予患儿动作训练和感知刺激，促进脑功能的恢复。向患儿家长耐心细致解释病情，以取得理解；恢复期指导家长掌握康复干预的措施，以得到家长最佳的配合并坚持定期随访。

六、健康教育

向家长介绍本病的发生、临床治疗、护理方法及预后，以得到家长的理解与配合。定期随访，及早发现和处理后遗症。指导家长掌握康复护理的方法。

第三节　新生儿颅内出血

新生儿颅内出血是新生儿时期因缺氧或产伤引起的脑损伤，临床上以中枢神经系统兴奋和（或）抑制症状及呼吸困难为主要特征。本病病因主要为缺氧和产伤。颅内出血的症状体征与出血部位及出血量有关。一般于生后半小时至1周出现，是新生儿早期的重要疾病，病死率高，预后较差。

一、临床表现

颅内出血的症状、体征与出血部位及出血量有关，一般生后1～2天内出现。

（一）意识改变

如易激惹、过度兴奋或表情淡漠、嗜睡、昏迷等。

（二）眼部症状

凝视、斜视、眼球上翻、眼震颤等。

（三）颅内压增高表现

脑性尖叫、前囟隆起、惊厥等。

（四）呼吸系统表现

呼吸增快或减慢，呼吸不规则或暂停等。

（五）肌张力改变

早期增高，以后降低。

（六）瞳孔改变

大小不等，对光反射差。

（七）其他

出现黄疸和贫血表现。

二、辅助检查

（一）影像学检查

头颅B超对颅脑中心部位病变分辨率高，因此成为PVH-IVH特异性诊断手段，应为首选，并在生后3～7天进行，1周后动态监测。但蛛网膜下腔、后颅窝和硬膜外等部位出血不易发现，需CT、MRI确诊。

（二）脑脊液检查

镜下可见浓缩红细胞，蛋白含量明显升高，严重者在出血后24小时内脑脊液糖含量降低，5～10天最明显，同时乳酸含量低。

三、治疗原则

（一）防止继续出血

保持安静、给氧，避免哭闹加重出血，集中护理治疗。注意呼吸道通畅，无呕吐者可抬高上半身15°～30°，以降低颅内压；有呕吐者为避免吸入，当以平卧、头偏一侧插胃管喂养为宜。

（二）对症处理

1. 烦躁不安、抽搐可促使出血加重，应给予氯丙嗪每次2 mg/kg和苯巴比妥钠每次5～8 mg/kg交替肌内注射，每3～4小时1次。症状控制后逐渐减量。也可用负荷量苯巴比妥钠20 mg/kg静脉注射，以后用维持量2.5 mg/kg，每12小时1次。如与地西泮配合，止惊效果更好。

2. 囟门饱满、颅内压明显增高者，需用脱水剂甘露醇，首剂0.5～0.75 g/kg静脉推注，以后0.25 g/kg，每天4次。待颅内压降低、脑水肿控制，遂可减量至停药，一般疗程为2～3天。

3. 对于给氧仍有青紫，呼吸微弱、不规则者，需辅以人工呼吸机，并注意纠正酸中毒，维持良好灌注。

4. 有硬脑膜下血肿时，可多次做硬脑膜下穿刺放液，如3周后积液不干，可手术摘除积液囊。

（三）保护脑组织

可将细胞色素C、辅酶A和ATP加入10％葡萄糖溶液中静脉滴注，持续1～2周。此外，谷氨酸、维生素B₆、胞二磷胆碱、脑蛋白水解物、吡拉西坦等可能对脑细胞功能恢复有帮助。

四、护理诊断

（一）潜在并发症

如颅内压升高。

（二）低效性呼吸形态

与呼吸中枢受损有关。

（三）有窒息的危险

与惊厥、昏迷有关。

（四）营养失调：低于机体需要量

与昏迷、各种反射减弱不能维持有效吸吮有关。

（五）焦虑

与家长知识缺乏有关。

五、护理措施

（一）密切观察病情，降低颅内压

1. 保持安静

患儿应绝对静卧休息，尽量减少对患儿的移动和刺激，将各项护理操作和治疗集中进行，抬高患儿头肩部，取侧卧位。

2. 病情观察

严密观察患儿生命体征的变化，如呼吸、神志、瞳孔、肌张力及前囟情况，及早发现颅内压增高征象。

3. 用药护理：按医嘱正确使用药物。

（1）镇静、止惊：地西泮，每次0.1～0.3 mg/kg，肌内注射，每天2～3次；苯巴比妥负荷量10 mg/kg肌内注射，维持量每天5 mg/kg肌内注射或口服。

（2）降低颅内压：地塞米松，每次0.5～1.0 mg/kg静脉滴注，每天2次；有脑疝发生时可选用20%甘露醇，每4～6小时1次。

（3）止血药物、脑代谢激活剂等的应用。

（二）合理用氧

及时清除呼吸道分泌物，保持呼吸道通畅；根据缺氧程度给氧，注意用氧的方式和浓度，维持PaO_2在7.9～10.6 kPa（60～80 mmHg）。

（三）维持体温稳定

体温过高时应予物理降温，体温过低时采用远红外床、温箱或热水袋等保暖，保持体温稳定。

六、健康教育

第一，向家长介绍新生儿颅内出血的有关知识，疾病的临床表现、检查治疗的方法及目的，使家长了解病情。

第二，指导家长观察患儿的病情变化，以便早期发现问题，早就诊，及时给予康复治疗及出院后的康复指导。

第三，向家长解答病情，减轻其紧张情绪；如有后遗症，鼓励坚持治疗和随访，教会家长掌握帮助患儿功能训练的技术，增强战胜疾病的信心。

第四节　新生儿黄疸

新生儿黄疸是由于胆红素在体内的聚集而引起的皮肤及其他脏器的黄染，是新生儿最常见的临床症状。2/3的健康新生儿和几乎全部的早产儿，在生后的第1周内，会出现肉眼可见的皮肤黄染，其中部分严重的高未结合胆红素血症患儿可能发生胆红素脑病，可能留有严重的神经系统后遗症。

一、临床表现

新生儿黄疸分为两大类，即生理性黄疸和病理性黄疸。应了解其各自特点，加以鉴别。

（一）生理性黄疸

（1）50%～60%足月儿和＞80%的早产儿于生后2～3天出现，4～5天达高峰；足月儿两周内消退，早产儿可延迟到3～4周。

（2）一般情况良好，无异常伴随症状。

（3）血清胆红素足月儿＜205.1 μmol/L（12 mg/dL），早产儿＜257 μmol/L（15 mg/dL）。但由于多种因素对生理性黄疸程度的影响，目前对生理性黄疸的诊断争议较多。

（二）病理性黄疸

（1）黄疸于生后24小时内出现。

（2）血清胆红素足月儿＞211 µmol/L（12 mg/dL）；早产儿＞256.5 µmol/L（15 mg/dL）或每天上升超过85 µmol/L（5 mg/dL）。

（3）黄疸持续时间长，超过2～4周，或进行性加重。

（4）黄疸退而复现。

（5）血清结合胆红素＞26 µmol/L（1.5 mg/dL）。

具备以上其中任何一项即可诊断为病理性黄疸。

二、辅助检查

（一）微量血胆红素测定

只能测血清总胆红素，其测定值略高于静脉血测定值，一般误差不超过17 µmol/L（1 mg/dL）。

（二）经皮胆红素监测仪

无创性，但只能测总胆红素，影响因素较多，只能作为筛查。

（三）静脉血测胆红素

应用较广泛，可测定血清总胆红素、结合胆红素值。

（四）高胆红素血症诊断标准

临床上以足月儿总胆红素＞220.6 µmol/L（12.9 mg/dL），早产儿＞255 mmol/L（15 mg/dL），为新生儿高胆红素血症（简称高胆）。

三、治疗原则

1. 针对引起病理性黄疸的原因，采取相应的措施，治疗原发疾病。

2. 采用光照疗法，降低血清胆红素。

3. 提倡早期喂养，诱导建立正常肠道菌群，并维持大便通畅，减少肠肝循环。

4. 换血疗法

适用于以下情况：①产前已明确诊断，出生时脐血总胆红素＞68 µmol/L

（4 mg/dL），血红蛋白低于120 g/L，伴水肿、肝脾大和心力衰竭者；②生后12小时内胆红素上升每小时＞12 μmol/L（0.7 mg/dL）；③总胆红素已达到342 mmol/L（20 mg/dL）者；④有胆红素脑病的早期表现者。小早产儿、合并缺氧和酸中毒者或上一胎溶血严重者，指征应放宽。

5. 药物治疗

（1）清蛋白：可输血浆10～20 mL/kg或清蛋白1 g/kg，以增加胆红素与清蛋白的联结，减少胆红素脑病的发生。

（2）肝酶诱导剂：常用苯巴比妥每天5 mg/kg，分2次口服，共4～5天，或尼可刹米每天100 mg/kg；

（3）纠正酸中毒：应用5%碳酸氢钠3～5 mL/kg，有利于胆红素与清蛋白联结。

6. 其他治疗

及时纠正缺氧，防止低血糖、低体温，禁用磺胺异噁唑和磺胺苯吡唑等药物。

四、护理诊断

（一）潜在产发症

胆红素脑病。

（二）知识缺乏

家长缺乏黄疸护理的有关知识。

五、护理措施

（一）观察病情，做好相关护理

1. 密切观察病情，加强监护，注意监测体温、脉搏、呼吸、心率及尿量等的变化；注意观察皮肤、巩膜、大小便的色泽变化，以判断黄疸出现的时间、进展速度及程度。预防胆红素脑病的发生，注意观察神经系统的表现，如患儿出现拒食、嗜睡、肌张力减退等现象。

2. 保持室内安静，减少不必要的刺激；做好患儿的保暖措施，避免低体温时游离胆红素的增高；提早哺乳，可刺激肠蠕动以利于胎粪排出。

（二）实施光照疗法和换血疗法

蓝光照射皮肤能降低未结合胆红素，对严重黄疸需要换血的患儿，可减少换血次数，提高疗效；换血疗法用于严重新生儿溶血症所致高胆红素血症。

（三）遵医嘱给予清蛋白和肝酶诱导剂

维持患儿水、电解质平衡，纠正酸中毒，以利于胆红素与清蛋白结合。

六、健康教育

黄疸是新生儿期最常见的症状，既可以是生理性现象，又可以是多种疾病的一种表现，应指导家长进行初步判断。应耐心解答家长提出的问题，向家长解释患儿的病情、治疗效果及可能出现的预后。对曾因新生儿溶血病有过死胎、流产史的家庭，应做好产前咨询及孕妇预防性服药。对可能留有后遗症者，指导家长早期进行功能锻炼。

第五节　新生儿肺炎

新生儿肺炎按病因可分为吸入性肺炎和感染性肺炎两大类。吸入性肺炎是指胎儿或新生儿吸入了羊水、胎粪及乳汁等而引起肺部感染，分别称为羊水吸入性肺炎、胎粪吸入性肺炎及乳汁吸入性肺炎。感染性肺炎是新生儿的常见疾病，也是新生儿感染的最常见形式和死亡的重要病因。可发生在宫内、分娩过程中或生后，由细菌、病毒、原虫及真菌等不同的病原体引起。

一、临床表现

（一）吸入性肺炎

出生时常有窒息史，复苏后可有呼吸急促、呻吟、呼吸困难、三凹征、发绀、体温不稳定、反应差等。肺部听诊呼吸音粗糙、减低或闻及细湿性啰音。严重者可出现呼吸衰竭、心力衰竭，患儿常有意识障碍、颅压增高、惊厥等中枢神经系统症状。

（二）产后感染性肺炎

表现为反应差、哭声弱、拒乳、呻吟、发热或体温不升、呼吸浅表急促、发绀、呼吸不规则或暂停、呻吟、吐沫、三凹征等。肺部体征早期常不明显，病程中可出现双肺细湿性啰音。金黄色葡萄球菌肺炎易并发气胸、脓胸、脓气胸等。

二、辅助检查

胸部X线检查：宫内感染性肺炎呈毛玻璃样、网状、弥漫性改变；羊水吸入者呈点片状阴影，肺气肿，可伴有节段性肺不张。产后感染细菌性肺炎以支气管肺炎为主。病毒性感染常呈间质性改变，沿支气管及血管周围的纤维条索状阴影，常伴肺气肿、肺不张、肺大疱等。

三、治疗原则

（一）保持呼吸通畅

迅速清除吸入物、分泌物。

（二）支持疗法

给氧、纠正酸中毒、保暖及合理喂养等。

（三）控制感染

应针对不同病原菌选用合适的抗生素。用药原则：早期、联合、足量、足疗程、静脉给药，注意药物的不良反应。如大肠杆菌肺炎选用阿米卡星加氨苄西林；乙型溶血性链球菌、肺炎双球菌肺炎选用青霉素；金黄色葡萄球菌肺炎可用新型青霉素、第3代头孢菌素；衣原体肺炎可选用红霉素。

（四）对症处理

并发气胸而又需要正压通气时应先做胸腔闭式引流；合并纵隔气肿者，可从胸骨旁2、3肋间抽气做纵隔减压，无效时，可行胸骨上切开引流或剑突下闭式引流。

四、护理诊断

（一）清理呼吸道无效

与咳嗽反射差有关。

（二）气体交换受损

与肺部病变有关。

（三）营养失调：低于机体需要量

与摄入不足、消耗增加有关。

（四）体温调节无效

与感染有关。

（五）潜在并发症

心力衰竭、脓胸或脓气胸等。

五、护理措施

（一）保持呼吸道通畅

及时清理口、鼻、咽分泌物；定时翻身、拍背；痰液黏稠者可进行雾化吸入；对痰液过多且无力排出者应给予吸痰。

（二）合理用氧，改善呼吸功能

保持室内空气新鲜，保持适宜的温度、湿度，经常翻身，减少肺部瘀血。有低氧血症时进行氧疗，应根据病情和血氧情况采取不同的给氧方法，如鼻导管、面罩及头罩等，使PaO$_2$维持在7.9 ~ 10.6 kPa（60 ~ 80 mmHg）；重症合并有呼吸衰竭者，给予正压通气治疗。胸部理疗，以促进肺部炎症的吸收。

（三）保证充足的能量和水分

应少量多次细心喂养，避免吐奶而窒息；重症患儿予以鼻饲或从静脉补充能量及液体；必要时输血浆、清蛋白、脂肪乳等。

（四）保持体温正常

患儿的体温可能会升高或下降，应根据不同情况采用正确方法以维持体温正常。

（五）严密观察变化

（1）若在短期内出现呼吸明显增快、心率加块、烦躁不安、肝脏迅速增大时，提示并发了心力衰竭，应遵医嘱给予吸氧、强心、利尿、镇静等处理。

（2）若患儿突然呼吸急促伴明显青紫时，考虑发生了气胸或脓气胸，应立即做好胸腔闭式引流的准备。

六、健康教育

向家长讲述本病的相关知识，如病因、主要表现、预后、治疗措施及护理要点。指导家长合理喂养，注意保暖，避免着凉。

第六节　新生儿低血糖

新生儿低血糖是指全血血糖 < 2.2 mmol/L（40 mg/dL），而不考虑出生体重、胎龄和出生后日龄等因素。新生儿低血糖分为暂时性低血糖和持续性低血糖两类。本病多发生在出生后 1 ~ 2 天内，临床症状缺乏特异性，经静脉注射葡萄糖后症状消失有助于诊断，结合血糖监测可以确诊。

一、临床表现

大多数低血糖患儿缺乏典型临床症状；少数可出现反应差或烦躁、喂养困难、嗜睡、呼吸不规则或暂停、哭声异常、肌张力低、苍白多汗，甚至惊厥、昏迷等非特异性症状。经补充葡萄糖后上述症状消失，血糖恢复正常，称"症状性低血糖"。

二、辅助检查

第一，血糖测定，常用微量纸片法测定血糖，异常者采静脉血测定血糖以明确诊断。对可能发生低血糖者可在生后持续血糖监测。

第二，持续顽固性低血糖者进一步行胰岛素、高血糖素、T_4、TSH、生长激素及皮质醇等检查，以明确是否患有先天性内分泌疾病或代谢性缺陷病。

三、治疗原则

第一，无症状低血糖可给予进食葡萄糖，如无效改为静脉输注葡萄糖。

第二，对有症状患儿应静脉输注葡萄糖。

第三，对持续或反复低血糖者除静脉输注葡萄糖外，结合病情加用氢化可的松静脉滴注、胰高血糖素肌内注射或泼尼松口服，积极治疗原发病。

四、护理诊断

（一）营养失调：低于机体需要量

与摄入不足、消耗增加有关。

（二）潜在并发症

呼吸暂停。

五、护理措施

第一，应定期监测新生儿的血糖，预防低血糖发生。

第二，出生后低血糖无症状并能进食者宜早期喂养，并密切观察血糖。口服糖水不能纠正者，可改为静脉输注葡萄糖。

第三，静脉输注葡萄糖时，需监测血糖变化，并根据血糖结果随时调整输液速度和葡萄糖溶液的浓度，保持血糖稳定。

第四，注意保暖，避免寒冷损伤；预防感染、败血症等高危因素发生。

第五，采集血糖标本后应及时送检测定，因室温下红细胞糖酵解增加，血糖值每小时可下降15～20 mg/dL，影响检验结果的准确性。

六、健康教育

孕妇合理进食是预防新生儿低血糖的关键措施。自然分娩的产妇在产程前、后应适当进食，少食多餐，以富含热量的流食、半流食为主，如果汁、藕粉、稀面条、稀饭等，宫缩间期可以补充巧克力、蛋黄派等高热量的零食。剖宫产的新生儿较自然分娩的新生儿更容易出现低血糖，这与术前孕妇禁食时间长和术中补盐多于补糖有关。对此，术前给孕妇注射5%～10%葡萄糖溶液，可提高孕妇产时血糖浓度。出生后应尽早开奶，尽可能在产后30分钟给婴儿喂第一次奶或葡萄糖水，预防新生儿低血糖的发生。

第七节　新生儿窒息

新生儿窒息是指胎儿因缺氧发生宫内窘迫或娩出过程中引起的呼吸、循环障碍。为围生期儿童死亡和导致伤残的重要原因之一。新生儿娩出时因窒息程度不同表现不一，轻度缺氧可全身发绀，呼吸浅快，肌张力增加或正常；重度缺氧者，全身苍白，呼吸弱或无呼吸，肌张力松弛。临床根据生后1分钟的Apgar评分，将窒息分为：0～3分为重度、4～7分为轻度。生后1分钟评分可区别窒息程度，5分钟后评分有助于判断预后，如5分钟评分仍低于6分者，神经系统受损较大。

一、临床表现

（一）胎儿宫内窒息

早期有胎动增加，胎心率≥160次/分；晚期则胎动减少，甚至消失，心率变慢或不规则，<100次/分；由于缺氧使肛门括约肌松弛，胎便排出，羊水被污染呈黄绿色。

（二）Apgar 评分

是评价新生儿窒息程度的一种简单方法。其内容包括心率（pulse）、呼吸（respiration）、对刺激的反应（grimace）、肌张力（activity）和皮肤颜色（appearance）五项指标；每项0～2分，共10分，8～10分为正常，4～7分为轻度窒息，0～3分为重度窒息；分别于生后1分钟、5分钟和10分钟进行。1分钟评分仅是判断窒息程度的依据，5分钟及10分钟评分有助于判断复苏效果及预后。

（三）并发症

缺氧缺血可造成多器官受损，但不同组织细胞对缺氧的敏感性不同，其中脑细胞最敏感，其次为心肌、肝和肾上腺；而纤维、上皮及骨骼肌细胞耐受性较高，因此各器官损伤发生的频率和程度则有差异。

1. 中枢神经系统

缺氧缺血性脑病和颅内出血。

2. 心血管系统

缺氧缺血性心肌损害，表现为心律失常、心力衰竭、心源性休克等。

3. 呼吸系统

羊水或胎粪吸入综合征、持续性肺动脉高压及肺出血等。

4. 泌尿系统

肾能不全、衰竭及肾静脉血栓形成等。

5. 消化系统

应激性溃疡、坏死性小肠结肠炎及黄疸加重或时间延长等。

6. 代谢方面

低血糖或高血糖、低钙及低钠血症等。

二、辅助检查

（一）实验室检查

动脉血气分析可显示呼吸性酸中毒或代谢性酸中毒。当血pH≤7.25时提示胎儿有严重缺氧症，需准备各种抢救措施。出生后应多次测pH、$PaCO_2$和PaO_2，为应用碱性溶液和供氧的依据。根据病情需要还可选择性测血糖、血钠、血钾、血钙。

（二）X线检查

胸部X线可表现为边缘不清，大小不等的斑状阴影，有时可见部分或全部肺不张，灶性肺气肿，类似肺炎改变及胸腔可见积液等。

（三）心电图检查

P-R间期延长，QRS波增宽，波幅降低，T波升高，ST段下降。

三、治疗原则

（一）复苏准备

估计胎儿娩出后有窒息危险时，应做好充分准备，包括人员、技术、设备、药物准备，复苏做到争分夺秒。

（二）及时复苏

新生儿窒息采用国际公认的ABCDE复苏方案。

A（airway）清理呼吸道；B（breathing）建立呼吸；C（circulation）恢复循环；D（drug）药物治疗；E（evaluation and environment）评估和环境（保温）。

A、B、C三步最为重要。其中A是根本，B是关键。

（三）复苏后处理

保持患儿安静，监测体温、心率、呼吸、血压、尿量、肤色、神经系统症状，并予保暖，维持体温、血压及内环境稳定，控制惊厥，治疗脑水肿等。

四、护理诊断

（一）自主呼吸障碍

与缺氧引起呼吸中枢抑制有关。

（二）气体交换受损

与羊水、气道分泌物吸入导致低氧血症和高碳酸血症有关。

（三）体温过低

与缺氧使能量消耗较大，环境温度低有关。

（四）潜在并发症（心力衰竭、呼吸衰竭）

与缺氧使呼吸系统和循环系统受到损害有关。

（五）有感染的危险

与患儿机体免疫功能低下、污染的羊水及胎粪吸入有关。

（六）焦虑（家长）

与患儿病情危重及预后不良有关。

五、护理措施

（一）复苏

维持自主呼吸，改善通气及换气功能，配合医生按ABCDE方案抢救治疗。

1. 通畅气道（生后15～20秒完成）

（1）新生儿娩出后即置于远红外线保暖床上，用温热毛巾擦干头部及全身，减少散热。

（2）抢救时患儿取仰卧位，肩部垫高2～3 cm，使颈部轻度仰伸。

（3）立即清除口、鼻、咽及气道内分泌物和黏液，先吸口腔，再吸鼻腔吸痰时间每次不超过10秒。

2. 建立呼吸

（1）触觉刺激：拍打或弹足底和摩擦患儿背部促使患儿出现呼吸。

（2）复苏囊加压给氧：触觉刺激后如仍无自主呼吸和（或）心率＜100次/分，立即用复苏囊加压给氧。氧流量应≥5 L/min，面罩应密闭遮盖下巴尖端、口、鼻，但不盖住眼睛；通气频率为40～60次/分。胸廓起伏时证明通气有效。

（3）气管插管：如应用复苏囊加压给氧30秒后再评估，如心率＞100次/分，出现自主呼吸可观察；心率低于100次/分，则立即行气管插管。

3. 建立有效循环

气管插管正压通气30秒后，如心率＜60次/分、心音低弱，应行胸外心脏按压。心脏按压方法：双拇指并排或重叠于患儿胸骨体下1/3处，其余手指围绕胸廓托在后背；也可一手中、示指按压胸骨体下1/3处，另一只手支撑患儿背部；按压频率为120次/分，按压深度以胸廓前后径的1/3～1/2为宜；按压有效时可摸到大动脉（股动脉）搏动。胸外心脏按压30秒后评估心率恢复情况。

4. 药物治疗

建立有效的静脉通道，保证药物应用。胸外按压30秒心脏不能恢复正常循环时，可遵医嘱给予静脉和（或）气管内注入1∶10000肾上腺素0.1～0.3 mL/kg；如心率仍＜100次/分，遵医嘱纠正酸中毒、低血糖、低血压。

5. 评价

每复苏一步的同时，均要评价患儿的情况，然后再决定下一步的操作。

（二）保暖

1. 整个复苏的过程都应注意保暖，将患儿置于辐射保暖床上，病情稳定后置于暖箱保暖，维持患儿体温36～37℃，以减少氧气的消耗。

2. 给予加温加湿的氧气吸入。

（三）加强监护

监测体温、脉搏、心率、呼吸、血压、尿量、肤色和窒息所导致的神经系统症状。注意酸碱失衡、电解质紊乱、大小便异常、感染等问题，认真观察并详细记录。

（四）预防感染

加强新生儿室的环境管理，护理操作过程中要严格执行消毒隔离制度。

六、健康教育

第一，安慰家长，耐心解答患儿病情和可能出现的预后。

第二，介绍有关医学基础知识，帮助家长树立信心。

第三，对恢复出院的患儿，应指导定期复查；对有后遗症患儿应指导家长学会康复护理。

第八节　胎粪吸入综合征

胎粪吸入综合征（MAS）常发生于足月儿及过期产儿。宫内窒息是MAS最重要的原因。胎儿宫内缺氧或在分娩过程吸入混有胎粪的羊水而致病。由于加强产儿合作和防治，国内本病病死率已下降至5%左右。

当胎儿在宫内或分娩过程中发生窒息和急性或慢性低氧血症时，身体血流重新分布，肠道与皮肤血流量减少，致使肠壁缺血痉挛、肛门括约肌松弛而排出胎粪。缺氧对胎儿呼吸中枢的刺激使呼吸运动由不规则而逐渐发生强有力的喘息，将胎粪吸入鼻咽及气管内；而胎儿娩出后的有效呼吸，更使上呼吸道内的胎粪吸入肺内。过期产儿由于肠道神经系统成熟度和肠肽水平的提高以及胎盘功能不良，发生本病的可能性比足月儿增加。

气道内的黏稠胎粪造成机械性梗阻，引起阻塞性肺气肿和肺不张，导致肺泡通气-血流灌注平衡失调；小气道内的活瓣性阻塞更易导致气胸、间质性肺气肿或纵隔气肿，加量通气障碍，产生急性呼吸衰竭。胎粪内胆酸、胆盐、胆绿素、胰酶等的刺激作用，以及随后的继发感染均可引起肺组织化学性、感染性炎症反应，产生低氧血症和酸中毒。

宫内低氧血症会引致肺血管肌层肥大，成为肺血管阻力增高的原因之一；围生期窒息、酸中毒、高碳酸血症和低氧血症则使肺血管收缩、发生持续肺动脉高压症，出现心房或导管水平的右向左分流，进一步加重病情。

一、临床表现

患儿病情轻重差异很大，吸入较少者出生时可无症状；大量吸入胎粪可致死胎或生后不久死亡。多数患儿在生后出现呼吸急促（呼吸频率>60次/分）、呼吸困难、发绀、鼻翼扇动、呻吟、三凹征、胸廓前后径增加。两肺先常有鼾音、粗湿啰音，以后出现中、细湿啰音。如临床症状突然恶化则应怀疑发生气胸，其发生率在20%~50%，胸部摄片可确诊。持续性肺动脉高压因有大量右向左分流，除引起严重青紫外，还可出现心脏扩大、肝大等心力衰竭表现。严重胎粪吸入和急性缺氧患儿常有意识障碍、颅压增高、惊厥等中枢神经系统症状以及红细胞增多症、低血糖、低钙血症和肺出血等。

二、辅助检查

（一）X线检查

两肺透过度增强伴有节段性肺不张，或并发气胸、纵隔气肿；而肺内也可仅有弥漫性浸润影但无肺不张。

（二）动脉血气分析

血pH、PaO_2降低，$PaCO_2$增高。若颞动脉或右桡动脉血PaO_2高于股动脉血PaO_2 2.0 kPa（15 mmHg）以上，表明动脉导管处有右至左分流。

三、治疗原则

（一）一般治疗

置暖箱或辐射台，摆正体位，清理呼吸道，保持呼吸道通畅，给予心率、呼吸、体温、激压、经皮血氧饱和度监护，测血气、血糖，及时纠正酸中毒，维持内环境稳定。禁食，静脉补液或静脉内营养支持，保证热量与液量的供给，液体量60 mL/（kg·d），24小时静脉泵入维持。记录24小时出入水量。

（二）氧疗

维持血氧饱和度与动脉血氧分压在正常范围。

（三）呼吸机机械通气

鼻导管吸氧不能维持血氧饱和度与动脉血氧分压在正常范围时，及时气管插管呼吸机正压通气，根据血气，调整好呼吸机参数，及时复查血气，根据血气情况，指导调整呼吸机参数。

（四）呼吸机正压通气后疗效不佳时

考虑有可能存在持续肺动脉高压，加用一氧化氮治疗，并及时复查X线胸片，如有气胸进行相应治疗如胸穿抽气，张力性气胸行胸腔闭式引流术。

（五）预防感染与颅内出血

选择1～2种抗生素，时间7天左右。止血药用3天左右。每周复查血常规、头颅B超1次。必要时行脑电图、头颅CT或MRI检查。

四、护理诊断

（一）清理呼吸道无效

与胎粪吸入有关。

（二）气体交换受损

与气道阻塞、通气障碍有关。

五、护理措施

（一）保持呼吸道通畅

及时有效清除吸入物，维持正常通气功能。

（二）合理用氧

选择与病情相适应的用氧方式，维持有效吸氧，改善呼吸功能。

（三）保暖和喂养

注意保温，细心喂养，供给足够的能量。

（四）密切观察病情

如患儿出现烦躁不安、心率加快、呼吸急促、肝脏在短时间内迅速增大时，提示可能合并心力衰竭，应立即吸氧，遵医嘱给予强心、利尿药物，控制补液量和补液速度；如患儿突然出现气促、呼吸困难、发绀加重时，有合并气胸或纵隔气肿的可能，应立即做好胸腔穿刺及胸腔闭式引流准备。

六、健康教育

向家长讲述疾病的有关知识和护理要点，及时让家长了解患儿的病情，做好家长的心理护理。

第九节　新生儿呼吸窘迫综合征

新生儿呼吸窘迫综合征（NRDS）又称新生儿肺透明膜病（HMD），主要表现为出生后不久即出现进行性呼吸困难和呼吸衰竭，以早产儿多见。

本病是由于缺乏肺泡表面活性物质（PS）所引起，PS由Ⅱ型肺泡上皮细胞产生具有降低肺表面张力、保持呼气时肺泡张开的作用。PS在胎龄20～24周时初现，35周后迅速增加，故本病多见于早产儿。

PS缺乏时，肺泡表面张力增加致使已张开的肺泡在呼气末逐渐萎陷而呈广泛的进行性肺不张。肺组织在进一步缺血缺氧情况下，毛细血管和肺泡壁渗透性增高，液体渗出，其中纤维蛋白沉着，形成嗜伊红性透明膜附着于肺泡壁及细支气管壁上，进一步阻碍换气。

一、临床表现

婴儿出生时呼吸尚好，症状多于出生后4～6小时出现，主要表现为呼吸急促、进行性加剧，呼吸不规则，呼气时呻吟、鼻扇和吸气性"三凹征"等典型体征。可表现为面色青灰或苍白、肌张力低下。由于肺不张逐渐加重，可表现为胸廓下陷，听诊两肺呼吸音减低，吸气时可听到细湿啰音，心音减弱，胸骨左缘可闻及收缩期杂音。重症患儿多在3天内死亡，若能生存3天以上又无并发症者，好转机会增大。

二、辅助检查

血气分析示PaO_2下降，$PaCO_2$升高，pH降低；胸部X线示两肺透明度减低，可见均匀的细小颗粒和网状阴影，严重者整个肺野可不充气呈"白肺"。

三、治疗原则

（一）一般治疗

注意保暖，供给所需营养物质，维持体液与酸碱平衡，关闭动脉导管，预防感染。

（二）纠正缺氧

根据患儿病情选择不同的方法给予吸氧，如鼻导管、面罩、头罩吸氧，或持续气道正压通气及常频机械通气。

（三）PS 替代疗法

目前已常规用于预防或治疗呼吸窘迫综合征，可明显降低呼吸窘迫综合征的病死率及气胸发生率，一旦确诊应尽早使用。PS制剂不同，其剂量及间隔给药时间各异。

四、护理诊断

（一）不能维持有效呼吸

与PS缺乏、肺透明膜形成引起气体交换减少有关。

（二）潜在并发症

呼吸衰竭、心力衰竭。

（三）有感染的危险

与免疫力下降及各种检查操作增加感染机会有关。

五、护理措施

（一）保持呼吸道通畅

及时清除口、鼻、咽部分泌物，保持呼吸道通畅。保持室内空气新鲜，维持中性环境温度，相对湿度在55%左右，使患儿皮肤温度保持在36~37℃。

（二）供氧及辅助呼吸氧疗

是最重要的治疗、护理措施。根据病情及血气分析采用不同供氧方法，使PaO_2维持在6.67~9.3 kPa（50~70 mmHg），SaO_2维持在87%~95%。

1. 头罩给氧

选择与患儿相适应的头罩给氧，氧流量不少于5 L/min，以防止CO_2积聚在头罩内。

2. 持续气道正压通气（CPAP）

一旦发生呼气性呻吟，应立即给予CPAP给氧，以增加功能残气量，防止肺气泡萎陷和不张，改善通气的血流比例失衡。

3. 气管插管给氧

对CPAP无效患儿，应行气管插管并采用间歇正压通气（IPPV）加呼气末正压通气（PEEP）。

（三）病情观察

严密观察患儿病情变化，使用监护仪监测体温、呼吸、心率，经皮测氧分压等，定期对患儿进行评估，密切与医生联系，及时处理各种并发症。

（四）合理用药

遵医嘱气管内滴入PS。滴入药液前先彻底吸净气道分泌物，滴入药液后，用复苏器加压给氧，以助药液扩散。

六、健康教育

向家长介绍病情的发展过程、治疗情况及可能出现的后果，使家长能理解并积极配合治疗。

第七章　儿童消化系统疾病的诊疗与护理

第一节　小儿腹泻病

小儿腹泻病是一组多病原、多因素引起以大便次数增多和大便性状改变（呈稀水便、糊状便、黏液脓血便）为特点的一组消化道综合征。

一、病因

病因分为感染性和非感染性因素。

（一）感染性因素

1. 病毒

是我国目前婴幼儿腹泻的主要病因，主要病原体为轮状病毒、肠道腺病毒、诺如病毒和星状病毒，其他有肠道病毒（包括柯萨奇病毒、艾柯病毒）和冠状病毒等。

2. 细菌

主要包括以下几种：

（1）致腹泻大肠埃希菌，根据引起腹泻的大肠埃希菌毒力基因、致病性、致病机制和临床症状分为肠致病性大肠埃希菌、肠产毒性大肠埃希菌、肠侵袭性大肠埃希菌、肠出血性大肠埃希菌和肠集聚性大肠埃希菌。

（2）志贺菌属。

（3）沙门菌属。

（4）空肠弯曲菌。

（5）伤寒杆菌。

3. 真菌

致腹泻的真菌有念珠菌、曲菌、毛霉菌等。

4. 寄生虫

临床已少见，病因可以为蓝氏贾第鞭毛虫、阿米巴原虫和隐孢子虫等。

（二）非感染因素

1. 食饵性腹泻

多为人工喂养儿，常因喂养不定时、饮食量不当、突然改变食物品种或过早喂给大量淀粉或脂肪类食品引起。

2. 症状性腹泻

如患中耳炎、上呼吸道感染、肺炎、肾盂肾炎、皮肤感染或急性传染病时，可由于发热或病原体的毒素作用而并发腹泻。

3. 过敏性腹泻

如对牛奶或大豆（豆浆）过敏引起的腹泻。

4. 其他

原发性或继发性双糖酶缺乏，活力降低（主要为乳糖酶），肠道对糖的消化吸收不良，使乳糖积滞引起腹泻。气候突然变化，腹部受凉，肠蠕动增加；天气过热，消化液分泌减少等都可能诱发消化功能紊乱致腹泻。

二、诊断要点

（一）根据大便性状和次数判断

根据家长和看护者对患儿大便性状改变（呈稀水便、糊状便、黏液脓血便）和大便次数比平时增多的主诉可作出腹泻诊断。

（二）根据病程分类

急性腹泻病：病程≤2周；迁延性腹泻病：病程为2周至2个月；慢性腹泻病：病程＞2个月。

（三）对腹泻病患儿进行有无脱水和电解质紊乱的评估

1. 脱水程度的分度与评估见第五章表5-4。

2. 尽可能对中、重度脱水患儿行血电解质检查和血气分析。

（四）其他

1. 根据患儿粪便性状、粪便的肉眼和镜检所见、发病季节、发病年龄及流行情况初步估计病因。急性水样便腹泻患者（约占70%）多为病毒或产肠毒素性细菌感染，黏液脓性、脓血便患者（约占30%）多为侵袭性细菌感染。有条件者尽量进行大便细菌培养以及病毒、寄生虫检测。

2. 对慢性腹泻病还须评估消化吸收功能、营养状况、生长发育等。

三、鉴别诊断

（一）肠套叠

部分患儿初起以腹泻为首发症状，但根据其他临床表现，如呕吐、阵发性腹痛（哭闹）、血便和腹部扪及肿块可以疑似诊断。腹部超声扫描检查发现腹部肿块和横断面显示同心圆可确诊。

（二）急性阑尾炎

临床表现为脐周或中上腹部隐痛，逐渐加重，并转移至右下腹，呈持续性或阵发性加剧，或突然导致全腹剧痛，伴有恶心、呕吐、腹泻或便秘，严重者可出现发热。体检：麦氏点压痛、反跳痛及局部腹肌紧张，结肠充气试验阳性；若为盲肠后阑尾可出现腰大肌试验阳性，血白细胞和中性粒细胞增高。

（三）坏死性小肠结肠炎

临床表现为呕吐、腹胀、腹泻。腹泻开始为水样或黏液稀便，继而出现赤豆汤样血水便或果酱样便。患儿多伴有全身感染中毒症状，如发热、精神萎靡、烦躁、嗜睡、面色苍白，严重时可发生感染性休克，有明显脱水、电解质紊乱。

四、治疗

治疗原则是预防和纠正脱水，饮食调整，对症治疗和合理用药。

（一）预防和纠正脱水

1. 预防脱水

从患儿腹泻一开始，就给予口服足够的液体以预防脱水。建议在每次稀便后给予补充一定量的液体（<6个月者，补充液体50 mL；6个月至2岁者，补充液体100 mL；2~10岁者，补充液体150 mL；10岁以上的患儿或成年人按需补充），直到腹泻停止。

2. 轻至中度脱水

口服补液及时纠正脱水，应用口服补液盐（ORS），用量（mL）＝体重（kg）×（50~75），4小时内服完，密切观察患儿病情，并辅导母亲给患儿服用ORS液，以下情况提示口服补液可能失败。

（1）持续、频繁、大量腹泻[>10~20 mL/（kg·h）]。

（2）ORS液服用量不足。

（3）频繁、严重呕吐。如果4小时患者仍有脱水表现，要调整补液方案。

3. 重度脱水

静脉输液。液体采用静脉用的糖、盐混合溶液，需到医院进行，首先以2∶1等张液20 mL/kg，于30~60分钟静脉注射或快速静脉滴注以迅速增加血容量，并进行评估，如循环未改善则可再次扩容。在扩容后根据脱水性质（等渗性脱水选用2∶3∶1液，低渗性脱水选用4∶3∶2液）按80 mL/kg继续静脉滴注，先补2/3量，婴幼儿输注5小时，较大儿童输注2.5小时；在补液过程中，每1~2小时评估一次患者脱水情况，如无改善，则加快补液速度；婴儿在6小时后或较大儿童在3小时后重新评估脱水情况，选择适当的补液方案继续治疗；一旦患者可以口服，通常婴儿在静脉补液后3~4小时后，儿童在1~2小时后，即给予ORS。

4. 鼻饲管补液

重度脱水时如无静脉输液条件，立即转运到其他医疗机构静脉补液，转运途中可以用鼻饲点滴方法进行补液。液体采用ORS液，以每小时20 mL/kg的速度补充，如患者反复呕吐或腹胀，应放慢鼻饲点滴速度，总量不超过120 mL/kg。每

1～2小时评估一次患者脱水情况。

5. 纠正代谢性酸中毒

一般主张pH＜7.2时可用碱性液。若已知血气分析结果，可用剩余碱（BE）值按公式计算：5％碳酸氢钠毫升数＝［－测定BE（mmol/L）］×体重（kg）×0.5，一般可首次补给1/2计算量，密切观察病情，复查血气分析，随时调整剂量。

（二）饮食调整

1. 继续母乳喂养

年龄在6个月以下的非母乳喂养儿继续喂配方乳，年龄在6个月以上的患儿继续食用已经习惯的日常食物，如粥、面条、烂饭、蛋、鱼末、肉末。鼓励患者进食，如进食量少，可增加喂养餐次。避免给患儿喂食含粗纤维的蔬菜和水果以及高糖食物。病毒性肠炎常有继发性双糖酶（主要是乳糖酶）缺乏，对疑似病例可暂时给予低（去）乳糖配方奶，时间为1～2周，腹泻好转后转为原有喂养方式。

2. 糖源性腹泻

以乳糖不耐受最多见。治疗宜采用去双糖饮食，可采用去（或低）乳糖配方奶或豆基蛋白配方奶。

3. 过敏性腹泻

以牛奶过敏较常见，避免食入过敏食物或采用口服脱敏喂养法，不限制已经耐受的食物。婴儿通常能耐受深度水解配方奶，如仍不耐受，可采用氨基酸为基础的配方奶。

4. 要素饮食

适用于慢性腹泻、肠黏膜损伤、吸收不良综合征者。

（三）对症治疗

1. 肠黏膜保护药，如十六角蒙脱石。

2. 补充微量元素与维生素。

3. 微生态疗法，给予益生菌如双歧杆菌、乳酸杆菌等。

（四）静脉营养

用于少数重症病例，不能耐受口服营养物质、伴有重度营养不良及低蛋白血症者。

（五）细菌感染性腹泻

合理应用抗生素。

第二节　周期性呕吐综合征

周期性呕吐综合征（CVS）以周期性反复呕吐为特征，其表现为反复发生、刻板发作的剧烈恶心、呕吐，持续数小时至数天；间歇期无症状，可持续数周至数月；发作呈"开—关"型。CVS是一种功能性胃肠病。该病在所有种族中均有发病，女孩比男孩多见。CVS通常在儿童起病，主要在学龄前期，儿童平均发病年龄是4.8岁，多数（82%）有偏头痛家族史或自己有偏头痛。

一、病因

目前认为CVS的病因和发病机制与以下方面有关：

（一）偏头痛

病因包括神经性、线粒体、离子通道、激素等。

（二）应激反应

涉及下丘脑分泌、促肾上腺皮质激素释放因子（CRF）及组胺释放。

（三）自主神经系统功能不良

涉及心血管和消化系统。

二、诊断要点

（一）发病特点和呕吐

患儿发病期非常衰弱、倦怠，严重影响学习，而缓解期完全健康如常。呕吐通常是独特的快速发生和难以忍受，最严重的呕吐每小时可达13次。呕吐物可含胆汁（76%）、黏液（72%）、血液（32%）。约50%患儿发作期需静脉补液，其中28%患儿每次都需要静脉补液。CVS的发作呈现一种"开—关"的刻板形式，就如有开关控制般突发、突止。68%患者仅在发作前30分钟有恶心、面色苍白等前兆。呕吐在发作后1小时即可达高峰强度，持续1~2天，而从呕吐止到能进食仅需数小时。家长描述发作刻板，如准时发作，有相同的强度、发作过程和相关症状。<50%的CVS患者有稳定周期，较常见的间歇期为2周（24%）和4周（2.3%）。在24小时中，发作大多于清晨（2：00—4：00和5：00—7：00）。每次发作有明显自限性。

（二）自主神经和胃肠道症状

自主神经症状很常见，尤其是嗜睡（91%）及面色苍白（87%），有些患者有明显流涎（13%），少数可有轻度高血压。除呕吐外，腹痛（80%）、干呕（76%）、厌食（74%）、恶心（72%）是最常见症状。其中恶心是最为窘迫的，因为直至发作结束，没有短暂缓解。发作数天后的胃肠疼痛，通常是由于呕吐和干呕引起的食管和胃黏膜损伤。另有发热（29%）和腹泻（36%），推测可能为细胞因子释放和自主神经作用引起。

（三）神经系统症状

发作时有典型神经系统症状，如头痛（40%）、畏光（32%）、高声恐怖（28%）、眩晕（22%）等。

（四）触发因素

68%家长能说明应激事件的触发作用，包括生理、心理应激和感染。感染（41%）最常见；心理应激（34%），包括正面因素（生日、节日）和负面因素

（家庭和学校相关因素）；饮食（26%）；体力消耗和缺乏睡眠（18%）；特异事件（13%）；经期女童（13%），被证明月经是典型的触发因素。

三、治疗

因CVS的病因和发病机制尚未完全明确，故治疗仍然是经验性综合治疗。

（一）避免触发因素

避免感染、食物、晕车等触发因素，对某些心理应激（如家庭和学校）因素也应避免，适当应用抗焦虑药物（如奥沙西泮）偶可预防发作。

（二）发作期支持治疗

发作期给予患儿安静舒适环境，避免光和强声刺激，按需补液，纠正水、电解质紊乱和酸碱失衡，保证热能供应。文献提示，单纯葡萄糖和电解质输入，有效率达42%。镇静药如氯丙嗪、劳拉西泮等的应用，可使患儿安静休息，缓解顽固恶心和镇吐。呕吐重者可用$5-HT_3$拮抗药格拉司琼和昂丹司琼静脉输入。有明显胃肠黏膜损伤（呕吐咖啡样物）时适当加用黏膜保护药和抑酸药。

（三）预防性药物治疗

对于发作超过1次/月，且每次发作持续，应进行预防用药。目前常用药物有抗偏头痛药、精神安定药和促胃肠动力药。近年来，以上药物应用已明显改善CVS的临床过程。Li等报道各种药物治疗CVS的有效率为：小剂量普萘洛尔治疗有效率为57%；赛庚啶［0.3 mg/（kg·d），分3~4次口服］，治疗有效率为39%；阿米替林25~50 mg/d，治疗有效率为67%。苯噻啶在英国和澳大利亚被广泛应用。Aanpreung等研究显示，阿米替林和苯噻啶治疗有效率分别为83.3%和50%。也有报道胃动素受体激动药红霉素治疗有效率达75%。

第三节 功能性便秘

便秘是指持续2周或2周以上的排便困难或排便延迟。若便秘无病理、生理学的客观依据，不能以炎症、解剖、代谢及神经病变解释者，即不存在引起便秘的器质性病变则称功能性便秘（FC），也称为特发性便秘。有资料报道，功能性便秘占综合性儿科门诊总数的5%～10%，占小儿胃肠疾病门诊的25%，占小儿便秘90%以上。

一、病因

便秘作为一个症状可由许多疾病引起，如肠管器质性病变、肠管平滑肌或神经源性病变、结肠神经肌肉病变、内分泌或代谢性疾病、系统性疾病、神经系统疾病、神经心理障碍、药物性因素等，称继发性便秘。而功能性便秘可能与以下因素有关：饮食不足、食物不当或食物过敏、排便习惯及精神因素、肠道运动功能失常、肠激素异常、肠道菌群失调、心理创伤及遗传因素。

二、临床表现

（一）大便性状及频率

每周排便≤2次，大便干结如坚果样或球形硬便，大块粪便曾堵塞马桶。

（二）排便困难

出现排便费力和排便疼痛，小婴儿排便时哭闹。

（三）大便带血

大便外层覆盖鲜红色血性液体或便后滴血，手纸染血。

（四）大便失禁

有大便节制行为，肛门周围或内裤污粪。

（五）腹痛、腹胀及腹部包块

腹胀，年长儿诉左下腹部疼痛，有时呈痉挛样，疼痛难忍。左下腹触痛，可扪及坚硬的团块状或条索样包块。

（六）肛门指检

肛周红斑或肛裂，直肠空虚或粪便嵌塞，指套染血。

（七）其他

伴随症状包括易激惹、食欲下降和（或）早饱、恶心或呕吐等。随着大量粪便排出，伴随症状立即消失。

三、辅助检查

（一）实验室检查

T_3、T_4、TSH、血糖、尿糖测定排除内分泌、代谢性疾病等所致的便秘。

（二）腹部 X 线片及钡剂、钡灌肠检查

观察肠管分布、长度，测量直肠肛门角，观察肠管蠕动强度、肠腔是否扩张或狭窄，有无肿物、梗阻、气腹，了解排钡功能。

（三）肛肠镜及乙状结肠镜检查

有直肠出血或梗阻现象时，可考虑行此检查。

（四）结肠传输试验

不透X线标志物法、核素法及呼气H_2法均可测定胃肠传输时间。

（五）肛门直肠测压

通过肛管直肠的静态、动态压力及反射检测，了解肛管直肠的控制能力和括约能力。

（六）B超、CT、MRI及超声内镜

B超检测肛门内括约肌、肛门外括约肌以及外周的脂肪组织，检测肛门括约肌的厚度、瘢痕和缺损的位置。CT直观地了解肛门括约肌、耻骨直肠肌的形态和发育程度。MRI检测直肠肛门各肌群的形态、脊柱和骶前情况，是肛门直肠畸形患者的诊断手段之一。超声内镜（EUS）可贴近胃肠道检测管壁的结构，如结构破坏、紊乱、内部回声异常或明显增厚则提示病变存在。

（七）排便造影、肛管直肠感觉检查、球囊排出实验、立体向量测定及肌电图

目前在儿童的应用较少。

四、诊断标准

第一，≤4岁儿童，至少符合下列2项条件，并持续1个月：①每周排便≤2次；②排便动作训练后每周至少出现1次大便失禁；③有大便潴留史；④有排便疼痛和哭闹史；⑤直肠内存在大量粪便团块；⑥排出的粪便粗大以至于堵塞马桶。

第二，>4岁儿童，诊断肠易激综合征的依据不足，符合下列2项或2项以上症状，每周至少1次，持续2个月以上：①每周在厕所排便≤2次；②每周至少有1次大便失禁；③有保持体位或过度克制排便史；④排便疼痛或排便困难史；⑤直肠中有巨大的粪块；⑥排出的粪便粗大以至于堵塞马桶。

五、鉴别诊断

（一）先天性巨结肠

出生后排便延迟，腹胀，呕吐，钡灌肠可见典型狭窄段、移行段和扩张

段。肛门直肠测压，直肠肛管松弛反射阴性，肠壁活组织检查狭窄段无神经节细胞。

（二）乙状结肠冗长症

因乙状结肠过长而大量储存粪便致便秘，常伴乙状结肠扩张，腹部X线片、钡灌肠检查可鉴别。

（三）先天性隐性脊柱裂

主要表现为顽固性便秘、大便失禁及腹胀，骶尾部X线片可鉴别。

（四）甲状腺功能减退症

有腹胀、便秘等消化道表现，可出现特殊面容和体态，智力低下，血清T_4降低，TSH明显增高。

（五）肠易激综合征（IBS）便秘型

腹泻、便秘交替，排便费力，患儿一般情况好，无生长发育不良表现，腹部X线片、钡灌肠可鉴别。

六、治疗

（一）一般治疗

1. 护理
除粪便嵌塞外，指导并鼓励患儿排便。

2. 营养管理
由护士对患者的营养状况进行初始评估，记录在"住院患者评估记录"中。总分≥3分，有营养不良的风险，需在24小时内通知营养科医师会诊。

3. 疼痛管理
由护士对患者的腹痛进行初始评估，疼痛评分在4分以上的，应在1小时内报告医师，联系麻醉医师会诊。

4. 心理治疗

甚为重要，向患儿及家长解释排便的生理过程和便秘的发生机制，使其了解便秘的病因及治疗策略，并积极参与治疗过程。

（二）对症治疗

解除阻塞，酌情选择以下方法：

1. 开塞露：对急性便秘效果好，可去除直肠、结肠内积聚的粪便。

2. 等渗盐水灌肠：<10 kg体重的患儿灌肠液体量按60 mL/5 kg计算。多数儿童经1~2次灌肠可清除积存的大便。

3. 如灌肠方法不能去除粪块梗阻，可戴手套以手指掏出嵌塞的粪块，但应动作轻柔，避免损伤直肠黏膜及肛门括约肌。

（三）对因治疗，防止粪便再积聚

1. 饮食调节

注意纤维素摄入，避免挑食偏食。食物中添加植物纤维30 g/d，治疗2周可明显增加肠蠕动效应。如小麦纤维素（fiberform，非比麸），小儿每次1.75 g，加水100 mL，每日1~2次，疗程7天。

2. 缓泻药

（1）乳果糖溶液：1~2 mL/（kg·d），可分次给药，最多不超过15 mL。其味甜，作用温和，无严重不良反应，是治疗小儿便秘较理想的药剂。

（2）聚乙二醇4000：用于8岁以上儿童，每次半袋，每天1~2次；或每天1~2袋，一次顿服，每袋内容物溶于1杯水中后服用。聚乙二醇4000是线性长链聚合物，通过氢键固定水分子，使水分保留在结肠内，增加粪便含水量并软化粪便，恢复粪便体积和重量至正常，促进排便的最终完成，从而改善便秘症状。

（3）液状石蜡：不被吸收，不消化，润滑肠黏膜和粪便，阻止肠黏膜吸收水分，软化大便。用量为每次0.5mL/kg，长期服用可影响维生素K、维生素A、维生素D的吸收，婴儿禁忌。

（5）番泻叶：为刺激性泻药，长期使用可使结肠壁神经丛受损，用药次数尽量减少。

（6）麻油：主要含芝麻素、麻油酚、维生素E、植物甾醇和卵磷脂，服后

3~4小时产生导泻作用，儿童服用5~10 mL无不良反应。

3．微生态调节药

便秘患者存在肠道菌群失调，肠道益生菌可降低肠道pH、刺激肠蠕动、改善肠内发酵过程，有通便作用。

4．排便训练

晨起或餐后30分钟进行（此时胃结肠反射活跃）。

（1）定时排便，每天晨起或餐后30分钟。

（2）限时排便，一般5~10分钟，如不能较快排便，不要催促或责骂，也不要长期蹲坐，否则可引起脱肛或加重便秘。

（3）令年长儿学会正确的排便用力方法，呼气后屏气（"瓦乐萨尔瓦"动作）增加腹内压将粪便推入肛管而排便。

5．生物反馈训练

是控制排便功能的训练方法，包括气囊生物反馈法和肌电生物反馈法，已用于学龄儿童功能性便秘和大便失禁者。生物反馈疗法对治疗功能性便秘有确切疗效，无不良反应。

6．心理治疗

心理学相关治疗包括药物治疗、行为学治疗，这类治疗多用于病程长、症状反复发生或有心理行为障碍的难治儿童。

第四节　儿童慢性肝病的营养支持

营养不良是慢性肝病（CLD）儿童的常见问题。肝脏在机体的许多代谢过程中起着至关重要的作用，包括调节蛋白质、脂肪和碳水化合物的新陈代谢，维生素的储存和活化，解毒和废物的排泄。在儿童CLD发生时，肝脏代谢过程遭受破坏，从而导致营养物质的消化、吸收和使用不当，最终导致营养不良的发生。CLD常导致肝功能不可逆损害。随着结构和血液供应的变化，血清蛋白和凝血因子的合成受损，使血糖控制和氨代谢异常，造成胆汁分泌障碍和胆汁淤积。儿童

CLD的患病率、病因和发病年龄在不同国家有所不同，常见病因包括胆道闭锁、代谢紊乱、慢性肝内胆汁淤积症、肥胖相关的脂肪性肝炎、药物性肝炎、病毒性肝炎、抗胰蛋白酶缺乏症和Alagille综合征。

因为个体生长的高能量需要，儿童特别容易受到营养不良的影响。早期文献显示，全球约25%的CLD儿童患有营养不良，而在发展中国家的发生比率还要更高。此外，许多儿童CLD最终需要肝移植。营养不良与肝移植的预后，包括并发症、生存率以及认知功能的损害密切相关。CLD儿童的营养不良需要积极和适当的营养支持与管理来纠正。随着我国医学的快速发展，对患病儿童进行营养支持的观念越来越受到人们的关注。肝脏是机体的主要生化工厂，CLD导致的营养问题在疾病的治疗过程中起着非常重要的作用。本章节主要探讨儿童CLD营养不良的发生机制以及营养支持策略。

一、儿童慢性肝病营养不良的发生机制

肝脏是胰岛素和胰高血糖素作用的靶器官，在血糖平衡的调节中起重要作用。空腹状态时，肝脏主要通过糖原分解与糖异生来维持机体正常葡萄糖水平；餐后肝脏通过糖原合成、抑制糖原分解和糖异生来降低葡萄糖的浓度。肝脏通过分泌胆汁促进脂肪的消化。肝脏脂质主要来自3条途径：食物中的游离脂肪酸、肝脏的从头合成途径和外周脂肪组织分解的游离脂肪酸，通过肝脏乙酰辅酶A羧化酶等合成长链脂肪酸。而脂质代谢主要通过肝脏游离脂肪酸β氧化反应和与VLDL结合转运两种途径，同时可将糖类和蛋白质代谢的中间产物转化为脂肪，并将多余的脂肪以脂蛋白的形式转运出肝脏。肝脏是体内蛋白质合成的重要场所，肝脏可合成血浆蛋白中的纤维蛋白原和凝血酶原等，通过氨基转换作用将必需氨基酸转换为非必需氨基酸，同时还是解毒和脱氨基作用的重要场所，当肝功能严重衰竭时可引起血氨升高甚至肝昏迷。

综上可以看出，肝脏如同一个代谢工厂，负责人体营养物质的代谢和废物的排出。儿童CLD发生时，肝脏代谢过程遭受破坏，从而导致营养物质消化、吸收和使用不当，最终导致营养不良的发生。

（一）能量摄入降低

CLD的儿童往往无法摄取足够的卡路里来满足自身的能量需求，影响因素包括厌食、味觉变化、早期饱腹感、恶心和呕吐。厌食是由氨基酸代谢变化引起的。色氨酸是血清素的氨基酸前体，它调节饮食行为。色氨酸水平的增加和脑内血清素活性的增加会引起饱胀感。CLD厌食症患者脑脊液中的色氨酸浓度明显升高。锌或镁的缺乏对味觉感知的改变造成影响，不合理的配方奶喂养往往加重味觉改变，阻碍了摄入量。儿童CLD患者由于腹水、脏器增大等原因，导致胃部不适、胃容积减少、腹内压力升高，进而出现早饱，并增加餐后呕吐的风险。此外，炎症发生与促炎细胞因子增多在儿童CLD非常常见，容易导致恶心和呕吐。这些因素共同引起食物摄入不足，导致能量摄入下降。

（二）能量需求增加

相对健康儿童，CLD患儿有更高的能量需求。研究显示CLD患儿至少有同龄健康儿童1.5～2倍的能量需求。终末期CLD患儿处于高代谢状态，代谢活性的增加和脂质的过度氧化都需要消耗能量。CLD并发症的发生进一步加重了患儿对能量的需求，包括脓毒症、腹膜炎、胆管炎以及静脉曲张出血等。CLD患儿持续高水平的促炎因子也与能量需求增加导致的营养不良相关。

（三）内分泌功能紊乱

除了能量摄入减少和新陈代谢增加，CLD儿童还存在GH/IGF轴的异常，从而导致生长迟缓。IGF-1及其主要循环结合蛋白IGF-BP3主要在肝脏合成，摄入蛋白质的不足导致IGF-1合成的减少，并增加了IGF-1的血清清除率和降解。由于GH受体的表达下调导致的GH外周耐受进一步降低了IGF-1水平，从而造成生长发育落后。

（四）吸收不良和底物代谢紊乱

1. 碳水化合物

肝脏通过门静脉接受富含葡萄糖的血液，由此产生糖原并贮存在肝脏内。葡萄糖从肝脏循环运输到肌肉组织进行糖酵解，产生丙酮酸并提供能量。然而，在CLD儿童中，长期的耗能状态使糖原贮存严重不足，并导致低血糖。CLD发生时，如暴发性肝衰竭时肝细胞的显著丢失，也可导致低血糖的发生。由于自身能量储备的不足，婴幼儿尤其容易受到碳水化合物吸收不良的影响。

2. 蛋白质

由于CLD儿童肝脏糖原合成和贮存的严重不足，蛋白质被越来越多地用于糖异生来提供能量。然而，在CLD过程中，蛋白质的合成也因底物缺乏、肝细胞功能减退和新陈代谢水平增加而减少。蛋白质合成障碍和过度消耗引起低蛋白血症的发生，导致水肿、腹水、肠内摄入减少。此外，除了凝血因子Ⅷ外，肝脏是其他所有凝血因子合成的场所，因此凝血障碍也是CLD的并发症之一。蛋白质分解代谢增加也导致含氮化合物的累积（如氨），这通常由肝脏代谢转化为尿素。这种代谢转化在CLD儿童中是受损的，因而导致细胞中氨水平的增加。CLD中异常蛋白的代谢导致AAA的增加和BCAA的减少，BCAA与AAA的比例异常与组织学损伤和脑损伤相关。伴随着氨水平的增加，脑摄入AAA增加，导致假性神经递质的形成，引起神经功能障碍。因此，CLD儿童通常不需要限制蛋白质的摄入。

3. 脂肪

在胆汁淤积性肝病发生时，由于分泌到小肠的胆汁盐减少，导致脂肪吸收障碍。在经过Kasai手术的胆道闭锁儿童中，由于小肠细菌过度繁殖，进一步加重了脂肪吸收障碍。同时，门静脉高压引起的胃肠黏膜充血也可进一步加重脂肪吸收障碍。一些药物的使用，比如考来烯胺、结合胆盐，可减少胶束增溶作用，从而影响单甘酯和双甘酯的吸收。Alagille综合征儿童的胰腺功能不全和脂肪酶减少也会影响甘油三酯的水解。由于这些原因，高达50%的甘油三酯、脂溶性维生素和必需PUFAs的吸收都受到影响。CLD儿童LCPUFA缺乏可明显影响神经系统的生长发育，如AA和DHA。此外，由于碳水化合物的储备减少，进一步增加了CLD儿童脂肪氧化，这也减少了脂肪的贮存。

（五）脂溶性维生素的代谢特点

CLD时胆汁盐分泌到小肠的减少将影响脂溶性维生素的吸收、代谢和储存，包括维生素A、D、E和K。在不额外补充维生素的情况下，脂溶性维生素缺乏症可在CLD新生儿出生后6～12周内发生。即使在补充维生素的情况下，严重胆汁淤积儿童仍然会发生脂溶性维生素缺乏。

维生素A具有全反式视黄醇的活性，视紫红质的形成以及视觉细胞的正常分化都需要视黄醇。在日常饮食中，乳制品、鸡蛋、鱼油是维生素A的动物性食品来源，绿叶蔬菜、橙色水果、蔬菜等含有类胡萝卜素的植物是维生素A的植物性食品来源。肠道内胆盐的缺乏减少了视黄酯到视黄醇的水解，也影响了胶束形成，从而影响了维生素A的吸收。由肝脏合成的视黄醇结合蛋白（RBP）在CLD儿童中也减少，从而影响维生素A的转运，影响其利用。维生素A缺乏会导致夜盲症、干眼症和角膜软化症。

维生素D为固醇类衍生物，具有抗佝偻病作用，又称抗佝偻病维生素。目前认为维生素D也是一种类固醇激素，维生素D家族成员中最重要的成员是D_2（麦角钙化醇）和D_3（胆钙化醇）。维生素D必须先经肝和肾的羟基化，然后才可被机体利用。维生素D有助于调节钙磷比例，在骨稳态中起关键作用。维生素D可在紫外线的作用下在皮肤中合成，也可以从鱼油和强化乳制品中摄取。由于吸收不良和摄入量不足，CLD儿童容易发生维生素D缺乏，导致骨矿化不良，如果不予治疗，易造成佝偻病和骨折。由于骨质的流失，婴儿特别容易在生命的前两年里患上骨质疏松症。

维生素E包括生育酚和生育三烯酚，具有重要的抗氧化性能。维生素E存在于绿叶蔬菜、植物油和坚果中。CLD儿童维生素E缺乏可导致神经信号传导问题，包括周围神经病、肌病、脊髓小脑功能障碍。维生素E缺乏也会引起红细胞膜的氧化损伤，导致溶血性贫血。

维生素K是凝血因子Ⅱ、Ⅶ、Ⅸ、Ⅹ以及蛋白质C和S的谷氨酸残基在肝脏内发生羧化的必要因子。维生素K_1（叶绿醌）存在于绿叶蔬菜和奶制品中，维生素K_2（甲基萘醌）则是由肠道细菌合成。由CLD导致的维生素K缺乏，容易引起出血和挫伤。由于身体储存维生素K的能力有限，维生素K缺乏是CLD儿童最早发生的脂溶性维生素缺乏之一。

（六）矿物质与微量元素的代谢特点

在CLD儿童中，也容易发生微量元素和金属离子的缺乏与紊乱。由于维生素D的缺乏，导致钙和镁在肠道的吸收减少。钙和镁也容易与未被吸收的脂肪酸结合，从而进一步减少肠道吸收。铁缺乏可发生于复发性胃肠道出血。缺铁可损害CLD儿童的神经系统发育。吸收不良引起的锌缺乏可导致尿损失增加，也可导致肢端皮炎、免疫缺陷和蛋白质代谢改变。此外，缺锌和硒会加剧生长发育迟缓和蛋白质合成减少。相反，由于胆汁淤积的发生，铜和锰的含量在 CLD 患儿增多。因此，在 CLD 患者行 TPN 时，应加强对锰的监测，防止锰在基底神经节过度沉积。

二、儿童慢性肝病的营养支持

（一）营养评估

准确的营养评估是儿童CLD营养管理的关键。在CLD儿童中，由于常发生液体超负荷、腹水和脏器肿大等情况，所以标准身高和体重的测量可能并不完全适应CLD儿童的营养评估。体重这一单项指标可能低估CLD人群50%的营养不良发生率。线性增长是一个更加敏感的参数，但生长迟缓往往在生长发育后期才能体现。因此，在CLD儿童的营养评估中，应该引入其他测量指标，如肱三头肌皮褶厚度、肩胛下皮褶厚度、上臂围、上臂肌测量（上臂肌面积）等。肱三头肌皮褶厚度、上臂围是身体脂肪和蛋白质的指标，可以显示身高和体重出现问题之前的脂肪储存损失。在儿童中，肱三头肌皮褶厚度已被证明是营养评估体重别身高Z评分的高敏感指标。此外，这些上肢测量数据不容易受水肿的躯干或下肢影响。在记录和处理数据时，应记录与儿童的性别和年龄对应中位数的标准差分数，Z值为0相当于第50百分位数，这将有助于评估营养干预是否有效。儿童营养不良的高危人群包括年龄在2岁以下的严重胆汁淤积（胆红素 >4 mg/dL）、进展性肝脏疾病（胆道闭锁和严重家族性肝内胆汁淤积症）、终末期肝病、等待肝移植和复发肝病并发症（腹水、静脉曲张出血）的患儿。标志蛋白如白蛋白、前白蛋白在CLD儿童营养评估的作用有限。白蛋白可能由于肝脏合成功能障碍、炎症或急性生理应急反应而减少。由于前白蛋白的半衰期更短，前白蛋白是营养不良的更敏感参数。另一方面，血清三烯与四烯的比例升高可用于必需脂肪酸缺乏症的诊断。虽然每一个的营养评估方法都有不足之处，但我们可以通过多种方法组合来更加准确地进行CLD儿童的营养评估。

（二）营养支持

1. 能量营养素的补充

由于CLD患儿对能量需求的增加，能量摄入量应增加至平均需求量的1.5～2倍。在婴儿中，可以通过高含量的MCT的配方奶来实现热卡的增加。年龄大一些的孩子可以补充高热量、高营养饮料。如果口服不能满足热卡的摄入，可采用鼻饲喂养。

（1）碳水化合物：主要的能量来源，对需要增加热卡摄入者特别有用。它们可以是单体、聚合物和淀粉。由于使用限制渗透压喂养，复合碳水化合物如麦芽糊精和葡萄糖聚合物是非常适合的，可保持大于1 kcal/mL的高能量密度需求。在婴儿喂养中，可添加葡萄糖聚合物，而在较大的儿童，可以在饮料和食物中进行补充。

（2）蛋白质：在CLD患者中，往往不需要进行蛋白质摄入的限制。CLD儿童需要摄入2～3 g/（kg·d）的蛋白质，但可以耐受高达4 g/（kg·d）的蛋白摄入。在发生急性脑损伤的情况下，需要短期进行严格的蛋白质摄入限制［2 g/（kg·d）］，但不应长期持续，因为这会导致内源性肌肉蛋白质的过度消耗。

给予非正常比例的AAA与BCAA已被用来研究高含量BCAA配方奶对CLD儿童的营养益处。目前已有低盐、低乳糖、高含量的MCT和BCAA的特殊的高热卡配方奶。虽然有研究显示富含BCAA配方奶可能的潜在好处，但是到目前为止，证据仍然不足以支持富含BCAA配方奶在CLD营养管理的广泛应用。一项研究比较了CLD儿童接受32%BCAA配方相比标准配方的结果，显示其可改善消瘦。与22%BCAA配方相比，接受50%BCAA配方的婴儿可增加蛋白质的保留。

（3）脂肪：与LCT不同，MCT不需要胶束增溶，可直接被肠上皮细胞吸收，不需要发生再酯化而进入门脉循环。即使在发生严重胆汁淤积的儿童，95%的MCT仍可被吸收，因此，MCT的补充是儿童CLD营养管理的关键。虽然30%～50%的总脂肪可由MCT提供，但是并不能将LCT从饮食中剔除，因为LCT是必需脂肪酸的来源。对于较大的儿童，可以添加MCT油和乳剂到膳食中，并应平衡不饱和脂肪酸的比例。在婴儿喂养中，可给予高达75%的MCT配方奶粉，但高于80%的MCT配方奶喂养会导致必需脂肪酸缺乏。另外，过度增加MCT含量也可加重腹泻。对婴儿亚油酸最低摄入量的建议是总能量摄入的1%～2%，亚油酸与亚麻酸的比例为5：15.1。另外，可通过补充坚果、鱼油或高含量的PUFA食物（如蛋黄）来增加亚油酸的摄入。

2. 脂溶性维生素的补充

在直接血清胆红素水平大于2 mg/dL的情况下，饮食中应补充脂溶性维生素。监测血清胆汁酸作为替代标志物来检测脂溶性维生素缺乏症目前没有被完全认可。在胆道闭锁婴幼儿中，与血清胆汁酸相比，血清总胆红素似乎是更好的预测脂溶性维生素缺乏症的指标。应监测血清维生素和凝血酶原水平，以便适当调整剂量以满足患者的具体需要。

（1）维生素A：血清视黄醇水平是测量维生素A状态最方便和实用的方法，虽然维生素A的剂量反应（RDR）被认为是更可靠的方法，但目前没有被广泛使用。对儿童维生素A添加量的监测非常重要，因为过度的维生素A添加可导致致命的肝毒性。在CLD儿童中，可每天补充5000~10000 IU的维生素A。

（2）维生素D：血清25-OH维生素D是体内最丰富的维生素D代谢物，并可用于监测维生素D状态。低水平的25-OH维生素D与CLD儿童的骨矿物质密度降低有关。在肝移植前，维生素D水平的调节是非常重要的，因为移植术后使用皮质类固醇可危及骨密度。给胆汁淤积儿童适当地补充胶束维生素E可以改善维生素D的吸收。25-OH维生素D_3更易溶于水，从而可被更好地吸收。应监测25-OH维生素D以及钙和磷的水平，以防止维生素D过量。CLD儿童可补充400 IU/d的维生素D，对于维生素D严重缺乏的儿童，可适当提高剂量。

（3）维生素E：尽管α-生育酚/总脂比值更加精确，但通常使用血清生育酚水平来测量维生素E的状态。D-α-生育酚聚乙二醇1000琥珀酸是胆汁淤积患者最容易吸收的维生素E形式，因为它不需要胆盐的胶束运输。在CLD儿童中，纠正维生素E缺乏并不能扭转严重的脊髓小脑变性，但它可以扭转大多数其他神经系统并发症。对有维生素E缺乏的CLD儿童，可补充50~400 IU/d的D-α-生育酚聚乙二醇1000琥珀酸。

（4）维生素K：维生素K缺乏引起的血清异常凝血酶检测是敏感的维生素K缺乏症的检测方法，但目前并没有被广泛使用。因此，维生素K的状态通常是通过评估凝血值，包括凝血酶原时间（PT）和国际标准化比值（INR）。如果这些值在注射1次维生素K后改善，就可以诊断维生素K不足。在CLD儿童中，可口服补充2.5~5 mg/d的维生素K，但吸收效果往往不佳，可通过肠外营养支持补充，也可通过改善肠道菌群来促进肠道细菌生产维生素K。

3. 水溶性维生素与矿物质的补充

在CLD儿童中，水溶性维生素应以复合维生素的形式予以补充。根据血清矿物质水平，也应补充相应缺乏的矿物质，包括硒、锌、钙、镁。慢性胃肠道出血症状的患儿需要补充铁，同时应特别注意锌和镁的补充，锌在免疫功能和组织修复中起着重要作用，而镁有助于改善骨状况。

4. 营养支持的方法

营养支持在任何时候都应首先考虑肠内营养支持。肠内营养支持与肠外营养支持相比有很多优点，如更便宜，更具生理性，不存在导管相关血流感染的风险，可维持胃肠道免疫以及肠道屏障的完整性，可减少细菌的过度生长等。许多CLD儿童往往无法口服摄入足够的热卡来治疗或预防营养不良，因此需要鼻胃管喂养。CLD儿童一般应避免胃造口管的使用，因为门静脉高压容易导致肠造口静脉曲张，脏器肿大时置入困难，并增加腹腔感染的风险。通常鼻胃管是夜间营养支持的首选，白天患儿可正常经口进食，而晚上可用鼻胃管补充摄入。夜间摄食对重度CLD的婴儿有帮助，因为可以防止空腹低血糖和减少蛋白质水解。严重的吸收不良或喂养不耐受的儿童可能需要持续喂养。强化肠内营养可成功逆转CLD儿童的营养不良，并减少父母的焦虑。然而，鼻胃管喂养也可发生喂养厌恶，特别是接受长期鼻胃管喂养的婴儿。因此，多学科护理小组的参与（包括营养师、心理学家、职业治疗师）对CLD儿童的营养支持至关重要。防止进食厌恶的策略包括促进日间口服摄入量，以及鼓励儿童尝试不同口味和质地的食物。

一部分CLD儿童需要肠外营养的支持，包括因喂养不耐受或静脉曲张复发性出血而不能耐受肠内营养支持的儿童。短期内，肠外营养支持与肝胆功能障碍、胆汁淤积恶化无关，但是长期的肠外营养支持可引起肝胆功能障碍和胆汁淤积的恶化。在病情稳定的CLD儿童中，标准氨基酸和脂类制剂有较好的耐受性，但在严重肝病、肝性脑病和脓毒症患儿中应密切监测甘油三酯水平，同时还应监测氨基酸含量。如果脑损伤进展，氨基酸含量应下降到1～2 g/（kg·d）。由于存在潜在加剧CLD的风险，锰的水平也需要严密监测。肠外营养支持对急性暴发性肝衰竭的儿童特别有益，因为这些儿童处于一个高分解代谢状态。在这些儿童中，可以使用标准配方，但总体积应限于维持剂量的75%，浓度可能需要进一步增加以防止低血糖。没有必要限制蛋白质的摄入，尤其是正处于机械通气的患儿。

（三）肝脏移植术后儿童的营养支持

营养不良是肝脏移植高发病率和病死率的重要危险因素，因此在儿童CLD接受肝脏移植前进行营养支持非常重要。营养不良的CLD儿童在移植前可进行必要的肠外营养支持。对于营养状态正常的CLD儿童可在肝脏移植术前增加肠内营养支持，并在术后增加热量摄入3~5天。肝移植术后儿童至少需要1.2倍以上的热量需求，可口服或鼻胃管给予高热量的配方奶。术前需要鼻饲的儿童可在术后通过鼻胃管持续补充营养2个月，一般术后6个月后可恢复正常饮食。能量摄入应包括6~8 g/（kg·d）的碳水化合物，2.5~3 g/（kg·d）的蛋白质，和5~6 g/（kg·d）的脂肪。

总之，CLD儿童的营养不良非常常见，需要积极和适当的方式来纠正营养不良。多学科团队合作、早期干预、积极纠正营养不良，将使CLD儿童从中获益，并可优化终末期肝病患儿的肝移植预后。

第五节　小儿消化道疾病营养支持

众所周知，营养对疾病的恢复非常重要，如果胃肠道本身罹患疾病，会直接影响营养物质的消化吸收，较其他系统疾病更容易导致营养不良，而营养不良又会对胃肠道疾病的预后造成不利的影响，两者相互影响，形成恶性循环。所以，合理的营养支持对于消化系统疾病的康复起到非常重要的作用。由于胃肠道本身担负着消化、吸收营养物质的责任，疾病状态下势必会影响到其生理功能的发挥，所以相较于其他系统疾病的营养支持会更加困难，需要综合全面评估并选择正确的营养方案，才能达到预期。

一、胃食管反流病

胃食管反流的症状会出现在很多健康婴儿当中，被称为"无痛苦的呕吐"，并不影响其生长发育。但是当其引起患儿拒奶、体重增长不良、易激惹、睡眠障碍，常出现呼吸系统症状（上呼吸道感染、喘息）、吞咽困难（吞咽疼痛）、弓背体位（特别是进食时），进食时有哽噎、咳嗽、恶心等一系列不良反应及并发症时，则称为胃食管反流病（GERD）。

因反复呕吐，胃食管反流病极易导致婴幼儿营养不良。Papachrisanthou等人分别在2015年和2016年发表了0～1岁和1～18岁胃食管反流病的临床实践指南，其中提到此类患儿的主要营养支持手段就是正确饮食管理，具体方法如下。

（1）对于婴儿来说需要：

第一，调整饮食：母乳喂养的患儿可以考虑去除母亲饮食中的牛奶和鸡蛋2～4周，以观察是否改善症状；少量多餐，即增加喂养次数，减少每次纳奶量；也可更换水解蛋白或氨基酸配方奶。

第二，增加食物稠度：临床研究发现，每28.3 g（1盎司）配方奶中加入4 g（约1勺）干米粉，可明显增加稠度，并有效减少反流。但因为可能引起其他健康问题（有报道称，增稠食物可能与早产儿NEC相关），所以需要谨慎使用。

第三，注意体位：避免进食时或进食后立即坐位、半仰卧位或仰卧位；进食后避免倒置和俯卧位。

（2）对于较大儿童和青少年来说需要：

第一，避免暴饮暴食及过饱，应少食多餐。

第二，多饮水以缓冲食管中的胃酸。

第三，避免酒精、咖啡因、咖啡、碳酸饮料、巧克力、薄荷、辛辣食物、含番茄的产品、柑橘和油炸或脂肪含量高的食物。

第四，避免睡前2～3小时内进食或饭后3小时内卧床。

第五，饭后咀嚼无糖口香糖以减少反流的发生。

二、炎症性肠炎

（一）炎症性肠病的营养风险

炎症性肠病（IBD）是由多种因素包括遗传、感染、精神、环境、饮食黏膜、局部免疫紊乱等相互作用所致的一组慢性非特异性的胃肠道炎症性疾病，常见的为溃疡性结肠炎（UC）和克罗恩病（CD），病程反复迁延。

儿童IBD中营养不良的发生率较高，特别是CD患儿。疾病状态下患儿存在不同程度的营养不良并对能量及蛋白质的需求量更高，儿童时期被诊断为IBD的患儿占15%～20%，青春前期患病者可高达50%。营养不良削弱患儿的抵抗力，影响手术切口和肠吻合口的愈合，延长住院时间，增加手术并发症的发生率及病死率，降低生活质量。最重要的是营养不良是造成儿童及青少年IBD患者生长发育迟缓和停滞的主要原因。

营养不良的形式多种多样，其中以蛋白质-能量型营养不良多见，表现为消瘦和体重下降。微量元素和维生素缺乏很常见，活动期和缓解期患者均可发生，病史长者尤为明显。回肠病变、回肠切除以及治疗药物等因素的影响常导致维生素B_{12}和叶酸的缺乏，缺铁性贫血也相当普遍。脂肪和脂溶性维生素（维生素A、D、E、K）吸收不良，造成血25-OH维生素D浓度降低，加剧钙的丢失，出现骨质减少或骨质疏松。如果使用激素，骨质减少和骨质疏松的发病率会进一步提高。腹泻还会造成不同程度的钾、镁、钙和磷丢失，儿童CD缺锌现象非常普遍。

IBD患儿营养不良的原因主要有以下几个方面：

第一，由于进食可能诱发腹痛、腹泻、呕吐的肠道症状，造成患儿进食恐惧，导致营养摄入减少。

第二，由于肠道炎症、溃疡和腹泻的影响，从肠黏膜表面丢失的营养物质增加。

第三，肠道不同部位和范围的病变对营养摄入有不同程度的影响，小肠吸收营养的作用大于结肠，回肠吸收营养的作用大于空肠。肠外瘘、肠内瘘以及反复小肠切除会导致肠管吸收面积减少，肠内瘘形成的盲袢使得细菌过度繁殖，不利于营养物质的吸收。

第四，活动期合并感染的患者存在高分解代谢状态，增加能量消耗。

第五，治疗药物（如激素、柳氮磺胺吡啶）对营养代谢产生不良影响。

（二）营养支持在儿童IBD中的地位与发展

40多年前，在CD的治疗中，肠内营养支持就已经作为首选方案，在之后的临床应用中逐渐发现，全肠内营养（EEN）对CD患者有很大的潜在益处：不仅在诱导和维持IBD患儿缓解中有明确的治疗作用，还能够改善患儿营养状况，提高生活质量，减少手术并发症，促进黏膜愈合，改善自然病程。研究发现，在儿童患者中，EEN与糖皮质激素有相似的缓解率，而且没有激素的不良反应，同时EEN有更高的肠黏膜愈合率，并可改善营养及骨代谢状况。它不仅可以诱导缓解初发CD的患儿，也可以用于治疗药物诱导缓解失败的患儿，更重要的是在改善生长发育的作用上是任何药物所不可替代的。

（三）IBD肠内营养支持与肠外营养支持的应用

2014年和2017年发表的ECCO/ESPGHAN及ESPEN关于IBD的临床营养治疗指南及共识对肠内营养支持和肠外营养支持的应用都有详细的阐述，同时中华医学会消化病学分会肠病学组在2015年也发表了IBD营养支持的专家共识，具体如下：

1. 肠外营养支持

（1）适应证：肠外营养支持的优势是使肠道得到充分的休息，但是研究表明其并不能改善患者的最终结局。考虑到其操作的复杂性及可能引发的安全问题，只有在以下特定情况下才选择肠外营养支持：①CD继发SBS早期或伴严重腹泻；②高流量小肠瘘无法实施肠内营养支持；③低位肠梗阻无法实施肠内营养支持，或高位肠梗阻无法将营养管通过梗阻部位；④高位内瘘（胃-结肠瘘或十二指肠-结肠瘘）无法实施肠内营养支持；⑤肠瘘造成的腹腔感染未得到控制；⑥不耐受肠内营养支持的其他情形，如严重的腹胀腹泻、严重的肠道动力障碍，或由于其他原因无法建立肠内营养支持途径。

（2）能量及营养元素的供给：儿童及青少年患者能量需求与成人不同，除了满足正常代谢需要外，还有追赶同龄人身高体重的需求，每日提供的能量推荐为正常儿童推荐量的110%～120%。IBD患儿蛋白质供给量应达到1～1.5 g/（kg·d），应根据患儿的疾病及营养状况调整氨基酸、脂肪乳剂及葡萄糖的比例和递增速度，同时应根据检验结果补充充足的水、电解质、微量元素及维生素。若胃肠功能恢复则尽快减停静脉营养支持并改为肠内营养支持。

静脉营养液营养成分的配比是有要求的，足量的非蛋白能量对蛋白质的有效利用十分重要，稳定的患者需要150 kcal∶1 g氮（或25 kcal∶1 g氨基酸）。根据推荐脂肪提供的能量占总能量的25%～40%，部分呼吸衰竭的患者脂肪能量可＞50%，但是有明显高甘油三酯血症的患儿应限制脂肪的供给量。另外，为获得更适合不同代谢路径的利用度以避免脂质代谢紊乱，应选择来源于3～4种油类复杂混合的脂肪乳剂以提供更合理的n-3/n-6比率的脂肪酸。碳水化合物能量比例即所需能量减去脂肪能量与蛋白质能量比例的和。

（3）肠外营养支持应注意的问题及并发症：部分患儿因长时间营养不良，机体处于高代谢状态，存在营养素缺乏、胰岛素抵抗、水电解质紊乱等情况，营养支持可能导致代谢并发症或RFS。目前尚无手段准确评估患儿的营养需求和代谢状况，通常以低于计算或评估的能量开始肠外营养支持，并根据耐受情况及动态监测评估数据逐步增加供给，尽可能避免RFS的发生。对营养不良状态的纠正不能一蹴而就，"多"不代表好，要避免过度供能而导致能量超载综合征的发生。已经开始肠外营养的患儿需要观察耐受情况并动态监测代谢状况，适时添加微量元素铁、磷、钙、镁和各种维生素及特殊物质，如谷氨酰胺、n-3脂肪酸等。

肠外营养支持常见的并发症包括导管相关并发症（穿刺损伤、空气栓塞、导管异位、血栓形成、导管堵塞或折断等）、感染并发症（导管相关感染、营养液污染）、代谢并发症（高血糖、电解质紊乱、微量元素和维生素缺乏、脂代谢异常及高氨血症）、脏器功能损害（肠外营养相关性肝损害）等。为预防上述并发症的发生需严格遵守肠外营养支持规范。

2. 肠内营养支持

根据推荐意见"只要肠道有功能，就应该使用它，即使部分肠道有功能，也应该使用这部分肠道的原则"，应首选肠内营养支持。

以纠正营养不良为目的时，可用全肠内营养，也可用部分肠内营养（PEN）。PEN添加量可根据患者营养状况和耐受情况决定，治疗终点为营养状况恢复正常。围手术期的营养支持时间应不少于10～14天。使用肠内营养诱导CD缓解时，推荐用EEN。PEN的推荐量为每日所需总能量的50%以上。常用的方法就是在正常饮食的基础上口服补充或白天正常进食，夜间鼻饲半量肠内营养。但研究发现提供50%所需能量的PEN的缓解率明显低于EEN。降低正常饮食在能量分配中的比例可能会提高缓解率，但尚无有力的临床证据。若肠内营养支持提供能量需求的60%且持续3天以上时，应补充肠外营养支持。

3～18岁儿童肠内营养支持的能量需求是根据基础代谢率和REE的方程式计算的，主要有3种方法（见表7-1）。但因为儿童还有生长发育的能量需求，故应该按照计算所得的120%给予。同时在肠内营养支持开始后动态监测患儿的营养状态，如果存在饥饿感或体重增长不理想，则需要适当上调剂量。

表7-1 静息能量消耗（REE）和基础代谢率（BMR，kcal/day）的预测方程

来源	性别及年龄范围	方程式
schofield等	女，3~10岁	BMR＝（16.97×Wt）＋（161.8×Ht）＋371.2
	男，3~10岁	BMR＝（19.6×Wt）＋（130.3×Ht）＋414.9
	女，10~18岁	BMR＝（8.365×Wt）＋（465×Ht）＋200
	男，10~18岁	BMR＝（16.25×Wt）＋（137.2×Ht）＋515.5
FAO/WHO/UNU	女，3~10岁	REE＝（22.5×Wt）＋499
	男，3~10岁	REE＝（22.7×Wt）＋495
	女，10~18岁	REE＝（12.2×Wt）＋746
	男，10~18岁	REE＝（17.5×Wt）＋651
Oxford	女，3~10岁	BMR＝（15.9×Wt）＋（210×Ht）＋349
	男，3~10岁	BMR＝（15.1×Wt）＋（74.2×Ht）＋306
	女，10~18岁	BMR＝（9.4×Wt）＋（24×Ht）＋462
	男，10~18岁	BMR＝（15.6×Wt）＋（266×Ht）＋299

注：FAO，联合国粮食及农业组织；Ht，身高（m）；UNU，联合国大学；Wt，体重（kg）

每天的口服营养制剂可分3~4次服用，根据需要添加适量的水。一旦开始肠内营养支持则需要在3~4天内逐渐加量至目标量。临床实践中发现EEN同时可以添加适量的清汤，可在一定程度上改善患儿对肠内营养支持的依从性，但可能减少肠内营养的摄入量。需要监护人严密监督，以使患儿坚持EEN的治疗。

（1）肠内营养支持的大体流程：肠内营养支持在我国IBD儿童中仍没有被广泛使用，各个地区使用的制剂类型、途径、操作方法及持续时间方面也存在较大差异，维持缓解的方案也不尽相同。借鉴欧洲及北美等西方国家临床经验并在实施中进行个体化改进是当前工作的方向。根据Whitten等的研究及国际上几个较大IBD中心的肠内营养实施框架大体如下：

①首先对确诊IBD的患儿进行营养风险筛查及评估，确定是否适合进行营养支持。

②根据患儿年龄、体重、疾病状态及营养状况计算并确定能量所需。

③肠内营养制剂主要分为要素膳、半要素膳、多聚膳。多聚膳与半要素

膳、要素膳的诱导缓解率并无明显差异，但多聚膳成本更低且口味更佳，同时可明显减少鼻胃管置管率，而且在体重增加方面更有优势。所以在患儿胃肠道功能允许的情况下，推荐多聚膳作为首选方案。

④肠内营养支持的途径。大部分患儿可以选择直接经口，只有在经口不能满足能量需要或持续微量喂养时需考虑使用鼻胃管、鼻空肠管及胃造口置营养管。管饲主要是应用于不能口服或不能接受营养制剂口味的患儿。为了尽可能减少对患儿白天活动的影响，一般选择夜间鼻饲营养液，或者使用便携式微量泵输注。

⑤喂养剂量与速度。开始时应予以目标量的一半，逐渐加量，如果耐受可在2~3天内加至全量。比如目标量为100 mL/h×20 h/d，开始的输注速度为50 mL/h，之后可以根据患儿病情及耐受情况每3~6 h加10 mL/h。如果已经加至目标量，但是患儿常诉饥饿，可以按照每天5 mL/h增加，直至饥饿感减轻。

⑥为改善营养制剂的口味，提高依从性，医用调味剂可以加入肠内营养制剂中。研究发现EEN期间可以添加少许碳酸饮料、冰块、清汤，甚至茶和咖啡，也可以嚼口香糖，但都要限量。为了避免摄入过多甜味剂造成腹泻，给予的饮料需要适当稀释。虽然部分研究发现EEN期间CD患儿可以从正常饮食中摄入不大于10%的能量，但尚未形成推荐意见，同时也不推荐摄入任何淀粉类食物。

⑦联合治疗：EEN期间可同时使用相应的药物。常用的药物包括氨基水杨酸类、硫唑嘌呤、糖皮质激素，也包括生物制剂，如英夫利昔单抗。

⑧EEN结束后引入正常饮食的时间窗没有统一的标准，1~12周不等，大部分需要1~3周完全过渡至正常饮食。主要的方法是在逐渐减少肠内营养支持的同时逐渐增加正常饮食的量，推荐每2~3天改变一次肠内营养支持与正常饮食的比例。EEN结束后推荐的饮食方案也存在较大差异，以低纤维素、低脂、低敏饮食为主。

⑨EEN结束后仍可以在正常饮食的基础上继续给予少量EEN制剂作为营养补充，不仅可提供更全面的营养，还可能对维持缓解有益。

⑩CD并发症的营养支持

A.肠梗阻：肠梗阻并非是肠内营养的绝对禁忌证。需要明确梗阻的原因（活动性炎症或纤维化），并了解有无肠狭窄。活动性炎症造成的完全性梗阻，建议采用EEN联合药物诱导缓解。如果部分肠道恢复畅通可以管饲肠内营养，达不到全量的缺少部分需肠外营养支持补足，并逐渐过渡到EEN。对于高位梗阻，可以置管至梗阻远端行EEN，置管不成功时需要用TPN联合药物治疗，待肠道部分畅通后再尝试置管至梗阻远端行EEN。低位梗阻时可行梗阻近端肠外置造口，而后给予肠内营养和药物治疗。诱导缓解后，可视情况选择内镜下狭窄部位扩张或手术治疗。纤维化所致梗阻、无营养不良者可直接手术治疗；合并营养不良但无急诊手术指征时，可先纠正营养不良再进行手术。

B.腹腔脓肿和肠外瘘：腹腔脓肿和肠外瘘是CD严重的并发症。首先需要腹腔脓肿充分引流，合并营养不良者应给予营养支持并控制活动期炎症，营养状况改善后实施手术治疗。明确瘘管的解剖部位对制定肠内营养支持方案至关重要，低位肠瘘可以利用瘘口以上的肠管实施肠内营养支持；高位高流量肠外瘘可以收集漏出的消化液输入瘘口远端的肠道内，同时给予EEN。如果脓肿可得到充分引流，肠内营养支持改善营养状况的效果优于肠外营养支持。但肠外营养支持能够减少瘘口肠液的流出量，并可能提高瘘口愈合率。

C.肠内瘘：高位内瘘可以置管至瘘口以下的肠管进行EEN；如果为肠-膀胱瘘及肠-阴道瘘，如能耐受也建议使用EEN，但需选择少渣制剂。

（2）并发症：肠内营养支持的并发症重在预防，严格遵守操作规范。肠内营养支持较肠外营养支持安全，但使用不当也可能发生严重的并发症，包括胃肠道并发症（腹泻、恶心、呕吐、腹胀）、代谢并发症（脱水、电解质紊乱、高血糖症）、感染并发症（吸入性肺炎、腹膜炎、鼻窦炎）及导管相关并发症（鼻咽黏膜损伤、PEG造口旁瘘，喂养管堵塞、异位、导管错误链接等）。进行肠内营养支持前一定要进行严谨的营养风险筛查及评估，重度营养不良者在肠内营养初期应特别警惕再喂养综合征（RFS）。

（3）疗效评估：营养支持期间建议进行动态营养评定和疗效评价，同时随疾病活动程度进行动态评价。营养状况的动态评定指标包括氮平衡和半衰期较短的指标，如前白蛋白等。氮平衡是可靠且常用的动态评价指标，建议有条件的单位在营养支持疗效评定时使用。

体脂和体细胞群较静态营养评定能更准确地反映患者营养状况和机体组成的动态变化。常用的机体组成分析方法为生物电阻抗法和双能X线吸收测量法。活动期IBD患者的BMI和血浆白蛋白水平可能正常，但体细胞群已经减少。

如果营养支持的目的（纠正营养不良或诱导CD缓解）已达到，可逐渐停用；营养支持不能奏效时，应积极查明原因，并更改治疗方案；维持缓解时营养支持可长期使用。

①营养及代谢状况改善：研究发现，10周或半年内EEN在促进身高增长方面有明显的优势。EEN的另外一个优势就是改善身体的组成成分，即抑制蛋白质水解并促进蛋白质合成，增加瘦体重，并不像激素治疗后徒增脂肪的累积。接受肠内营养支持的CD患儿REE明显增高，检测血清IGF-1及胰岛素样生长因子结合蛋白3（IGF-BP3）表达水平明显升高，血清铁及白蛋白水平等营养指标也明显升高。骨代谢异常的指标如Ⅰ型胶原蛋白C端交联肽表达降低，而骨源性AKP表达升高。

②疾病缓解与复发：研究发现，EEN能够获得与糖皮质激素相同的诱导缓解率。首先，接受肠内营养支持患者的临床症状如腹痛、腹泻、呕吐、发热等缓解或消失，疾病活动指数下降。有效者使用EEN后1周炎症指标（如CRP等）就会明显改善，而达到临床缓解的时间一般在11天~2.5周，还有部分患儿也可能会＞2.5周，所以一般推荐EEN 3~4周后评估是否达到临床缓解，若没有可考虑及时更改治疗方案。另外一项判断疾病转归最重要的指标就是肠黏膜愈合，主要通过内镜评分、病理评分来评判。不论何种剂型的肠内营养，肠黏膜愈合的比例明显高于糖皮质激素。研究发现，黏膜愈合是唯一一项可预判无激素治疗情况下未来3~4年内疾病不会复发的指标。一般EEN诱导缓解结束后需要转为免疫抑制剂维持缓解，而继续间断给予部分肠内营养支持＋正常饮食维持缓解治疗的复发率明显降低。还可以延迟进一步治疗的需求（如激素、免疫抑制剂），并且可以持续提供全面的营养而促进生长发育。

③肠内营养支持在诱导CD缓解方面较其他药物的优势：肠内营养支持诱导CD缓解的机制主要是其去除了致敏成分，提供全面的营养支持，降低肠道的通透性，抑制肠道炎症因子的合成，补充微量元素。另外还有很重要的一点：EEN可以改善肠道菌群的微生态，抑制炎症反应。多项临床研究结果显示，EEN（不论是多聚膳、半要素膳还是要素膳）在诱导缓解率及降低疾病活动指数方面与糖皮质激素相当，甚至有研究发现EEN可以达到与抗肿瘤坏死因子（TNF）-α生物制剂相当的临床缓解率，但是EEN在增加身高的体重及降低复发率方面更有优势。

另一项研究发现，要素配方组的诱导缓解率明显高于糖皮质激素＋美沙拉嗪治疗组（90%∶50%，$P<0.01$），而且在疾病活动指数降低及内镜下评分缓解

程度等方面的优势也很明显（$P<0.01$）。使用EEN的CD患者肠黏膜愈合率明显高于糖皮质激素治疗的患者（74%：33%，$P<0.05$），同样镜下评分及组织评分明显优于糖皮质激素。EEN＋硫唑嘌呤治疗的CD患儿身高增长异常的比例为7%，而糖皮质激素＋硫唑嘌呤治疗的CD患儿身高增长异常比例高达43%（$P=0.02$）。

EEN较其他药物固然有很多优势，可作为诱导缓解的单一治疗方案，但它仍不能胜任所有的情况。所以必要时EEN需要与美沙拉嗪、6-巯基嘌呤/硫唑嘌呤、氨甲蝶呤、英夫利昔单抗联用。而至于与哪种药物联用治疗效果更佳并没有确切的数据。无论诱导缓解阶段是否联用，但在EEN结束前加用免疫调节剂进行维持缓解需要尽早考虑。

（4）含特殊成分的肠内营养：随着应用经验的积累和研究的不断深入，很多研究尝试在EEN基础上添加一些特殊成分，期望获得更好的治疗效果。如富含谷氨酰胺的多聚膳较普通多聚膳可更大幅度地降低CD的疾病活动指数，但在临床诱导缓解率方面并无明显差异；富含转化生长因子 β_2 的多聚膳在降低疾病活动指数及临床缓解率方面明显优于标准含量的制剂；在标准治疗方案基础上加用姜黄素可以降低疾病活动指数及镜下评分，同时还有延长维持缓解时间的功效。关于添加特殊成分的制剂尚处于初步研究阶段，尚不能形成有力的证据性推荐意见。

（5）肠内营养在维持缓解中的作用：PEN在诱导缓解的作用中不及EEN，但用于维持缓解可能是一项不错的选择。PEN的方式较多，常见的有夜间鼻胃管途径肠内营养支持结合日间正常饮食；或者每隔几个月给予1次短时间的鼻胃管肠内营养支持，期间可以正常进食；或者除了每日正常饮食之外，经口给予肠内营养制剂作为营养的补充。

加拿大的一项研究发现，EEN结束后继续给予夜间鼻饲肠内营养制剂12月后比单纯正常饮食的复发率更低（43%：79%，$P<0.02$）。另一项研究的方法是EEN结束后在正常饮食的基础上每4个月给予1次肠内营养支持，连续1年后发现，接受PEN患儿的身高，体重增长更快，疾病活动指数更低，激素使用率更低。还有日本的一项成人研究显示，通过各种方法诱导缓解成功的患者分别接受PEN和自由正常饮食，2年后PEN干预的患者复发率明显低于正常饮食的患者。

（6）儿童IBD的饮食管理：目前的研究发现，饮食可能与IBD的发病与缓解都有很大关系。多项研究发现，以蔬菜水果为主并富含n-3脂肪酸的饮食能够降低IBD的发病率，新生儿期母乳喂养可以降低IBD发病率。IBD的患儿伴肠狭窄时选择肠外营养支持更安全，也可以给予少渣流质或半流质饮食，如果仅是炎症性狭窄，通过EEN治疗后可以获得完全缓解。因肠内营养治疗儿童IBD的优势明显，很多学者尝试将院内及家庭营养支持相结合，因家庭管饲肠内营养支持的可操作性差，口服依从性不高，一些口味更佳，更贴近正常饮食习惯的限制性饮食（不含麸质、乳制品、动物脂肪、加工肉、含乳化剂食品、罐装产品）开始出现，但是相关研究不多，此类饮食在诱导和维持IBD缓解方面的证据不足，暂不推荐应用。

我国将肠内营养支持应用于儿童CD的起步较晚，目前尚没有得到广泛使用。但即便是起步较早的西方国家，其应用现状也不容乐观。Levine等随机调查了美国、加拿大、西欧和以色列的167个儿科医师，结果显示只有西欧地区EEN的使用率最高，为62%；美国最低，仅为4%。而造成使用率低的原因主要归结于依从性差，另外还有成本等原因。除了医生的因素还应考虑到患儿本人及其父母的因素。主要集中在对鼻胃管的恐惧心理，营养制剂口味较差，较长时间不能正常饮食等。但是考虑到激素治疗诸多的不良反应，很多人还是更倾向选择肠内营养支持。相关的报道阐述了EEN在改善生活质量和心理健康方面也有明显的优势。所以，临床实践中一方面需要培训医生坚定肠内营养支持的立场，另一方面充分与患儿及其父母交流沟通，这样才有希望提高儿童IBD接受EEN治疗的比例。

在临床实践中，要全面收集来自医生、患儿及其家属的反馈信息并不断总结经验，并与应用EEN的兄弟单位多交流，逐步形成统一又人性化的营养规则。同时需要建立由消化科医师、普外科医师、护士、营养师及心理医师组建的营养团队，打消患儿及家长的顾虑，纠正异常的心理状态，提高EEN的接受程度。

第六节　儿童消化系统疾病的护理

一、小儿腹泻的护理

（一）护理诊断

1. 腹泻

与感染、喂养不当所致的消化道功能紊乱有关。

2. 体液不足

与呕吐、腹泻所致的体液丢失及摄入不足有关。

3. 体温过高

与肠道感染有关。

4. 有皮肤完整性受损的危险

与腹泻次数增多及粪便刺激臀部皮肤有关。

5. 营养失调：低于机体需要量

与腹泻、呕吐丢失过多和摄入不足有关。

6. 知识缺乏

与家长及患儿缺乏营养和腹泻相关的护理知识有关。

7. 潜在并发症

代谢性酸中毒、低钾血症、低钙血症和低镁血症。

（二）护理措施

1. 一般护理措施

（1）调整饮食：强调继续饮食，以满足生理需要，补充疾病消耗，以缩短康复时间。但严重呕吐者可暂禁食4小时（不禁水），待好转后继续喂食，由少到多、由稀到稠。母乳喂养的婴儿继续哺乳，缩短每次哺乳时间，暂停辅食；人工喂养者可喂以等量米汤、酸奶、脱脂奶或其他代乳品，由少到多，由稀到稠。病毒性肠炎者多有双糖酶（主要是乳糖酶）缺乏，不宜用蔗糖，可暂停乳类喂养，改为豆类、淀粉代乳品或发酵奶，或去乳糖配方奶粉以减轻腹泻。腹泻停止后继续给予富含热卡和营养价值高的饮食，并每日加餐1次，共2周。

（2）加强日常护理：①保持室内清洁、舒适、通风、温湿度适宜。②对感染性腹泻患儿应做好消毒隔离，与其他小儿分室收治；食具、衣物、尿布应专用；医护人员及母亲喂奶前及换尿布后要洗手，并做好床边隔离；对粪便和被污染的衣、被进行消毒处理，防止交互感染。③准确记录24小时液体出入量。④重症患儿应卧床休息。

2. 小儿腹泻纠正水、电解质紊乱及酸碱平衡的护理措施

脱水是急性腹泻死亡的主要原因，合理的液体疗法是降低病死率的关键。根据病情选择口服补液和（或）静脉补液。

（1）口服补液（ORS）：适用于轻、中度脱水而无严重呕吐者。轻度脱水50～80 mL/kg，中度脱水80～100 mL/kg，于8～12小时将累积损失量补足。脱水纠正后，可将ORS用等量水稀释按病情需要随意口服。服用ORS液时应注意：口服传统ORS液时让患儿照常饮水，防止高钠血症的发生；患儿如眼睑出现水肿，应停止服用ORS液，改用白开水；新生儿或心、肾功能不全，休克及明显呕吐腹胀者不宜应用ORS液。

（2）静脉补液：适用于中度以上脱水、吐泻严重或腹胀的患儿。分为第1天补液和第2天及以后补液。

第1天补液：输液总量包括三部分，即补充累积损失量、生理需要量和继续丢失量。一般轻度脱水为90～120 mL/kg，中度脱水120～150 mL/kg，重度脱水为150～180 mL/kg。①输液总量：根据脱水程度而定，包括累积损失量、继续损失量和生理需要量。对于营养不良、肺炎、心肾功能不全的患儿应根据具体病情分别进行精确的计算；②溶液种类：根据脱水性质选择不同张力的混合液，一般等渗性脱水用1/2张含钠液，低渗性脱水用2/3张含钠液，高渗性脱水用1/3、1/5张含钠液。若判断脱水性质有困难，先按等渗性脱水处理；③输液速度：主要取决于脱水程度和继续损失的量和速度，遵循"先快后慢"的原则，对重度脱水有周围循环衰竭者，应先扩容，给予2：1液等张含钠液，20mL/kg，30～

60分钟输入。累积损失量（扣除扩容液量）在8~12小时补完，滴速每小时8~10 mL/kg；继续丢失和生理需要量在12~16小时补完，约每小时5 mL/kg；④纠正酸中毒：因输入溶液中含有一部分碱性液体，输液后循环和肾功能有所改善，轻度酸中毒即可纠正。中度及重度酸中毒则需根据临床症状结合血气分析结果酌情补充碱性溶液。重度酸中毒者可用1.4%碳酸氢钠，兼有扩充血容量和纠正酸中毒的作用；⑤低钾血症、低钙血症、低镁血症：遵循"见尿补钾"的原则缓慢静脉滴注，浓度不应超过0.3%，切忌静脉注射。低钙血症用10%葡萄糖酸钙加入5%~10%葡萄糖中缓慢静脉注射，低镁血症用25%硫酸镁深部肌内注射。

第2天及以后补液：经第一天补液后，脱水和电解质紊乱已经基本纠正，主要补充继续丢失量和生理需要量，于12~24小时内均匀输入。输液量根据吐泻和进食情况估算，可改为口服补液，若腹泻较频繁、口服量不足或口服困难者仍需静脉补液。继续补钾，供给能量。

3．小儿腹泻静脉补液注意事项

速度过快易发生心力衰竭及肺水肿，速度过慢则脱水不能及时纠正。补液中应观察患儿前囟、皮肤弹性、眼窝凹陷情况及尿量，若补液合理，3~4小时应排尿，表明血容量恢复。若24小时患儿皮肤弹性及眼窝凹陷恢复，说明脱水已纠正。若尿量多而脱水未纠正，表明液体中葡萄糖液比例过高；若输液后出现眼睑水肿，说明电解质溶液比例过高。及时观察静脉输液是否通畅，局部有无渗液、红肿。准确记录第1次排尿时间、24小时出入量，根据患儿基本情况，调整液体入量及速度。

4．小儿腹泻的对症护理措施

（1）臀部护理：由于患儿腹泻频繁，粪便刺激肛周及臀部皮肤，容易引起皮肤破损，因此应做好臀部护理。选用吸水性强的清洁、柔软的布类或纸质尿布，避免使用塑料布或橡皮布包裹，及时更换；每次便后用温水清洗臀部并擦干，以保持皮肤清洁、干燥；保持会阴部及肛周皮肤干燥；也可采用暴露法，臀下仅垫尿布，不加包扎，使臀部皮肤暴露于空气中或阳光下，促使创面干燥愈合。

（2）眼部护理：重度脱水患儿泪液减少，结膜、角膜干燥，且眼睑不能闭合，角膜暴露容易受伤引起感染。可用生理盐水浸润角膜，点眼药膏，眼罩覆盖。

（3）皮肤护理：局部皮肤发红处涂以5％鞣酸软膏或40％氧化锌油并按摩片刻，促进局部血液循环；局部皮肤溃疡可用灯光照射，每次照射20～30分钟，每天1～2次，促使局部皮肤干燥。

（4）发热的护理：监测体温变化，高热者应多饮水，体温过高者给予物理或药物降温，及时擦干汗液和更衣，多饮水，做好口腔及皮肤护理。

（5）腹痛的护理：腹痛时可按摩患儿腹部做好腹部保暖，转移注意力，严重者可遵医嘱应用解痉药物。

（6）腹泻的护理：避免使用止泻药，因有抑制胃肠动力的作用，可增加细菌繁殖和毒素的吸收，对感染性腹泻有时是很危险的。

5. 小儿腹泻的心理护理措施

向患儿及家长介绍病房环境及医务工作人员，减少陌生感；为患儿创造安静、舒适的休息环境；用患儿能理解的语言向其解释治疗目的，鼓励患儿配合；多与家长交谈，增强治疗信心，克服焦虑、紧张心理。

6. 小儿腹泻的观察措施

（1）监测生命体征及神志变化：体温、脉搏、呼吸、血压、末梢循环、尿量等，并监测体重。

（2）观察排便情况：观察记录排便次数、量、颜色、性状、气味，有无黏液，做好动态比较，为输液方案和治疗提供可靠依据。按医嘱及时送检粪标本。

（3）观察脱水情况，注意有无低钾血症、低钙血症、代谢性酸中毒的表现，遵医嘱及时采血做电解质和血气分析。

（4）详细记录24小时出入量。

（三）健康指导

1. 向家长介绍腹泻病的病因、潜在并发症、转归和相关治疗措施；宣教饮食、用药和输注中的护理要点，如服用微生态制剂时，服用时应用冷开水送服，指导家长不要与抗生素同服，应间隔至少2小时以上。

2. 指导家长对不住院患儿的家庭护理，介绍预防脱水的方法，指导口服补液盐的配制、喂养方法和注意事项。

3. 指导家长、患儿出院后注意饮食卫生，食物新鲜，食具定时消毒。合理喂养，宣传母乳喂养的优点，避免在夏季断奶。按时逐步添加换乳期食物，防止过食、偏食及饮食结构突然变动。

4. 加强体格锻炼，适当户外活动。预防气候变化时患儿受凉或过热。饭前便后洗手，勤剪指甲，培养良好卫生习惯。

5. 避免长期应用抗生素，以免造成肠道菌群失调而引起肠炎迁延不愈。

6. 可根据家长的意愿进行轮状病毒肠炎疫苗的接种。

二、胃食管反流

（一）护理诊断

1. 舒适的改变（胃灼热感、反酸、胸痛）

与消化道动力障碍有关。

2. 营养失调：低于机体需要量

与吞咽困难有关。

3. 焦虑

与对疾病缺乏认识有关。

（二）护理措施

1. 一般护理

保持正确体位，防窒息。新生儿和小婴儿的体位以前倾俯卧位为最佳，上身抬高30°。年长儿在清醒状态下最佳体位为直立位和坐位。睡眠时保持右侧卧位，将床头抬高20～30 cm，以促进胃排空，减少反流频率及反流物误吸。

2. 饮食护理

合理喂养，促进生长。少量多餐，婴儿增加喂奶次数，人工喂养儿可在牛奶中加入米粉或进食谷类食品。严重反流以及生长发育迟缓患儿可管饲喂养，能减少呕吐和起到持续缓冲胃酸的作用。年长儿以高蛋白低脂肪饮食为主。睡前2小时不予进食，保持胃处于非充盈状态，避免食用降低LES张力和增加胃酸分泌的食物，如酸性饮料、高脂饮食、巧克力和辛辣食品。

3. 用药护理

按医嘱给予促胃肠动力药、抗酸和抑酸药、黏膜保护剂等药物治疗。观察药物疗效和不良反应，注意用法用量，不能吞服时应将药片研碎；多潘立酮（吗丁啉）应饭前半小时及睡前口服；服用西沙必利时，不能同时饮用橘子汁，同时加强观察心率和心律变化，出现心跳加快或心律不齐时应及时报告医生进行处理；西咪替丁在进餐时与睡前服用效果最好。

4. 症状护理

呕吐：新生儿和婴幼儿最常见的症状是反复呕吐，呕吐轻重不一，轻者表现为溢乳，严重者呈喷射性呕吐。因此应注意保持呼吸道通畅，患儿取坐位，或将头抬高30°或头偏向一侧，以预防或减轻呕吐症状，防止窒息的发生。如患儿呕吐，应及时清除口鼻腔的呕吐物，减轻误吸的发生。保持皮肤及床单位清洁，记录呕吐的时间，呕吐物的色、质及量。

5. 手术护理

GER患儿术前术后护理与其他腹部手术类似。术前做好各项检查和支持疗法；术后根据手术方式做好术后护理，应保持胃肠减压，做好引流管护理，注意观察有否腹部切口裂开、穿孔、大出血等并发症。

三、小儿功能性便秘的护理

（一）饮食护理

婴儿饮食、饮水太少以及饮食中糖量不足，均可以造成消化后食物残渣少，大便量少偏干、在体内存积时间过长，最终难以排出。因此，家长在确保饮食充分的基础上，补充体内水分，同时可加入少量糖以满足体内需求。

孕母的饮食情况直接影响着母乳成分，饮食中蛋白质含量过高使婴儿大便呈碱性，表现为硬而干，不易排出。4月以上小儿可以适量添加部分蛋白含量低的蔬菜泥或水果泥。6月以后已具备咀嚼能力，每次可适当喂食菜汁、菜汤、稀粥、面片等辅食。随着身体成长，可由少到多、从稀到稠、一种到多种逐渐增加。3岁以上宝宝可多食玉米、小米、麦片、胡萝卜和黄瓜等粗纤维食品，然后逐渐增加摄取豆类及五谷杂粮，适当减少肉类来预防小儿功能性便秘。

婴幼儿期是小儿生长发育最快的阶段，此时所需要的营养物质较多，对钙的需求量也不断增加，但过多也会引起便秘。因此，家长应注意掌握科学的喂养方法，如牛奶含钙相对较多，过多的喂养则易发生便秘。另一方面，补钙时应严格遵医嘱服用钙剂。

膳食纤维摄入应充足，部分小儿不喜蔬菜，偏爱高脂肪、高胆固醇的食品。实际上膳食纤维具有以下作用：

（1）辅助消化。膳食纤维易被肠道细菌分解，产生低级的挥发酸及其分解物，促进胃肠蠕动，刺激消化液的分泌，具有辅助消化的功能。

（2）通便。膳食纤维通过肠腔，能吸附从体外进入以及体内制造出的有害物质，同时保持大量水分，使粪便体积增大，变松软。膳食纤维对肠壁有刺激作用，可增加肠道的蠕动，促进排便，从而有效防止粪便在肠道内潴留过久而发生燥结。对此，家长应有充足的认识。

（二）养成良好的排便习惯

由于生活不规律或缺乏定时排便的训练，小儿未能建立起良好的排便习惯。例如不习惯在陌生的环境排便，如幼儿园或学校的卫生间，引起数日不排便，就容易发生便秘。3月龄的婴儿就可以进行排便训练，在睡前后、哺喂后15～20分钟可以练习排便，家长辅助蹲下后，给予声音引导，长期多次重复，促使小儿形成条件反射，初步能完成规律的大小便。4～5月时，可由大人扶着坐便盆，家长再给予引导。到8～9个月，可以嘱小儿自行使用便盆，每次一般不要超过10分钟。通常在早餐后10分钟以内容易有大便感，幼儿园阶段可以在晚饭后10分钟，即使无排便也可训练。通常训练一星期后，便可建立排便反射。

（三）保证充足的活动量

经常带小儿进行户外运动，以此增强腹肌的力量，可以促进肠蠕动，预防便秘。

四、小儿周期性呕吐综合征的护理

（一）评估

评估患儿的一般情况，如日常饮食、睡眠、大小便、过敏史等。注意患儿的心理状态，父母对患儿的关心程度。研究发现此病有遗传因素，要了解有无偏头痛及晕动症家族史，以及患儿既往疾病状况。明确患儿和家长对疾病的理解和认识，对疾病相关知识的了解，能否采取有针对性的护理措施。通过评估针对不同患儿予以相应的护理措施。

（二）基础护理

保证室内环境清洁卫生，温湿度适宜，注意开窗通风。CVS患儿有头痛、畏光、畏高声、眩晕等神经系统症状，故应保持病室内安静，窗帘遮挡强光，为患儿营造舒适、轻松的环境，减少不良刺激。指导合理的睡眠和饮食习惯，生活起居要有规律，减少熬夜及不规律的生活习惯，保持充足的睡眠。饮食宜清淡、少刺激性食物，多食蔬菜水果，适当摄入牛奶、鸡蛋、瘦肉及鱼类等蛋白质丰富的食物，注意营养均衡。根据患儿自身情况选择适当的锻炼方式，避免长时间的剧烈运动。

（三）避免诱发因素的护理

由于应激事件是本病的触发因素，在日常生活中要尽量避免可能引发疾病的因素，包括生理应激、心理应激和感染。感染尤应避免呼吸道感染，适时增减衣物，流感季节少去人多的公共场所，增强自身抵抗力等。心理应激可包括正面因素如生日、节日，负面因素如家庭问题、学习压力、同学关系紧张等，都应通过心理护理调整患儿心态。生理应激如体能消耗等，需适当运动避免疲劳，睡眠缺乏者应保证睡眠时间和质量。饮食应避免辛辣刺激性食物，尽量避免晕车。

（四）呕吐发作期护理

密切观察并准确记录患儿呕吐时间、次数、性质、量，严格记录每日出入量。病室内安静、清洁、通风，定期紫外线消毒。多安慰并陪伴患儿减少恐惧感。呕吐时协助患儿坐起或头偏向一侧，避免误吸。呕吐后帮助漱口，及时清除呕吐物，保持床单位整洁、舒适。注意口腔清洁，定时口腔护理，从而去除口腔异味，增加舒适感及食欲。如可进食，宜少量多餐，以清淡易消化的高营养、高维生素食物为主，温热适中，避免过甜、过硬、刺激性的食物，适当补充水分。进食后不要立即躺下，以免食物反流口腔，引起恶心、呕吐。治疗操作应集中进行，避免打扰患儿休息。

（五）药物治疗的护理

CVS患儿发作期需静脉补液治疗，以及适当应用止吐药和镇静药。由于长期呕吐不能进食，患儿普遍输液较多、时间长，加之患儿在输液过程易紧张、烦躁，呕吐过程中体位的频繁改变，都会给患儿带来不适。应多考虑患儿感受，操作前做好解释工作，多安抚患儿，在输液过程中经常巡视，与患儿沟通，了解病情，取得信任，使患儿心理上得到满足感和安全感，减少不适。应用止吐镇静药需观察是否发生不良反应，及时发现问题，通知医生处理。患儿缓解期应用三联药物治疗，并继续进行预防性长期治疗。针对三联药物长期治疗的患儿，向家长做好宣教工作，详细介绍用药的方法，观察患儿用药后的反应，注意给药时间和剂量的准确；并嘱出院后按时复查，如有不适及时就诊。

（六）心理护理

在护理工作中细心注意患儿的情绪反应，了解心理问题并给予患儿心理上的安慰。让患儿倾诉自己的烦恼和不快，把自己的不良情绪释放出来，使压抑的情绪得到缓解。创造条件让患儿与同龄儿童接触，或阅读、做手工等，以调节情绪、分散注意力。通过转移注意力的方法，把关注点从不良的刺激事件中转移出来，从而脱离悲伤、紧张情绪。通过音乐疗法使患儿精神放松、心情舒缓，指导患儿听音乐，选择旋律平静和缓、频率低的音乐，能有效减轻不良反应和焦虑。多与家长沟通，讲解心理因素对疾病治疗的重要性，使父母能够给予患儿更多的家庭温暖，指导家长及时识别患儿的情绪波动，采取有效的心理疏导，使患儿保持良好的心理状态。

第八章 儿童神经系统疾病的诊疗与护理

第一节 儿童神经系统发育

一、脑发育

近年脑科学的发展逐渐揭示神经系统，尤其是中枢神经系统发育，是儿童神经心理和行为发育的物质基础。即儿童心理和行为发育与脑的形态、结构和功能经历从不成熟到成熟的发育过程同步。

（一）脑解剖结构发育

胚胎3周龄时外胚层在脊索中胚层诱导下分化为神经外胚层。神经外胚层细胞增殖、增厚形成一拉长鞋形的"神经板"。神经板扩展增长为"神经脊"后闭合形成神经管，尾部形成脊髓；较宽阔的头部将形成大脑，中空的管则将形成成熟大脑的室管系统。管状结构的头端有三个分界明显的前脑泡、中脑泡和后脑泡，前脑泡形成大脑半球、基底神经节和丘脑，中脑泡形成中脑，后脑泡形成脑干的主要部分和小脑。大脑半球位于脑干顶部，小脑位于脑干后面。小脑出生时尚未成熟，是中枢神经系统中最后形成的部分。胎儿3月龄大脑解剖结构成形，后脑细胞仍继续发育，经历神经胚形成、前脑发育、神经元增殖、神经元移行、组织、髓鞘形成六个时期（表8-1）。

1. 神经胚形成

胎儿3~7周龄是神经胚形成或神经管形成阶段。人体胚胎最早期只是简单两层结构的胚盘，胚胎2周时胚盘背侧出现局限性外皮增厚，即神经板。胚胎18天左右神经板内凹，形成神经沟，继而形成神经褶、神经管。基因控制下神经管按一定的顺序闭合，如区域2的神经板融合失败胎儿发生无脑畸形，区域5融合失败或后神经孔关闭失败形成脊柱裂脊髓脊膜膨出。此外，尚有其他因素致神经管缺陷，如母亲妊娠期叶酸缺乏或维生素A过量增加胎儿发生神经管缺陷的危险。

2. 前脑发育

在脊索前中胚叶诱导作用下，2～3月龄的胎儿前脑发育，面部形成、大脑半球和脑室分裂。因此，前脑发育期发生严重脑发育异常多伴显著面部发育异常。如前脑无裂畸形或全前脑畸形是前脑发育障碍引起的一组复杂的颅面畸形。

表8-1 人类脑发育各阶段的关键期

胎龄/月龄	阶段	正常情况	异常情况
3～7周	神经胚形成	神经管形成和闭合	脊髓脊膜膨出、无脑畸形
2～3月龄	前脑发育	面部形成，大脑半球和侧脑室分裂	前脑无裂畸形、13-三体综合征
3～4月龄	神经元增殖	移行前胚胎的神经元分裂	小头畸形（胎儿酒精综合征、辐射、宫内感染）
3～5月龄	神经元移行	放射状移行至皮质和小脑	结节性硬化、Hurler综合征
5月龄～儿童期	组织	轴突、树突、突触、神经胶质的生长，神经元突触选择性消除	21-三体综合征、脆性X染色体综合征、未成熟儿
出生～生后18月龄	髓鞘化	中枢神经系统髓鞘化	室周白质软化、先天性甲状腺功能减低症

3. 神经元增殖

胎儿3～4月龄神经细胞迅速分裂增殖，然后移行到发育中的大脑上层。神经元增殖期发生的缺陷为神经元异常。如神经元增殖发育的关键期受到抑制，胎儿可出现小头畸形。神经元增殖期酒精、辐射和宫内感染均可导致神经元增殖受损出现相似的外形特征。

4. 神经元移行

正常中枢神经系统发育依赖广泛的细胞迁移。大脑皮质发育过程中，从脑室及室下带生发基质增殖的神经细胞在特殊的神经胶质细胞引导下放射状地移行到大脑表面，移行的神经元则永久存在中枢神经系统内某区。胎儿3～5月龄神经元迅速移行至皮质和小脑。胎儿早期大脑只有一层神经细胞，成人早期为六层。神经胶质细胞在神经元移行的路径中起重要作用。如某些胶质细胞功能受损，神经系统出现移行缺陷，迁移的神经元停止不前，在受阻碍部位发生分化，出现异位的神经元，导致癫痫、精神发育迟滞、脑发育异常。

5. 组织过程

胎儿5月龄至儿童早期神经元仍在进行不断的组织过程，包括神经元轴突和树突的增粗延长、突触形成、神经元突触选择性修剪。轴突（axon）和树突（dendrite）功能不同，每个神经元只有胞体发出的一根轴突，功能是将神经元胞体发放的冲动远距离传送（>1 m）；树突是从胞体发出的多个突起，呈放射状，功能是接收其他神经元传来的冲动，短距离传递给细胞体。一个神经元的轴突末端几乎与另外一个神经元的树突或细胞体相接触，冲动通过突触从一个神经元向另一个神经元传递。当冲动沿轴突传递到达轴突末端的突触前膜时，神经递质的参与将化学信息传递给下一级神经元。树突大小和形状随儿童发育发生变化，即树突形态有可塑性，是学习和记忆功能的解剖学基础。沿着轴突和树突的长轴附着小突触或棘，以增加表面积，使信息传递更加复杂。生后2年内树突的复杂程度逐渐增加使神经网络形成复杂的网络状结构。随儿童生活环境的变化无功能的树突联结发生修剪，使神经网络提高效率，行使功能。21-三体综合征、脆性X染色体综合征、先天性代谢缺陷病和未成熟儿可有大脑组织过程缺陷。如21-三体综合征儿童树突棘数目和表面积较正常儿童明显减少是致发育迟滞的重要原因之一。

6. 髓鞘化

神经纤维髓鞘化是一脂肪层（即髓鞘）包裹神经轴索的过程，与神经胶质细胞快速增殖关系密切。神经纤维髓鞘化产生隔绝作用使神经冲动快速传递，可是传导功能成熟的一个显著标志。大脑和脊髓的神经元形成中枢神经系统两个截然不同的区域，分别称为灰质和白质。灰质包含神经细胞体，其外观为灰色；白质由成熟的少突胶质细胞产生的髓鞘包绕神经元轴突而形成。胎儿期大部分轴索无神经胶质细胞包裹。出生后轴索自中心区域向外逐渐发展间断套管式结构。髓鞘化进程对发展粗大运动和精细运动以及抑制原始神经反射具有重要作用。髓鞘化与人类进化过程适应环境一致，神经纤维髓鞘形成顺序为感觉神经纤维（传入）先于运动神经纤维，脑神经髓鞘化先于脊神经。出生时几乎所有听神经纤维含有较多的髓鞘，视神经在眼眶段有少量髓鞘，3周龄时完全髓鞘化；其他脑神经的运动纤维如动眼神经、滑车神经、展神经含髓鞘多，感觉纤维髓鞘化较迟，如三叉神经、面神经、副神经和舌下神经。儿童1.5岁时脑神经基本完成髓鞘化。出生后的环境刺激可促进脑神经的发育，如早产儿视神经发育早于同生命龄的胎儿。多数神经纤维髓鞘化始于胎儿或婴儿期，持续至生后10岁。如出生时脊髓脑干传导通路的髓鞘化几乎完成，4岁脊神经完全髓鞘化；锥体系神经纤维髓鞘（皮质脑干束、皮质脊髓束）在生后5月龄至4岁逐渐形成。支配上肢、躯干、下肢肌肉的脊髓神经髓鞘化使儿童运动发育从上至下，由近及远。儿童2岁时脑白质神经纤维基本髓鞘化，与灰质明显分开；3岁左右脑多数区域的神经纤维髓鞘化已基本完成；6岁末所有皮质传导通路神经纤维都已髓鞘化；联络皮层（有接收信息和调节运动功能）的神经纤维髓鞘化生成后开始形成，8岁基本完成。前额叶神经纤维髓鞘化从语言发展始至20岁。与注意力有关的网状结构神经纤维髓鞘化形成约在青春期完成。胼胝体髓鞘化从出生至21岁左右完成。因皮层髓鞘化晚，故婴儿对外界刺激引起的神经冲动传入大脑速度较慢，容易泛化，不易在皮层形成明显兴奋灶。

（二）脑功能发育

1. 大脑

人类的进化使大脑皮层成为集中各功能体系的、高度分化的最高中枢。皮质各个部分具有独特功能，如额叶功能与躯体运动、头眼运动、发音、语言以及高级思维活动有关，颞叶功能与听、语言、知觉和记忆有关，枕叶功能与视觉以及眼、头等部位运动有关，顶叶功能与躯体感觉、肢体精巧的技术性运动、语言、计算等功能有关。皮质结构和皮质下结构两部分组成边缘系统。皮质结构包括海马结构（海马和齿状回）、边缘叶（扣带回、海马回和海马沟回）、脑岛和额叶眶后部等，与内脏、躯体功能控制以及辨认、情绪、动机、学习记忆、睡眠活动等行为有关。新生儿大脑皮层及新纹状体未发育成熟，而皮层下中枢如丘脑、苍白球发育已较成熟。故新生婴儿出现肌张力高、不自主蠕动动作、兴奋与抑制易扩散等皮下中枢优势表现。随大脑皮质逐渐发育成熟出现对皮层下中枢的抑制作用。

大脑由正中的半球间裂分为左右两个大脑半球，裂底有两个大脑半球的横行纤维构成的胼胝体。两个大脑半球的活动协调、适应环境的感觉和运动功能方面是对称的。大脑两半球尚存在分解-合成或时间-图形的许多高级功能分离或不对称，称为大脑半球一侧优势或大脑优势。即左半球对不同条目根据时间顺序安排的分解刺激加工的信息特化，如语言、语法技巧；右半球则对合成刺激加工的信息特化，并继续形成统一的图像，如对形象思维、旋律、三维物体的感知（表8-2）。大脑半球的功能差异有解剖形态学的不对称基础，如左大脑半球第一颞回上的表面后部即颞面是语言综合必需的核心部位，左颞面较右颞面大40%左右；左侧大脑外侧裂较长，仰角水平低，后额顶区较大，枕叶后端较宽等。小婴儿右脑发育领先，可能与小婴儿大运动与感知觉领先发育有关，一般婴儿先习惯用左手；随语言发育渐形成左脑优势，则转为右利手。大脑半球一侧优势是相对的，如左侧半球也有一定的非词语性认知功能，右侧半球也有一定的简单语言活动功能。脑的不同功能向一侧半球集中是儿童脑结构和认知发育的主要特征。左右半球的功能不对称存在个体差异。人类左侧大脑皮层在语言活动功能上占优势的现象除与遗传因素有关外，还与后天训练有关，如习惯运用右手活动有关；左利手的人则左右双侧的皮层有关区域都可能成为语言活动的中枢。生命早期神经系统的可塑性大，大脑半球还未优势化或优势化不明显，脑损伤的功能恢复比晚期脑损伤的功能恢复快。有研究发现发生左侧大脑半球损害的婴幼儿语言功能紊乱与右侧大脑半球损害婴幼儿无明显的差别，提示说明尚未建立左侧优势；10～12岁学龄儿童如发生左侧大脑半球损害后，尚可在右侧半球建立语言中枢；已建立左侧半球语言优势的成年人，发生左半球的损伤则导致不可补偿的语言障碍。

表8-2 大脑半球一侧优势

控制右侧身体	控制左侧身体
数字技能	3D图像
数学/科学技能	音乐/艺术意识
分析能力	综合能力
客观	主观
书面语言能力	想象能力
言语能力	直觉
逻辑思维能力	创造能力
推理	情感
	面部识别能力

2. 脑干

脑干位于脑的中下部，上连大脑，下连脊髓，后连小脑。自下而上有延髓，脑桥、中脑和间脑组成，有第3～12对脑神经。间脑主要由神经灰质团块组成。丘脑是皮层下感觉中枢，具有感觉分析功能；丘脑下部是调整自主性神经的高级中枢，与情绪活动关系密切。中脑有视、听反射中枢；脑桥是整合左、右身体运动的重要部位；延脑是调节呼吸循环的生命中枢；脑干网状结构与选择性注意、意识、呕吐、觉醒和睡眠周期、调节肌张力、心率、血压和血管收缩有关。新生儿脑皮质尚未发育成熟发挥作用时，网状激活系统使新生儿觉醒时间较短，婴儿期网状激活系统保持婴儿的清醒状态，参与调解婴儿身体的全部运动活动。

3. 小脑

小脑主要功能是调节躯体运动，并与前庭核、脑干网状结构等功能密切相关，共同调节从肌肉本体感觉、前庭器官等传入的冲动所引起的反射活动；维持身体平衡和协调动作。儿童2～3岁前小脑尚未发育完善，随意运动不准确，共济运动较差；6岁时小脑发育达成人水平。

（三）脑功能的时间顺序

中枢神经系统的各种结构依尾—头发育次序有一定的发育时间顺序，种系发生上较古老的结构比进化中出现较晚的结构发育早，即脊髓发育早于脑干（包括小脑）、皮质下结构早于皮质；大脑皮质初级运动区发育早于初级感觉区，人类大脑额叶联络皮层是最迟完成发育的区域。此外，感觉系统发育时间顺序也有不同。前庭、躯体感觉、味觉与嗅觉在出生时已发挥功能，听觉和视觉系统在出生时发育还比较差。虽然运动皮质的发育早于感觉皮质，但运动行为发育迟于感觉行为，可能与小脑及运动神经通路还不够成熟以及感觉–运动联络皮质发育较晚有关。

二、神经反射

神经反射是最基本的神经活动，分为非条件反射和条件反射两种。非条件反射是根据遗传信息形成的神经网络结构，条件反射是后天在已形成的网络结构基础上，依据外界环境继续发展完善的神经网络结构。

（一）非条件反射

非条件反射与生俱有，即在人类进化过程中形成的反射，是对外部生活条件特有的稳定的反应方式，是最基本的生存能力。非条件反射是不受大脑高级中枢控制的特有反射，如终身存在的生理性非条件反射（瞬目反射、角膜反射、瞳孔反射、咽反射、吞咽反射、腱反射等），以及婴儿早期特有的非条件反射，又称原始反射。原始反射是早期正常婴儿中枢神经系统的对特殊刺激的反应。足月新生儿食物性非条件反射最强，吸吮时其他活动被抑制。原始反射生后随大脑皮层的发育逐渐消退。如3~4月龄额叶发育使婴儿的握持反射逐渐消失。新生儿未能引出原始反射或3~4月龄后特有的原始反射尚未消退，提示婴儿的神经发育异常或颅内疾病（表8-3）。

表8-3　原始反射出现与持续年龄

反射	消退月龄
拥抱反射	4
觅食反射	4
吸吮反射	4
握持反射	5~6
踏步反射	2
颈紧张反射	3~4

1. 拥抱反射

托住新生儿颈肩部使身体上部离开检查台面（或床），当突然改变新生儿体位，使头向下10°~15°时，新生儿出现双手握拳、双臂先外展内内收的"拥抱"姿势为拥抱反射。拥抱反射与惊跳反射有相似之处，但惊跳反射没有手臂外展动作。有学者认为惊跳反射是听觉刺激>80 dB的脑干反射反应。

2. 觅食反射

检查者手指或母亲乳头触及新生儿面颊时，新生儿头出现转同侧似"觅食"的动作，为觅食反射。新生儿2~3周龄后习惯哺乳母亲乳头触及面颊后，婴儿不再出现"觅食"动作，直接吸吮为觅食反射。

3. 吸吮反射

与觅食反射动作同时出现。乳头或手指触及新生儿面颊或口唇，新生儿出现吸吮动作为吸吮反射。

4. 握持反射

手指或笔触及新生儿手掌时，立即被新生儿的手握紧，甚至可使整个身体悬挂为握持反射。

5. 踏步反射

检查者双手托住新生儿腋下使新生儿身体直立稍前倾，足背触及检查台边时，新生儿可出现交替性伸腿动作为踏步反射。

6. 颈紧张反射

新生儿仰卧位时，将头转向一侧，则同侧上肢伸直；对侧上臂外展，前臂屈曲向后为颈紧张反射。

（二）条件反射

条件反射是大脑的高级功能之一，为高级神经活动的基本方式。条件反射以非条件反射为基础，经过生后反复的习得和训练，由条件刺激信号与非条件刺激反复结合形成。

儿童行为发育中有很多习得性行为的发展基础也是基于条件反射。巴甫洛夫的"狗分泌唾液"实验是著名的条件反射实验。如条件刺激和非条件刺激反复多次联结，即强化物的多次匹配则可增加条件反射的稳定性。

与婴儿适应环境相适应，新生儿期第一个习得性条件反射与进食有关。每次以一定姿势哺乳新生儿时，姿势刺激新生儿感觉器官，2周龄后新生儿始逐渐形成姿势刺激＋哺乳相关的条件反射，即只要母亲以哺乳姿势抱新生儿，新生儿即出现吸吮动作。婴儿3～4月龄出现兴奋性（如逐渐引入其他的过程与安全味觉的学习）和抑制性条件反射（如不良味觉记忆的消退）。2岁以后的儿童已可以利用第一信号系统，即以具体事物为条件刺激建立的条件反射；也可利用第二信号系统，即以词语为条件刺激建立的条件反射。条件反射可以帮助儿童建立较好的生活习惯，如睡眠、进食、如厕训练。条件反射形成和稳定性有个体差异。儿童2～3岁时皮质抑制功能发育完善。随着条件反射的形成和积累，其综合分析能力逐渐提高，智力发展也逐渐趋于复杂和完善。

条件反射的基本原理还应用在儿童情绪学习中。心理学家华生的恐惧情绪习得实验是一个备受伦理学争议的实验。1920年华生应用条件反射对一8月龄婴儿阿伯特进行了情绪实验。实验初使阿伯特习惯于白鼠及一些带毛的东西，阿伯特毫无惧色。之后在他再次接触带毛的动物时重击铁轨发出高声作条件反射实验。几次后，即使无敲击的高声出现，阿伯特也表现惧怕白鼠或其他带毛的东西和动物，如兔、猫、狗、刷子等，证实儿童害怕有毛的动物是后天习得的。1924年华生再次重复实验，并用条件反射方法消除惧怕情绪。华生的实验证实人的各种复杂的情绪是通过条件作用逐渐形成的，条件反射形成的情绪具有扩散和迁移作用；在适应的条件下可形成分化条件情绪反应。情绪研究是临床实践中情绪问题儿童的系统性脱敏等行为治疗的理论基础。

儿童行为训练中建立条件反射的条件刺激和非条件刺激的强度、匹配的次数以及强化等因素对儿童行为的学习及固化至关重要。

三、遗传与环境对脑发育影响

儿童行为发育与基因、环境及后天因素的相互作用有关。基因编码蛋白，而不直接编码行为；同时，基因受环境因素调控，行为也与后天环境因素密切相关。关于基因、环境，以及基因环境的相互作用对儿童行为影响的研究已受到关注。

（一）遗传与脑发育

儿童行为发育的物质基础是神经系统，尤其是中枢神经系统。与行为发育密切相关的神经元和胶质细胞的发育和分化，以及最终形成的生理生化性能和行为功能都受到基因调控。近年来，分子遗传学和转基因生物技术为进一步研究基因和行为关系提供理想工具。Brunner等对有冲动攻击性行为儿童的家系研究结果提示攻击性行为可能与单胺氧化酶A（MAOA）功能缺陷有关。遗传连锁分析证实有冲动攻击性行为儿童的家系遗传性缺陷位于X染色体，连锁位点位于Xp11-21，而MAO的结构基因也位于该区域中，导致MAO编码区出现936C突变为T，谷氨酰胺密码子被终止密码子所置换，引起MAO结构改变，从而导致儿童生理功能异常。Cases等建立MAOA结构基因敲除小鼠的动物模型，体内缺乏MAOA小鼠的脑结构出现明显改变，断奶后的雄性小鼠表现为明显的攻击性。

（二）环境与脑发育

并非所有脑发育缺陷均由遗传决定。儿童早期突触对环境的影响非常敏感，环境的改变可通过影响突触连接、修剪，乃至神经细胞生发、迁移等多个环节影响神经系统的发育。环境可被定义为个人周围的情况、事物或条件，作用于有机体或生态群体且最终决定其形式和生存的物理、化学、生物因素的复合因素；或是影响个体或群体生活的总的社会及文化情况。

Greenough研究一般信息与特殊信息两种不同类型环境因素输入对大脑储存的影响。一般信息是同一物种的个体共同获取的信息，具有物种内部的一致性（即种系进化所能预期的特性），主要作用是优化和筛选发育期预先形成的过量的脑内突触连接；再在环境信息影响下按照"竞争原则"，对突触进行删减，保留最佳神经通路，即经验期待的神经网络连接。第二种环境因素是输入个体在各自生活环境中获取的特异信息，是发育早期不可能预先形成接受或传递特异信息的神经通路，也称作经验依赖。如语言发展中涉及经验期待和经验依赖两种环境信息加工模式。大脑语言中枢的偏侧化发展就是经验期待加工过程的结果，与个体早期语言环境暴露有关。但决定儿童学会某种特定语言则与经验依赖的环境输入有关，即与每个儿童特定的家庭及学校经历有关。

研究提示营养、毒物、化合物等理化环境会影响健康成长及发育。如母亲孕期叶酸缺乏与神经管缺如有关，铅暴露可导致注意力缺陷多动障碍、攻击性行为等。此外，社会环境可影响神经发育和行为塑造。19世纪40年代Spitz证实婴儿缺乏抚养者的关爱与极度社交剥夺均可负面影响儿童早期运动、认知及情感发育。此外，研究显示社会经济地位较低家庭出生的儿童，因过多暴露于疾病、家庭环境压力等，早期认知发展也降低。

（三）脑的可塑性

脑的可塑性是指各种因素和各种条件经过一定的时间作用致神经系统的变化。神经系统结构和功能的可塑性是神经系统的重要特征，从神经元到神经环路都可能发生适应性变化，即可塑性变化。遗传因素和发育过程中诸多条件形成中枢神经系统的结构复杂性，是神经系统行为适应性的生理基础。神经系统的可塑性变化有神经元突触、神经环路的微细结构与功能变化，包括神经化学物质（神经递质、神经调质、受体等）、神经电生理活动、突触形态亚微结构等方面的变化，以及脑功能（如学习记忆）、行为表现及精神活动改变。大脑的神经元在整个生命活动过程中（包括老年期）具备的持续形成突触连接的潜在能力是神经环路可塑性的基础。但儿童不同发育阶段神经系统可塑性存在差异，通常发育早期可塑性程度较大，易受内外环境因素的影响。许多研究表明中枢神经可塑性有关键期，在关键期前神经对各种因素敏感，关键期后神经组织可变化的程度则显著降低。以猫视觉神经通路发展为例，猫视觉皮层内突触发育的可塑性关键期为生后18～36天，此时每单位皮层神经元的突触数量变化最大；关键期前后分别进行视觉剥夺研究发现猫视觉皮层棘突形态结构改变不同。目前研究表明神经生发是脑可塑性的重要物质基础。如海马是脑内与学习、记忆功能有关的重要器官，海马齿状回区颗粒下层（SZG）是脑内神经生发的重要部位。SGZ区的神经前体细胞发育自放射性胶质样细胞是目前已知最重要的神经前体细胞之一，为海马齿状回神经元和神经胶质细胞的发育基础，具有干细胞增殖性和区域依赖性多向分化的神经发生潜能，与胚胎和成年期脑发育过程密切相关。一些功能性刺激如学习、复杂经历、经验剥夺等均可通过某些机制影响海马的神经前体细胞发生，且这种发育进程在儿童尤其是处于脑快速发育期的婴幼儿期占有重要地位。一旦神经发生进程受到损伤，不仅可影响与海马依赖的学习、记忆认知，且可波及整个神经系统。

四、感知觉发育

婴儿出生时5个主要感觉，视觉、听觉、嗅觉、味觉和触觉都已有不同程度的发育，但都没有达到成人水平。听觉发育是出生后首先发育的感觉，胎儿在宫内已熟悉自已母亲的声音。嗅觉、味觉和触觉也是发育较早和较为敏感的感觉。而视觉因胎儿在宫内得到的刺激少，相对其他感觉发育较慢。

（一）视觉与视力发育

婴儿出生即开始用眼睛探索世界，在婴儿运动发育前，如学习伸手和用手抓以前，眼睛为婴儿的发展提供重要的信息。但婴儿不是出生时就具有生活需要的所有视觉能力，需要一段时间用眼学习关注、准确看，并学习双眼协调。同时，婴儿还要学习将视觉信息传入大脑，理解周围世界，与环境交流。婴儿学习用眼的技能包括视觉以及大脑利用视觉信息。儿童的视觉与视力发育和体格、智能、情感发展密切相关，使儿童可从外界环境获取各种信息。视觉（visual）是眼（视觉系统的外周感觉器官）接受外界环境中光刺激（电磁波），经视神经传入大脑视觉中枢进行编码加工和分析后获得的主观感觉。视觉发育包括视力、色觉、双眼运动、双眼同时视、融合功能和双眼视觉（立体视觉）发育。视力（vision）代表视觉的灵敏度及清晰度，眼视网膜中心对视觉图像的敏锐程度和脑视觉中枢对图像的解析能力。除双眼视功能发育需持续3~8年甚至更长时间外，其他视觉系统功能生后3年内发育成熟。

1. 双眼视觉功能发育

当外界物体的影像分别落在双眼视网膜对应点时，兴奋沿感觉神经系统传入大脑。大脑高级中枢将来自双眼的视觉信号进行分析，综合形成一个完整、具有立体感知影像的过程为双眼视觉。临床上，双眼视觉分为同时视、融合功能、立体视三级。

（1）同时视：又称同时知觉，指双眼对物像有同时接受的能力，但不必二者完全重合。同时视是形成双眼视觉最基本的条件。

（2）融合功能：属Ⅱ级双眼视功能，是大脑能综合来自两眼的相同物像，并在知觉水平上形成一个完整印象的能力融合功能，是双眼视觉建立的关键环节。融合范围的大小即为单视感觉区的范围，临床上被列为双眼视觉正常与否的判断标准之一。

（3）立体视：又称深度觉，是判断物体近、远的能力，属三维空间知觉；即双眼的视觉信息能准确融合，并具有良好的层次和深度。立体视属双眼单视的高级功能，是在同时视和融合功能的基础上发展的一种双眼视觉功能。

双眼视觉功能随着儿童年龄的增长和视力的提高而逐渐形成和完善（表8-4）。视觉发育关键期10~12岁前视觉神经系统仍具很大的可塑性。

表8-4 双眼视觉功能的发育过程

年龄	双眼视觉功能
新生儿	无
2~4周龄	少量辐辏，单眼注视的眼球运动
6~8周龄	两眼注视，出现共同运动
3月龄	有意识的注视，眼可追随运动物体，头也随之转动
3~5月龄	出现较协调的共同运动辐辏，融像调节开始发育
6~8月龄	有稳定的辐辏，较完善的中心型注视，立体视觉开始发育
1岁	良好的融像运动
2岁	有很强辐辏，但能很快完全丧失
3~6岁	双眼视觉反射巩固，辨色力、对比敏感度等逐渐成熟，接近成人水平
6~8岁	立体视觉发育接近成人

2. 视力发育

涉及复杂的逐渐成熟的过程。出生时视觉系统发育不成熟，视力大约为0.05。大脑接受来自双眼的同等清晰、聚焦的图像需要视觉通路发育良好。因此，正常的视觉发育环境和适宜的视觉刺激是正常视力发育的关键。在环境的刺激下，生后几个月婴儿视力和立体视觉逐渐发育。婴儿视力逐渐发育，6~8月龄可与成人一样看到周围世界（表8-5）。

表8-5 婴儿视力发育

月龄	近视物	远视物
0~3	视20~25 cm内的物体	 0月龄　1月龄　2月龄　3月龄
6		

儿童出生时的屈光为生理性远视状态。随着视觉发育远视程度逐渐减轻，逐渐正视化，视力也逐渐发育（表8-6）。2011年中华医学会眼科学分会斜视与小儿眼科学组的《弱视诊断专家共识》确定3~5岁儿童视力的正常值下限为0.5，>6岁儿童视力的正常值下限为0.7。>7岁儿童的视力尚处于发育阶段，应监测儿童视力发育的进程。

表8-6 儿童视力发育参考值

年龄	视力
5月龄	4.0（0.1）
6月龄	4.3（0.2）
1岁	4.5（0.3）
2岁	4.6~4.7（0.4~0.5）
3岁	4.7~4.8（0.5~0.6）
4~5岁	4.8~5.0（0.6~1.0）
6岁	5.0

（三）视觉发育里程碑

婴儿学习看的过程关键是健康的眼睛和良好的视力，如婴儿有眼睛或视力问题可导致发育迟缓。研究发现较早走但不会爬行的婴儿可能不会像爬得很好的婴儿爬行时般用眼观察。因此，美国眼科学会强调爬行有助于婴儿发展眼、手、脚运动协调。保证儿童的成长和学习需要视觉能力正常发展，重要的是早期发现眼的问题。

像学会走路和说话一样，儿童视觉发育过程表现有年龄特征的行为表现，如里程碑指示儿童视觉发育达到应有年龄的水平。但并不是每个儿童的视觉发展里程碑都相同，可能不同的儿童在不同的年龄达到相同的里程碑。近年有学者提出认识婴儿期5个视觉里程碑有助于早期发现婴儿的视觉问题（表8-7）。2014年日本东京召开的世界眼科大会儿科眼科会议上认同婴儿期5个视觉里程碑的观点。

表8-7　婴儿视觉发育5个主要里程碑

行为表现	发育年龄	视觉发育	提示临床问题
目光接触始用眼与家长交流，学习家长的表情	<6～8周	注视	屈光不正、弱视
喜欢目光和声音交流	12周		
胸前看和玩自己的双手	3～4月	深度觉始	
眼手协调有目的地用手抓物，即"手成为婴儿第二个眼睛"	5～6月	深度觉发育较好，始理解三维物体	
观察能力可区别生熟人	7～10月	视觉记忆	认知功能落后，对比敏感度差，无视觉记忆

二、听觉发育

与视觉发育不同，出生时婴幼儿的听觉器官基本发育成熟，但是听觉器官与大脑皮层的纤维联系很少，听觉能力需较长时间发育达到成年人水平。婴儿出生后因耳内羊水还未清除干净，因而听觉不灵敏。当一周左右羊水完全排除后，听觉就有了显著的改善。在适宜的环境刺激下，儿童的听觉能力随着年龄的增长而提高，能够辨别声音来源和逐渐区分语音，表现出各种具有年龄特征的听觉行为，可通过观察行为表现来判断其听觉发育。听觉是儿童语言发展的必要条件之一，儿童语言发育情况可帮助判断听觉发育水平。检查儿童听力功能最重要的是早期评估听觉发育里程碑。Palmer和Mormer据正常听力儿童不同年龄听觉日常行为发育建立"听觉发育指数"（DIAL），可帮助评估儿童早期听觉发育状况（表8-8）。

表8-8　儿童听觉发育里程碑

发育年龄	行为表现
0～28天	惊跳反应，父母声音可使安静，注意音乐和声音
1～4月	寻找声源，喜欢父母的声音，模仿元音
4～8月	用玩具弄出声音，对成人指令反应，喜欢有节奏音乐，对名字有反应
8～12月	注意电视，懂"不"意思，确定声源
1岁	听音乐跳舞，叫名字回答，喜欢躲猫猫

发育年龄	行为表现
2岁	听电话铃，可听讲故事，注意交流，知道开门，指出图片动物名称
3岁	打电话，唱歌
4岁	与家庭成员看电视，电话游戏，参加舞蹈、游泳班
5岁	参加音乐班，学习骑车
6~8岁	会用闹钟

三、嗅觉发育

（一）嗅觉形成

嗅觉是由鼻三叉神经系统和嗅神经系统参与，通过长距离感受化学刺激的感觉。嗅觉感受器位于鼻腔顶部嗅黏膜的嗅细胞，受到某些挥发性有味物质的刺激产生的神经冲动沿嗅神经传入大脑皮层额叶区而引起嗅觉。2004年诺贝尔生理学或医学奖得主美国学者Richard Axel和Linda B.Buck证实位于嗅觉受体细胞内只有一种类型的气味受体，气味受体基因大家族约含1000个不同基因构成相同数量的嗅觉受体类型，能探测到有限数量的气味物质，或有高度特异性。尽管气味受体只约1000种，但可以组合而形成不同的气味识别模式辨别和记忆不同气味。

（二）嗅觉发育

1. 胎儿

胎儿期嗅觉已发育，尚不清楚人类的胎儿是否对气味刺激有反应。胎儿8周龄时形成初级嗅觉受体，24周龄已具有功能。近来已证实胎儿生活的环境–羊水可能有气味，不仅是在母亲患有某些疾病时，也与妊娠期母亲的食物类型有关。有研究显示给孕妇分别吃大蒜和安慰剂40~50秒后进行羊水常规检查，服大蒜孕妇的羊水中有很强的大蒜味，证实胎儿在宫内已接触到独特的有味的环境。

2. 新生儿

出生时新生儿的嗅觉发育已比较成熟，对气味的特殊表现与母亲有关，能闻出母亲乳汁的气味找到乳房。对刺激性小的气味没有反应或反应很弱，但对强烈的气味则能表现出不愉快的情绪，如呼吸节律的改变、屏气或啼哭不止等。许多研究已显示新生儿的嗅觉与成人一样敏感，出生时已表现对不同气味的反应。研究证实婴儿有嗅觉记忆，提示婴儿嗅觉的喜爱和厌恶受到经验的影响，发育中可分辨喜欢与不喜欢气味。

3. 婴儿

7~8月龄婴儿嗅觉开始逐渐灵敏，能分辨出芳香的气味。

4. 幼儿

2岁左右已能很好地辨别各种气味。

四、味觉发育

味觉（taste）是食物刺激舌、腭、咽、会厌和食道的味觉受体产生的信号发送给大脑产生的感觉。研究显示口腔以外其他部位也存在味觉受体，如肺、脑、肠道、生殖器官，但目前不清楚相关功能。如动物实验证实上呼吸道存在苦味受体，人类也可能存在，推测苦味分子的分泌可能与免疫或清除呼吸道病原菌有关。

（一）基本味觉

人的基本味觉没有确切的定义，原味刺激包含咸、甜、苦、酸4种。有学者认为还有鲜味，如味精、5'核苷酸。辣味是一种刺激，属于痛觉。酸和咸是由感受器的离子通道接收的，而甜、苦、鲜则属于一种G蛋白偶联受体。每个人有5000~10000个味蕾，每个味蕾有50~100特殊感觉细胞，约10~14天更新一次。舌的不同部位味蕾感觉不同的味觉。舌尖负责甜味，舌头两侧前半部负责咸味，后半部负责酸味，近舌根部分负责苦味。人的味觉从物质刺激到感受到滋味仅需1.5~4.0 ms，比视觉（13~45 ms）、听觉（1.27~21.5 ms）、触觉（2.4~8.9 ms）都快。

（二）味觉发育

羊水和母亲乳汁对胎儿、婴儿的味觉有引导作用。胎儿在宫内和婴儿哺乳期接触羊水和母亲的乳汁，使母亲食物的味道传输到婴儿的化学感受环境，对以后接受食物有特殊作用，可能让婴儿更易于接受新的味道。

1. 胎儿

7～8周龄胎儿形成味觉细胞，13～15周龄味觉受体成熟，17周龄后具有功能。羊水是胎儿第一个味觉的体验，羊水中含各种物质，胎儿在宫内吞咽羊水，直到足月时胎儿每日主动吞咽约1L羊水。胎儿在胎内就已接触各种物质的味道，如糖、乳糖、乳酸、植酸、脂肪酸，磷脂、肌酸、尿素、尿酸、氨基酸、蛋白质和盐。研究证实胎儿6月龄时已可将感觉信息传到中枢神经系统，可对不同味道的物质刺激产生反应。如注射甜或苦的物质到羊水，胎儿则表现出不同的吞咽动作，提示胎儿喜甜味，拒绝苦味。

2. 婴儿

出生时母亲的乳汁则可能是胎儿宫内和生后固体食物气味的桥梁。母亲乳汁的味道可能有"引导教育"后代"安全"摄取食物的作用，即从纯人乳到混合物的转变中人乳可能是提供婴儿熟悉的气味的桥梁，因人乳和混合食物中有相似的气味，会使婴儿的食物转变更容易些。

（三）味觉发育里程碑

1. 味觉敏感期

婴儿有一种早期的味觉适应行为。研究发现婴儿早期容易接受味道特殊的蛋白质水解配方，而4～7月龄左右婴儿接受蛋白质水解配方的能力很快下降，提示存在味觉敏感期。但若婴儿生后即一直用蛋白质水解配方（不管时间与量）喂养，不发生接受能力的改变，引入提示婴儿有一种早期的味觉适应行为。逐渐增加新食物的量也可逐渐改变婴儿早期的味觉习惯。一般认为味觉敏感期可能在生后2～7月龄，尚不清楚产生味觉敏感期的机制，可能是感觉或中枢神经对味觉刺激发生的正常生理变化。决定早期接触味觉的范围是主要的，敏感发育期接触味觉范围与建立持久的对食物的偏爱有关。

2. 味觉发育里程碑

出生时婴儿不喜苦味或酸味的反应是基本、与生俱来、不可改变的反应。即使早产儿也可区别不同浓度的甜味，对咸味无反应。对咸味的偏爱有年龄的差别，4～5月龄左右婴儿表现对纯盐水的偏爱，18月龄时表现明显拒绝纯盐水而偏爱有咸味的汤。与年龄有关的对咸味的反应反映了新生儿期后中枢与周围神经的成熟。婴儿4月龄左右表现对咸味的喜爱多数是不经学习的，1岁以后对咸味则显示无明显差别（表8-9）。有研究证实儿童舌前区菌状乳头丰富的面积可在8~10岁达成人水平，后区继续发育至15~16岁如成人面积，但功能与舌的面积不完全一致。

表8-9　味觉发育里程碑

年龄（月）	味觉发育
0~2	喜欢甜味，可区别酸味
3	区别甜味与苦味
5	偏咸味水
6~12	区别乳类与其他食物

3. 味觉发育的生理意义

味觉被认为是一种与进食营养食物有关的指征。人和动物研究结果显示摄入食物有味觉学习过程，并可调节食物的选择或摄入的量。研究发现人们喜欢选择能量密度高和刺激性强的味道，人的味觉在进食高脂肪和高碳水化合物食物中得到满足，感觉愉快。若人的味觉能量指示关闭则判断摄入的能力将产生障碍，可能是肥胖发生的原因之一。

碱的苦味和铁腥味不仅让人不愉快，而且苦味抑制咸味或甜味的受体。其基本原理可能是人的一种对有害物质或有毒物质的保护机制。人不仅能立即对食物中苦味产生抑制作用，而且可留下长时间的记忆。

味觉损害包括无味觉、味觉下降和味觉破坏。味觉和嗅觉改变可由营养不良、疾病、药物、手术干扰、环境接触、年龄增长所致。

（四）嗅觉和味觉的关系

许多研究显示嗅觉和味觉相互有关，有学者将化学刺激的嗅觉和味觉合称为味道。气味评级的研究显示随味觉化合物的浓度增加而气味增加，即存在嗅觉和味觉相互协调现象。因嗅觉与味觉信号在额眶部皮质邻近部分交流，使嗅觉和味觉信息汇聚，产生嗅觉和味觉混淆。同时，嗅觉包括许多不同特点的感觉，位于鼻腔嗅觉系统的受体不仅接受鼻吸入的刺激，还接受婴儿吸吮时或儿童成人吞咽时，食物和饮料中化学成分经咽部从鼻后进入刺激鼻的嗅觉受体，产生主要味道的感觉。有些食物误以为与味觉系统有关，如大蒜、巧克力、柠檬、茴香等食物，实际摄食仅有舌少量味觉参与。

（五）触觉发育

1. 概念

5种基本感觉中触觉是人体发展最早、最基本的感觉。皮肤的神经末梢和触觉受体形成人体分布最广、最复杂的庞大的网——躯体感觉系统。人体所有的触觉反应包含至少11种不同的感觉，如冷、热、光滑、粗糙、压力、挠痒（tickle）、瘙痒（itch）、痛、震动、触摸等。其中最主要的4个受体是机械敏感性受体、温度感受体、疼痛受体和本体感受体。皮肤与黏膜交界处触觉器官分布最丰富，如嘴唇和鼻腔内部。触压觉感受器在鼻、口唇和指尖分布密度最高。

触觉的多元性使人们对触觉发生的机制了解最少，触觉是感觉神经科学最后的前沿领域。近年证实皮肤中与许多感觉神经末梢接触的Merkel细胞是对环境中温度、湿度、疼痛、压力、振动等刺激产生触觉的初始位点，即轻微的触摸使Merkel细胞产生的动作电位通过Piezo2的受体/离子通道产生神经冲动。

2. 触觉发育

（1）胎儿：触觉已开始发育。Alan Slater在Introduction to Infant Development一书描述胎儿8周龄时可把一个触及自己面部的东西拉开，提示面部有触觉；14周龄时全身都已有触觉。胎儿26周龄疼痛的神经通路完全发育，如26周胎龄的早产儿对疼痛触觉有反应。医学科学曾记录胎儿23周龄羊膜腔穿刺术时胎儿表现潜在的疼痛触觉反应。

（2）新生儿：全身皮肤的神经细胞能接收触觉信息，即新生儿触觉发育已高度敏感，尤其在眼、前额、口周、手掌、足底等部位；大腿、前臂、躯干等皮肤较差。

（3）婴儿：口周的神经末梢多于指尖，感触物品的灵敏度最高。为探索周围环境，<6月龄婴儿常常将东西放在口中感触，口腔有最敏感的器官——舌。当婴儿手的动作发展后，用嘴唇感觉周围环境的机会降低。爬行促进婴儿手皮肤的触觉发育。

3. 触觉生理功能

触觉有辨识和防御两种功能。触觉辨识让儿童累积对软硬、冷热、不同材质的经验；触觉防御能力则可使儿童了解周围环境以保护自己。不良的触觉反应可影响儿童社交、认知和运动的发展。如触觉敏感的儿童对外界刺激的适应力较差，甚至对轻微的碰触也产生负面情绪，如怕洗头、刷牙、剪指甲；不喜欢玩泥胶、手指画颜料等；不愿到人多拥挤的地方。触觉迟钝的儿童则比较笨拙，脑的分辨能力较弱，对环境刺激的反应较迟钝，保护能力较低。

第二节　化脓性脑膜炎

化脓性脑膜炎是由各种化脓性细菌感染引起的脑膜炎症，是小儿时期常见的感染性疾病之一，尤以婴幼儿常见。本病的病死率为5%～15%，存活者可能遗留神经系统后遗症。

化脓性脑膜炎常见致病菌有脑膜炎双球菌、流感嗜血杆菌、大肠埃希菌、肺炎链球菌、葡萄球菌等。其中由脑膜炎双球菌、肺炎链球菌、流感嗜血杆菌引起者最为多见。新生及2个月以下的小婴儿，致病菌多为革兰阴性杆菌和金黄色葡萄球菌，由革兰阴性杆菌所致脑膜炎中最常见的是大肠埃希菌，其次为变形杆菌、铜绿假单胞杆菌等。3个月至3岁小儿所患化脓性脑膜炎多由流感嗜血杆菌引起。

一、临床表现

第一，一般起病多在上感、肺炎、腹泻病、败血症后发生。

第二，发病急，常有发热、头痛、呕吐、烦躁不安、嗜睡，甚至惊厥或昏迷。有脑膜刺激征如颈项强直、克式征和布氏征阳性，及颅内压增高的表现，如前囟隆起、频繁呕吐、心率减慢、血压升高、瞳孔变化，甚至可发生脑疝而致中枢性呼吸衰竭。

第三，3个月以下婴儿可无发热，甚至体温不升，脑膜刺激征及颅内压增高出现较晚或不明显，而表现为拒奶、吐奶、嗜睡、凝视、尖叫、惊厥、面色青灰及囟门紧张或隆起。多于生后1～7天发病，中毒症状重，黄疸加深。未成熟儿发病率更高，而体征往往不明显。

二、辅助检查

（一）脑脊液检查

是确诊本病的重要依据，表现为压力增高，外观浑浊甚至呈脓性，白细胞数增多可达1000×10^6/L以上，分类以中性粒细胞为主，糖含量明显降低，蛋白质含量增多。脑脊液涂片检查和培养可进一步明确致病菌。

（二）血常规

外周血白细胞总数明显增高，以中性粒细胞为主，但在感染严重或不规则治疗时，可出现白细胞总数的减少。

（三）血培养

对疑似化脓性脑膜炎的患儿做血培养，有助于早期诊断及寻找致病菌。

（四）其他

采用对流免疫电泳法、乳胶颗粒凝集法对脑脊液进行病原学检测。

三、治疗

（一）抗生素治疗

采用敏感、可通过血-脑屏障、毒性低的抗生素，联合用药，注意配伍禁忌，力争在用药24小时内将脑脊液中的致病菌杀灭。

1. 未明确病原菌时用药

对诊断确定而致病菌尚不明者，目前主张选用第三代头孢菌素：头孢曲松100 mg/（kg·d）或头孢噻肟200 mg/（kg·d），以在患儿脑脊液中达到有效灭菌浓度。

2. 病原菌明确后用药

参照细菌药物敏感试验的结果，选用病原菌敏感的抗生素。

3．应用疗程

针对不同的病原菌，抗生素治疗的疗程不同。肺炎链球菌、流感嗜血杆菌脑膜炎应由静脉点滴给药10～14天；脑膜炎球菌用药7天；金黄色葡萄球菌和革兰阴性杆菌引起的脑膜炎，其疗程应在21天以上。有并发症者应适当延长给药时间。

（二）肾上腺皮质激素治疗

应用肾上腺皮质激素对多种炎症因子的产生有抑制作用，使血管通透性降低，脑水肿及颅内高压症状得以减轻，一般连续2～3天应用地塞米松0.6 mg/（kg·d），分4次通过静脉维持。

（三）并发症治疗

常见有硬脑膜下积液量多且出现颅内压增高表现时，采取硬膜下反复穿刺将积液放出的方法（放液量每次每侧15 mL以内）。

（四）支持治疗

保证热量摄入，维持水、电解质及酸碱平衡。

四、护理诊断

（一）疼痛（头痛）

与脑膜炎引起颅内压增高有关。

（二）体温高

与细菌感染有关。

（三）有窒息的危险

与呕吐有关。

（四）营养失调：低于机体需要量

与摄入不足、机体消耗增多有关。

（五）潜在并发症

脑疝。

（六）有受伤的危险

与抽搐有关。

（七）焦虑

与预后不良有关。

五、护理措施

（一）积极促进功能恢复

恢复脑功能，了解患儿情绪，提供保护性照顾。

观察患儿的生命体征及面色、神志、瞳孔、囟门等与神经系统有关的生命体征变化，以及早采取应对措施。如患儿出现意识障碍、囟门及瞳孔改变、躁动不安、频繁呕吐、四肢肌张力增高为惊厥发作先兆；呼吸节律深而慢或不规则，瞳孔忽大忽小或两侧不等大，对光反应迟钝，血压升高，警惕脑疝及呼吸衰竭的发生；若在治疗中高热不退，反复惊厥发作，前囟门饱满，颅缝裂开，呕吐不止，提示出现硬膜下积液等，随时做好各种急救的准备工作。

（二）维持正常体温

高热患儿要绝对卧床休息，每4小时监测1次体温。当体温超过38.5℃时，应及时给予物理降温或药物降温处理，以减少大脑氧的消耗，防止发生惊厥。

（三）防止外伤、意外

1. 保证惊厥患儿的安全

惊厥发作时将患儿头偏向一侧，给予口腔保护以免舌咬伤，拉好床挡，给予适当约束，避免躁动及惊厥时受伤或坠床。

2. 保持呕吐患儿的清洁

患儿发生呕吐后帮助其漱口，进行口腔护理，及时清除呕吐物，更换衣被，保持清洁舒适，减少不良刺激对患儿的影响。

（四）保证足够营养供应

满足患儿机体对热量的需求，维持水和电解质平衡；神志清者给予易消化、高营养的流质或半流质饮食。意识障碍者给予静脉高营养或鼻饲。对呕吐频繁者，可根据个体情况，采取静脉补液的方式维持液体量与热能的摄入。

六、健康教育

第一，教会家长协助患儿洗漱、进食、大小便及个人卫生等生活护理，及时清除呕吐物，帮助患儿漱口，保持口腔清洁；及时清除大小便，保持臀部干燥，必要时在肩胛、臀部使用气垫，预防压疮的发生。

第二，对患儿及其家长介绍病情，给予安慰、关心和爱护，及时解除患儿不适，取得患儿及其家长信任使其主动配合，提高护理质量，树立战胜疾病的信心。

第三，对恢复期和有神经系统后遗症的患儿，应与家属一起根据患儿具体情况制订系统且行之有效的功能训练方法，促进康复。

第三节　病毒性脑炎

病毒性脑炎80%由肠道病毒（如柯萨奇病毒、埃可病毒）引起，其次为虫媒病毒、腺病毒、单纯疱疹病毒、腮腺炎病毒和其他病毒。临床表现多种多样，且轻重不一。轻者可1~2周康复；危重者可致残甚至致死。但一般先有全身感染症状，而后出现神经系统症状和体征。

病毒经肠道或呼吸道侵入人体后，在淋巴系统内繁殖后经血循环到达各脏器，出现发热等病毒血症的全身症状。病毒进一步繁殖，通过血–脑屏障侵犯脑膜及脑实质，造成脑或脑膜感染的相应症状。另一种途径为直接侵犯中枢神经系统，导致神经系统的炎症。

一、临床表现

多呈急性起病，病情的轻重程度取决于病变受累的部位。一般情况下，病毒性脑炎的临床症状较脑膜炎严重，重症脑炎易在急性期死亡或发生后遗症。

（一）病毒性脑膜炎

多先有上呼吸道或消化道感染史，表现为发热、恶心、呕吐，继而婴儿出现烦躁不安，易激惹；年长儿主诉头痛、颈背疼痛，脑膜刺激征阳性。很少发生严重意识障碍和惊厥，无局限性神经系统体征。病程大多为1~2周。

（二）病毒性脑炎

起病急，其临床表现因脑实质受损部位的病理改变、范围和严重程度而有所不同。

1. 前驱症状

急性全身感染症状，如发热、头痛、呕吐、腹泻等。

2. 中枢神经系统症状

（1）惊厥：多数表现为全身发作，严重者可呈惊厥持续状态。

（2）意识障碍：轻者反应淡漠、迟钝、嗜睡或烦躁，严重患儿可昏睡、昏迷、深度昏迷，甚至去皮质状态等不同程度的意识改变。

（3）颅内压增高：头痛、呕吐，婴儿前囟饱满，严重患儿出现呼吸节律不规则或瞳孔不等大的脑疝症状。

（4）运动功能障碍：根据受损部位的不同，可出现偏瘫、不自主运动、面瘫、吞咽障碍等。

（5）神经情绪异常：病变累及额叶底部、颞叶边缘系统，可出现躁狂、幻觉、失语，以及定向力、计算力与记忆力障碍等症状。

3. 病程

一般2周，多数患儿可完全恢复，但少数遗留癫痫、肢体瘫痪、智力倒退等后遗症。

二、辅助检查

（一）脑电图

以弥漫性或局限性异常慢波背景活动为特征，少数伴有棘波、棘慢复合波。

（二）脑脊液检查

外观清亮，压力正常或增加。白细胞数正常或轻度增多，分类计数以淋巴细胞为主，蛋白大多数正常或轻度增高，糖含量正常。涂片和培养无细菌发现。

（三）病毒学检查

部分患儿脑脊液病毒培养及特异性抗体检测阳性。恢复期血清特异性抗体滴度高于急性期4倍以上有诊断价值。

三、治疗原则

第一，维持水、电解质平衡及供给合理营养。

第二，控制脑水肿和颅内高压。

第三，控制惊厥发作及严重精神行为异常。

第四，抗病毒治疗。阿昔洛韦为高效广谱抗病毒药。

四、护理诊断

（一）体温过高

与病毒血症有关。

（二）有受伤的危险

与惊厥有关。

（三）急性意识障碍

与脑实质炎症有关。

（四）躯体活动障碍

与昏迷、瘫痪有关。

（五）潜在并发症

颅内压增高。

五、护理措施

（一）一般护理

保持呼吸道通畅，患儿卧位或头偏一侧，及时清理患儿呕吐物和分泌物，防止窒息。抬高床头20°～30°，利于静脉回流，降低脑静脉窦压力，利于降颅压。卧床期间协助患儿洗漱、进食、大小便及个人卫生，保持皮肤清洁干燥。

（二）饮食护理

给予高热量、高蛋白、清淡、易消化的饮食，昏迷或吞咽困难的患儿，应尽早给予鼻饲，保证热卡的供应。

（三）症状护理

1. 高热

监测体温，高于38.5℃给予物理或药物降温，以减少大脑耗氧。出汗后及时更换衣服，鼓励患儿多饮水，必要时静脉补液。

2. 颅内高压

密切观察体温、脉搏、呼吸、血压、神志、瞳孔的变化，如血压增高伴头痛、喷射性呕吐，多为颅内高压，应即刻通知医师，降低颅内压。如患儿出现抽搐，应立即给予镇静药，并保护肢体及口唇、舌头，观察瞳孔及呼吸，以防因肢体移位致脑疝形成和呼吸骤停。如喉中痰响明显或出现面色发绀，立即吸痰以保持呼吸道通畅，必要时行气管切开或使用人工呼吸机。

3. 意识障碍

去除影响患儿情绪的不良因素，创造良好的环境，恢复脑功能。针对患儿存在的幻觉、定向力错误的现象采取适当措施，提供保护性照顾。昏迷患儿取侧卧位或平卧位，头偏一侧，以保持呼吸道通畅。定时翻身及按摩皮肤，以促进血液循环，必要时使用气圈和气垫床，预防压疮的形成。轻拍患儿背部，促进其痰液排出，减少坠积性肺炎的发生。

4. 肢体功能障碍

保持肢体呈功能位置，病情稳定后及早帮助患儿逐渐进行肢体的被动或主动锻炼，注意循序渐进，采取保护措施，尽快恢复肢体功能。

（四）用药护理

了解各种药物的配伍禁忌、使用要求及不良反应。如脱水药应在30分钟内用完，以迅速提高血浆渗透压，降低颅内压力，但要注意防止渗漏，以免引起组织坏死。静脉输液的速度不能太快，以免加重脑水肿。阿昔洛韦为高效广谱抗病毒药，只能缓慢滴注，不可快速推注，不可用于肌内注射和皮下注射。不良反应有一过性血清肌酐升高、皮疹、荨麻疹，尚有出汗、血尿、低血压、头痛、恶心等。静脉给药者可有静脉炎。

六、健康教育

第一，腰穿是诊断病毒性脑炎必不可少的检查。让家长懂得脑脊液每小时可产生20 mL左右，抽出2 mL脑脊液检查不会影响机体的功能，腰穿后平卧2小时、禁食2小时即可，以解除患儿及家长的顾虑。

第二，根据患儿及家长的接受程度，介绍病情以及病毒性脑炎可能的转归，鼓励患儿和家长树立战胜疾病的信心。

第三，指导、督促家长掌握保护性看护和日常生活护理的有关知识，指导家长做好智力训练和瘫痪肢体功能训练。

第四节 自身免疫性脑炎

儿童自身免疫性脑炎（Rasmussen综合征）是由作用于神经元蛋白并影响神经递质传递及兴奋性的自身免疫性抗体所致。临床以抗N-甲基-D-天门冬氨酸（NMDA）受体脑炎和自身免疫性边缘叶脑炎最常见。儿科临床上以抗NMDA受体脑炎相对常见，而儿童自身免疫性边缘叶脑炎病例也有报道。儿童自身免疫性脑炎临床诊断主要依据临床表现、影像学检查、血液和（或）脑脊液抗体检测。糖皮质激素、丙种球蛋白和血浆置换是目前的一线治疗手段。重在早期诊断和早期免疫治疗，部分患儿预后良好。

一、临床表现

患者常急性起病，临床以三大主要症候群为主要表现，包括精神症状、运动障碍（尤其是口咽面部运动障碍）及抽搐发作。病程分期，分为5期。

1期，前驱期：临床表现类似于病毒感染，出现发热、头痛、乏力、呕吐、腹泻或上呼吸道等症状。

2期，神经症状期：前驱期后5天至2周左右出现神经症状，表现为焦虑、不安、烦躁、失眠、易激惹、异常行为、幻想、妄想，有些患者可出现社交退缩、刻板动作等。

3期，无反应期：表现为睁眼，但对外界刺激无反应，不说话或喃喃自语、无意义言语。

4期，不随意运动增多期：口咽、面部运动障碍最常见，如舔唇、咀嚼动作、做鬼脸等。

5期，缓慢恢复期：此期通常持续时间很长，可能会遗留后遗症。

病程中常伴有以下症状：

第一，自主神经功能紊乱。最常见体温调节障碍、心率增快或减慢、多涎、高血压或低血压，尿便障碍。

第二，抽搐发作。可出现在病程的任何时期，为部分运动性发作或复杂部分性发作，严重者可出现癫痫持续状态。

第三，意识障碍。

第四，通气不足。较常见，有些患者甚至需要呼吸机辅助呼吸。

二、辅助检查

（一）脑脊液检查

大部分患者脑脊液有改变，但是无特异性，主要表现为淋巴细胞数轻度升高，蛋白含量轻度增高，寡克隆带阳性；特异性的检查为抗NMDAR抗体，大多数患者可检测到，通常血清及脑脊液抗体均阳性，但是经过治疗的患者或病程后期可仅有脑脊液中抗体阳性。

（二）影像学检查

影像学改变常与临床症状不平行，约一半患者头颅MRI可见异常，大多为皮质下轻微或一过性病变，T_2加权像FLAIR可显示海马、大脑、小脑、扣带回、岛叶、基底节、脑干高信号，偶见脊髓病灶。

（三）脑电图检查

大部分患者脑电图检查有异常，多为非特异性改变，如慢波背景，甚至慢波节律性发放，有的患者表现为非惊厥性癫痫性电持续状态。

三、诊断要点

对于儿童抗NMDA受体脑炎尚无统一诊断标准。目前倾向认为对于儿童临床出现原因不明的皮质-皮质下功能损害表现，包括精神症状、惊厥发作、记忆受损、运动障碍、意识水平降低、自主神经功能紊乱等，尤其是女性，在排除其他疾病后均应考虑本病；血清和（或）脑脊液中检出抗NMDA受体抗体可确诊。头颅MRI和脑电图检查有助于诊断。

四、治疗原则

目前抗MMDA受体脑炎的治疗并无标准化治疗方案。临床实践研究表明免疫抑制治疗和肿瘤摘除能明显促进疾病恢复。一线免疫抑制治疗包括糖皮质激素、静脉滴注丙种球蛋白（IVIG）和血浆置换。糖皮质激素和IVIG常给予冲击治疗。对于一线药物治疗失败的病例可选用利妥昔单抗（美罗华）或环磷酰胺。

五、护理

第一，脑炎发病时多有高热，当患儿体温上升、有寒战时要注意保暖；用退热药时要充分给患儿补充水分；热退后，要及时帮患儿更换掉汗湿的衣服。

第二，让昏迷的患儿采取平卧位，将头偏向一侧，以便随时让分泌物排出。每两小时帮患儿翻身1次，监护人可以轻拍患儿的背部以帮助痰顺利排出。

第三，有瘫痪后遗症的患儿，要让瘫痪的肢体处于功能位置，并且及早对患儿肢体的肌肉进行按摩及做伸缩运动。

第四，对卧床的患儿，要注意避免发生压疮，所以监护人要帮患儿多翻身，并且使用防压疮气垫。若已经发生压疮，症状轻微可用灯烤，方法：用一只60 W灯泡，放在离压疮3～4 cm处，每次烤15分钟，每天2次，促进血液循环。

第五，对于脑炎恢复期的患儿，要帮助他们增强自我照顾的能力和信心，协助患儿继续进行主动锻炼，更好康复。

第五节　急性感染性多发性神经根炎

急性感染性多发性神经根炎又称吉兰–巴雷综合征，是病毒感染引起的免疫功能紊乱所诱发的脱髓鞘病变。临床表现为急性、对称性、弛缓性肢体瘫痪，伴有周围性感觉障碍，病情严重者可引起呼吸肌麻痹而危及生命。本病全年发病，但以夏秋季为疾病的高发季节，农村多于城市，常见于10岁以内小儿，发病率1.6/10万。

急性感染性多发性神经根炎，发病机制仍在研究之中。可能与细菌、病毒等前驱感染疾病所诱发的脱髓鞘病变，与细胞和（或）体液免疫功能紊乱有关。65%以上患儿患病前曾有病毒感染史，我国资料还证实，患本病的患者的空肠弯曲菌感染率显著高于对照组人群。此外，受凉、疲劳也是本病的诱发因素。其病变主要发生在脊神经根，外周神经及脑神经也均可受累。病理改变为神经水肿。

一、临床表现

发病前1~6周内有持续数日的上呼吸道、胃肠道或其他部位感染史。

（一）运动障碍

为主要的临床表现。自肢体远端开始，首先表现为行走无力、易跌倒。2~3天内发展到上肢、腰背、躯干，不能坐起和翻身，手足下垂、肢体瘫痪等。急性起病者在24小时内即可出现严重的肢体瘫痪及呼吸肌麻痹。

（二）脑神经障碍

可表现为对称或不对称性脑神经麻痹，常见由面神经受累引起的面瘫、吞咽困难、进食呛咳。累及Ⅸ、Ⅹ、Ⅻ对脑神经时，患儿呼吸浅表、咳嗽无力、声音微弱、呼吸困难。

（三）感觉障碍

较运动障碍轻，多出现在疾病早期。年长儿可诉手足麻木、疼痛，手套或袜套状感觉减退。

（四）自主神经障碍

可出现视物不清、多汗、面色潮红、腹痛、血压轻度升高、心律不齐。

本病为自限性，大多数患儿的症状经3~4周的进行性加重后停止进展，逐渐恢复肌力。一般3周至6个月内完全恢复。

二、辅助检查

（一）血常规

示白细胞计数和中性粒细胞比例正常。血IgM、IgA、IgG升高。脑脊液压力大多正常。多数患儿的脑脊液显示蛋白-细胞分离现象，即蛋白虽增高而细胞数正常，于起病第2周出现，是本病的特征之一。

（二）神经传导功能测试

运动神经传导速度测定可见病程后期神经传导速度减慢，远端运动潜伏期延长，动作电位波幅下降；肌电图检查表现失神经支配的纤颤波和（或）锐波；心电图在部分患儿中可有窦性心动过速、S-T段下降、T波平坦或倒置、Q-T间期延长及传导阻滞等改变。脊髓造影、脊髓磁共振成像检查，可显示脊神经根增粗、神经鞘闭塞等改变。

三、治疗原则

（一）一般治疗

因本病病程自限，大多可完全恢复，积极的支持治疗和护理措施，是顺利康复的关键。急性期患儿应卧床休息。保持呼吸道通畅，勤翻身，防止坠积性肺炎或压疮；吞咽困难者要鼻饲，以防吸入性肺炎；保证足量的液体和热卡摄入；尽早对瘫痪肌群康复训练，防止肌肉萎缩，注意保持肢体处于功能位，促进恢复。

（二）呼吸肌麻痹的治疗

呼吸肌麻痹是本病死亡的主要原因，应给予患儿定期的翻身、拍背和吸痰治疗；对出现呼吸困难，或因后组脑神经麻痹，咳嗽无力致咽喉分泌物积聚，合并肺炎、肺不张者，应及时做气管切开或插管；若出现呼吸衰竭，有明显的低氧血症和高碳酸血症的患儿应及时使用呼吸机以保证有效通气和换气。

（三）药物治疗

可给予大剂量静脉用免疫球蛋白（IVIG）400 mg/（kg·d），连用5天，也可按2 g/kg一次静脉滴注使麻痹不再进展，减少气管切开和机械通气率。多数专家不主张应用肾上腺皮质激素，尤其有呼吸道感染的患者。

四、护理诊断

（一）躯体移动障碍

与瘫痪、感觉障碍有关。

（二）低效性呼吸形态

与呼吸肌瘫痪、咳嗽反射消失有关。

（三）营养失调：低于机体需要量

与吞咽困难影响进食有关。

（四）有皮肤完整性受损的危险

与肢体瘫痪、长期卧床、感觉异常有关。

五、护理措施

（一）促进肢体功能恢复

保持肢体于功能位置，防止发生足下垂、爪形手等；帮助患儿做肢体被动运动，轻柔缓慢地进行按摩，幅度由小到大，由大关节到小关节，注意安全。恢复期鼓励、指导、督促患儿自主活动，加强对自理生活能力的训练，注意强度适中、循序渐进、持之以恒。

（二）改善呼吸功能

保持室内空气新鲜，温湿度适宜，保持呼吸道通畅，观察患儿面色、呼吸、心率、血压及胸廓活动幅度，鼓励患儿咳嗽，及时清理呼吸道的分泌物。呼吸困难者给予低流量氧气吸入。对出现呼吸费力、呼吸浅慢、咳嗽无力时应做好气管插管、机械通气准备。已采取机械通气的患儿，定时拍背、雾化、吸痰，做好呼吸道管理。

（三）维持足够营养

监测患儿的营养摄入情况。每周测体重1次。给予高蛋白、高热量、高维生素、易消化的饮食，少量多餐，根据患儿的咀嚼和吞咽能力，给予流食或半流食，并添加患儿喜爱的食品，促进食欲。不能进食者，遵医嘱留置胃管，必要时，静脉给予高营养支持疗法。

（四）皮肤护理

保持床单位的干净、整洁、无渣屑。衣服无皱褶，可将衣服反穿在身上，便于进行操作。骨隆突处给予棉垫或气垫圈保护，也可用30%～50%红花乙醇定时按摩，定时翻身，减轻局部皮肤压力，防止压力性溃疡发生。每天用温水擦浴1次，并做全身按摩。每日评估皮肤的完整程度。

六、健康教育

向家长解释病情、治疗、护理及预后，以取得家长和患儿的密切配合，并树立战胜疾病的信心。指导家属对患儿进行功能康复训练，恢复呼吸、运动功能。

第六节　小儿癫痫

癫痫是一种发作性疾患，是由于大脑神经元异常过度同步化活动所引起的一过性体征及症状，是神经系统常见疾病之一。其患病率为3‰～6‰。因脑内异常放电的部位和范围不同，临床表现出来的症状也不相同。有的为全面发作，有的为部分性发作。其形式有的为一过性的意识障碍，运动性抽搐，自主神经功能紊乱，感觉、情感异常或精神行为的异常。

引起癫痫的病因很多，可分为特发性、症状性、隐源性3种。特发性癫痫，根据现有的知识和诊断技术找不到大脑结构上的异常和代谢异常，可能与遗传有关，如少年肌阵挛癫痫Ⅰ型、良性家族性新生儿惊厥、进行性肌阵挛中Unverricht-Lundborg型3种家族性癫痫综合征的基因已定位在不同的染色体上。症状性癫痫，病因多种多样，常见的原因有中枢神经系统畸形、脑外伤、脑脊髓膜炎、脑炎、脑血管病、脑肿瘤、中毒性脑病等，一些代谢性疾病如先天性脂类、糖、氨基酸等代谢异常，或中毒如药物、重金属等。隐源性未找到病因。

一、临床表现

癫痫的发作形式多种多样，可分为两部分：部分性发作及全面性发作。其主要区别为脑电图异常及临床有无意识丧失。

（一）部分性发作

又称局灶性或局限性发作，神经元过度放电起源于脑的某一部位。主要包括简单部分性发作及复杂部分性发作，这两种发作均可继发性全身性发作。

（二）全身性发作

指发作一开始两侧半球同时放电，发作时伴有意识障碍。如失神发作，没有先兆，发作突然意识丧失，正在进行的活动停止，表现为谈话突然中断，行走时突然不前，发作过程短2～3秒，长者可达30秒或更长。肌阵挛发作，发作时某个肌肉或肌群突然快速有力地收缩，表现为突然点头、躯干前倾或后仰等。阵挛性发作，有意识丧失，同一组肌群有规律地长时间地肌阵挛，躯干和肢体有节律性抽动。强直性发作，是一种僵硬的强烈的肌肉收缩，躯体固定在某种姿势，持续时间为5～20秒。强直-阵挛性发作，发作时突然意识丧失，全身骨骼肌强直性痉挛，跌倒，发出尖锐的叫声，之后面色青紫、双眼凝视、眼球上翻，10秒后进入阵发痉挛期，全身成节律性地抽动，口吐白沫，阵挛进入昏睡状态，时间从数分钟至数小时不等，醒后可诉头痛，对发作情形不能忆及。失张力发作，突然发生肌张力丧失，不能维持正常姿势。

（三）分类不明的发作

按标准无法归为全身性发作和部分性发作的，包括新生儿发作，节律性眼运动、咀嚼动作、游泳式动作、颤抖和呼吸暂停等。

（四）癫痫持续状态

持续性脑节律紊乱引起的长时间反复发作，持续30分钟以上或开始有短暂的强直期，然后为长时间反复的全身阵挛发作，发作间期意识不恢复。常见原因为长期服用抗癫痫药而突然停药、高热惊厥、缺氧、缺血、颅内感染、电解质紊乱等。

二、辅助检查

如血糖、血钙、血脂、脑脊液等。脑电图是诊断癫痫极为有价值的辅助手段，间歇期检查其阳性率可达50%以上。若重复检查，并适当选用过度换气、闪光刺激、睡眠及药物等诱发试验，其异常率可增加到90%。目前临床多应用头皮电极脑电图，有常规脑电图、录像脑电图、24小时脑电图等。神经影像学：凡癫痫为部分性发作者、有局灶性神经系统体征者、发病年龄较小者、脑电图有局限性异常慢波者、用抗癫痫药物治疗不佳者等，应做CT、MIR、颅内B超等。

三、治疗原则

完全控制发作，避免药物不良反应，提高生活质量。多数患儿在发作2次以上才需要用药。在合理用药的前提下，75%～80%的患儿发作可得到理想的控制。

第一，按照癫痫及癫痫综合征的类型选择用药，以单种药物治疗为主。单药治疗无效和具有多种发作类型，可考虑联合用药。药物剂量个体化，并坚持长期规律服药。

第二，药物开始使用时，从总量的1/2～2/3剂量用起，逐渐增加全量（在医生指导下服用）。

第三，服药至癫痫病末次发作后3～5年，其中包括1年减药过程。药物减量停药过程要缓慢，与服药的时间长短成正比，服药时间长者，减量期相对较长。一般间隔3～6个月减量1次，每次减少全日总剂量的1/6～1/4。

第四，监测药物血浓度，根据发作控制程度调整药物的剂量和种类。同时，避免发生剂量相关性药物不良反应。

第五，根据病情选用常用药物：

①苯巴比妥：用于各种形式部分发作、强直-阵挛性发作和新生儿惊厥。也可用于小儿热性惊厥的预防治疗。

②卡马西平（得理多）：为临床一线用药。对复杂部分性发作及有精神症状的癫痫有效。

③丙戊酸钠（德巴金）：失神发作、肌阵挛、失张力发作，也可用于其他抗癫痫药物无效的各型癫痫。

④氯硝西泮：用于婴儿痉挛征、失张力发作。

⑤托吡酯（妥泰）：抗痫谱广，除失神发作外其他类型癫痫均有效。

⑥左乙拉西坦（开浦兰）：与其他抗癫痫药物无相互作用，适宜联合用药。治疗部分性发作、儿童肌阵挛性癫痫。

⑦苯妥英钠：用于癫痫持续状态。

四、护理诊断

（一）有窒息的危险

与肌痉挛有关。

（二）有受伤的危险

与意识障碍有关。

（三）知识缺乏

缺乏长期正确服药知和自我保健的知识。

（四）潜在并发症

脑水肿、酸中毒或水电解质紊乱。

五、护理措施

（一）培养生活习惯，注意安全

保证充足的睡眠和休息。精神要愉快，情绪要稳定，避免危险的活动，如登高、游泳等。避免过度的兴奋和疲劳，指导学校和患儿对癫痫有正确的认识，防止各种诱发因素。

（二）饮食管理

合理安排饮食，给予高营养、高热量、高维生素饮食，多食新鲜蔬菜或水果，不要暴饮暴食，不饮含兴奋剂饮料，保持大便通畅。

（三）预防感染

积极预防上呼吸道感染，坚持凉水洗脸，增强自身机体的抵抗力，保持口腔清洁，每天盐水漱口2~4次，并与感染患儿分室居住，防止交叉感染的发生。

（四）药物治疗的护理

坚持服药，按时服药，是癫痫治愈和好转的关键。要做好家长及患儿的思想工作，使其对服药有正确的认识，自觉地坚持服用药物。同时，在服药期间，要定期检查血常规、肝肾功能、药物血浓度等，防止药物不良反应的发生。

（五）发作时的护理

了解患儿抽搐的诱发因素并去除。了解癫痫发作时的前驱症状或表现，嘱患儿出现前驱症状时，应立即下蹲或平卧，大声呼叫，防止摔伤，如在床上发作时，可拉起床挡防止坠床。癫痫发作时，应立即解开衣领，去枕平卧，头偏向一侧，清除口腔分泌物，保持呼吸道通畅，防止误吸或窒息。在上下牙齿之间，可放置牙垫等物品，防止咬伤舌头。牙关紧闭时，不要强行撬开，以免损伤牙齿。密切观察患儿发作过程、间隙时间，每30~60分钟观察患儿神志、瞳孔、呼吸、脉搏及面色变化，并记录。连续抽搐者，不可强行按压肢体以免引起骨折，并应及时清除口腔分泌物，保持呼吸道通畅。遵医嘱给予抗癫痫药物，如静脉注射地西泮药物时，应缓慢推入，同时，应注意观察患儿呼吸及心率的变化。用脱水药物时，应快速静脉滴入，防止脑水肿导致脑疝的发生。深昏迷的患儿口腔应放置口咽通道，防止舌后坠引起呼吸道阻塞。如有呼吸困难者应立即吸氧并备好人工呼吸机。患儿未彻底清醒前，应有专人陪护，防止患儿因精神恍惚而发生意外。如遇高热时，应立即给予物理和药物降温。

六、健康教育

在癫痫的治疗过程中，能不能坚持服药，按时服药，是癫痫治愈或好转的主要原因之一。在医生指导下，长期有规律地服药，是防止癫痫复发和控制药物不良反应发生的有效保证。应告诫患儿和家长，不要急于求成，自行加大药物剂量，或者没有耐心，反复更换药物或治疗方案，这样反而延误了病情治疗。也不能在病情反复发作未能及时控制时，对治疗失去信心，自行停药，丧失治愈的时机。一般说来，癫痫在发作间期，同正常人没有什么区别，有50%~60%的患者，通过个体化的合理治疗完全控制发作，健康地生活和学习，甚至有少数人还可不治自愈。

第七节　儿童注意缺陷多动障碍

注意力缺陷多动症（ADHD）是一种与年龄不相称的活动过多、注意力不集中、任性、易冲动、参与事件的能力差，但智力基本正常为主要特征的行为障碍。本病是儿童时期较为常见的心理行为异常，我国14岁以下儿童患病率为7%～9%，半数患儿4岁之前起病，男、女比例为（4～6）∶1，1/3以上患儿伴有学习困难和心理异常。

本症的病因与发病机制尚不十分清楚，多数学者认为是由遗传因素及各种环境因素造成的轻微脑损伤所致。可造成患儿轻微脑损伤的因素有难产、窒息、颅内出血、脑炎、脑膜炎、颅脑外伤、严重营养不良及遗传因素等。此外，不良的家庭环境则为易发因素。

ADHD的发病可能与脑内葡萄糖代谢低下及神经递质代谢异常有关。

一、临床表现

本病主要表现为注意力不集中与动作过多。

（一）活动过多

患儿异常地好动，不遵守纪律，不遵守秩序，参与危险活动，常干扰别人，坐立不安等。多动以学龄前期及学龄期显著，以后逐渐好转以至消失。

（二）注意力不集中

患儿难以有始有终地自行完成任务；听课时注意力分散，学习成绩差；一事未完又做另一事；经常丢失生活及学习用品；注意力难以持久集中等，此症状可持续存在。

（三）认知障碍

1. 不能区别左右。
2. 空间定位障碍，如倒读、反写。
3. 听觉辨别障碍，如对相似的声音易混淆。
4. 听觉的综合能力差，如不能将听到的几个字组成句子。

（四）学习困难

读、拼、写困难，用词贫乏，对概念性知识认知困难，缺乏想象力，仅能做些模仿动作。

二、辅助检查

（一）实验室检查

脑脊液的肾上腺素更新率、多巴胺更新率降低，脑脊液3-甲氧基-4-羟基苯乙二醇水平降低。

（二）特殊检查

头颅MRI检查可有胼胝体前顶轴与后压部体积减小，尾状核、苍白球体积减小，也可正常。可进行脑电图、头颅影像学检查排除器质性疾病。

（三）诊断要点

根据患儿的临床表现，结合检查结果，并排除其他精神性疾病。

三、治疗原则

对本病的治疗，应采取心理治疗、合理教育、社会技能训练和必要的药物治疗等综合措施。目前，治疗本症最有效的药物是神经兴奋剂，首选哌甲酯（利他林），0.3～0.8 mg/（kg·d）；也可用匹莫林或苯丙胺。用药必须遵医嘱，从小剂量开始，注意观察疗效和不良反应；只在上学期间应用，周末及节假日停用；注意定期随访；6岁以下小儿尽量不用或少用。

四、护理诊断

（一）思维过程异常

与神经发育迟滞或遗传等因素有关。

（二）社交障碍

与多动、任性有关。

（三）焦虑

与学习困难、成绩不良有关。

五、护理措施

（一）心理护理

1. 家长、教师、医务人员密切配合，尽可能寻找并去除致病诱因，减轻患儿的精神负担，减少不良刺激（如打骂、歧视等），发现优点及时表扬，保护患儿自尊心，增强其自信心。对于患儿的一些攻击和破坏性行为不可袒护，应严加制止，但要注意方式和方法。

2. 鼓励患儿参与文体活动，以释放多余精力并训练注意力，同时增强自信。

3. 为患儿制订简单可行的生活制度，如吃饭时不看书、做作业时不玩玩具等，循序渐进地培养其注意力和自控力。

4. 针对患儿特点合理安排课程和学习计划，改进学习方法，提高学习成绩。

5. 指导患儿及家长采用专业的行为矫正治疗，如通过角色扮演、自我表扬、自我监督、自我强化等，矫正患儿的多动和冲动，提高其学习能力和社会交往能力。

（二）药物治疗的护理

介绍药物的方法、疗效及不良反应等。嘱患儿严格遵医嘱用药，注意观察药物不良反应，精神兴奋剂可引起淡漠、刻板动作、食欲缺乏、影响发育等不良反应。

第八节　脑性瘫痪

脑性瘫痪（CP）简称"脑瘫"，是出生前到出生后1个月内各种原因所致的非进行性脑损伤，主要表现为中枢性运动障碍及姿势异常，可伴有智力低下、癫痫、语言和视觉功能障碍。我国发病率为1.8‰~4‰。

多种原因可引起脑性瘫痪。一般将致病因素分为出生前、出生时和出生后；出生前因素常见胎儿时期感染、出血、缺氧和发育畸形及母亲的妊娠高血压综合征、糖尿病、腹部外伤和接触放射线等；出生时可见羊水吸入或胎粪吸入、脐带绕颈等所造成的窒息，或难产、产钳所致产伤、颅内出血等；出生后可见脑缺氧、严重的感染、外伤、胆红素脑病等。缺氧与出血在发病中占重要地位，脑组织对缺氧非常敏感，容易受累的部位依次为脑室周围白质、皮质下白质、大脑皮质背外侧部尾状核头部、尾状核丘脑沟、基底神经节、丘脑、下丘脑、脑桥、中脑、延髓。常有不同程度大脑皮质萎缩及脑室扩大，可有神经细胞减少及胶质细胞增生。脑室周围白质软化、变性，有多个坏死区或变性区及囊腔形成。近年来，发现部分脑瘫伴有癫痫的患儿，脑组织有脑沟发育不良、神经元移行异常和灰质异位等早期脑发育缺陷。

一、临床表现

根据临床脑性瘫痪运动性质，临床分为痉挛型、手足徐动型、肌张力低下型、强直型、震颤型、共济失调型、混合型。脑瘫除运动障碍外，可合并其他功能异常，如智力低下、癫痫、视力异常、听力障碍、认知行为异常等。

（一）痉挛型

此型为最多见的一型，约占60%。病理改变在大脑皮质运动区，影响到锥体束。伸张反射亢进是本型的特征，关节活动范围变窄，活动受限。随着时间推移关节会挛缩变形。肌肉痉挛僵硬导致下肢起立时呈芭蕾足、剪刀步。上肢腕关节屈曲，拇指内收，指关节屈曲，前臂内旋，深反射亢进，病理征阳性。低体重和未成熟儿、窒息儿易发生此型脑瘫。

（二）手足徐动型

约占脑性瘫痪20%，病变主要在锥体外系统，伴有难以用意志控制的不自主的动作，当进行有意识运动时，不自主、不协调及无效的运动增多。异常动作睡眠时消失，情绪激动时增强。有肌张力增高和肌张力减低两型。

（三）肌张力低下型

表现为肌张力低下，四肢呈软瘫状俯卧位时，头不能抬起。

（四）共济失调型

占脑性瘫痪1%~2%，病变主要在小脑，表现为步态不稳，旋前旋后交替动作差，肌张力低下，指鼻试验阳性等。

（五）强直型

此型少见。病变主要在锥体外系。由于全身肌张力显著增高，身体异常僵硬、运动减少。常伴有严重智力低下。

（六）震颤型

很罕见，主要以锥体外系病变为主，婴儿期肌张力降低和腱反射减弱，2岁后震颤和步态不协调，常伴有轻度智力低下。

（七）混合型

此型常见智力低下、运动障碍，严重者可伴有癫痫发作、语言障碍、视觉和听觉障碍等。当网状结构受损时，可出现注意力不集中、动作过多，当病变损害延髓时，患儿可出现吞咽困难等。

二、辅助检查

脑干听觉诱发试验阳性率约1/3。

（一）影像学检查

可见脑萎缩、脑室扩大、脑室密度减低、脑积水、钙化灶及畸形等表现。

（二）脑电图

部分脑电图检查可见异常。

（三）其他检查

排除所有遗传代谢疾病，目前可进行血液或尿液的有机酸、氨基酸分析，也可进行基因分析。

三、治疗原则

早期发现，早期治疗，促进各系统功能的恢复和正常发育，纠正异常姿势，减轻伤残程度。功能训练（躯体训练、技能训练、语言训练）及手术治疗。

四、护理诊断

（一）生长发育迟缓

与脑损伤有关。

（二）有失用综合征的危险

与肢体痉挛性瘫痪有关。

（三）营养失调：低于机体需要量

与脑性瘫痪造成的视力障碍有关。

五、护理措施

（一）营养失调的护理

根据患儿的需要制订饮食计划，给予高蛋白、高热量、高维生素饮食，少量多餐，每天4~6次，提供愉快的进餐环境，鼓励患儿自己进食，挑选容易咽下的食品，同时，鼓励家长带患儿吃爱吃的食物，增加患儿的食欲，保证足够的热量摄取。进餐时，患儿注意力要集中，如有疲劳感时，可适当休息，疲劳缓解后，继续用餐。协助进餐时，态度要和蔼，进食不可过快，保证患儿有充分的咀嚼时间。进食中，嘱患儿不要说话，以免发生误吸。每次进餐前后，做好口腔护理。吞咽有困难者遵医嘱给予鼻饲。

（二）防止外伤与意外

床上需加床挡保护，防止坠床。勿强行按压患侧肢体，以免引起骨折。锻炼活动时，注意周围环境，移开阻挡物体，并加以保护。

（三）制订个性化的康复计划

进行运动、语言功能训练，可同时采取多种方法帮助患儿训练。

（四）药物治疗护理

在早期，可应用促神经生长的药物，如鼠神经生长因子（恩经复）等。对于伴有癫痫的患儿，正规应用抗癫痫药物。

六、健康教育

向家属讲解疾病的特点是非进行性的，说明活动及锻炼的重要性，鼓励患儿每天活动各个关节。指导并协助患儿移动。对痉挛型患儿，除做按摩、推拿治疗外，应鼓励患儿多做某些动作及语言训练，锻炼肌肉的力量和耐力，协助肢体恢复。经过积极的康复训练，患儿的状况可得到有效改善，帮助家属树立战胜疾病的信心。

对患儿注意力不集中、学习困难、行为异常等要具有耐心，并可与心理医生咨询，采取适当的教育方法教育患儿，使患儿全面发展。

第九章　儿童呼吸系统疾病的诊疗与护理

第一节　急性上呼吸道感染

急性上呼吸道感染（AURI）简称"上感"，俗称"感冒"，是小儿最常见的疾病，主要指鼻、鼻咽和咽部的急性感染，是病原体侵犯上呼吸道的急性炎症的统称。呼吸道的某一局部炎症特别突出，即按该炎症处命名，如"急性鼻咽炎""急性咽炎""急性腭扁桃体炎"等，统称为上呼吸道感染。该病全年均可发生，以冬春季多见，可散发流行。病原体一般通过飞沫或直接接触传播，可反复患病。

一、临床表现

症状轻重不一，与年龄、病原体和机体抵抗力有关。年长儿症状较轻，以局部症状为主，无全身症状或全身症状较轻；婴儿病情大多较重，常有明显的全身症状。

（一）症状

婴幼儿局部症状不明显而全身症状重；年长儿全身症状轻，以局部症状为主。

1. 局部症状

主要是鼻咽部症状，流涕、鼻塞、喷嚏、咳嗽、咽部不适和咽痛等。新生儿和小婴儿可因鼻塞而出现张口呼吸或拒乳。多于3天内自然痊愈。

2. 全身症状

常突然起病，大多数患儿有发热，体温可高可低，持续1～2天或10余天。重症患儿可出现畏寒、头痛、咳嗽、拒奶、乏力等，婴幼儿多有高热，体温可达39～40℃或更高，可伴有呕吐、腹泻、腹痛，烦躁，甚至高热惊厥。部分患儿发病早期由于发热引起肠痉挛、反射性肠蠕动增强、蛔虫骚动或肠系膜淋巴结炎症，可有脐周围阵发性腹痛，无压痛，与发热所致肠痉挛或肠系膜淋巴结炎有关。

（二）体征

可见咽部充血、红肿，水肿及咽部滤泡肿大，腭扁桃体充血，颌下淋巴结肿大、触痛。肠道病毒感染者可出现不同形态皮疹。肺部听诊一般正常。

二、辅助检查

（一）血常规检查

病毒感染者白细胞计数正常或偏低；细菌感染者白细胞计数增高，中性粒细胞比例增高。

（二）病原学检查

病毒分离和血清学检查可明确病原菌。咽拭子培养可发现特异性病毒抗原。

（三）抗链球菌溶血素 O（ASO）

链球菌引起者血中ASO效价增高。

三、治疗

（一）病因治疗

抗病毒药物常用利巴韦林等，配合中药治疗。病情严重，继发细菌感染或发生并发症者可选用复方磺胺甲噁唑、青霉素等抗菌药物，确为链球菌感染或既往有肾炎或风湿热病史者，应用青霉素或红霉素7～14天。病毒性结膜炎可用0.1%阿昔洛韦滴眼。

（二）对症治疗

高热者给予物理降温或药物降温；高热惊厥者给予镇静、止惊处理；咽痛者含服咽喉片。

（三）一般治疗

病毒性上呼吸道感染为自限性疾病，毋需特殊治疗。强调多休息，多饮水，补充大量维生素C。保持良好的环境，保持呼吸道通畅，做好呼吸道隔离，预防交叉感染及并发症。

四、护理诊断

（一）体温过高

与感染有关。

（二）舒适的改变

与鼻塞、咽痛、发热等有关。

（三）潜在并发症

高热惊厥、中耳炎、肺炎等。

五、护理措施

（一）促进舒适

注意环境温度，保持室内温度18～22℃，湿度50%～60%，减少对呼吸道黏膜的刺激。保持室内空气清新，但应避免对流风，每日通风2次以上。避免过干、过热、减少细菌感染。避免因受凉而使症状加重或反复。患儿应减少活动，注意休息，各种治疗、护理操作尽量集中完成，以保证患儿的休息。如有发热者应卧床，并经常更换体位，以防止肺炎的发生。患儿应与其他患儿或正常儿分室居住，防止发生交叉感染，接触者应戴口罩。

（二）饮食护理

保证营养和水分的摄入，鼓励患儿多饮水，给予易消化、营养丰富、富含维生素的清淡流质或半流质饮食，少量多餐。因发热、呼吸增快增加水分消耗，要注意常喂水，入量不足者进行静脉补液。婴幼儿哺乳时采用头高位或抱起喂食，呛咳重者用滴管或小勺慢慢喂，以免进食用力或呛咳加重病情。

（三）鼻部护理

及时清除鼻咽部分泌物和干痂，保证呼吸道通畅。保持鼻孔周围清洁，并用凡士林、液状石蜡等涂抹，以减轻分泌物的刺激。嘱患儿不要用力擤鼻，以免炎症经咽鼓管向中耳发展引起中耳炎。鼻塞严重的患儿，可先清除鼻腔分泌物，再用0.5%麻黄碱液滴鼻（或用羟甲唑啉滴鼻液），每天2~3次，每次1~2滴。因鼻塞而妨碍吸吮的婴儿，可在哺乳前15分钟滴鼻，使鼻腔通畅，保证吸吮，但不能用药过频，以免产生依赖或出现不良反应。

（四）咽部口腔护理

加强口腔护理，保证口腔清洁。婴幼儿饭后喂少量的温开水以清洗口腔，年长儿饭后漱口，以防止口炎的发生，并可避免用口呼吸引起的口腔黏膜干燥。咽部不适或咽痛时可用温盐水或复方硼酸液漱口、含服润喉片或应用咽喉喷雾剂等。

（五）密切观察体温变化

低热患儿注意休息，多饮水。当体温超过38.5℃时给予物理降温或药物降温，退热处理1小时后复测体温，并随时注意有无新的症状或体征出现，以防发生惊厥或体温骤降。高热患儿应卧床休息，密切观察患儿体温、心率、呼吸的变化。每4小时测量体温一次，超高热者或有高热惊厥史者须1~2小时测量一次，并准确记录。降温过程中若出现体温骤降、大汗淋漓、面色苍白、四肢厥冷等虚脱表现，应给予保暖、饮热水或静脉补液。患儿衣被不宜过厚，以利于散热。为保持皮肤清洁，可用温热水擦浴，并及时更换汗液浸湿的衣被。若婴幼儿虽有发热甚至高热，但精神较好，玩耍如常，在严密观察下可暂不处理。

（六）预防热性惊厥

既往有热性惊厥史的患儿，要注意及时降温，必要时可遵医嘱用镇静药。当高热患儿出现惊厥先兆时，立即通知医生，就地抢救，保持安静，按小儿惊厥处理。

（七）病情观察措施

1. 密切观察体温变化，警惕高热惊厥的发生。

2. 经常观察口腔黏膜及皮肤有无皮疹，注意咳嗽的性质及神经系统症状等，以便能早期发现麻疹、猩红热、百日咳及流行性脑脊髓膜炎等急性传染病以及及时控制高热惊厥。

3. 注意观察咽部充血、水肿、化脓情况，如有咽后壁脓肿时，应及时报告医生，同时要注意防止脓肿破溃后脓液流入气道引起窒息。

4. 对有可能发生高热惊厥的患儿，要加强巡视，床边设置床栏，备好急救物品和药品，以便及时处理。

5. 注意有无外耳道流脓、头痛、鼻窦压痛等症状，及时发现中耳炎及鼻窦炎。

（八）用药护理

遵医嘱用药，用退热剂后应注意多饮水，以免虚脱；使用青霉素等抗生素前须做皮肤过敏试验，使用时还应注意观察有无发生变态反应（过敏反应）；使用镇静药物时观察止惊效果和药物的不良反应。

六、健康指导

第一，指导家长掌握上呼吸道感染的预防知识和护理要点，熟悉相应的应对技巧。让家长了解增加抵抗力是预防上呼吸道感染的关键。

第二，合理饮食起居，保证充足的营养和睡眠，鼓励母乳喂养，及时添加辅食。

第三，积极防治各种慢性病，如佝偻病、营养不良及贫血等，按时预防接种。

第四，在集体小儿机构中，如有上感流行趋势，应早期隔离患儿，必要时进行空气消毒。

第五，指导预防并发症的方法，如不可捏住患儿双侧鼻孔用力擤鼻涕，避免引起中耳炎或鼻窦炎，并介绍如何观察并发症的早期表现。如发现异常，及时通知医护人员。

第二节　急性感染性喉炎

急性感染性喉炎为喉部黏膜急性弥漫性炎症，好发于声门下部。以犬吠样咳嗽、声音嘶哑、喉鸣、吸气性呼吸困难为特征，多发生在冬春季节，婴幼儿多见。

一、临床表现

（一）症状

起病急，症状重，可有不同程度的发热、声音嘶哑、犬吠样咳嗽，吸气性喉鸣和三凹征。一般白天症状轻，夜间入睡后喉部肌肉松她，分泌物阻塞导致症状加重。严重者迅速出现烦躁不安、吸气性呼吸困难、青紫、心率增快等缺氧症状。

（二）体征

间接喉镜检查可见黏膜弥漫性充血，尤其是声带充血，声带由白色变为粉红色或红色。有时可见声带黏膜下充血，声带因肿胀而变厚，但两侧声带运动正常。

（三）喉梗阻分度

临床上按吸气性呼吸困难的轻重，将喉梗阻分为4度。

1. Ⅰ度

安静时无症状，活动后出现吸气性喉鸣和呼吸困难，肺部听诊呼吸音清晰，心率无改变。

2. Ⅱ度

安静时有喉鸣和吸气性呼吸困难，肺部听诊可闻及喉传导音或管状呼吸音，心率增快（120～140次/分）。

3. Ⅲ度

吸气性喉鸣和呼吸困难，患儿因缺氧而出现烦躁不安，口唇及指（趾）发绀，双眼圆睁，面容惊恐，头面出汗，肺部听诊呼吸音明显减弱，心音低钝，心率快（140～160次/分）。

4. Ⅳ度

患儿呈衰竭状态，昏睡或昏迷、抽搐，面色苍白或发灰，由于无力呼吸，三凹征可不明显，肺部呼吸音几乎消失，仅有气管传导音，心音低钝，心律失常。

二、辅助检查

（一）血常规检查

病毒感染者白细胞计数正常或偏低，淋巴细胞计数相对增高。细菌感染者白细胞计数增高，中性粒细胞比例增高。

（二）血氧饱和度测定

血氧饱和度测定可明确是否缺氧。

（三）X线摄片

颈部后前位及侧位X线摄片，以排除会厌炎及气管异物。

三、治疗

（一）保持呼吸道通畅

吸氧、雾化吸入，消除黏膜水肿。

（二）控制感染

细菌感染者选择敏感抗生素及时静脉输入，常用青霉素类、氨基糖苷类、大环内酯类或头孢菌素类等，有气急、呼吸困难时，及时静脉输入足量广谱抗生素。病毒感染者可选用利巴韦林、阿昔洛韦等。可根据药敏试验或咽拭子培养，选用对致病菌敏感的抗生素。

（三）应用肾上腺糖皮质激素

糖皮质激素有抗炎和抑制变态反应作用，应用抗生素同时给予肾上腺糖皮质激素，以减轻喉头水肿，缓解症状。病情轻者口服泼尼松，1 ~ 2 mg/（kg·d），分次口服；Ⅱ度以上喉梗阻患儿给予地塞米松、氢化可的松或甲泼尼龙静脉滴注。地塞米松静脉推注，每次 2 ~ 5 mg；继之 1 mg/（kg·d）静脉滴注，用 2 ~ 3 天，至症状缓解。

（四）对症治疗

缺氧者给予吸氧；烦躁不安者给予镇静药异丙嗪。除镇静外尚有减轻喉头水肿的作用；痰多者应以祛痰药；不宜用氯丙嗪和吗啡。

（五）气管切开

有严重缺氧征象或有Ⅲ度喉梗阻者，应及时行气管切开。

四、护理诊断

（一）有窒息的危险

与急性喉炎所致的喉梗阻有关。

（二）低效性呼吸型态

与喉头水肿、分泌物增多有关。

（三）舒适度减弱

与咳嗽、呼吸困难有关。

（四）体温过高

与喉部感染有关。

（五）恐惧

与呼吸困难有关。

（六）潜在并发症

热性惊厥。

（七）知识缺乏

患儿及家长缺乏有关急性感染性喉炎的护理和预防知识。

五、护理措施

（一）一般护理

1. 保持室内空气清新，温湿度适宜，减少对喉部的刺激，减轻呼吸困难。

2. 促进舒适，置患儿舒适体位，及时吸氧，保持患儿安静，尽可能将所需要的检查及治疗集中进行，以保证患儿的休息。

3. 补充足量的水分和营养，喂饭、喝水时避免患儿发生呛咳，必要时静脉补液。

（二）改善呼吸功能，保持呼吸道通畅

1. 依据缺氧程度及时吸氧，血氧饱和度＜92％时遵医嘱及时给予吸氧，可采用面罩或氧气罩吸入湿化的氧气；用1％～3％的麻黄碱和肾上腺糖皮质激素超声雾化吸入，可消除喉头水肿，恢复气道通畅。

2. 按医嘱给予抗生素、激素治疗，以控制感染，减轻喉头水肿，缓解症状。

3. 维持正常体温，观察体温变化，体温超过38.5℃时给予物理降温或药物降温。

（三）用药护理

慎用镇静药，若患儿过于烦躁不安，遵医嘱给予异丙嗪或水合氯醛，以达到镇静和减轻喉头水肿的作用。避免使用氯丙嗪，以免使喉头肌松弛，加重呼吸困难。禁止使用有呼吸抑制作用的阿片类药物如地西泮、吗啡等。

（四）病情观察

密切观察病情变化，监测生命体征、血气分析变化，根据患儿三凹征、喉鸣、青紫及烦躁等表现正确判断缺氧的程度，发生窒息后及时抢救，随时做好气管切开的准备，以免因吸气性呼吸困难而窒息致死。

（五）心理护理

多巡视，缓解患儿及家长的紧张情绪。

六、健康指导

第一，向家长解答患儿病情，讲解该病一般医学知识，减轻其紧张和恐惧心理。

第二，指导家长正确护理患儿，如加强体格锻炼，适当进行户外活动，增强体质，提高抗病能力。

第三，保持口腔清洁，养成晨起、饭后和睡前刷牙漱口的习惯。

第四，注意气候变化，及时增减衣服，避免受凉。在感冒流行期间，尽量减少外出，以防感染。

第五，积极预防上呼吸道感染和各种传染病，定期预防接种。

第三节　肺炎

肺炎是指不同病原体或其他因素所致的肺部炎症。肺炎的病因不同，其病变部位、病理特点及临床表现也各有差异。以发热、咳嗽、气促、呼吸困难和肺部固定湿啰音为共同的临床特点。肺炎患儿可累及循环、消化及神经系统而出现相应的临床症状。肺炎是婴幼儿时期的常见病，是住院患儿死亡的首要原因，是我国儿童保健重点防治的"四病"之一。肺炎一年四季均可发病，以冬春季节多见，多由急性上呼吸道感染或支气管炎向下蔓延所致。

一、临床表现

为小儿最常见的肺炎，由于病原体及机体的反应性不同，临床表现可轻可重。多见于2岁以下婴幼儿。

（一）轻型支气管肺炎

仅表现为呼吸系统症状和相应的肺部体征。新生儿或小婴儿症状体征可不明显。

1. 症状

大多起病急，发病前几天有上呼吸道感染。主要表现为发热、咳嗽、气促和全身症状。发热：发热程度不一，热型不定，多为不规则热，也可为弛张热或稽留热。新生儿和重度营养不良儿可不发热，甚至体温不升。咳嗽：较频，初为刺激性干咳，以后有痰，剧烈咳嗽时常伴有呕吐。新生儿则表现为口吐白沫。气促：多发生在发热、咳嗽之后。全身症状：精神不振、食欲减退、烦躁不安、轻度腹泻或呕吐。

2. 体征

呼吸加快，40～80次/分，可有鼻翼扇动，重者呈点头呼吸、三凹征、唇周发绀。肺部可听到较固定的中、细湿啰音，以背部两肺底和脊柱两旁较多见，于深吸气末更为明显。病灶较大者可出现肺实变体征。

（二）重症支气管肺炎

除呼吸系统症状和全身中毒症状外，常有循环、神经和消化系统受累的表现。

1. 循环系统

常见心肌炎、心力衰竭及微循环障碍。心肌炎表现为面色苍白、心动过速、心音低钝、奔马律、心电图显示ST段下移、T波低平或倒置。心力衰竭表现为呼吸突然加快，>60次/分，极度烦躁不安，明显发绀、面色苍白发灰。心率增快，婴儿>180次/分，幼儿>160次/分，心音低钝、有奔马律，颈静脉怒张，肝脏迅速增大，尿少或无尿，颜面或下肢水肿等。

2. 神经系统

发生中毒性脑病时表现为烦躁或嗜睡惊厥、球结膜水肿、瞳孔对光反射迟钝或消失、呼吸节律不齐甚至呼吸停止，脑水肿时出现意识障碍、反复惊厥、前囟隆起、脑膜刺激征等。

3. 消化系统

常有纳差、腹胀、呕吐、腹泻等；重症可引起中毒性肠麻痹，表现为严重腹胀、肠鸣音消失、膈肌抬高、呼吸困难加重。消化道出血时，吐咖啡色渣样物，大便隐血试验阳性或出现柏油样便等。

（三）并发症

支气管肺炎如早期合理治疗，并发症少见。若延误诊断或病原体致病力强，可引起脓胸、脓气胸、肺大疱，还可发生肺脓肿、化脓性心包炎等并发症而出现相应的症状。

二、辅助检查

（一）外周血检查

1. 血细胞检查

病毒性肺炎白细胞总数大多正常或降低，有时淋巴细胞增高或出现变异淋巴细胞；细菌性肺炎白细胞总数及中性粒细胞增多，并有核左移，胞质可见中毒颗粒。

2. 四唑氮蓝试验（NBT）

细菌感染时NBT阳性细胞增多，正常为10%以下，若超过10%提示细菌感染，病毒感染时则不增加。

3. C反应蛋白（CPR）

细菌感染时，血清CPR浓度增高，而非细菌感染时则升高不明显。

（二）病原学检查

可做病毒分离或细菌培养，以明确病原体。血清冷凝集试验在50%～70%的支原体肺炎患儿中可呈阳性。

（三）胸部X线检查

支气管肺炎早期肺纹理增粗，以后出现大小不等的斑片阴影，可融合成片，可伴有肺不张或肺气肿。

三、治疗

主要为控制感染，改善肺通气功能，对症治疗，防治并发症。

（一）控制感染

细菌感染或病毒感染继发细菌感染者，根据不同病原体选用敏感抗生素控制感染；使用原则为早期、联合、足量、足疗程，重症患儿宜静脉给药；用药时间持续至体温正常后5～7天，临床症状消失后3天。肺炎链球菌性肺炎首选青霉素或阿莫西林（羟氨苄青霉素），青霉素过敏者选用大环内酯类抗生素；金黄色葡萄球菌肺炎首选苯唑西林钠（苯唑青霉素）或氯唑西林钠（氯唑青霉素），备选第1代、第2代头孢菌素。耐药者选用万古霉素、头孢曲松或头孢噻肟或联用利福平，体温正常后2~3周可停药，总疗程≥6周；肺炎支原体肺炎首选大环内酯类抗生素（罗红霉素、阿奇霉素、克拉霉素），疗程至少2~3周。流感嗜血杆菌肺炎首选阿莫西林加克拉维酸或氨苄西林（氨苄青霉素）加舒巴坦。肠杆菌肺炎首选头孢曲松或头孢噻肟。抗病毒可选用利巴韦林、干扰素α、聚肌苷酸-聚胞苷酸等。

（二）对症治疗

止咳、平喘、降温等。保持呼吸道通畅，必要时可给予吸氧。喘憋严重者可用支气管解痉剂；烦躁不安的患儿可使用镇静剂。及时纠正水、电解质与酸碱平衡紊乱、改善低氧血症。腹胀伴低血钾者及时补钾，出现中毒性肠麻痹时应禁食、胃肠减压并皮下注射新斯的明等。

（三）肾上腺糖皮质激素的应用

应用激素可以减少炎症渗出，解除支气管痉挛，改善血管通透性和微循环，降低颅内压。中毒症状明显或严重喘憋、脑水肿、感染性休克、呼吸衰竭者，可应用肾上腺糖皮质激素，常用地塞米松，0.1~0.3 mg/（kg·d），或琥珀酸氢化可的松5~10 mg/（kg·d），加入瓶中静脉滴注，疗程3~5天。

（四）防治并发症

中毒性肠麻痹者，应禁食、胃肠减压、注射新斯的明等。若出现心力衰竭，应保持安静，给予吸氧、强心药、利尿药、血管活性药物等。脓胸和脓气胸者及时进行穿刺引流，若脓液黏稠、经反复穿刺抽脓不畅或发生张力性气胸，行胸腔闭式引流。若出现呼吸衰竭，应用人工呼吸器。发生感染性休克、脑水肿等，应及时处理。

四、护理诊断

（一）清理呼吸道无效

与呼吸道分泌物过多、痰液黏稠、患儿无力排痰有关。

（二）气体交换受损

与肺部炎症造成通气和换气功能障碍有关。

（三）体温过高

与肺部感染有关。

（四）营养失调：低于机体需要量

与发热、消化道功能紊乱、摄入不足、消耗增加有关。

（五）知识缺乏

与患儿家长缺乏有关儿童肺炎的基本知识有关。

（六）潜在并发症

心力衰竭、中毒性脑病、中毒性肠麻痹、脓胸、脓气胸、肺大疱。

五、护理措施

（一）一般护理措施

1. 保持病室环境舒适，空气流通，温湿度适宜，室温维持在18～22℃，湿度以60%为宜。定时开窗通风，避免直吹或对流风。尽量使患儿安静，避免哭闹，以减少氧消耗。不同病原体肺炎患儿应分室居住，以防交叉感染。病室每天紫外线消毒一次。

2. 饮食护理

饮食宜给予易消化、营养丰富的高蛋白质、高维生素流质、半流质饮食，以提高机体抵抗力。鼓励患儿多饮水，少量多餐，避免过饱影响呼吸。喂哺时应耐心，哺母乳者应抱起喂，防止呛咳。重症不能进食时，给予静脉营养。保证液体的摄入量，以湿润呼吸道黏膜，防止分泌物干结，利于痰液排出；同时防止发热导致的脱水。对重症患儿应准确记录24小时出入量；严格控制静脉点滴速度，最好使用输液泵，保持液体均匀输入，以免发生心力衰竭。

3. 置患儿于有利于肺扩张的体位，患儿头抬高30°～60°，并经常更换，定时翻身拍背，或抱起患儿，以减少肺部淤血和防止肺不张，利于呼吸道分泌物排出。

4. 正确留取标本，以指导临床用药。

（二）肺炎保持呼吸道通畅和改善呼吸功能的护理措施

1. 保持呼吸道通畅

（1）及时清除口鼻分泌物，分泌物黏稠者应用超声雾化或蒸汽吸入，一般每天2～4次，每次20分钟，雾化吸入有助于解除支气管痉挛、水肿，使痰液变稀释以利于咳出；分泌物过多影响呼吸时，应用吸引器吸痰，注意吸痰不可过于频繁，动作要轻快，吸痰后宜立即给氧。

（2）帮助患儿转换体位，翻身拍背，其方法是五指并拢，稍向内合掌，由下向上、由外向内的轻拍背部，以帮助痰液排出，防止坠积性肺炎。根据病情或病变部位进行体位引流。

（3）按医嘱给予祛痰药，指导和鼓励患儿进行有效的咳嗽。

2. 改善呼吸功能

（1）凡有缺氧症状，如呼吸困难、口唇发绀、喘憋、烦躁、面色灰白等情况时应立即给氧。一般采用鼻导管给氧。氧流量为0.5～1 L/min（即滤过瓶中每分钟出现100～200个气泡），氧浓度不超过40%，氧气应湿化，以免损伤呼吸道黏膜。新生儿或婴幼儿缺氧明显者可用鼻塞、面罩、头罩或氧帐给氧，面罩给氧，氧流量2～4 L/min，氧浓度50%～60%。若出现呼吸衰竭，则使用机械通气正压给氧。

（2）按医嘱使用抗生素治疗肺部炎症、改善通气，并注意观察药物的疗效及不良反应。

（3）吸氧过程中应经常检查导管是否通畅，患儿缺氧症状是否改善，发现异常及时处理。

（三）肺炎的对症护理措施

1. 密切观察有无心力衰竭的表现。若患儿出现烦躁不安、面色苍白、呼吸加快（>60次/分），心率增快（>160~180次/分），出现心音低钝或奔马律，肝短期内迅速增大等心力衰竭的表现，应及时报告医生，立即给予吸氧，减慢输液速度，控制在每小时5 mL/kg。

2. 若患儿出现呼吸困难、咳嗽加重、突然口吐粉红色泡沫痰，应考虑肺水肿。立即嘱患儿取坐位，双腿下垂，可给患儿吸入经20%~30%乙醇湿化的氧气，每次吸入时间不宜超过20分钟。

3. 密切观察意识、瞳孔等变化。若患儿出现烦躁、嗜睡、惊厥、昏迷、呼吸不规则等，提示颅内压增高，有脑水肿、中毒性脑病的可能，应立即报告医生并配合抢救。

4. 若患儿病情突然加重，烦躁不安，体温持续不降或退而复升，咳嗽和呼吸困难加重，中毒症状加重，咳出大量脓性痰，则提示并发了肺脓肿。患儿突然出现剧烈咳嗽、呼吸困难、胸痛、发绀、烦躁不安、脉率加快、面色青紫，患侧呼吸运动受限等，提示并发了脓胸或脓气胸，及时配合医生进行胸腔穿刺或胸腔闭式引流。

5. 密切观察有无腹胀、肠鸣音减弱或消失、呕吐、便血等。若腹胀明显伴低钾血症者，按医嘱补钾。有中毒性肠麻痹时给予腹部热敷、肛管排气、禁食、胃肠减压等，以促进肠蠕动，消除腹胀，缓解呼吸困难。也可皮下或足三里穴注射新斯的明，或用酚妥拉明静脉滴注。

6. 如患儿出现烦躁或嗜睡、惊厥、昏迷、呼吸节律不规则等，提示颅内压增高，应及时报告医生进行抢救。

7. 维持体温正常：发热者应注意体温的监测，警惕高热惊厥的发生，并采取相应的降温措施。体温过低多见于重症肺炎和新生儿肺炎，应采取相应的保暖措施。

（四）肺炎的用药护理措施

1. 按医嘱给予抗生素、祛痰药或支气管解痉药。观察药物疗效，注意药物不良反应。

2. 发生心力衰竭时应减慢输液速度，并给予吸氧、呋塞米及酚妥拉明等。静脉注射毛花苷丙应稀释，速度应缓慢，给药前数脉搏，心率<90次/分或脉率不齐应暂停给药，与医生联系。

（五）肺炎的心理护理措施

护士应主动关心患儿，做到态度亲切、和蔼、耐心，以减少分离性焦虑；对年长儿可用通俗的语言说明住院和静脉注射对疾病治疗的重要性；应经常抱婴幼儿，使其得到充分的关爱和心理满足；要主动与家长沟通，及时向家长介绍患儿病情，耐心解答问题，给予家长心理支持。

六、健康指导

第一，向家长介绍患儿病情，讲解疾病的有关知识和护理要点。解释所用药物的作用和疗程，指导家长协助观察病情，更好地与医护人员配合。对年长儿解释本病治疗的重要性。鼓励患儿与医护人员合作。

第二，宣传肺炎预防的相关知识，尽量避免到人多的公共场所，防止上呼吸道感染进而预防肺炎，如不随地吐痰、咳嗽时用手帕或纸巾捂嘴等良好个人卫生习惯，防止疾病传播。冬春季节注意室内通风，尽量避免带小儿到公共场所。

第三，指导家长给患儿合理营养，提倡母乳喂养；加强体质锻炼，多进行户外活动；注意气候变化，及时增减衣服，避免着凉；按时预防接种和健康检查，积极防治原发病。

第四，指导家长帮助患儿有效咳嗽、拍背协助排痰的方法。

第五，指导家长积极治疗引起肺炎的原发病，如佝偻病、先天性心脏病等，以减少肺炎的发生。

第六，定期进行健康检查及预防接种。

第四节 支气管哮喘

支气管哮喘简称"哮喘"，是由嗜酸性粒细胞、肥大细胞和T淋巴细胞等多种炎性细胞参与的气道慢性炎症性疾患。表现为反复发作的喘息、呼吸困难、胸闷或咳嗽等症状，并伴有气道高反应性的可逆性、梗阻性呼吸道疾病。常在夜间和（或）清晨发作、加剧，可自行缓解或治疗后缓解。其发病率近年呈上升趋势，哮喘可在任何年龄发病，以1～6岁患病较多，大多在3岁以内起病。积极防治儿童支气管哮喘对防治成人支气管哮喘意义重大。

一、临床分期

儿童支气管哮喘分为急性发作期、慢性持续期和临床缓解期。

（一）急性发作期

哮喘患儿在急性发作前通常会有先兆症状，表现为胸闷、咳嗽，其次为鼻塞、流涕、打喷嚏、鼻痒、咽痒、眼睛痒和流泪等。其中鼻塞、流涕、打喷嚏、咳嗽等表现常被家长误以为是"感冒"而耽误了对哮喘的及时诊治。在某些情况下，如患儿白天过于顽皮、气温变化较大、气候阴湿等，应特别注意先兆期的表现，若能在先兆期及时防治则有利于控制哮喘的发作。但一部分患儿的哮喘急性发作不一定有先兆期，而表现为哮喘的突然发作，这往往与受凉、剧烈运动或吸入某种刺激性气体或过敏原有关。

（二）慢性持续期

哮喘本身就是一种慢性疾病。慢性持续就是指在相当长的一段时间内，患儿仍有不同程度的喘息、咳嗽、气短、胸闷等症状。虽然应用平喘药物能够暂时加以控制，但缓解期比较短。特别是一些家长平时不重视预防，用药不当，又因患儿反复呼吸道感染，治疗不理想，导致气道慢性炎症和气道高反应性持续存在，因此哮喘就呈慢性持续状态。

（三）临床缓解期

临床缓解期是指哮喘患儿症状和体征消失，第一秒用力呼气容积或者呼气峰流速≥80%预计值，并维持4周以上。

二、临床分类特点

（一）婴幼儿哮喘

指年龄<3岁者。特点：

1. 喘息发作≥3次；
2. 肺部闻及呼气相哮鸣音；
3. 具有特异性体质，如过敏性湿疹、过敏性鼻炎等；
4. 父母有哮喘病史；
5. 除外其他引起喘息的疾病。

凡具有第1、2和第5点者为婴幼儿哮喘；如喘息发作只2次，并具有第2和第5点者为可疑哮喘或哮喘性支气管炎。

（二）儿童哮喘

指年龄>3岁者。特点：

1. 喘息反复发作。
2. 发作时双肺闻及哮鸣音。
3. 支气管扩张药有明显疗效。
4. 除外其他引起喘息、胸闷和咳嗽的疾病。

（三）咳嗽变异性哮喘

又称过敏性咳嗽或隐性哮喘。特点：

1. 咳嗽持续或反复发作>1个月，常在夜间或清晨发生，痰少，运动后加重。

2．临床无感染征象，或长期抗生素治疗无效。

3．平喘药（支气管扩张药）可缓解咳嗽发作。

4．有过敏史或过敏家族史；或气道呈高反应性，支气管激发试验阳性；或过敏原皮试阳性。

5．除外其他引起慢性咳嗽的疾病。

三、辅助检查

（一）嗜酸性粒细胞计数

大多数变应性鼻炎（过敏性鼻炎）及哮喘患儿血中嗜酸性粒细胞增多（>300×10^6/L），痰液中也可发现有嗜酸性粒细胞增多。

（二）血常规

红细胞、血红蛋白、白细胞计数及中性粒细胞一般均正常，但应用 β 受体兴奋药后白细胞计数可以增加。若合并细菌感染，两者均增加。

（三）X 线检查

透亮度增加，呈过度充气状，肺纹理增多，并可见肺气肿或肺不张。

（四）肺功能检查

主要用于5岁以上的患儿。对估计哮喘严重程度及判断疗效有重要意义。显示换气流率和潮气量降低，残气容量增加。

（五）血气分析

血气分析是测量哮喘病情的重要实验室检查，特别对合并低氧血症和高碳酸血症的严重病例，可用来指导治疗。PaO_2 降低，病初 $PaCO_2$ 可降低，病情严重时 $PaCO_2$ 增高，pH下降。

（六）过敏原检测

皮肤点刺试验、特异性IgE测定等，有助于明确过敏原。目的是了解哮喘患儿发病因素和选择特异性脱敏疗法。

四、治疗

哮喘控制治疗越早越好，注重药物治疗和非药物治疗相结合。避免接触过敏原，去除各种诱发因素，积极治疗和清除感染病灶，是最有效的治疗和预防支气管哮喘发作的方法。哮喘治疗原则是坚持长期、持续、规范、个体化的治疗原则。

（一）支气管哮喘急性发作期的治疗

1．β_2受体激动药

是目前临床应用最广的支气管舒张药。可舒张气道平滑肌，增加黏液纤毛清除功能和稳定肥大细胞膜。根据起作用的快慢分为速效和缓慢起效两大类，根据维持时间的长短分为短效和长效两大类。吸入型速效β_2受体激动药药效可维持4～6小时，是缓解哮喘急性症状的首选药物，具有用量少、起效快、不良反应少等优点。病情较轻时选择短期口服短效β_2受体激动药（如沙丁胺醇片和特布他林）。严重哮喘发作时第1小时可每20分钟吸入1次，以后每2～4小时可重复吸入。药物剂量：每次沙丁胺醇2.5～5.0 mg或特布他林2.5～5.0 mg。

2．糖皮质激素

可对抗炎症反应和降低气道高反应性。可采取吸入、口服、静脉等方法给药。吸入型糖皮质激素是目前控制哮喘的最有效的首选药物，具有局部抗炎作用强、全身不良反应小的优点。常用药物有丙酸倍氯米松、布地奈德（丁地去炎松）和丙酸氟替卡松等。病情较重的应给予口服泼尼松短程治疗1～7天，每天1～2 mg/kg，分2～3次。一般不主张长期使用口服糖皮质激素治疗儿童哮喘。严重哮喘发作时应静脉给予甲泼尼龙，每天2～6 mg/kg，分2～3次输注，或氢化可的松每次5～10 mg/kg。必要时可加大剂量。一般静脉糖皮质激素使用1～7天，症状缓解后即停止静脉用药。若需持续使用糖皮质激素者，可改为口服泼尼松。

3．抗胆碱能药物

抑制迷走神经释放乙酰胆碱，使呼吸道平滑肌松弛。吸入型抗胆碱能药物如异丙托溴铵舒张支气管的作用比β_2受体激动药弱，起效也较慢，但长期使用不易产生耐药，不良反应少。

4. 短效茶碱

可作为缓解药物用于哮喘急性发作的治疗，主张将其作为哮喘综合治疗方案中的一部分，而不单独应用治疗哮喘。需注意其不良反应，长时间使用者，最好监测茶碱的血药浓度。

5. 硫酸镁

对于2岁及以上儿童哮喘急性发作，尤其是症状持续<6小时者，硫酸镁吸入治疗可以作为常规吸入短效 β_2 受体激动药和异丙托溴铵之外的一种备选方案；静脉应用硫酸镁也可尝试使用。

（二）支气管哮喘慢性持续期的治疗

1. 吸入型糖皮质激素（ICS）

ICS是哮喘长期控制的首选药物，也是目前最有效的抗炎药物，优点是通过吸入，药物直接作用于气道黏膜，局部抗炎作用强，全身不良反应少。通常需要长期、规范吸入1~3年才能起预防作用。目前临床上常用的ICS有布地奈德、丙酸氟替卡松和丙酸倍氯米松。每3个月应评估病情，以决定升级治疗、维持目前治疗或降级治疗。

2. 白三烯调节剂

分为白三烯合成酶抑制剂和白三烯受体拮抗剂。该药耐受性好，不良反应少，服用方便。白三烯受体拮抗剂包括孟鲁司特和扎鲁司特。

3. 缓释茶碱

缓释茶碱用于长期控制时，主要协助ICS抗炎，每天分1~2次服用，以维持昼夜的稳定血药浓度。由于茶碱毒性较强，故不推荐其用于儿童哮喘的控制治疗，除非不能使用ICS者。

4. 长效 β 受体激动药

药物包括福莫特罗、沙美特罗、班布特罗及丙卡特罗等。

5. 肥大细胞膜稳定剂

肥大细胞膜稳定剂色甘酸钠，常用于预防运动及其他刺激诱发的哮喘，治疗儿童哮喘效果较好，不良反应小，在美国等国家应用较多。

6. 全身用糖皮质激素

患儿哮喘重度发作过程中，在使用高剂量ICS加吸入型长效受体激动药及其他控制药物疗效欠佳的情况下，可短期使用全身性糖皮质激素。

7．联合治疗

对病情严重度分级为重度持续和单用ICS病情控制不佳的中度持续的哮喘提倡长期联合治疗，如ICS联合吸入型长效受体激动药、ICS联合白三烯调节剂和ICS联合缓释茶碱。

五、护理诊断

（一）低效性呼吸型态

与支气管痉挛所致通气、换气功能障碍有关。

（二）清理呼吸道无效

与呼吸道分泌物过多、黏稠，咳嗽无力有关。

（三）气体交换受损

与肺部炎症有关。

（四）营养失调：低于机体需要量

与摄入不足、消耗增加有关。

（五）体温过高

与感染有关。

（六）潜在并发症

呼吸衰竭、心力衰竭、自发性气胸、中毒性肠麻痹、中毒性脑病等。

六、护理措施

（一）一般护理措施

1．保持室内空气清新，温湿度适宜。明确过敏原者，尽快脱离过敏原环境。避免强光及有害气体刺激。

2. 活动与休息

提供安静、舒适的环境，以利于患儿休息。护理操作应尽量集中完成。协助患儿日常生活，指导合理活动，依病情逐渐增加活动量，尽量避免情绪激动及紧张的活动。患儿活动前后，监测其呼吸和心率情况，活动时如有气促、心率加快可休息，必要时吸氧。

3. 心理护理

理解患儿及家长的情感需求，给予关心照顾，允许患儿表达情绪。哮喘发作时守护并安抚患儿，缓解恐惧心理，满足其合理要求，促使患儿放松。向患儿或家长讲述哮喘的诱因，治疗过程及预后，指导家长以正确的态度对待患儿，充分发挥患儿主观能动性，使其学会自我护理、预防复发，鼓励其战胜疾病的信心。

4. 保证患儿摄入足够的水分，以降低分泌物的黏稠度。

（二）对症护理措施

1. 缓解呼吸困难

（1）取舒适坐位或半坐位，以利患儿呼吸，采用体位引流以协助患儿排痰。

（2）给予氧气吸入，浓度以 40% 为宜，根据情况给予鼻导管或面罩吸氧。定时进行血气分析，及时调整氧流量，使 PaO_2 保持在 9.3 ~ 12.0 kPa（70 ~ 90 mmHg）。

（3）指导和鼓励患儿做深而慢的呼吸运动。

（4）监测生命体征，注意有无呼吸困难及呼吸衰竭的表现，必要时立即给予机械呼吸，以及做好气管插管的准备。

（5）按医嘱给予支气管扩张药和肾上腺糖皮质激素雾化吸入，必要时静脉给药，并注意观察疗效和不良反应。

2. 维持气道通畅

（1）给予雾化吸入，胸部叩击，以促进分泌物的排出，病情许可采取体位引流；对痰多无力咳出者，及时吸痰。

（2）保证患儿摄入足够的水分，以降低分泌物的黏稠度。

（3）若有感染，遵医嘱给予抗生素。

3．密切观察病情

监测生命体征、意识状况。

（1）当患儿出现烦躁不安、发绀、大汗淋漓、气喘加剧、心率加快、血压下降、呼吸音减弱、肝在短时间内急剧增大等情况，立即报告医生并积极配合抢救。

（2）警惕发生哮喘持续状态，若发生哮喘持续状态，应立即吸氧并给予半坐卧位，协助医师共同处理。

（三）用药护理措施

1．讲解气雾剂的使用方法，使用吸入治疗时应嘱患儿在按压喷药于咽部的同时深吸气，然后闭口屏气10秒，可获较好的效果。吸药后清水漱口可减轻局部不良反应。

2．氨茶碱的有效浓度与中毒浓度很接近，长期用药，需做药物浓度监测，其有效浓度以10～20 μg/mL为宜。注意观察有无胃部不适、恶心、呕吐、头晕、头痛、心悸及心律失常等氨茶碱的不良反应。

3．拟肾上腺素类药物的不良反应主要是心动过速、血压升高、虚弱、恶心、变态反应等，应注意观察。

4．肾上腺素糖皮质激素是目前治疗哮喘最有效的药物，长期使用可产生二重感染、肥胖等不良反应。当患儿出现身体形象改变时要做好心理护理。

七、健康指导

（一）指导呼吸运动

呼吸运动可以强化横膈呼吸肌，在执行呼吸运动前，应先清除患儿呼吸道的分泌物。呼吸运动包括腹部呼吸运动、向前弯曲运动、胸部扩张运动。

1．腹部呼吸运动法

平躺，双手平放在身体两侧，双膝弯曲，脚平放；用鼻连续吸气并放松上腹部，但胸部不扩张；缩紧双唇，慢慢吐气直至吐完；重复以上动作10次。

2．向前弯曲运动法

坐在椅上，背伸直，头向前下低至膝部，使腹肌收缩；慢慢上升躯干并由鼻吸气，扩张上腹部；胸部保持直立不动，将气由口慢慢吹出。

3. 胸部扩张运动法

坐在椅上，将手掌放在左右两侧的最下肋骨上；吸气，扩张下肋骨，然后由口吐气，收缩上胸部和下胸部；用手掌下压肋骨，将肺底部的空气排出；重复以上动作10次。

（二）介绍有关防护知识

1. 加强营养，进行体育锻炼，增强体质，提高机体免疫力，预防呼吸道感染。

2. 协助患儿及家长确认哮喘发作的原因，避免接触过敏原，去除各种诱发因素。

3. 使患儿及家长能辨认哮喘发作的早期征象、症状及适当的处理方法。

4. 提供出院后使用药物资料（如药名、剂量、用法、疗效及不良反应等）。

5. 指导患儿和家长选用长期预防及快速缓解的药物，并做到正确安全用药。

6. 及时就医，以控制哮喘严重发作。

第十章　遗传性疾病的诊疗与护理

遗传性疾病是人体由于遗传物质结构或功能改变所导致的疾病，简称"遗传病"。虽然每种遗传病的发病率较低，但由于其种类繁多，总的患病率并不低。遗传病和先天畸形已成为儿童死亡的主要原因之一。

第一节　概述

遗传物质包括细胞中的染色体及其基因或DNA，染色体是细胞遗传物质（基因）的载体。人类细胞染色体数为23对（46条），其中22对是男性和女性都一样的常染色体；一对是决定性别的，为性染色体。正常男性的染色体核型为46，XY；正常女性的染色体核型为46，XX。而正常人每一个配子（卵子和精子）含有22条常染色体和一条性染色体X或Y，即22＋X或22＋Y的一个染色体组，称为单倍体。

人体细胞的遗传物质信息几乎全部编码在组成染色体的DNA分子长链上，DNA分子是由两条多核苷酸链依靠核苷酸碱基之间的氢键相连接而成的双螺旋结构。其中一条核苷酸链的腺嘌呤（A）、鸟嘌呤（G）必定分别与另一条上的胸腺嘧啶（T）、胞嘧啶（C）连接，互补成对的A和T、G和C即称为互补碱基对（bp）。在DNA长链上，每三个相邻的核苷酸碱基组成的特定顺序（密码子）即代表一种氨基酸，即DNA分子贮存的遗传信息。单倍体染色体所具有的遗传信息即全部DNA分子称为基因组。人的基因组DNA大约有30亿个碱基对，组成约10万个左右结构基因。每个基因在染色体上都有特定的座位。

基因是指能够表达和产生一定功能产物的核酸序列（DNA或RNA），有三个基本特性：一是基因可自体复制，即DNA的复制，使遗传的连续性得到保持；二是基因决定性状，即基因通过转录和翻译决定多肽链氨基酸的顺序，从而决定某种酶或蛋白质的性质，最终表达为某一性状；三是基因突变，即DNA分子中的碱基序列发生变异，导致组成蛋白质的氨基酸发生改变，并可进行自体复制，其遗传性状也因此不同，临床上就有可能出现遗传性疾病。

根据遗传物质的结构和功能改变的不同，可将遗传病分为三大类：基因病、染色体病和体细胞遗传病。

一、基因病

遗传物质的改变仅涉及基因水平，称为基因病。分为几种情况：

（一）单基因病

指一对主基因突变导致的疾病，其遗传符合孟德尔定律。如果致病基因位于常染色体上，杂合状态下发病的称为常染色体显性（AD）遗传病；杂合状态下不发病，纯合状态下才发病的称常染色体隐性（AR）遗传病。如果致病基因位于X染色体上，依传递方式不同，可分为X连锁显性或隐性遗传病。

（二）线粒体病

线粒体中所含的DNA，含多个环状双链结构的DNA分子（mtDNA）编码的多种tRNA、rRNA及与细胞氧化磷酸化有关的酶，是独立于细胞核染色体外的遗传物质，称线粒体基因组，这些基因突变所导致的疾病，称线粒体基因病。由于精子不含mtDNA，其表达是经母系遗传的。

（三）分子病

调控生物大分子（如蛋白质分子）合成的基因突变导致生物大分子结构或数量改变所致的疾病，可涉及血红蛋白（如血红蛋白病、地中海病）、血浆蛋白（血友病、肝豆状核变性等）、细胞受体蛋白（遗传性高脂蛋白血症等）、膜转运蛋白（先天性葡萄糖、半乳糖吸收不良综合征，胱氨酸尿症等）和酶蛋白（半乳糖血症、苯丙酮尿症等）。

（四）多基因遗传病

由多对基因与环境因素共同作用产生的遗传病。这些基因单独对遗传性状的作用较小，称为微效基因，几种微效基因累加起来，就产生明显的表型效应，如高血压、糖尿病等。

二、染色体病

由于人类染色体数目异常或结构畸变所引起的疾病，可分为常染色体病和性染色体病两大类。

三、体细胞遗传病

体细胞中的遗传物质改变所引起的疾病。如各种肿瘤的发病都涉及特定组织细胞中的染色体和癌基因或抑癌基因的变化，故属体细胞遗传病。某些先天性畸形也属此范畴。

第二节　染色体病

染色体病是由于先天性染色体数目和（或）结构畸变而形成的疾病，常造成机体多发畸形、智力低下、生长发育迟缓和多系统的功能障碍，又称染色体畸变综合征。

正常情况下体细胞具有分别来自父母双方的两个染色体组（单倍体，n），即23对染色体，称为二倍体（diploid，2n）。按照各对染色体的大小、着丝粒位置的不同，可将染色体分为A～G 7个组，将一个细胞的全部染色体按标准配对排列进行分析诊断，即核型分析。

一、21-三体综合征

21-三体综合征又称唐氏综合征，曾称先天愚型，是人类最早发现且最常见的常染色体病。

（一）遗传学基础

细胞遗传学特征是第21号染色体呈三体征（trisomy 21），其发生主要是由于生殖细胞在减数分裂形成配子时，或受精卵在有丝分裂时21号染色体发生不分离，使胚胎体细胞内存在一条额外的21号染色体。

（二）临床表现

本病主要特征为智能落后、特殊面容和生长发育迟缓，并可伴有多种畸形。

1. 智能落后

绝大部分患儿都有不同程度的智能发育障碍，随年龄的增长日益明显。嵌合体型患儿若正常细胞比例较大，则智能障碍较轻。

2. 生长发育迟缓

患儿出生的身长和体重均较正常儿低，生后体格发育、动作发育均迟缓，身材矮小，骨龄落后于实际年龄，出牙迟且顺序异常；四肢短，韧带松弛，关节可过度弯曲；肌张力低下，腹膨隆，可伴有脐疝；手指粗短，小指尤短，中间指骨短宽，且向内弯曲。

3. 特殊面容

出生时即有明显的特殊面容，表情呆滞，眼裂小、眼距宽，双眼外眦上斜，可有内眦赘皮；鼻背低平，外耳小；硬腭窄小，常张口伸舌，流涎多；头小而圆，前囟大且关闭延迟；颈短而宽。

4. 皮纹特点

可有通贯手，第5指有的只有一条指褶纹。

5. 伴发畸形

约50%患儿伴有先天性心脏病，其次是消化道畸形。先天性甲状腺功能减低症和急性淋巴细胞性白血病的发生率明显高于正常人群，免疫功能低下，易患感染性疾病；外生殖器发育一般正常，但男孩可有隐睾、小阴茎，无生殖能力，女孩性发育延迟，少数可有生育。

（三）实验室检查

1. 细胞遗传学检查

根据核型分析可分为三型。

（1）标准型：占患儿总数95%左右，其核型为47，XY（或XX），+21。父母核型大都正常，仅极少数为家族遗传（母亲是21-三体患者）。

（2）易位型：占2.5%~5%，染色体总数为46条，其中一条是额外的21号染色体的长臂与一条近端着丝粒染色体长臂形成的易位染色体，即发生于近着丝粒染色体的相互易位，称罗伯逊易位。

（3）嵌合体型：此型占2%~4%，由于受精卵在早期分裂过程中发生了21号染色体不分离，患儿体内存在两种细胞系，一为正常细胞，一为21-三体细胞，形成嵌合体，其核型为46，XY（或XX）/47，XY（或XX），+21。此型患儿按异常细胞所占比例其临床症状轻重不同。

2. 分子细胞遗传学检查

用荧光素标记的21号染色体的相应片段序列的探针，与外周血中的淋巴细胞或羊水细胞进行原位杂交（FISH技术），在本病患者的细胞中呈现三个21号染色体的荧光信号。

（四）诊断与鉴别诊断

典型病例根据特殊面容、智能与生长发育落后、皮纹特点等不难作出临床诊断，但应作染色体核型分析以确诊，并确定型别。嵌合型、新生儿或症状不典型者，更需核型分析确诊。

本病应与先天性甲状腺功能减低症鉴别，后者有颜面黏液性水肿、头发干燥、皮肤粗糙、喂养困难、便秘腹胀等症状，可测血清TSH、T_4和核型分析进行鉴别。

（五）遗传咨询

标准型21-三体综合征的再发风险为1%，孕母年龄愈大，风险率愈高。女性患者中少数有生育能力的，子代发病率为50%。

对高危孕妇可作羊水细胞或绒毛膜细胞染色体检查进行产前诊断。目前还可在孕中期筛查相关血清标记物。常用的三联筛查：甲胎蛋白（AFP）、游离雌三醇（FE3）和绒毛膜促性腺激素（HCG）的检测。21-三体综合征胎儿的孕母血清AFP和FE3低于平均水平，HCG高于平均水平，对孕15～21周孕妇检测三项指标，结合孕母年龄，可计算其本病的危险度，其检出率在48%～83%，假阳性率为5%。

（六）治疗

目前尚无有效的治疗方法，应注重对患儿的训练与教育，辅用谷氨酸、叶酸、维生素B_6，以促进智能发育和体能改善。

二、先天性卵巢发育不全综合征

本病由Turner于1938年首先报道，故称为特纳（Turner）综合征。1959年Ford等证实该病因性染色体X呈单体性所致。患者的性腺发育障碍，卵巢被条索状纤维组织所取代。特纳（Turner）综合征的表型是女性，在活产女婴中约占0.4%。其发生率低是因为X单体的胚胎不易存活，约99%的病例发生流产。该病也是人类唯一能生存的单体综合征。

特纳综合征主要临床特征为：生长迟缓，身材矮小（成人期身高135～140cm）；颈短或有颈蹼，后发际低；盾形胸，乳头间距宽；多痣和肘外翻；青春期无性征发育、原发性闭经、外生殖器呈幼稚型，婚后不育。患者常伴有其他先天畸形，如主动脉缩窄、肾脏畸形（马蹄肾、易位肾等），指（趾）甲发育不良，第4、5掌骨较短、胫骨前突如镰刀状等。新生儿期即呈现身长、体重落后，颈部皮肤松弛，手、足背先天性淋巴性水肿。大多数患儿智能正常，但也有的学习能力较差。

患儿血清雌二醇水平低，卵泡刺激素（FSH）、黄体生成素（LH）明显高。确诊必须作染色体检查，其核型有以下几种类型：

（一）单体型

45，X，是最多见的一型，具有典型症状。

（二）嵌合型

45，X0/46，XX，若以46，XX细胞为主，症状多数较轻。约20%可有青春期发育，月经来潮，部分可有生育能力，但其自然流产率和死胎率均高，且子代患染色体畸变的风险率也高。

（三）X染色体结构畸变型

一条X染色体长臂或短臂缺失，如46，Xdel（Xq）或46，Xdel（Xp）；还有X等臂染色体。

本病的治疗以改善其成人期最终身高和性征发育，保证患儿心理健康为目的。争取早期确诊，尽早使用基因重组人生长激素，每晚0.15 U/kg皮下注射，可使患儿身高明显增长。若其骨龄落后明显，可合并使用司坦唑醇每日25～5 μg/kg口服，效果更好。同时定期检测甲状腺功能和骨龄发育情况。当骨龄达12岁以上时，可开始给予口服小剂量雌激素治疗，以促进乳房和外生殖器发育。

三、先天性睾丸发育不全综合征

先天性睾丸发育不全综合征又称原发性小睾丸症，是男性不育的常见原因之一。患者体细胞中有一条额外的X染色体，影响了睾丸的正常发育。其发生率在男婴中约1‰。

患儿表型为男性，身材瘦高，青春期性发育障碍，睾丸小而硬，婚后不育。部分患者有皮肤细嫩，须毛少，声音高尖，甚至乳房发育。大多数患儿智能正常，但性格内向孤僻；少数有智能低下和精神异常。血清睾酮水平低下，FSH、LH水平增高，睾丸活检可见曲精管玻璃样变。染色体核型大都为47，XXY（占80%），其他尚有46，XY/47，XXY；46，XY/48，XXXY等嵌合型，少数为48，XXXY；49，XXXXY或50，XXXXYY等。

本病若及早确诊，自幼开始强化教育和训练，可促进智能发育及正常性格形成。到11～12岁时，可采用长效睾酮制剂，如庚酸睾酮治疗，开始剂量每3周肌注50 mg，每隔6～9个月增加50 mg，直至成人维持量，每3周200 mg。

第三节　遗传代谢病

遗传代谢病是因维持机体正常代谢所必需的某些由多肽和（或）蛋白组成的酶、受体、载体及膜泵生物合成发生遗传缺陷，即编码这类多肽（蛋白）的基因发生突变而导致的疾病。大多为单基因病，属常染色体隐性遗传。1908年，Garrod将这类遗传性疾病称之为先天性代谢缺陷。近几十年来，随着人们对该病认识的加深以及各种实验分析技术的发展，使得先天性代谢缺陷病的诊断率明显上升，目前已达4000余种。

一、苯丙酮尿症

苯丙酮尿症（PKU）是一种常见的氨基酸代谢病，是由于苯丙氨酸代谢途径中的酶缺陷，使得苯丙氨酸不能转变为酪氨酸，导致苯丙氨酸及其酮酸蓄积并从尿中大量排出。临床主要表现为智能低下、惊厥发作和色素减少。本病属常染色体隐性遗传。其发病率随种族而异，美国约为1/14000，日本1/60000，我国1/16500。

（一）临床表现

出生时患儿正常，一般在3~6个月时可出现症状，1岁时症状明显。

1. 神经系统

早期可有神经行为异常，如兴奋不安、多动或嗜睡、萎靡；少数呈现肌张力增高、腱反射亢进，出现惊厥（约25%），继之智能发育落后日渐明显，80%有脑电图异常。BH_4缺乏型的神经系统症状出现较早且较严重，常见肌张力减低、嗜睡、惊厥，如不经治疗，常在幼儿期死亡。

2. 外貌

因黑色素合成不足，在生后数月毛发、皮肤和虹膜色泽变浅。皮肤干燥，有的常伴湿疹。

3. 其他

由于尿和汗液中排出苯乙酸，呈特殊的鼠尿臭味。

（二）诊断

本病为少数可治性遗传性代谢病之一，上述症状经饮食控制治疗后可逆转，但智能发病后难以转变，应力求早期诊断治疗，以避免神经系统的不可逆损伤。由于患儿早期症状不典型，必须借助实验室检测。

1. 新生儿期筛查

新生儿喂奶3日后，采集足跟末梢血，吸在厚滤纸上，晾干后邮寄到筛查中心。当苯丙氨酸含量＞0.24 mmol/L（4 mg/dL），即两倍于正常参考值时，应复查或采静脉血定量测定苯丙氨酸和酪氨酸。正常人苯丙氨酸浓度为0.06～0.18 mmol/L（1～3 mg/dL），而患儿血浆苯丙氨酸可高达1.2 mmol/L（20 mg/dL）以上，酪氨酸正常或稍低。

2. 尿三氯化铁试验

用于较大婴儿和儿童的筛查。将三氯化铁滴入尿液，如立即出现绿色反应，则为阳性，表明尿中苯丙氨酸浓度增高。此外，二硝基苯肼试验（DNPH）也可以测尿中苯丙氨酸，黄色沉淀为阳性。

3. 血浆氨基酸分析和尿液有机酸分析

可为本病提供生化诊断依据，同时也可鉴别其他的氨基酸、有机酸代谢病。

4. 尿蝶呤分析

应用高压液相层析（HPLC）测定尿液中新蝶呤和生物蝶呤的含量，鉴别各型PKU。典型PKU患儿尿中蝶呤总排出量增高，新蝶呤与生物蝶呤比值正常；DHPR缺乏的患儿蝶呤总排出量增加，四氢生物蝶呤减少；6-PTS缺乏的患儿则新蝶呤排出量增加，其与生物蝶呤的比值增高；GTP-CH缺乏的患儿其蝶呤总排出量减少。

5．酶学诊断

PAH仅存在于肝细胞，需经肝活检测定，不适用于临床诊断。其他3种酶的活性可采用外周血中红、白细胞或皮肤成纤维细胞测定。

6．DNA分析

该技术近年来广泛用于PKU诊断、杂合子检出和产前诊断。但由于基因的多态性，分析结果务须谨慎。

（三）治疗

诊断一旦明确，应尽早给予积极治疗，主要是饮食疗法。开始治疗的年龄愈小，效果愈好。

1．低苯丙氨酸饮食

主要适用于典型PKU以及血苯丙氨酸持续高于1.22 mmol/L（20 mg/dL）的患者。由于苯丙氨酸是合成蛋白质的必需氨基酸，完全缺乏时也可导致神经系统损害。因此，对婴儿可喂给特制的低苯丙氨酸奶粉，到幼儿期添加辅食时应以淀粉类、蔬菜、水果等低蛋白食物为主。苯丙氨酸需要量，2个月以内需50~70 mg/（kg·d），3~6个月约40 mg/（kg·d），2岁为25~30 mg/（kg·d），4岁以上10~30 mg/（kg·d），以能维持血中苯丙氨酸浓度在0.12~0.6 mmol/L（2~10 mg/dL）为宜。饮食控制至少需持续到青春期以后。

2．BH_4、S-羟色胺和L-DOPA

主要用于BH_4缺乏型PKU，除饮食控制外，需给予此类药物。

二、肝豆状核变性

肝豆状核变性（HLD）又称Wilson病，是一种遗传性铜代谢缺陷病，属常染色体隐性遗传。表现为因铜沉积在肝、脑、肾和角膜等组织而引起一系列临床症状。发病率在世界范围约为1/3万~1/10万。

（一）临床表现

该病的发病年龄、临床表现有明显的个体差异，与地理环境、饮食结构、基因突变在不同组织的表达不同等有关。患儿肝内铜的贮积在婴儿期即已开始，大都在学龄期发病，但也有早在3岁或晚至成人期发病的。整个病程大致可分为3个阶段：首先是从出生后开始的无症状期，除轻度尿铜增高外一切正常，甚少被发现。以后随着肝细胞中铜贮积量的增加，逐渐出现肝脏损害。继而铜开始在脑、眼、肾和骨骼沉积，发生肝外组织损害。

1. 肝脏损害

肝脏是最常见的受累器官，多表现为慢性肝炎、肝硬化，反复出现疲乏、食欲差、呕吐、黄疸、水肿或腹水等。有少数表现为急性肝炎，甚至迅速发展至急性肝功能衰竭。轻者仅见肝脾大而无临床症状。约15%的患儿在出现肝病症状前或同时发生溶血性贫血，一般是一过性的，但也可发生严重溶血合并暴发性肝功能衰竭，甚至死亡。溶血原因是大量铜由肝脏释放入血液循环，直接损伤红细胞膜。此时患儿常无K-F环出现，因此，对凡是非球形红细胞性溶血性贫血且Coombs试验阴性的患儿，都应注意排除本病的可能性。除溶血外，患儿尿铜明显增高，血清铜蓝蛋白低下。

2. 神经精神损害

神经系统损害仅次于肝损害，其症状出现也多晚于肝损害。早期主要是构语困难（讷吃）、动作笨拙或震颤、不自主运动、表情呆板、肌张力改变等，到晚期精神症状更为明显，常有行为异常和智能障碍。颅脑CT和MRI可显示基底核低密度灶或异常信号，严重时可累及丘脑、脑干和小脑。

3. 肾脏损害

大都继发于肝损害，少数可作为首发症状，主要表现为肾小管重吸收功能障碍，如蛋白尿、糖尿、氨基酸尿和肾小管性酸中毒表现，少数患儿可有范科尼综合征症状。

4. 其他损害

角膜K-F环常随神经系统症状出现，是本病特有的体征，初期需用裂隙灯检查。部分患儿有骨骼系统损害，发生背部或关节疼痛，双下肢弯曲，可有自发性骨折。X线检查常见骨质疏松、关节间隙变窄或骨赘生等病变。

少数患者可并发甲状旁腺功能减低、葡萄糖不耐受、胰酶分泌不足、体液或细胞免疫功能低下等。

（二）实验室检查

主要是血清铜蓝蛋白降低，血清中非铜蓝蛋白的铜增多，尿铜排出量增加，肝含铜量增加。

1. 血清铜蓝蛋白测定

正常小儿为200~400 mg/L（或血清铜氧化酶测定为0.25~0.49 OD）；患儿通常低于200 mg/L（或<0.25 OD）甚至在50 mg/L以下。但有5%的患儿正常或在正常低限。

2. 24小时尿铜排出量测定

正常小儿尿铜低于每24小时40 μg；患儿明显增高，常达每24小时100~1000 μg。由于其他原因所致肝病，包括慢性活动性肝炎、胆汁滞留、肝硬化等，也常有尿铜排出量增高，在诊断时应予以鉴别。该项指标对估价治疗效果和指导药物剂量颇有帮助。

3. 肝细胞含铜量测定

上述铜生化测定未能确诊的病例，可采用肝穿刺方法测定肝组织内的铜含量。正常人肝含铜量多在20 μg/g（干重）以下，患儿可高达200~3000 μg/g（干重）。采集肝标本时须注意勿被污染，送检标本量应>5 mg，以保证检测数据可靠。肝铜量增高还可见于肝内、外胆管阻塞性胆汁潴留，胆汁性肝硬化，应予以区别。

4. 基因诊断

一般可用PCR技术检测出突变。也可应用RFLP法进行DNA分析来早期诊断。

（三）诊断

对具有典型症状和K-F环、血清铜蓝蛋白低下的患儿即可作出诊断。对早期无症状的患儿，可选择相应的实验室检测以助诊断。

（四）治疗

本病是可治性的，治疗愈早，预后愈好。治疗原则是减少铜的摄入和增加铜的排出，避免铜在体内的沉积，以恢复和改善正常功能。

1. 低铜饮食

每日食物中含铜量不应>1 mg，不宜进食动物内脏、鱼虾海鲜、坚果、巧克力和蘑菇等含铜量高的食品。

2．促进铜排出

青霉胺是目前最常用的药物，能与铜离子络合，促进尿铜排出。剂量为每日20 mg/kg，分次口服。治疗期间应监测尿铜，第1年内要求每日尿铜排出量＞2 mg。一般在治疗数周后神经系统症状可改善，而肝功能好转常需3～4个月的治疗，可根据尿铜及临床症状调整用药。因青霉胺可能拮抗维生素B_6，故应每日补充维生素B_6 25 mg。青霉胺的副作用为药物疹、血小板减少、肾病、关节炎等，其发生率不高。若不能使用，可考虑用二巯基丙醇。

3．减少铜吸收

口服锌制剂可促进肝和肠黏膜细胞合成分泌金属硫因，与铜离子结合后减少肠铜离子吸收。与青霉胺联合使用，但两药须间隔2～3小时，以免疗效降低。

4．其他治疗

神经系统症状可对症处理，如用左旋多巴、苯海索等。肝、肾、骨关节等病症根据病情适当治疗。对本病所致的急性肝功能衰竭或失代偿性肝硬化患儿，经上述各种治疗无效时可考虑进行肝移植。

三、黏多糖贮积症

黏多糖贮积症（MPS）是由于溶酶体中某些酶的缺乏使不同的酸性黏多糖不能完全降解，在各种组织内沉积而引起的不完全相同的一组疾病。多以骨骼的病变为主，还可累及中枢神经系统、心血管系统以及肝、脾、关节、肌腱、皮肤等。黏多糖实名为氨基葡聚糖，是骨基质和结缔组织细胞内的主要成分，它是由糖醛酸和N-乙酰氨基己糖胺或其硫酸酯组成的双糖单位的重复序列大分子，是多阴离子多聚体的糖胺多糖，其中的主要成分有硫酸皮肤素（DS）、硫酸乙酰肝素（HS）、硫酸角质素（KS）、硫酸软骨素（CS）和透明质酸（HA）等。这些多糖的降解必须在溶酶体中进行。目前已知有10种溶酶体糖苷酶、硫酸酯酶和乙酰转移酶参与其降解过程，任何一种酶的缺陷都会造成氨基葡聚糖链的分解障碍而积聚体内，并自尿中排出。根据临床表现和酶缺陷，MPS可分为Ⅰ～Ⅶ等6型，其中Ⅴ型已改称为Ⅲ及ⅠS型，每型又有若干亚型，各型MPS的特征见表10-1。以Ⅰ型为多见，临床表现也最典型。除Ⅱ型为X-连锁隐性遗传外，其余均为常染色体隐性遗传病。

表10-1 各型MPS的主要特征

型别（病名）		酶缺陷	尿排黏多糖成分	临床表现
Ⅰ型	ⅠH（Hurler）	α-L-艾杜糖酶	DS, HS	生长落后，智能落后，肝脾大，骨关节畸形，心血管病变，头大，面容丑陋，角膜白斑，耳聋，多发骨发育不良（如脊椎椎体为楔状、鸟嘴状，肋骨成浆形，如飘带状等），病情以ⅠH最重，ⅠS最轻，ⅠH/ⅠS为中间型
	ⅠS（Scheie）			
	ⅠH/S（Hurler/Scheie）			
Ⅱ型（Hunter）	ⅡA（重型）	艾杜糖醛酸硫酸酯酶	DS, HS	生长落后，智能落后，面容丑陋，关节强直，多发骨发育不良较ⅠH轻，ⅡB型较ⅡA型为轻
	ⅡB（轻型）			
Ⅲ型（Sanfilippo）	ⅢA	类肝素N-硫酸酯酶	HS	面容丑陋，骨畸形较Ⅰ、Ⅱ型为轻，逐渐出现生长落后，神经系统功能迅速退变，严重智能落后，有肝脾大，关节僵直等
	ⅢB	N乙酰-α-D氨基葡糖苷酶		
	ⅢC	乙酰辅酶A：α-氨基葡糖苷-N-乙酰转移酶		
	ⅢD	N-乙酰-α-D氨基葡糖苷-6-硫酸酯酶		
Ⅳ型（Morquio）	ⅣA	半乳糖胺-6-硫酸酯酶	KS, CS	智能正常，身材矮小，关节松弛，骨畸形明显，面部发育不良，角膜混浊，耳聋，轻度肝脾增大
	ⅣB	β-半乳糖苷酶		
Ⅵ型（Maroteaux—Lamy）		芳基硫酸酯酶	DS, HS	临床有两型，A型类似ⅠH型，但智能正常；B型无明显骨骼畸形
Ⅶ型（Sly）		β-葡萄糖醛酸酶	HS, DS, CS	与ⅠH型相似，但智能轻度异常或正常

MPS的临床诊断根据其临床表现、X线骨片的特点和尿中排出不同的黏多糖增多。甲苯胺蓝呈色法可作为本病的筛查试验，也可用醋酸纤维薄膜电泳来区分

尿中排出的黏多糖类型，并协助分型。各型MPS的确切诊断需测定白细胞或皮肤成纤维细胞特异酶的活性。

该病一般无药物治疗。特异的治疗是骨髓移植，以替代黏多糖病各型酶的缺乏。酶替代和基因疗法正在研究中。各型黏多糖病大部分可进行羊水细胞cDNA基因分析作产前诊断。

第四节　遗传性疾病的护理

一、21-三体综合征护理

（一）21-三体综合征的护理评估

1. 健康史

了解家族中有无遗传性疾病，父母是否近亲结婚，评估孕母年龄是否≥35岁；孕期是否接触放射线；早期是否患病毒感染、接触和使用过化学药物；患儿是否智力低下及体格发育较同龄儿落后。

2. 身体状况

观察患儿是否有特殊面容，是否有通贯手，是否智力低下，手掌皮纹是否异常；测量身高、体重、头围大小；检查心脏是否有杂音；分析染色体核型检查结果。

3. 心理–社会状况

注意了解家长是否掌握有关遗传病的知识；评估家庭类型、父母受教育程度、父母角色是否称职。帮助消除患儿家长的焦虑、自责及担忧的情绪，了解患儿家庭经济及环境状况等。

（二）21- 三体综合征的护理诊断

1. 自理缺陷

与智力低下有关。

2. 有感染的危险

与免疫力低下有关。

3. 成长发育的改变

与21-三体综合征的临床表现有关。

4. 焦虑（家长）

与小儿智力低下有关。

5. 知识、缺乏

患儿家长缺乏遗传病的相关知识。

（三）21- 三体综合征的护理措施

1. 一般护理

（1）细心照顾患儿，协助吃饭、穿衣，定期洗澡，防止意外伤害。细心喂养，少量多餐，保证营养均衡。哺乳时采取半坐卧位以防误咽。

（2）勤洗澡，保持皮肤清洁干燥，患儿长期流涎，应及时擦干并用合适的油剂，尤其是下颌及颈部，以免皮肤糜烂。

（3）帮助家长制订教育计划和训练方案，并进行示范，使患儿通过训练能逐步生活自理，从事简单劳动，提高生活质量。

2. 加强教养和促进智力发育

帮助母亲制订教育、训练方案以开发患儿智力。

3. 预防感染

保持空气清新，注意室内通风；尽量避免接触感染者，呼吸道感染者接触患儿时需戴口罩；注意个人卫生，保持口腔、鼻腔清洁，勤洗手，加强皮肤护理。

（四）21- 三体综合征的健康指导

1. 进行婚前检查、遗传咨询，做好生育指导。

2．孕期指导

母亲妊娠期间，尤其是妊娠早期应避免接受X线照射，避免滥用药物，预防病毒感染。

3．产前诊断

可以对35岁以上妊娠中期的妇女，进行产前筛查诊断。方法包括：血清标记物、绒毛膜细胞染色体检查、羊水细胞染色体检查、脐血染色体检查，发现异常及早中止妊娠，以减少本病患儿的出生率。

4．向家长介绍本病的有关知识，阐明目前本病尚无特效的治疗方法，主要是进行教育和训练。

6．告知家长有足够的心理准备，克服焦虑，面对现实，增强心理承受能力。

二、苯丙酮尿症的护理

（一）苯丙酮尿症的护理评估

1．健康史

了解家族中是否有类似疾病；父母是否近亲结婚，患儿是否有智力低下及体格发育落后；喂养、饮食情况及小便气味。

2．身体状况

观察皮肤、毛发颜色；闻尿液、汗液气味；测量身高、体重、头围等。

3．心理–社会状况

评估家长对本病的认识程度，是否掌握饮食治疗的方法，父母角色是否称职，家庭经济和环境状况，家长是否有心理焦虑。

（二）苯丙酮尿症的护理诊断

1．生长发育改变

与高浓度苯丙氨酸导致脑细胞受损有关。

2．自理缺陷

与智能低下有关。

3．有皮肤完整性受损的危险

与尿液和汗液的刺激有关。

4. 焦虑（家长）

与患儿疾病可能导致的智能发育落后有关。

（三）苯丙酮尿症的护理措施

1. 饮食护理措施

给予低苯丙氨酸饮食，以防脑损害及智力低下的发生。原则是苯丙氨酸的摄入量既能保证患儿的生长发育和体内代谢的最低需要，又能控制血中苯丙氨酸浓度维持在0.12～0.6 mmol/L（2～10 mg/dL）。对轻症婴儿应选母乳喂养，母乳中苯丙氨酸含量较牛乳明显为低；人工喂养给予特制的低苯丙氨酸奶粉；添加辅食应以淀粉类、蔬菜、水果等低蛋白食物为主；忌用肉、蛋、豆类等含蛋白质高的食物。饮食治疗应有周密计划，出生后要及早给予饮食限制。治疗应在3个月以前开始，超过1岁以后治疗者，虽可改善惊厥症状，但智力低下是不可逆转的。饮食控制期间应根据年龄定期检查血中苯丙氨酸浓度，同时注意生长发育情况。饮食控制应至少持续到青春期以后。

2. 维持皮肤完整性的护理措施

高浓度的苯丙酮尿和汗液刺激，易使皮肤的完整性受到损害，常患湿疹。故需勤换尿布，保持皮肤干燥，对皮肤皱褶处特别是腋下、腹股沟应保持清洁，有湿疹时应及时处理。

（四）苯丙酮尿症的健康指导

1. 向家长介绍引起本病的可能病因、目前患儿病情状况、为患儿拟订的治疗计划及采取的护理措施，以取得家长的配合及支持。

2. 告知家长饮食治疗成功与否直接影响到患儿智力及体格发育，必须坚持，防止脑损害的发生。

3. 宣传预防该疾病的知识，提供遗传咨询。宣传优生优育的知识，避免近亲结婚，对有本病家族史夫妇，可采用DNA分析或羊水检测，对胎儿进行产前诊断。推行新生儿筛查，早期发现PKU病例。

4. 定期检测血清中苯丙氨酸的浓度，6个月内每周测苯丙氨酸浓度2次，以后每月测2次。定期评价小儿生长发育及智能发育情况。

三、糖原贮积症的护理

（一）糖原贮积症的护理诊断

1. 活动无耐力

与酶缺乏致低血糖有关。

2. 生长发育迟缓

与糖代谢障碍有关。

3. 有感染的危险

与免疫力低下有关。

4. 有受伤的危险

与骨质疏松和血小板功能低下有关。

（二）糖原贮积症的护理措施

1. 一般护理

（1）饮食护理：鼓励患儿进食高蛋白蛋、低脂肪（避免肥肉、动物内脏）、富含维生素的食物，避免高嘌呤的饮食，总热量不宜过高，避免各种浓缩甜食、糕点、果汁等食物。平时应少量多餐，在两餐之间和夜间应加餐1~2次淀粉类食物，以维持血糖正常水平。根据不同年龄和血糖浓度及时调整食物种类，保证营养供给。

（2）避免剧烈活动，减少体力消耗，防止低血糖。

（3）日常护理：保持室内环境整洁舒适，减少探视，探视人员须戴口罩。保持患儿个人卫生，加强口腔护理，预防感染。进行各项操作时严格执行无菌操作原则。

2. 低血糖症状的观察与护理

低血糖反复发作是该病的主要特征，应加强巡视，密切观察低血糖症状的先兆。教会患儿和家属低血糖的观察和处理方法。

3. 预防酸中毒

低脂肪饮食可减少酮体与血脂的产生，防止酸中毒；密切监测患儿有无酸中毒表现并监测血气分析；必要时遵医嘱予纠酸治疗，因患儿体内乳酸堆积，常用

5%碳酸氢钠纠正酸中毒，禁用乳酸钠。

4. 心理护理

与患儿及家长共同制定有针对性的心理护理计划，增强其心理承受能力，帮助其正确对待生长发育的改变。

5. 防止意外发生

患儿因贫血、骨质破坏、关节肿痛等原因行动不便、头晕乏力，故应加强巡视，加强生活护理，卧床期间加床栏避免坠床，活动时注意避免各种创伤引起的出血。

（三）糖原贮积症的健康指导

1. 给予针对性的饮食指导，告诉家长及患儿饮食治疗为该病的主要疗法。

2. 有计划地指导患儿适度锻炼，增强抵抗力。一旦发现患儿有感染迹象时及时给予治疗，以免诱发低血糖和酸中毒。

第十一章　儿童感染性疾病的诊疗与护理

第一节　麻疹

麻疹是麻疹病毒引起的一种急性出疹性呼吸道传染病。临床上以发热、上呼吸道炎（咳嗽、流涕）、结膜炎、口腔麻疹黏膜斑（又称柯氏斑Koplik spots）及全身斑丘疹为主要表现。本病传染性强，易并发肺炎。病后免疫力持久，大多终身免疫。随着麻疹减毒活疫苗的普遍接种，麻疹的流行已得到控制，目前我国的总发病率低于0.1‰。

麻疹病毒是一种副黏液病毒，仅有一个血清型，抗原性稳定。病毒不耐热，对日光和消毒剂均敏感，但在低温下能长期存活。

麻疹病毒侵入易感儿后出现2次病毒血症。麻疹病毒侵入呼吸道上皮细胞及眼结合膜，在局部繁殖，同时有少量病毒释放入血形成第1次病毒血症；此后病毒在全身单核巨噬细胞系统内大量复制、繁殖，大量病毒再次侵入血流，造成第2次病毒血症，引起全身广泛性损害而出现一系列临床表现如高热和出疹，此时传染性最强。

一、临床表现

未接种过麻疹疫苗或接种失败、未用过免疫球蛋白的小儿，感染麻疹病毒后常为典型表现。典型临床表现分为四期。

（一）潜伏期

一般为6～18天，平均10天左右。可有低热、全身不适。

（二）前驱期

一般为3~4天。主要表现有轻度到中度的发热、上呼吸道感染和麻疹黏膜斑。发热同时出现咳嗽、流涕、打喷嚏、咽充血等卡他症状，眼结膜充血、流泪、畏光是本病的特点。在出疹前24~48小时，在第三磨牙对应的颊黏膜上出现麻疹黏膜斑，为本病的早期诊断依据。同时伴有精神萎靡、全身不适、食欲减退等。婴儿尚有呕吐、腹痛及腹泻等消化系统症状。

（三）出疹期

多在发热后3~4天按一定顺序出现红色皮疹：耳后、发际、面部、颈部、躯干、四肢，最后达手掌、足底。皮疹初为红色斑丘疹，充血，疹间有正常皮肤，不伴痒感，以后部分融合成片，色加深为暗红。此时全身中毒症状加重。

（四）恢复期

一般3~5天，皮疹出齐后按出疹顺序消退，疹退后，皮肤有糠麸样脱屑及褐色色素沉着。体温下降，全身情况好转。

二、辅助检查

（一）血常规

外周血中性粒细胞和白细胞总数减少，淋巴细胞相对增多。淋巴细胞严重减少提示预后不好。

（二）病原学检查

在感染早期进行，在鼻咽部分泌物中分离出麻疹病毒或检查到麻疹病毒抗原具有早期诊断价值。

（三）血清学检查

ELISA测定血清特异性IgM和IgG抗体，敏感性和特异性均好。用免疫荧光法检测鼻咽部脱落细胞内的麻疹病毒抗原是一种早期快速的诊断方法。

三、治疗原则

加强护理，对症治疗，预防感染。

（一）一般治疗

注意补充维生素，尤其是维生素A和维生素D。保持水、电解质及酸碱平衡，必要时静脉补液。

（二）对症治疗

体温超过40℃者酌情给予小量（常用量的1/3～1/2）退热药，伴有烦躁不安或惊厥者给予镇静药，咳嗽重者可服止咳药并行超声雾化吸入。

（三）中药治疗

前驱期以辛凉透表为主，出疹期以清热解毒、透疹为主，恢复期则以养阴、清余热、调理脾胃为主。

（四）并发症治疗

有并发症者给予相应治疗。

四、护理诊断

（一）体温过高

与病毒血症、继发感染有关。

（二）皮肤完整性受损

与皮疹有关。

（三）营养失调：低于机体需要量

与消化吸收功能下降、高热消耗增多有关。

（四）有感染的危险

与免疫功能下降有关。

（五）潜在并发症

1．肺炎

与免疫抑制、继发细菌感染有关。

2．喉、气管、支气管炎

与麻疹病毒感染和继发细菌感染有关。

3．麻疹脑炎

与麻疹病毒感染波及脑组织有关。

五、护理措施

1．一般护理

（1）卧床休息，保持室内空气流通，保持室内空气新鲜、阳光充足，避免对流风，室温维持在18～22℃，湿度50%～60%。

（2）给予容易消化的食物，少食多餐，避免生冷、坚硬食物，多喝水。

2．控制体温

前驱期、出疹期体温不超过40℃者一般不退热，注意水分和营养的摄取，不易用药物或物理方法强行降温，尤其禁用酒精擦浴、冷敷。若体温＞40℃伴有惊厥或过去有高热惊厥史者可适当使用少量的退热剂降温，烦躁可适当给予镇静剂。

3．保持皮肤黏膜的完整

保持皮肤清洁、干燥，每天应用温水擦浴并更衣一次，勤换床单，勤剪指甲，出汗较多时及时用干净、柔软的毛巾擦干。观察皮疹变化，脱屑时避免抓挠，以防皮肤破损后引发细菌感染。眼部分泌物多者，每天用生理盐水清洗眼部2次，并滴入抗生素眼液。鼻腔分泌物多者，可轻柔清除。加强口腔护理，多喝水。

4．密切观察病情

观察体温，每4小时测一次体温。观察皮疹的出疹、消退情况。观察有无高热不退、呼吸困难、发绀、气促等肺炎的表现；观察有无心脏扩大、心律失常、心音低钝等心肌炎的表现；观察有无声音嘶哑、吸气性呼吸困难、"三凹征"等急性喉炎的表现；观察有无头痛、呕吐、嗜睡、昏迷等脑炎的表现。

5. 预防感染的传播

（1）管理传染源：患儿隔离至出疹后5天，合并肺炎者应延至出疹后10天，接触的易感患儿隔离观察3周，并给予被动免疫制剂。

（2）切断传播途径：病室、居室每天用紫外线消毒，衣被及玩具在太阳下暴晒。

（3）保护易感人群：对8个月以上未患过麻疹的小儿应接种麻疹疫苗，7岁时复种。易感儿接触麻疹后5天内注射免疫球蛋白。

六、健康教育

由于麻疹传染性强，为控制疾病的流行，应向家长介绍麻疹的流行特点、隔离时间、早期症状等，使其有充分的心理准备，积极配合治疗。无并发症的患儿可在家中治疗护理。指导家长做好消毒隔离、皮肤护理及病情观察等，防止继发感染。

第二节　水痘

水痘是由水痘-带状疱疹病毒引起的急性呼吸道传染病，传染性极强，易感儿接触水痘患儿后几乎均可患病，感染后可获得持久的免疫力，但以后可发生带状疱疹。临床上以皮肤黏膜分批出现的斑疹、丘疹、疱疹、结痂共同存在为特征。

水痘-带状疱疹病毒即人类疱疹病毒3型，仅一个血清型。在小儿时期，该病毒原发感染为水痘，恢复后病毒可长期潜伏在脊髓后根神经节或脑神经的感觉神经节内，少数人在青春期或成年后，病毒可以被激活，再次发病，表现为带状疱疹。

病毒经口、鼻进入人体，在呼吸道黏膜细胞内繁殖，2～3天进入血液，产生病毒血症，可在单核巨噬细胞系统内再次增生后入血，引起第二次病毒血症而发病。病变主要损害皮肤，由于病毒侵入血液往往是间歇性的，故临床表现为皮疹分批出现。病变表浅，一般不留瘢痕。黏膜病变与皮疹类似。

一、临床表现

（一）典型水痘

潜伏期多为2周。表现为低热、不适、厌食、流涕、咳嗽等。常在起病当天或次日出现皮疹。其特点为：

1. 皮疹分批出现，开始为红色斑疹或斑丘疹，迅速发展为清亮、椭圆形小水疱，周围伴有红晕。疱液先透明而后浑浊，且疱疹出现脐凹现象，易破溃，常伴瘙痒，2~3天开始干枯结痂。由于皮疹演变过程快慢不一，故同一时间内可见上述3种形态皮疹同时存在，这是水痘皮疹的重要特征。皮疹脱痂后一般不留瘢痕。

2. 皮疹呈向心性分布，躯干多，四肢少，这是水痘疱疹的又一特征。

3. 黏膜疱疹可出现在口腔、咽、眼结膜、生殖器等处，易破溃形成溃疡，疼痛明显。水痘多为自限性疾病，10天左右自愈。

（二）重型水痘

发生于肿瘤或免疫功能低下的患儿，患儿全身中毒症状较重，高热，皮疹分布广泛，可融合形成大疱型疱疹或出血性皮疹，可继发感染甚至引起败血症，病死率高。

（三）先天性水痘

孕妇患水痘时可累及胎儿。妊娠早期感染，可致新生儿患先天性水痘综合征，导致多发性先天性畸形和自主神经系统受累，患儿常在1岁内死亡，存活者留有严重神经系统伤残。接近产期感染水痘，新生儿病情多严重，死亡率高。

（四）并发症

常见为皮肤继发性细菌感染。少数病例可发生心肌炎、肝炎等。水痘肺炎小儿少见，临床症状迅速恢复，X线肺部病变可持续6～12周。

二、辅助检查

（一）血常规

白细胞总数大多正常，继发细菌感染时可增高。

（二）痕疮刮片检查

用瑞氏染色可见多核巨细胞，用苏木素–伊红染色查见核内包涵体，可供快速诊断。直接荧光抗体染色查病毒抗原也简捷有效。

（三）血清学检查

补体结合抗体高滴度或双份血清抗体滴度4倍以上升高可明确病原。

三、治疗原则

抗病毒药物阿昔洛韦最常用，一般在出疹后24小时内开始使用，泛昔洛韦口服吸收更有效。继发细菌感染时酌情应用抗生素。皮质激素对水痘病程有不利影响，并可导致水痘播散，不宜使用。并发脑炎者给予对症处理，包括给氧、降低颅内压、保护脑细胞、止惊等措施。

四、护理诊断

（一）皮肤完整性受损

与水痘病毒感染出现皮疹和（或）继发细菌感染有关。

（二）舒适的改变

与水痘致皮肤瘙痒有关。

（三）有传播感染的危险

与水痘传染性强有关。

（四）潜在并发症

肺炎、脑炎。

五、护理措施

（一）维持皮肤完整

保持床单清洁干燥，每天用温水擦浴1次（不用肥皂）。皮肤疱疹可涂阿昔洛韦软膏。勤剪指甲，防止抓伤或挠伤皮肤而导致继发感染。继发感染时涂抗生素药膏。做好口腔护理，有黏膜疱疹者可用生理盐水漱口。

（二）预防感染

水痘患儿要隔离至疱疹全部结痂为止或出疹后7天。易感者避免接触水痘患儿，若已接触，要密切观察3周，72小时内肌注带状疱疹免疫球蛋白能预防或减轻症状。

（三）密切观察病情变化

水痘预后良好，偶有播散性水痘，并发肺炎和脑炎。观察患儿神志、体温、呼吸、皮疹情况，有异常情况及时报告医生并采取相应措施。

（四）用药护理

发热者忌用阿司匹林，避免使用肾上腺皮质激素类药物。

六、健康教育

水痘是自限性疾病，预后良好，一般10天左右自愈。无并发症者即可在家进行隔离护理，消除家长和患儿的思想顾虑。指导患儿家长有关水痘的隔离、护理知识。叮嘱家长如果患儿神志、体温、呼吸、皮疹情况出现异常改变时，立即就诊。

第三节 猩红热

　　猩红热是由A组β溶血性链球菌所致急性传染病。以发热、咽炎、草莓舌、全身弥漫性鲜红色皮疹、疹退后皮肤脱屑为特征。少数患儿病后2～3周可发生急性肾小球肾炎或风湿热。

　　病原菌为A组β型溶血性链球菌，对热及干燥的抵抗力较弱。细菌侵入局部组织如咽峡、腭扁桃体、皮肤伤口等发生急性炎症和脓性渗出物。细菌所产生的透明质酸酶等可溶解纤维蛋白和组织，使感染向四周扩散，也可经血源播散。溶血性链球菌产生的红疹毒素可引起皮肤的炎症病变，真皮质毛细血管充血、水肿、白细胞浸润和上皮细胞增生，形成典型丘状棘皮疹，最后表皮死亡而脱落，形成特征性脱皮。肝、脾、心肌、肾、淋巴结、关节滑膜等组织有不同程度充血、浑浊、肿胀等炎症变化。

一、临床表现

（一）潜伏期

1～12天，一般为2～5天。

（二）前驱期

起病急、畏寒、高热，多为持续性，常伴有头痛、恶心、呕吐、全身不适、咽部红肿、扁桃体化脓等。

（三）出疹期

1. 皮疹
多在发热后第2天出现，始于耳后、颈部及上胸部，24小时左右迅速波及全身。皮疹的特点为全身弥漫性充血的皮肤上出现分布均匀的针尖大小的丘疹，压之褪色，触之有砂纸感，疹间无正常皮肤，伴有痒感。皮疹约48小时达高峰，然后体温下降，皮疹按出疹顺序在2~4天消失。

2. 特殊体征

腋窝、肘窝、腹股沟处可见皮疹密集并伴出血点，呈线状，称为帕氏线。面部潮红，有少量皮疹，口鼻周围无皮疹，略显苍白，称为口周苍白圈。杨梅舌是指病初舌被覆白苔，3~4天后白苔脱落，舌乳头红肿突起。

（四）脱屑期

多数患儿于病后1周末按出疹顺序开始脱屑，躯干为糠皮样脱屑，手掌、足底可见大片状脱皮，呈"手套""袜套"状。脱皮持续1~2周。无色素沉着。

（五）并发症

为变态反应性疾病，多发生于病程的2~3周，主要有急性肾小球肾炎、风湿病、关节炎等。

二、辅助检查

（一）血常规

白细胞总数增高，中性粒细胞数增高。

（二）细菌培养

进行咽拭子或其他病灶分泌物培养，可有溶血性链球菌生长。

（三）免疫荧光检查

可用免疫荧光法检测咽拭子涂片，进行快速诊断。

三、治疗原则

治疗首选青霉素，3万~5万U/（kg·d），分2次肌内注射，重症者青霉素加大到10万~20万U/（kg·d），静脉滴注。疗程7~10天。对青霉素过敏或耐药者，可用红霉素或头孢菌素治疗。

四、护理诊断

（一）体温过高

与链球菌感染、毒血症有关。

（二）有皮肤完整性受损的危险

与皮疹、脱皮有关。

（三）有传播感染的危险

与病原体排出有关。

（四）潜在并发症

风湿热、急性肾小球肾炎、化脓性感染等。

五、护理措施

（一）发热护理

1. 急性期患者绝对卧床休息2～3周以减少并发症。高热时给予适当物理降温，但忌用冷水或酒精擦浴。

2. 急性期应给予营养丰富的含大量维生素且易消化的流质、半流质饮食，恢复期给予软食，鼓励并帮助患者进食。提供充足的水分，以利于散热及排泄毒素。

3. 遵医嘱及早使用青霉素G，并给予溶菌酶含片或用生理盐水、稀释2～5倍的朵贝尔溶液漱口，每天4～6次。

（二）皮肤护理

观察皮疹及脱皮情况，保持皮肤清洁，可用温水清洗皮肤（禁用肥皂水），剪短患儿指甲，避免抓破皮肤。脱皮时勿用手撕扯，可用消毒剪刀修剪，以防感染。

（三）预防并发症

注意观察血压变化，有无眼睑水肿、尿量减少及血尿等。每周送尿常规检查2次。

（四）预防感染的传播

1. 隔离患儿

呼吸道隔离至症状消失后1周，连续咽拭子培养3次阴性后即解除隔离。有化脓性并发症者应隔离至治愈为止。

2. 切断传播途径

室内通风换气或用紫外线照射进行消毒，患者鼻咽部分分泌物必须以2%～3%氯胺或漂白粉澄清液消毒，被患者分泌物污染的物品，如食具、玩具、书籍、被褥等，可用消毒液浸泡、擦拭、蒸煮或暴晒等。

3. 保护易感人群

对密切接触者需医学观察7天，并可口服磺胺类药物或红霉素3～5天以预防疾病发生。

六、健康教育

对患儿家长进行有效的健康教育，指导家长正确处理高热和皮疹，流行期间，儿童应避免到公共场所，住房应注意通风。对可疑猩红热和带菌者，都应给予隔离治疗。严禁其他儿童与患者及其用品接触；病愈后的护理和卫生是比较重要的，特别是有可能接触的用品（包括家长接触的）应该进行彻底消毒。平时应该加强身体锻炼，增强体质，以减少此病的发生。培养良好的卫生习惯，提高家长认知程度，使家长掌握基本的防治知识和方法。

第四节　流行性腮腺炎

流行性腮腺炎是由腮腺炎病毒引起的小儿时期常见的急性呼吸道传染病。以腮腺肿大、疼痛为特征，各种涎液腺及其他器官均可受累，系非化脓性炎症。

腮腺炎病毒为RNA病毒，属副黏液病毒，仅一个血清型，存在于患者唾液、血液、尿液及脑脊液中。此病毒对理化因素抵抗力不强，加热至56℃ 20分钟或甲醛、紫外线等很容易使其灭活，但在低温条件下可存活较久。人是病毒的唯一宿主。

腮腺炎病毒经口、鼻侵入人体，在局部黏膜上皮细胞中增生，引起局部炎症反应，然后进入血液产生病毒血症。病毒经血液至全身各器官，首先使腮腺、颌下腺、舌下腺、胰腺、性腺等发生炎变，也可侵犯神经系统。在这些器官中病毒再度繁殖，散布至第一次未曾侵入的其他器官，引起炎症，临床上呈现不同器官相继出现病变的症状。

一、临床表现

潜伏期2～4周，平均16～18天。

前驱期1～2天，症状较轻，表现为中度发热、全身不适、乏力、食欲减退等。之后腮腺肿大，通常一侧先肿大，2～3天后另一侧也肿大，也有仅局限于一侧肿大者。腮腺肿大的特点：以耳垂为中心，向前、后、下发展，边缘不清，表面发热但不红，有疼痛及触痛，张口和咀嚼时疼痛加剧；肿痛3～5天达高峰，1周左右消退；腮腺管口红肿，压之无脓。颌下腺、舌下腺、颈淋巴结可同时受累。

腮腺炎常见的并发症是脑膜脑炎、睾丸炎或卵巢炎，偶见多发性神经根炎、耳聋、胰腺炎、心肌炎等。

二、辅助检查

（一）实验室检查

外周血白细胞数正常或偏低，淋巴细胞相对升高。血清抗腮腺炎病毒S抗体阳性，或抗腮腺炎病毒IgM阳性，或血、尿、唾液中病毒分离阳性。血与尿液淀粉酶升高，并发胰腺炎时显著升高，脂肪酶也升高并发脑膜脑炎者脑脊液检查细胞数明显升高，以淋巴细胞为主，蛋白正常或稍高，糖与氯化物正常。并发肾小球肾炎时有蛋白尿与血尿。

（二）特殊检查

并发脑膜脑炎时可有脑电图异常。并发心肌炎时心电图检查有ST段下降或心律失常。并发感音性耳聋时听力检查示感音性耳聋。

（三）诊断要点

根据患儿的临床表现，结合辅助检查结果可以诊断。

三、治疗原则

主要是对症和支持治疗。急性期忌酸性食物，多饮水，保持口腔卫生，高热者给予退热剂或物理降温，发病早期使用干扰素等抗病毒药物，也可用中药内服或外用。出现并发症时给予相应对症处理。

四、护理诊断

（一）疼痛

与腮腺非化脓性炎症有关。

（二）体温过高

与病毒感染有关。

（三）潜在并发症

1. 脑膜脑炎与病毒侵犯脑组织有关。
2. 睾丸炎与病毒侵犯睾丸有关。

五、护理措施

（一）减轻疼痛

保持口腔清洁，口腔内残留食物易致细菌繁殖，用温盐水漱口或多饮水，以预防继发感染。做好饮食护理，患儿常因张口及咀嚼食物使局部疼痛加重，影响进食，应给予富有营养、易消化的半流质或软食。忌酸、辣、硬而干燥的食物，以免引起唾液分泌增多、肿痛加剧。减轻腮腺肿痛，采用局部冷敷收缩血管，减轻炎症充血程度及疼痛。用如意金黄散调食醋敷于患处，保持药物湿润，以发挥药效并防止干裂引起疼痛。或采用氦氖激光局部照射减轻局部症状。

（二）降温

监测体温，保证休息，防止过劳，减少并发症的发生。发热伴有并发症者应卧床休息至热退，鼓励患儿多饮水以利汗液蒸发散热。控制体温，采用头部冷敷、温水擦浴进行物理降温或服用适量退热剂。可遵医嘱于发热早期给予干扰素或板蓝根抗病毒治疗。

（三）病情观察

注意有无脑膜炎、睾丸炎、急性胰腺炎等临床征象，并给予相应治疗及护理。发生睾丸炎时可用丁字带托起阴囊，局部间歇冷敷以减轻疼痛。

（四）预防感染的传播

发现腮腺炎患儿后立即采取呼吸道隔离措施，直至腮腺肿大消退后3天。有接触史的易感儿应观察3周。流行期间应加强托幼机构的晨检。居室应空气对流，对患儿口、鼻分泌物及污染物应立即消毒。易感儿可接种减毒腮腺炎活疫苗。

六、健康教育

无并发症的患儿一般在家中隔离治疗，指导家长做好隔离、饮食、用药等护理，学会观察病情，若有并发症表现，应及时送医院就诊。做好患儿及家长的心理护理，介绍减轻疼痛的方法，使患儿配合治疗。

第五节　中毒型细菌性痢疾

细菌性痢疾是由志贺菌属引起的肠道传染病，中毒型细菌性痢疾是急性细菌性痢疾的危重型，起病急骤，临床以突发高热、嗜睡、反复惊厥、迅速发生休克和昏迷为特征，病死率高。

中毒型细菌性痢疾由痢疾杆菌引起，该菌属志贺菌属，革兰染色阴性。按其抗原性不同可分为4群39个血清型，各群、型之间无交叉免疫。痢疾杆菌对外界环境抵抗力较强，在水果、蔬菜及10℃水中能生存1~2周，但对各种化学消毒剂敏感。中毒型细菌性痢疾大多是由于患儿进食不洁的食物所致。痢疾杆菌经口进入结肠，侵入肠黏膜上皮细胞和黏膜固有层，在局部迅速繁殖并裂解，产生大量内毒素和少量外毒素，导致全身微血管痉挛，引起周身和（或）脑的急性微循环障碍，产生休克、DIC、脑水肿及颅内压增高。

一、临床表现

本病潜伏期多为1~2天，短则数小时。起病急、发展快、高热（体温可高于40℃），常在肠道症状出现前发生惊厥，短期内可出现中毒症状。肠道症状多不明显甚至无腹痛、腹泻，也有在发热、血便后2~3天发展为中毒型。根据临床特点可分为以下几型：

（一）休克型

主要表现为感染性休克。早期为微循环障碍，可出现精神萎靡、面色苍白、四肢厥冷、脉搏细速、呼吸急促，血压正常或偏低，脉压小；后期微循环瘀血、缺氧、口唇及甲床发绀、皮肤发花，血压下降或测不出，可伴有心、肺、血液、肾脏等多器官功能障碍。

（二）脑型

以颅内压增高、脑水肿、脑疝和呼吸衰竭为主。早期有嗜睡、呕吐、头痛、血压偏高等表现，心率相对缓慢。随着病情的进展很快进入昏迷、频繁或持续惊厥。双侧瞳孔大小不等、对光反射消失，呼吸深浅不一、节律不整甚至呼吸停止。此型较严重，病死率高。

（三）肺型

又称呼吸窘迫综合征，以肺的微循环障碍为主，常在脑型或休克型的基础上发展而来，病情危重，病死率高。

（四）混合型

上述两型或三型同时或先后出现，是最为凶险的情况，病死率很高。

二、辅助检查

（一）大便常规

大便黏液脓血样，镜检有成堆的脓细胞、红细胞和吞噬细胞。

（二）血常规

白细胞总数多增高至（10~20）×10^9/L及以上，以中性粒细胞为主。当有DIC时，血小板明显减少。

（三）大便培养

可分离出志贺菌属痢疾杆菌。

（四）免疫学检测

可采用免疫荧光抗体等方法检测粪便的细菌抗原，有助于早期诊断。

三、诊断要点

大便培养出痢疾杆菌、检测粪便的细菌抗原后可以确诊。

四、治疗原则

（一）降温止惊

迅速降温止惊是防止病情进一步发展的重要措施，经药物及物理降温无效或躁动不安、反复惊厥者，可给予亚冬眠疗法，尽快使体温保持在37℃左右；反复惊厥者可用地西泮、水合氯醛止惊。

（二）病原治疗

选用对痢疾杆菌敏感的抗生素静脉用药，如头孢噻肟钠等第三代头孢类。病情好转后改口服，疗程不短于5~7天，以减少恢复期带菌。

（三）防治脑水肿

及早应用血管扩张剂，以改善脑血管痉挛，可采用亚冬眠疗法和山莨菪碱。

（四）防治呼吸衰竭

尽早吸痰、吸氧，保持呼吸道通畅，如出现呼吸衰竭则使用呼吸兴奋剂或辅以机械通气等。

（五）防治循环衰竭

扩充血容量，维持水、电解质平衡，可用2∶1等张含钠液或5%低分子右旋糖酐扩容和疏通微循环，病情好转后继续滴注葡萄糖盐水，全日补液量根据病情和尿量来定；用5%碳酸氢钠溶液纠正酸中毒；用莨菪碱类药物或多巴胺解除微循环痉挛；根据心功能情况使用毛花苷丙。

五、护理诊断

（一）体温过高

与痢疾杆菌毒素作用有关。

（二）组织灌注量的改变

与机体的高敏状态和毒血症致微循环障碍有关。

（三）有传播感染的可能

与病原体排出有关。

（四）潜在并发症

脑水肿、呼吸衰竭等。

六、护理措施

（一）高热的护理

卧床休息，监测体温，综合使用物理降温、药物降温等方法，必要时给予亚冬眠疗法。使体温在短时间内降至37℃左右，防止高热惊厥致脑缺氧、脑水肿加重。

（二）休克的护理

患儿取仰卧中凹位，注意保暖，严密监测患儿生命体征，密切监测病情。建立有效的静脉通道，调节好输液速度，观察尿量并严格记录出入液量。

（三）腹泻的护理

记录大便次数、性状及量。供给易消化流质饮食，多饮水，不能进食者静脉补充营养。勤换尿布，便后及时清洗，防止臀红发生。及时采集大便标本送检，必要时用取便器或肛门拭子采取标本。

（四）预防感染的传播

对饮食行业及托幼机构的工作人员应定期做大便培养，及早发现带菌者并积极治疗。对患儿采取肠道隔离至临床症状消失后1周或3次大便培养阴性为止。加强饮水、饮食、粪便的管理及灭蝇。养成良好的卫生习惯，如饭前便后洗手、不喝生水、不吃变质不洁食物等。在细菌性痢疾流行期间，易感者口服多效价痢疾减毒活疫苗，保护可达85%～100%，免疫期维持6～12个月。

七、健康教育

指导家长与患儿注意饮食卫生，不吃生冷、不洁食物，养成饭前便后洗手的良好卫生习惯。向患儿及家长讲解菌痢的传播方式和预防知识。

第六节　结核病

结核病是由结核分枝杆菌引起的一种慢性感染性疾病，以原发型肺结核病最常见，严重病例可引起血行播散，发生粟粒性肺结核病或结核性脑膜炎，后者是小儿结核病致死的主要原因。

人型结核杆菌是人类结核病的主要病原体。结核菌侵入机体后4～8周产生T细胞介导的免疫反应和迟发型变态反应，适当的变态反应，说明机体抵抗力最强；变态反应过弱，说明机体反应性差，细胞免疫功能低；而变态反应过强时，能加剧炎症反应，发生干酪样坏死，造成组织严重损伤或结核菌播散。

一、原发型肺结核病患儿的护理

（一）概述

原发型肺结核是结核杆菌初次侵入人体后发生的原发感染，是小儿肺结核的主要类型，包括原发综合征和支气管淋巴结结核。原发综合征由肺原发病灶、局部淋巴结病变和两者相连的淋巴管炎组成，支气管淋巴结结核以胸腔内肿大淋巴结为主。

结核杆菌属分枝杆菌，革兰染色阳性，抗酸性染色呈红色，分为4型：人型、牛型、鸟型、鼠型。对人类致病的主要是人型和牛型，我国小儿结核病大多由人型结核杆菌引起。

（二）诊断

1. 临床表现

轻者可无症状，仅在X线检查时被发现。一般起病缓慢，可有长期低热、盗汗、食欲减退、疲劳等结核中毒症状。婴儿一般比年长儿症状明显，可表现为急性高热，但一般情况尚好，与发热不相称，持续2～3周后为低热，较重者可有下列表现。

（1）结核中毒症状。

（2）压迫症状，如百日咳样的痉挛性咳嗽、喘鸣、肺不张、声音嘶哑等。

（3）结核过敏表现，如疱疹性结膜炎、结节性红斑等。

（4）体征：可见周围淋巴结有不同程度的肿大，肺部体征可不明显，与肺内病变不一致。

2. 辅助检查

（1）胸部X线检查：诊断小儿肺结核病的主要方法，原发综合征胸部X线呈典型哑铃"双极影"。支气管淋巴结结核病X线表现为肺门淋巴结肿大，边缘模糊者称为炎症型，边缘清晰者称为结节型。

（2）结核菌素试验：呈强阳性或阴性转为阳性。

3. 诊断要点

早期诊断很重要。应结合病史、临床表现及其有关检查进行综合分析。

（三）治疗原则

主要应用抗结核药物治疗。抗结核药物包括杀菌药物和抑菌药物。杀菌药物有全杀菌药物如异烟肼（INH）和利福平（RFP），和半杀菌药物如链霉素（SM）和吡嗪酰胺（PZA）。抑菌药物常用者有乙胺丁醇（EMB）及乙硫异烟胺（ETH）。

1. 无明显症状的原发型肺结核

选用标准疗法，每日服用INH、RFP和（或）EMB，疗程9~12个月。

2. 活动性原发型肺结核

宜采用直接督导下短程化疗（DOTS）。强化治疗阶段联用3~4种杀菌药：INH、RFP、PZA或SM，2~3个月以INH、RFP或EMB巩固维持治疗。常用方案为2HRZ/4HR。

（四）护理诊断

1. 营养失调：低于机体需要量

与食欲缺乏、疾病消耗过多有关。

2. 活动无耐力

与结核中毒有关。

3. 有传播感染的危险

与患儿可排出耐受力与致病力较强的结核杆菌有关。

（五）护理措施

1. 保证营养供给

结核病是一种慢性消耗性疾病，饮食护理特别重要，应尽量提供患儿喜爱的食物，以增进食欲。给予患儿高能量、高蛋白、高维生素的饮食，如牛奶、鸡蛋、瘦肉、鱼、豆腐、新鲜水果、蔬菜等，以增强抵抗力，促进机体修复和病灶愈合。

2. 建立合理的生活制度

保持居室空气新鲜，阳光充足；保证足够的睡眠时间，减少体内消耗，促进体力恢复；除严重的结核病应绝对卧床休息外，一般不过分强调绝对卧床；可做适当的室内、室外活动，呼吸新鲜空气，增强抵抗力；积极防治各种急性传染病，避免受凉引起上呼吸道感染，导致病情恶化；肺结核病患儿出汗多，尤其是夜间，应及时更换衣服。

3. 用药护理

由于抗结核药物大多有胃肠道反应，故要注意患儿食欲的变化。有些药物对肝、肾有损伤，患儿应定期检查肝功能、尿常规。使用链霉素的患儿，尤其要注意有无发呆、抓耳挠腮等听神经损害的现象，若有应及时和医生联系，以决定是否停药。

4. 预防感染传播

结核病患儿活动期应实行呼吸道隔离措施，对患儿呼吸道分泌物、痰杯、餐具等进行消毒处理，避免与其他急性传染病患者（如麻疹、百日咳等患者）接触，以免加重病情。

5. 心理护理

结核病病程长，治疗用药时间长。幼儿常惧怕服药、打针，担心受到同龄小朋友的冷遇；年长儿担心学业受到影响；家长担心疾病威胁小儿生命和自身的经济承受能力等。护士应多与患儿及其家长沟通，了解心理状态，介绍病情及用药情况，消除其顾虑，树立战胜疾病的信心。

（六）健康教育

向家长和患儿介绍肺结核病的病因、传播途径和消毒隔离措施。指导家长对活动性原发型肺结核病患儿采取呼吸道隔离措施，并对居室、痰液、痰杯、食具、便盆等进行消毒。指导家长做好日常生活、取食护理。休息、空气、阳光、营养是结核病患儿康复的重要条件。告诫家长，使用抗结核病药物是治愈肺结核病关键，治疗期间应坚持全程正规服药，避免擅自中止治疗等；告知所用抗结核病药物有可能出现的不良反应，并指导家长密切观察，特别是治疗时间较长的患儿，如发现变化应及时就诊；定期复查，以便了解治疗效果和药物使用情况，根据病情调整治疗方案。

二、急性粟粒性肺结核

急性粟粒性肺结核或称急性血行播散性肺结核，是结核分枝杆菌经血行播散而引起的肺结核，是原发综合征发展的后果，主要见于婴幼儿。年龄幼小，患麻疹、百日咳或营养不良时，机体免疫力低下，特别是人类免疫缺陷病毒（HIV）感染，易诱发本病。

致病菌同原发型肺结核。多在原发感染后3~6个月发生。

（一）临床表现

1. 起病多急骤，婴幼儿多突然高热（39～40℃），呈稽留热或弛张热，常持续数周或数月，多伴有寒战、盗汗、食欲缺乏、咳嗽、面色苍白、气促和发绀等。

2. 约50%以上的患儿在起病时就出现脑脊髓膜炎征象。

3. 部分患儿伴有肝脾以及浅表淋巴结肿大等。

4. 6个月以下婴儿粟粒性结核的特点为发病急、症状重而不典型，累及器官多，特别是伴发结核性脑脊髓膜炎者居多，病程进展快，病死率高。

5. 全身性粟粒性结核患者的眼底检查可发现脉络膜结核结节，后者分布于视网膜中心动脉分支周围。

（二）辅助检查

1. X线检查

发病2～3周后胸部摄片可发现大小一致、分布均匀的粟粒状阴影，密布于两侧肺野。

2. 肺部CT

肺部CT扫描可见肺影显示大小、密度、分布一致粟粒影，部分病灶有融合。

3. 其他

（1）结核菌素试验可呈假阴性。

（2）痰或胃液中可查到结核杆菌。

（三）治疗原则

1. 抗结核药物

目前主张将抗结核治疗的全疗程分强化抗结核治疗阶段和维持治疗两个阶段，此方案可提高疗效。前者于治疗开始时即给予强有力的四联杀菌药物，如INH、RFP、PZA及SM。开始治疗越早，杀灭细菌的效果越好，以后产生耐药菌的机会越小，此法对原发耐药病例也有效。

2. 肾上腺糖皮质激素

中毒症状重及呼吸困难者，在应用足量抗结核药物治疗的同时加用泼尼松

1~2 mg/（kg·d），疗程1~2个月。

（四）护理诊断

1. 体温过高

与结核杆菌感染有关。

2. 气体交换受损

与肺部广泛结核病灶影响气体交换有关。

（五）护理措施

1. 维持正常体温

监测体温，观察体温变化，体温过高时给予物理降温，必要时按医嘱药物降温，保证摄入充足的营养和水分。

2. 改善呼吸功能

保持室内空气新鲜，温度在18~22℃，湿度50%~60%。尽量使患儿安静，以减少氧的消耗。及时清除呼吸道分泌物，保持气道通畅。经常变换体位，叩击背部，利于排痰。凡有呼吸困难、口唇发绀、烦躁等情况应变即给氧。

四、结核性脑膜炎

结核性脑膜炎简称"结脑"，是结核杆菌侵犯脑膜所引起的炎症，是小儿结核病中最严重的类型。常在结核杆菌原发感染后1年内发病，尤其是初次感染结核杆菌3~6个月最易发生结核性脑膜炎，多见于3岁以内的婴幼儿。结核性脑膜炎是小儿结核病致死的主要原因。

小儿中枢神经系统发育不成熟、血-脑屏障功能不完善、免疫功能低下，与本病的发生密切相关。结核性脑膜炎常为全身粟粒性结核病的一部分，通过血行播散而来。少数病例也可由脑实质或脑膜的结核病灶破溃，结核分枝杆菌进入蛛网膜下腔及脑脊液中所致。偶见脊椎、颅骨或中耳与乳突的结核病灶直接蔓延侵犯脑膜。

（一）临床表现

起病较缓慢，临床上大致可分为3期。

1．早期（前驱期）

1～2周，主要表现为性格改变，神情呆滞，对周围事物不感兴趣，易疲倦或烦躁不安，低热、厌食、盗汗、消瘦、便秘及不明原因的呕吐，年长儿可诉轻微头痛。

2．中期（脑膜刺激期）

1～2周，由于颅内压逐步增高，患儿出现持续性头痛，呕吐频繁、常呈喷射状，逐渐出现嗜睡、意识障碍。典型脑膜刺激征多见于年长儿，表现为颈项强直、Kernig征、Brudzinski征阳性。婴儿主要表现为前囟饱满或膨隆，骨缝裂开。此期常出现颅神经障碍，最常见的为面神经瘫痪，其次为动眼神经和展神经瘫痪。部分患儿出现脑炎体征。

3．晚期（昏迷期）

1～3周。上述症状逐渐加重，由意识模糊、半昏迷进入昏迷，阵挛性或强直性惊厥频繁发作。患儿极度消瘦，呈舟状腹。常出现水、电解质紊乱最终可因颅内压急剧增高引起脑抑导致呼吸及循环中枢麻痹而死亡。

（二）辅助检查

1．脑脊液检查

压力增高，外观透明或呈毛玻璃样，静置12～24小时后，可有蜘蛛网状薄膜形成，取之涂片检查，可查到结核杆菌。白细胞增高，总数为（50～500）×10^6/L，分类以淋巴细胞为主，糖和氯化物含量同时降低（为结核性脑膜炎典型改变）、蛋白定量增加。

2．胸部X线检查

80%～90%可见结核病改变。

3．眼底镜检查

查见脉络膜粟粒状结核结节对确诊结核性脑膜炎有意义。

4．头颅CT检查

可显示结核病灶的变化，对估计预后、指导治疗有意义。

（三）治疗原则

抗结核病治疗和降低颅内压是重要措施。

1. 抗结核病治疗

联合应用易透过血–脑屏障的抗结核病杀菌药物，分阶段治疗。

（1）强化治疗阶段：联合使用INH、RFP、PZA及SM，疗程3～4个月。

（2）巩固治疗阶段：继续用INH、RFP或EMB。RFP或EMB 9～12个月。抗结核病药物总疗程不少于12个月，或待脑脊液恢复正常后继续治疗6个月。早期患儿采用9个月短程治疗方案（3HRZS/6HR）有效。

2. 降低颅内高压

（1）脱水药：常用20％甘露醇，一般剂量每次0.5～1.0 g/kg，于30分钟内快速静脉注射。4～6小时一次，脑疝时可加大剂量至每次2 g/kg。2～3天后逐渐减量，7～10天停用。其作用机制为使脑脊液渗入静脉而降低颅内压。

（2）利尿药：一般应于停用甘露醇前1～2天时加用乙酰唑胺，每天20～40 mg/kg（<0.7 g/d），分2～3次口服。该药是碳酸酐酶抑制药，可减少脑脊液的产生而降低颅内压。

3. 糖皮质激素

能抑制炎症渗出从而降低颅内压，可减轻中毒症状及脑膜刺激症状，有利于脑脊液循环，并可减少粘连，从而减轻或防止脑积水的发生。一般使用泼尼松，每天1～2 mg/kg（<45 mg/d），1个月后逐渐减量，疗程8～12周。

（四）护理诊断

1. 潜在并发症：脑疝。

2. 营养失调，低于机体需要量：与摄入不足及消耗增多有关。

3. 有皮肤完整性受损的危险：与长期卧床、排泄物刺激有关。

（五）护理措施

1. 帮助控制颅内压

（1）观察体温、脉搏、呼吸、血压、神志、惊厥、双瞳大小及对光反射情况等，早期发现颅内高压或脑疝，便于及时采取抢救措施。

（2）患儿应绝对卧床休息，保持室内安静，护理操作尽量集中进行，减少对患儿的刺激。

（3）遵医嘱使用糖皮质激素、脱水剂、利尿剂和呼吸兴奋剂。配合医生为患儿做腰椎穿刺，颅内压高时腰椎穿刺应在应用脱水剂半小时后进行，腰穿后去枕平卧4~6小时，以防脑疝发生。

（4）对急性脑积水或慢性脑积水急性发作者，用药物降低颅内压无效，护士应随时做好侧脑室穿刺术前的准备工作。

2. 饮食护理

为患儿提供足够热量、蛋白质及维生素的食物，以增强机体抗病能力。进食宜少量多餐，耐心喂养。对昏迷不能吞咽者，可鼻饲或由静脉补液，以维持水、电解质平衡。

3. 皮肤、黏膜的护理

保持床单干燥、整洁。大小便后及时更换尿布，清洗臀部。呕吐后及时清除颈部、耳部残留的物质。昏迷及瘫痪患儿，每2小时翻身、拍背1次。对眼睑不能闭合者，可涂眼膏并用纱布覆盖，保护角膜。每天清洁口腔2~3次，以免因呕吐致口腔不洁、细菌繁殖或并发吸入性肺炎。

（六）健康教育

1. 给家长解释治疗方法，强调早期、适量、联合、规律、全程、分段治疗的重要性。教会家长做好病情及药物毒副反应的观察，定期门诊随访，停药后随访观察3~5年，防止复发。

2. 对留有后遗症的患儿，指导家长对瘫痪肢体进行被动活动等功能训练，或按摩、理疗、针灸，防止肌挛缩。对失语和智力低下者，进行语言训练和适当教育。

第十二章　儿童营养障碍性疾病的诊疗与护理

第一节　儿童青少年营养

一、学龄儿童和青少年营养

（一）营养特点

多数学龄儿童体格仍维持稳步的增长，除生殖系统外的其他器官、系统，包括脑的形态发育接近成人水平，肌肉发育较好。乳牙脱落，恒牙萌出，口腔咀嚼吞咽功能发育成熟，消化吸收能力基本达成人水平。学龄儿童学习任务重、体育活动量大，但发育的性别、活动强度存在差异，能量摄入量需满足生长速度、体育活动需要，保证优质蛋白质供给，各种矿物质如钙、铁、锌和维生素的需要较前增加。部分学龄青少年出现第二生长高峰，生长加速，能量和蛋白质的需要量明显增加，易发生营养不足或过剩。但目前尚缺乏青少年营养需要的科学证据。2013版《中国居民膳食营养素参考摄入量》按青少年年龄、性别和活动水平推荐膳食参考量，如能量推荐量是青少年能量摄入平均值，据青春期生长速度和身体组成成分计算蛋白质RNIs。青少年生长速度、体育活动和新陈代谢率个体差异大，难以据发育成熟度计算。基层儿科医生、儿童保健医生评价青少年个体营养状况时应据儿童体格发育水平、膳食、临床、生化资料综合评价。

青少年时期为生长发育第二高峰，总能量和营养素需要高。如总能量的20%～30%用于生长发育；女童蛋白质平均摄入量为60 g/d，男童75 g/d；50%蛋白质源于动物和大豆蛋白质，以提供丰富的必需氨基酸，满足快速生长发育需要。青春期儿童骨骼快速增长，青春期增加45%骨量，矿物质的需求量要大于儿童期或成年期。如钙推荐摄入量应达1000～1200 mg/d，锌推荐摄入量需增至9～11 mg/d；女童铁推荐摄入量为18 mg/d，男童则16 mg/d；男女童碘的需要量均为110～120 μg/d；各种维生素的需要也增加。学龄儿童、青少年营养素摄入可参考2013年中国营养学会公布《中国居民膳食营养素参考摄入量》。

（二）膳食安排

学龄儿童、青少年膳食安排与成人相同，需保证足够的能量和蛋白质的摄入，主食宜选用可保留B族维生素的加工粗糙的谷类，据季节及供应情况做到食物种类多样，搭配合理，提高食物的营养价值；提供含钙丰富的食物，如乳类和豆制品。

学龄儿童、青少年食物摄入可参考中国学龄儿童、青少年食物参考摄入量（表12-1）与美国心脏协会发表《儿童、青少年预防心血管疾病的膳食指南》的有关内容（表12-2）。

表12-1　学龄儿童、青少年食物参考摄入量（日）

食物种类	食物参考摄入量
谷类（g）	350
蔬菜类（g）	300
水果类（g）	50～100
鱼虾类（g）	100～125
禽畜肉类（g）	100～125
蛋类（g）	50
液态奶（mL）	250
大豆及豆制品（g）	20～30
烹调油（g）	10～15
食糖	15

表12-2　美国儿童、青少年膳食指南

食物	9~13岁（女）	9~13岁（男）	14~18岁（女）	14~18岁（男）
能量（卡）	1400~2200	1600~2600	1800~2400	2000~3200
动物性食物（盎司）	4~6	5~6.5	5~6.5	5.5~7
水果（杯）	1.5~2	1.5~2	1.5~2	2~2.5
蔬菜（杯）	1.5~3	2~3.5	2.5~3	2.5~4
谷类（盎司）	5~7	5~9	6~8	6~10
牛奶（杯）	2.5~3	3	3	3

注：能量摄入与生长及活动量有关，1盎司=28.3495231 g，1杯=240 mL

二、易出现的营养问题

（一）缺铁性贫血

青春期儿童生长发育快速，对铁的需求量增加。青少年男性肌肉发育较好，血容量扩大，血红蛋白浓度提高；青少年女性铁摄入不足、经期流血过多可致缺铁性贫血。因此，青春期要注意增加铁的营养摄入，预防缺铁性贫血。

（二）神经性厌食

神经性厌食是青少年女性较常见一种进食行为障碍。常因过度担心自己的体型和体重，以控制食物摄入或采取过度运动、呕吐、导泻等方法限制食物摄入，体重显著下降。

神经性厌食可导致儿童严重营养不良，甚至极度衰竭危及生命，影响青少年身心健康与发育。

（三）超重／肥胖

儿童青少年超重/肥胖可增加成年后患糖尿病、心血管病和某些肿瘤等慢性病发病风险。早期筛查、诊断和评估肥胖儿童及其健康风险，并及早进行干预，是遏制我国日益严峻的慢性病上升趋势的关键环节。

第二节　幼儿和学龄前儿童营养

一、幼儿营养

（一）营养特点

幼儿生长发育较婴儿期减慢，但仍处在快速生长发育的时期，而且活动量较婴儿期增多，仍需要保证充足的能量和优质蛋白质。幼儿期儿童消化代谢功能仍不成熟，乳牙陆续萌出，但咀嚼功能尚不成熟；胃容量较婴儿增加，但进食量仍有限。胃肠道消化吸收对外界不良刺激的防御功能尚不成熟。幼儿自己喂哺的意识强烈，能逐渐自己使用杯子、匙进食，开始有控制进食情景的意识，如玩弄食物、有接受和拒绝食物的行为。

《中国居民膳食推荐指南》建议 1 ~ 3 岁儿童能量推荐量为 1100 ~ 1200 kcal/d，膳食蛋白质 25 ~ 30 g/d。膳食蛋白质、脂肪和碳水化合物占总能量比例分别是 12% ~ 15%，30% ~ 35% 及 50% ~ 60%，优质蛋白质供给量占每日蛋白质总量的 35% ~ 50%。

（二）膳食安排

1. 食物选择

（1）主食：幼儿膳食逐渐以谷类为主食，能接受全谷物和系列加工食品。全谷物产品含B族维生素、镁、铁、纤维、蛋白质和不饱和脂肪酸，可适当选择小米、玉米、黑米等杂粮与大米、小麦搭配；选择新鲜时令蔬菜和水果。

（2）动物类、豆制品食物：肉、鱼、乳制品是优质蛋白质、B族维生素、铁和锌的来源，动物内脏和动物血可交替食用，2岁后应优选低脂产品如鸡肉，瘦猪肉。

（3）奶制品：母亲乳汁充足、幼儿不眷恋人乳、生长正常者可继续给予人乳喂养至2岁，或每日500 mL配方或鲜奶。如幼儿牛奶蛋白过敏可选择低敏配方。美国儿科学会建议2岁后可适当摄入低脂奶。

（4）水摄入量：中国婴幼儿膳食指南建议幼儿每日需水量约1250～2000 mL，约1/2来自水、果汁。据季节和儿童活动量决定饮水量，以不影响幼儿日常饮食为度。幼儿最好的饮料是开水，奶类，而不是饮料。幼儿食物摄入可参考2010年中国营养学会妇幼营养分会公布《中国孕期、哺乳期妇女和0～6岁儿童膳食指南》中关于幼儿、学龄前儿童食物参考摄入量（表12-3）与美国心脏协会发表《儿童、青少年预防心血管疾病的膳食指南》中的有关内容（表12-4）。

表12-3　幼儿、学龄前儿童食物参考摄入量（日）

食物种类	1～3岁	3～6岁
谷类（g）	100～150	180～260
蔬菜类（g）	150～200	200～250
水果类（g）	150～200	150～300
鱼虾类（g）		40～50
禽畜肉类（g）	100	30～40
蛋类（g）		60
液态奶	350～500	300～400
大豆及豆制品（g）	—	25
烹调油（g）	20～25	25～30

表12-4　美国儿童膳食指南

食物	2～3岁	4～8岁（女童）	4～8岁（男童）
能量（卡）	1000～1400	1200～1800	1200～2000
动物性食物（盎司）	2～4	3～5	3～5.5
水果（杯）	1～1.5	1～1.5	1～2
蔬菜（杯）	1～1.5	1.5～2.5	1.5～2.5
谷类（盎司）	3～5	4～6	4～6
牛奶（杯）	2～2.5	2.5～3	2.5～3

注：能量摄入与生长及活动量有关，1盎司＝28.3495231 g，1杯＝240 mL

2. 食物制备与安全

幼儿膳食质地较成人食物软，易于幼儿咀嚼、吞咽和消化。采用蒸、煮、炖、煨等烹调方式，以清淡为宜。少用或不用含味精或鸡精、色素、糖精的调味品，注意食物多样化和色香味更换。避免幼儿摄入易引起窒息和伤害的食物，如小圆形糖果和水果、坚果、果冻、爆米花、口香糖，以及带骨刺的鱼和肉等，少食高脂、高糖食物，快餐食品，碳酸饮料；控制过多含糖饮料的摄入，以免影响食欲和过多能量的摄入。

3. 餐次和进食技能培养

幼儿进餐应有规律，包括定时、定点、适量进餐，仍以每日4～5餐为宜，即早、中、晚正餐、点心1～2次，进餐时间20～25分/次为宜。培养儿童自我进食技能的发展，不规定进食方法（手抓、勺、筷），不强迫进食，2岁后应自我、自由进食。

4. 进食环境

幼儿进餐环境轻松、愉悦，有适宜的餐桌椅及专用餐具。每日有机会与家人共进餐，有助于幼儿接受家庭膳食。进食前应暂停其他活动，避免过度兴奋；专心进食，进餐时不可边吃边玩、边看电视、追逐喂养、责备或训斥儿童。餐前洗手，开始学习用餐时的礼仪。3岁左右的儿童常出现挑食表现，可持续至4岁。尊重儿童对食物的爱好和拒绝态度，给儿童制作可口、营养平衡的食物，使儿童能选择有利自己健康的食物。

二、学龄前儿童营养

（一）营养特点

学龄前儿童生长发育平稳发展，但仍需充足营养素。2013年《中国居民膳食营养素参考摄入量》建议3～6岁学龄前儿童能量推荐摄入量为1200～1400kcal/d，男童高于女童。谷类所含有的丰富碳水化合物是其能量的主要来源。蛋白质的推荐摄入量为30～35g/d，蛋白质供能占总能量的14%～15%，50%源于动物性食物蛋白质，可满足微量元素需要（如锌、铁、碘和维生素）；足量乳制品、豆制品摄入是维持丰富钙营养的有效方法。学龄前儿童食物摄入可参考2010年中国营养学会妇幼营养分会公布《中国孕期、哺乳期妇女和0～6岁儿童膳食指南》

与美国心脏协会发表《儿童、青少年预防心血管疾病的膳食指南》。

（二）膳食建议

1. 食物选择

学龄前儿童口腔功能较成熟，消化功能逐渐接近成人，已可进食家庭成人食物。但需有营养的食物，如新鲜水果、蔬菜、低脂奶制品、瘦肉类（鸡、鸭、鱼、牛、猪、羊肉）、全谷类。正餐时少用汤类代替炒菜，稀饭代替米饭。尽量避免纯能量食物，如白糖、粉丝、凉粉、藕粉等，少吃零食，饮用清淡饮料。

品种多样，膳食平衡，膳食多样化，以满足儿童对各种营养成分的需要，如荤素菜的合理搭配，粗粮、细粮的交替使用，保证蛋白质、脂肪、碳水化合物之间的比例，以及足够的维生素、矿物质摄入。学龄前儿童功能性便秘发生率较高，需适量的膳食纤维，全麦面包、麦片粥、蔬菜是膳食纤维的主要来源。

2. 食物制备

与成人相同，但食物口味仍以清淡为主，不宜添加各类调味品；少油煎、油炸食物，避免刺多的鱼肉。儿童已能逐渐接受部分家庭食物习惯，如酸辣食物。

3. 餐次与进食能力

进食时间基本与成人同步，每天可安排1~2次点心。如幼儿园儿童晚餐时间过早，儿童回家应适当加餐，避免晨起低血糖发生。进食的能量比例宜早餐20%~30%，午餐30%~35%，点心10%~15%，晚餐25%~30%。4岁儿童不再紧握勺或筷进食，能像成人一样熟练用勺或筷自己进食，喜欢参与餐前准备工作。

4. 学习进食礼仪

家长应教儿童餐桌礼仪，如嘴里有食物不宜说话，学会用餐巾纸擦嘴，不越过别人餐盘取食物。家庭的共进餐习惯使儿童可学到更好的餐桌礼仪。比起言教，更重要的是家长的行为，因儿童行为是家长行为的镜子。每天应至少有一次愉快家庭进餐时间，儿童也可参与准备与结束清洁工作，有益儿童对食物的认识和选择，增进交流。

第三节　儿童营养评价

评价儿童营养不良的方法或目的因群体儿童和个体儿童不同。评价群体儿童营养状况（＜5岁）主要通过体格生长水平调查了解流行强度，或为趋势、状况的描述。调查结果与该地区或国家的经济、文化状况有关，可帮助政府决策时提供数据，不涉及任何病因。近年WHO以儿童人群W/H的状况作为儿童人群营养不良流行强度判断标准。评价个体儿童营养状况主要是了解是否存在营养不良，如存在营养不良需要明确是原发的还是继发的、营养不良缺乏的发展阶段等问题，以采取相应的干预措施。

营养不良不是单一疾病，而是一种异常的状态，即可因食物供给不足（灾荒、战争），或食物摄入不当（缺乏知识），或疾病吸收不良使儿童获得的营养素（能量、蛋白质、维生素、矿物质）不能维持正常组织、器官的生理功能，发生营养低下或营养过剩的状况。营养低下是营养素不足的结果，而营养过度是摄入营养素失衡或过量的结果。因此，正确认识营养素缺乏或过剩应按照营养不良的定义从病史中确定高危因素、临床表现，以相应的实验室方法评价营养素代谢的生理生化状况，可概括为"ACDB"，即"A"人体测量（anthropometric measurement）、"C"临床表现（clinical indicators）、"D"膳食评价（dietary assessment）、"B"实验室或生化检查（biochemical or laboratory tests）4步，评估流程与营养素缺乏类型有关。

一、体格测量和评价

儿童生长发育过程对营养的变化极为敏感，能动态反映总体营养状况，及早发现生长异常等原发性营养问题。体格发育监测儿童生长状态及生长速率变化是儿童营养状况评价的最简单和直观方法，质控难度较小，是WHO推荐评价儿童营养状况的首选指标。为正确选择和使用评价标准，须了解所用标准的制定情况，包括代表人群、调查及研究方法、数据表达及界值点等。生长评价是儿童保健工作的重要内容之一。儿童体格生长评价应包括发生长水平、生长速度以及匀称程度三方面。定期监测和评估儿童的生长状况，可早期发现生长偏离，以及时采取病因研究、营养指导、随访及转诊等有效措施，使儿童得到及时诊断和干预治疗。

二、膳食调查与评价

膳食是儿童获得营养的基本途径，是各种原发性营养问题的主要影响因素，无论是社会因素或家庭因素导致的食物短缺，或因饮食行为问题导致营养问题多可从膳食状况上找到原因和防治策略。因此，儿童膳食调查（DS）包括膳食摄入资料和分析评估，了解被调查儿童一定时间内通过膳食所摄取的能量和各种营养素的数量和质量，分析实际的膳食基础资料，评定调查对象正常营养需要能得到满足的程度，是儿童营养状况评价重要内容之一。DID是全面、合理评价儿童营养状况的基础，可同时了解儿童摄入能量、重要营养素水平，以及喂养史、饮食行为状态、对食物偏好等情况。

膳食调查的技术资料多为成人人群的膳食调查与评价。儿童健康工作中所需要开展的膳食调查和评价工作技术和方法学与成人不同。儿童保健和临床营养工作中的膳食评价多以婴幼儿个体为目标，相关的技术和方法应突出针对其膳食特殊性和个体化实施的细节；儿童群体的膳食调查多以托幼机构的学龄前儿童为对象，或部分在校小学生为对象。儿童群体就餐环节多，膳食信息来源收集具有较高挑战性，相应的膳食调查工作需要较高的技术要求。

（一）膳食摄入资料调查

1. 分类

经典的膳食资料调查包括称重法、记账法、化学分析法、询问法和食物频数法等等，可单独进行，也可联合进行，或用于人群，或用于个体的膳食调查；或用于科学研究的专项调查，或用于健康改善的实践。

（1）回顾性膳食摄入资料调查：包括24小时膳食回顾法（24-hour dietary recall）、膳食史法、食物频数法等询问性方法，以及查账法、平衡表法等资料查询性方法。回顾性膳食调查方法可用于人群与个体，调查已经发生的膳食摄入/消费状况，基本特征是调查过程不影响被调查者的饮食生活，不干扰膳食/食物消费。

（2）前瞻性膳食摄入资料调查：包括称重法、记账法、称重记录法、化学分析法等，调查按时间进展同时记录、分析膳食摄入状况的方法。因评价工作与被调查者膳食行为同时进行，影响对被调查对象的饮食生活，特别是入户称量、记录膳食内容时。

（3）即时性膳食摄入资料调查：一种新的膳食调查方法，介于回顾性和前瞻性之间。

2. 儿童膳食摄入资料调查

儿童膳食摄入资料调查多采用24小时膳食回顾法、膳食史法、食物频数法，以及称重记录法。

（1）24小时膳食回顾法

①基本方法：儿童膳食往往在多个环节、场所完成，被调查对象报告24小时内（前一日的午夜至当日午夜）所有食物摄入情况，包括饮料、营养补充剂，进食时间、食物准备方法、商品食物等。被调查对象为儿童代理人，即为制备食物和喂给儿童食物者（如家长、其他抚养人、幼儿园保育员、老师），可较准确回顾和描述过去24小时内儿童摄入的全部食物（包括饮料）的种类和数量（表12-5）；各种食物的摄入量则由调查人员确定。连续多日进行24小时膳食回顾法，可更准确获得儿童食物消耗量。一般多采用连续三日24小时膳食回顾。

②特点：24小时膳食回顾调查方法省力、简便易行。调查过程不影响儿童饮食和进餐，调查结果较客观，易反映儿童日常膳食状况；可连续多日进行，记录不同时间的膳食资料。质控水平决定调查结果，较好的质控结果可量化评估。24小时膳食回顾调查数据的准确性依赖被调查者的记忆和调查者判断膳食内容和食物分量的能力；儿童进食餐次多或被访谈者多则易产生误差。

表12-5 儿童膳食24小时回顾调查表

姓名_____性别_____年龄_____调查日期_____调查地点_____

调查者_____

进餐时间	食物名称[a]	原料名称[b]	原料特征[c]	原料重量（g）	可食部[d]

进餐时间：早餐、午餐、晚餐、零食[e]
据调查目的可补充进餐地点、制作方法和制作地点等内容

注：a.食物名称是儿童在调查期间内所食用的由单一或复合原料烹制的各种即食状态的食品的通俗名称；如主食（米饭），菜名（如西红柿炒鸡蛋）；b.原料名称是烹制食品使用的各种食物原料，采用食物成分表中的名称，如西红柿炒鸡蛋的原料是西红柿、鸡蛋；c.原料重量是各种食物原料市品重量；d.可食部是去掉不可食用部分后剩余部分的重量，以占食物原料市品重量的百分比（查食物成分表）表示；e.零食指餐次间进食的各种食物和饮料（不包括水）

③质量控制：包括调查者培训与调查前的准备工作、被调查者表达能力与依从性等。被调查者有较好记忆与语言表达能力，重视调查活动，积极主动配合；较熟知常见食物和烹调方法。为保证结果真实性，被调查者应无准备参加调查。调查者经充分培训，包括访谈技能，较准确判断膳食内容和食物分量，熟悉食物成分表信息；工作认真、耐心、仔细，尽可能不遗漏信息；了解被调查人群的饮食背景，熟悉常见食物的烹调制作方法和特征。调查前准备充分（材料、表格、食物核对清单、食物图谱、食物成分表、食物模型、烹调器皿称重等）。为避免误差可按季节调查。营养研究要求质控更严格时可入户调查。

虽然食物图谱是常常被考虑辅助食物估量的工具，但回顾性膳食调查往往

难以确定是过去的膳食事件，包括食物的分量、状态、视觉形态等。汪之顼等人研制的《回顾性膳食调查辅助参照食物图谱》设计儿童膳食评估所需要分量和食物形态，借助食物自身形体或者分量对比、背景刻度坐标和日常生活中熟知的物品（易拉罐）等3个视觉参照体系可帮助被访谈者和调查者估计回忆食物的摄取量。

（2）称重记录法

①基本方法：称重记录法用日常的称量工具对被调查对象（个体、家庭或群体）消耗的食物定量评估，由调查对象或抚养者在一定时间内完成，是一种较准确的膳食调查方法。

实际称量各餐进食量，以生/熟食物比例计算实际摄入量是关键（表12-6）。对照"食物成分表"获得当日主要营养素人均量。调查尚包括主餐外的其他食物重量。多应用于集体儿童膳食调查，也可据调查目的选择个人进行膳食调查。

表12-6　膳食调查记录表

早餐就餐儿童人日数：_____　_____年__月__日

	食品物种				
	大米	蛋	…	…	…
生重（kg）					
熟重（kg）					
剩余熟重（kg）					
实际摄入熟重（kg）[a]					
生重/熟重					
实际摄入生重（kg）[b]					
蛋白质（g）					
脂肪（g）					
碳水化物（g）					
钙（mg）					
能量（kcal）					

注：a.实际摄入熟重（kg）＝熟重—剩余熟重；b.实际摄入生重（kg）＝生重/熟重×实际摄入

熟重或摄入熟重/总熟重×总生重（总生重/总熟重×摄入熟重）计算

集体儿童膳食称重调查时常以平均数法分析结果，即从每日摄入食物种类、数量计算各种食物中某营养素的总量，该营养素摄入量/人日数＝人平均营养素摄入量。人日数为三餐人数的平均数。如三餐就餐儿童数相差较大，应按各餐主食量与就餐人数计算人日数（人日数＝早餐主食量/早餐人数＋中餐主食量/中餐人数＋晚餐主食量/晚餐人数）。

个体采用称量法进行膳食调查时，制作过程需单独进行，包括进餐、制备和烹调。因个体膳食量少、操作不便，可结合膳食记录获得食物生重量、熟重与剩余熟食重等。如个体儿童与家庭成员同时进餐，则需要在衡量的全体成员膳食中估计儿童消费的分量。

②特点：称重记录法不依赖被调查者的记忆，故获得的食物摄入量数据较可靠，准确性高，质控较好；连续多日的调查数据可提供个人每日膳食的波动情况，有助调整膳食安排；膳食中的低频食物也可评估。但称重法较复杂，费时（3～4日）费力。因称重记录法为前瞻性调查，相关调查活动和操作易干扰儿童正常饮食和进餐。

③质量控制：需简单培训儿童食物制作人（家长或厨师、配餐员），以主动配合调查。准备调查表格、食物成分表、计算器、秤、标记重量的各种器皿。仔细称量各种食物的生、熟重量，获得较准确的生重/熟重。

（3）记账或查账法：最早、最常用的膳食调查方法。被调查对象或研究者记录一定时期内的所有食物采购量或消耗总量为膳食账目，或者利用家庭、膳食单位已有的膳食账目（采购记录、出入库记录等），研究者用膳食账目计算同期进餐每人的食物日平均摄入量。集体儿童的人均食物摄入量可用食物熟食量—剩余量的熟重/进餐人数。记账法可调查较长时期的膳食（1个月或数月）摄入情况，适于家庭调查、托幼机构、中小学校调查。

①基本方法：建立或获取膳食记录或账目前后均需盘存。详细记录每日食物采购量、每日食物废弃量（变质、丢弃或喂饲动物），确定同时段进餐人数。幼儿园儿童存在年龄与人数差别，不同年龄儿童按能量推荐量折算为某个年龄。

每日食物的摄入量＝食物摄入总量/就餐总人日数，据食物成分表计算食物摄入的各种营养素的量。

②特点：操作较简单，适用大样本调查。因不依赖被调查者和调查者的记

忆，遗漏食物少。被调查单位人员（如托幼机构）经过短期培训可掌握该方法，自行定期自查；适合进行全年不同季节的调查。但调查结果只反映集体托幼机构某阶段的人均摄入量。

③质量控制：准确记录膳食与用餐人日数是获得较准确结果的关键。

（4）膳食史法与食物频数法

膳食史法和食物频数法的调查程序较简单，为较抽象方法，主要获得概括性的膳食信息，适用膳食规律的个体/群体。故儿童、严重肥胖、精神障碍者不宜采用膳食史和食物频数调查方法。

回顾调查膳食状况适宜慢性疾病研究，如心血管疾病，糖尿病和肿瘤及慢性营养不良等或者源于母亲孕期膳食的儿童健康问题，对发病因素分析更有意义。

①膳食史法：经典的膳食分析方法，包括提供所有摄入食物信息。膳食史的调查方法是访谈被调查对象，回顾目前或过去某个时期（1个月、6个月，或一年）总体膳食概况，评估该个体（可集合为群体）某阶段的饮食习惯、膳食行为状况和膳食模式。因方法较费时，准确性不足，膳食史的方法多用于个体的临床诊疗实践，不宜用于流行病学研究。如膳食史方法结合定量的食物频率法，也可据研究目的、对膳食详细程度的需求进行营养流行病学调查，确定食物频率的模式。如蔬菜的消费，可以概括蔬菜的总体消费频率，也可以细化为各大类蔬菜甚至各种蔬菜的消费频率。当食物消耗种类多，季节变化大时，膳食史也可获得较准确的膳食摄入信息。

②食物频率法：或食物频数法。为获得个体膳食史，多采用食物频数法调查。以问卷形式获得被调查者某一段时期内（日、周、月，甚至年）摄取食物的频率方法评价膳食营养状况，包括经常摄入的食物种类、次数。因不强调摄取食物的量，结果为定性资料。频数法膳食调查也可定量和半定量，但调查个体和群体膳食适用性、有效性和准确性较受限。食物频数法多用于大样本流行病调查，分析相对较粗的膳食信息，获得膳食因素与慢性疾病风险之间的关系。大样本量部分弥补数据精确性不足的缺陷。

③膳食史与食物频数法的特点：能迅速获得儿童日常食物摄入种类和摄入量，反映长期营养素摄取模式，作为研究疾病和健康状况与膳食模式关系的依据，或作为指导门诊/社区个体或群体营养的参考依据。

④质量控制：结果依赖被调查者的记忆，准确性差，有一定偏倚。

（5）即时性图像法：因儿童就餐环节多，采用回顾性的询问法（如24小时膳食回顾）与前瞻性的记录法（如称重法）各有优缺点。近年汪之顼等人发展"即时性图像法"适宜个体儿童的膳食调查。

①材料和设备：纸张、塑料或尼龙布为印刷材质的特制的有网格线（1 cm×1 cm）和粗框线（50 cm×38 cm）餐盘背景纸，据材料性质可一次性使用或反复使用；可导出或远程传送数码影像文件的影像解析度＞100万像素的数码照相机（或智能手机）。

②基本方法：儿童需单独进餐（包括零食等），同时将盛有食物的陶瓷平盘置于平铺在台面的餐盘背景纸的框线内，记录该餐各种食物名称和各种配料名称。儿童抚养人从不同角度拍照食物时，需餐盘与背景纸框线同时进入影像画面；如食物较多，可分次拍摄。进餐结束时拍摄剩余食物影像。对质地不均、外形不规则的食物，需从正上方和前、后侧偏45° 多角度拍摄，以尽量获取有助于准确估量的食物信息；质地均匀、外形规则的形态固定食物只拍正上方影像即可。影像文件需按预定规则进行编号、收集，再通过存储介质（U盘）或远程传送（电子邮件、微信、微博等）方式将影像数据文件连同食物记录单传送到后方技术平台（食物估量工作站）。后方技术人员依据膳食影像和食物记录信息，借助预先建立的相关估量参比食物图谱，对受试者进餐食物摄入量进行估计后评价膳食状况。

③特点：有效避免回顾性调查时对记忆和描述能力的依赖，省却称重食物的繁琐过程；即时性图像法易衔接儿童多环节的膳食，将儿童进餐现场情况直接转移到后方技术平台，有利于数据的质量控制；也可分别记录日托儿童在幼儿园与家中进餐食物情况，有助全面评估儿童膳食状况。

后方技术平台采用相同背景的图谱估计摄入食物量后分析完成膳食评估。一般专业人员经过培训可小规模独立实施，如图像法集约化则效率更高。

④质量控制：简单培训儿童抚养人，指导抚养人的拍摄食物影像技术；后方技术平台专业人员采用图谱估计摄入食物量的能力。

（二）儿童膳食资料评价

儿童膳食资料的评价包括食物消费量与相关推荐量进行比较，或者计算出膳食营养素摄入量与相应人群膳食营养素参考摄入量相比较。

1. 食物结构评价

评价的基本方法：将一定时间内调查获得的食物消费量资料按食物分类规则分类、折算后重量合计，获得各类食物日平均摄入量，与权威组织推荐各类食物日适宜摄入量（同年龄、性别儿童）比较。

（1）食物分类：建议按《中国居民膳食指南》的食物分类原则将食物分为谷薯杂豆、蔬菜、水果、畜禽肉类、鱼虾贝类、蛋类、乳和乳制品、大豆和大豆制品、坚果类，以及烹调油脂类食物十大类。

（2）食物量折算：可食部计算和可比较基本状态的折算。食物摄入量以可食部重量计算，将食物的市品重量×可食部比例（查询《中国食物成分表》）。如实际摄入香蕉重量＝香蕉市品180 g×可食部比例59%＝106.2 g。

（3）可比较基本状态折算：将同类食物统一为相同状态的折算。如摄入的鲜玉米则需折算为干玉米的重量后与推荐量比较。乳类食物推荐量是以鲜奶为基本状态，其他状态的乳制品如乳粉、奶酪则需要按照复原比例（奶粉/鲜奶＝1/7），或者按照蛋白质等量原则将奶酪（g）折算为鲜奶（g）后比较。

（4）推荐儿童膳食食物量：（见表12-7）。

表12-7 儿童膳食宝塔推荐膳食

食物类别	6～12月龄	1～3岁	4～6岁
乳类或乳制品	人乳或配方600～800 mL	配方80～100 g或鲜奶350 mL	鲜奶300～400 mL
谷类、薯类及杂豆	谷类40～110 g	100～150 g	180～260 g
蔬菜	25～50 g	150～200 g	200～250 g
水果	25～50 g	150～200 g	150～300 g
蛋类	蛋黄或鸡蛋1个	共100 g	60 g
鱼虾、贝类	共25～40 g		40～50 g
畜禽肉类			30～40 g
大豆、大豆制品	—	—	共25 g
坚果类	—	—	
油脂（烹调油）	5～10 g	20～25 g	25～30 g

动物性食物蛋白质为优质蛋白质。动物性食物蛋白质和脂肪占食物总蛋白质

和脂肪比例有助于判断儿童膳食结构的合理性。婴儿蛋白质需要量与优质蛋白质需要量较高，一般建议婴幼儿＞1/2食物蛋白质应为动物性食物；青少年应至少1/3食物蛋白质来自动物性食物，另1/3食物蛋白质来自大豆制品类食物；宜适当控制动物性食物油脂比例。

2. 营养素摄入水平评价

将调查获得的各种食物消费量资料按食物成分表计算获得儿童日膳食总能量及营养素摄入量，然后与中国居民膳食营养素参考摄入量（DRI）的相关推荐数值比较，对儿童膳食营养状况做出判断。按研究目的也可分别计算食物蛋白质、脂质和碳水化合物提供能量与膳食总能量比（%），评价膳食能量百分比结构。

（1）中国居民膳食营养素参考摄入量数值：可供膳食评价中参考使用。

（2）食物成分表：采用《中国食物成分表》（第6版），部分食物成分可从网上查用其他国家的食物成分数据库，一般多用美国农业部食物成分标准数据库。

（3）膳食营养素摄入量评估：除能量外的营养素摄入量评估需将儿童个体日平均膳食营养素摄入量与DRIs比较，属概论评估（表12-8）。儿童群体的膳食资料（平均值）只需与EAR比较即可，不需要与RNIs比较。

表12-8　个体膳食营养状况判断标准

	DRIs	结论	不足风险概率
平均 摄入量	＜EAR	营养素摄入不足	＞50%
	＞EAR，但≤RNI	营养素摄入不足	2.5%～50%
	≥RNI	营养素摄入充足	
	＞UL	警惕过量	

（4）总能量水平与结构评估：DRI推荐的膳食能量水平是参考人群的平均水平。当评估总能量水平时，个体总能量水平越接近推荐数据，总能量水平适当的可能性越大；同样，群体儿童总能量水平越接近推荐数据，越适当。无论个体与群体，儿童总能量水平偏离推荐水平越远，存在问题的可能性越大。

此外，计算三种供能营养素与膳食总能量比，了解膳食能量百分比结构。不同年龄儿童膳食能量百分比结构不同，如婴儿膳食脂肪供能比较高（＞50%），蛋白质供能8%～15%；＞4岁的儿童、青少年膳食脂肪供能比为20%～30%，蛋白质供能以12%~15%为宜，碳水化合物占总能量的50%~60%。

（5）进食行为评价：包括儿童进餐次数、零食习惯、饮水量以及进食环境等。

第四节　蛋白质—能量营养不良

蛋白质—能量营养不良（PEM）又称营养不良，是多种原因引起的能量和（或）蛋白质长期摄入不足，不能维持正常新陈代谢而导致自身组织消耗的一种营养缺乏症，多见于3岁以下的婴幼儿。临床表现为体重减轻、皮下脂肪减少或消失、逐渐进行性消瘦或皮下水肿，常伴有各个器官不同程度的功能紊乱。临床上分为3种类型：以能量供应不足为主的消瘦型；以蛋白质供应不足为主的水肿型，以及介于两者之间的消瘦-水肿型。

一、临床表现

体重不增是营养不良的早期表现，随营养失调加重，体重逐渐减轻，表现为消瘦，皮下脂肪减少以至消失。皮下脂肪消耗的顺序为：腹部（首先）→躯干→臀部→四肢→面颊（最后）。表现皮肤干燥、苍白、失去弹性，出现额纹，两颊下陷，颧骨凸出，形如老人。肌肉萎缩呈"皮包骨"，肌张力低下。随病情进展，身高也低于正常，表现各系统功能损害，食欲下降，消化吸收不良，常发生呕吐、腹泻；肌肉萎缩、松弛；循环功能低下，出现血压降低、心率减慢、四肢发凉。常伴发营养不良性水肿。精神萎靡不振或烦躁、萎靡交替出现，反应差、体温低于正常、脉搏减慢、心音低钝、血压偏低。婴儿常有饥饿性便秘或腹泻。

表12-9　蛋白质—能量营养不良的分度

临床表现	营养不良程度		
	Ⅰ度（轻度）	Ⅱ度（中度）	Ⅲ度（重度）
体重低于正常均值	15%～25%	25%～40%	40%以上
腹部皮下组织厚度	0.4～0.8 cm	<0.4 cm	消失
身高（长）	正常	低于正常	明显低于正常
消瘦	不明显	低于正常	明显低于正常
皮肤颜色及弹性	正常或稍苍白	苍白、弹性差	多皱纹、弹性消失
肌张力及肌肉情况	正常	明显降低，肌肉松弛	张力明显低下，肌肉萎缩
精神状态	正常	烦躁不安	萎靡、呆滞，抑制烦躁交替
消化功能	尚可	明显低下	极差
并发症	少	有	多见

二、分型

根据体重及身高的减少情况，蛋白质—能量营养不良分为3型。

（一）体重低下型

患儿体重低于同年龄、同性别参照人群值的均值减2SD为体重低下。体重低于均值减（2～3）SD为中度；低于均值减3SD为重度。此项指标主要反映患儿营养不良，但单凭此不能区别急、慢性营养不良。

（二）生长迟缓型

患儿身高低于同年龄、同性别参照人群值的均值减2SD为生长迟缓。身高低于均值减（2～3）SD为中度；低于均值减3SD为重度。此项指标主要反映过去或长期慢性营养不良。

（三）消瘦型

患儿体重低于同性别、同身高参照人群值的均值减2SD为消瘦；体重低于均值减（2～3）SD为中度；低于均值减3SD为重度。此项指标主要反映近期、急性营养不良。

三、辅助检查

第一，血清蛋白测定，血清清蛋白浓度降低为特征性改变，但因其半衰期较长而非早期敏感的指标。视黄醇结合蛋白、前清蛋白、甲状腺结合前清蛋白和转铁蛋白等代谢周期较短的血浆蛋白质具有早期诊断价值。

第二，胰岛素样生长因子1（IGF-1）水平下降，是早期诊断蛋白质营养不良较灵敏、可靠的指标。

第三，酶活性测定，血清中多种酶的活性降低，如血清淀粉酶、脂肪酶和转氨酶等，经治疗后可恢复正常。

第四，血糖和胆固醇水平下降。

第五，其他。血红蛋白和红细胞数量减少，各种电解质、维生素和微量元素的水平降低，生长激素水平升高。

四、治疗

此病应早发现、早治疗，采取综合治疗措施。其中病因治疗是关键。

1. 调整饮食

（1）根据患儿消化能力给予易消化、有营养、富含维生素的饮食。

（2）遵循由少到多、由稀到稠，循序渐进、逐渐补充原则。

（3）根据病情和消化功能调整饮食的量及种类。

2. 促进消化功能

给予助消化药物，如胃蛋白酶、胰酶、多酶片等。

3. 补充营养物质

病情重者可输入氨基酸、清蛋白、新鲜血浆、脂肪乳等。口服葡萄糖20～30 g后用胰岛素2～3 U，1～2周为1个疗程，皮下注射。

4. 促进蛋白质合成

蛋白同化激素如苯丙酸诺龙，每次肌内注射10～25 mg，每周1～2次，连续2～3周。

5. 补充维生素B族，补充元素锌0.5～1 mg/（kg·d）。

6. 控制感染，纠正并发症。

7. 去除病因、治疗原发病。

五、护理诊断

（一）营养失调：低于机体需要量

与能量、蛋白质摄入不足和（或）需要量增加和消耗过多有关。

（二）有感染的危险

与机体免疫功能下降有关。

（三）潜在并发症

营养性缺铁性贫血、维生素A缺乏、感染、自发性低血糖。

（四）生长发育迟缓

与营养物质缺乏，不能满足机体生长发育的需要有关。

（五）知识缺乏

家长缺乏儿童营养与喂养的知识和科学的育儿常识。

六、护理措施

（一）饮食护理

营养不良患儿因长期摄食量少，消化道已适应低摄入量的食物，过快增加摄食量易出现消化不良、腹泻，饮食护理原则为循序渐进，逐渐补充。根据营养不良的程度、消化功能来调整饮食的量及种类。

1. 能量供给

原则为由低到高，逐渐增加。轻度营养不良患儿，从每日251～335 kJ/kg（60～80 kcal/kg）开始，体重达到正常后，再逐渐恢复到正常需要。中、重度营养不良患儿，从167～230 kJ/kg（40～55 kcal/kg）开始，逐步增加到每日502～711 kJ/kg（120～170 kcal/kg）。待体重恢复，再恢复到正常需要量。

2. 食物调整

母乳喂养儿，根据食欲哺乳，按需喂哺。人工喂养儿从稀释奶开始，适应后逐渐增加奶量和浓度。除乳制品外，给予高蛋白食物（蛋类、肝泥、肉末、鱼类等），必要时要素饮食。蛋白质摄入量从1.5~2.0 g/（kg·d）开始，逐渐增至3.0~4.5 g/（kg·d），避免过早给高蛋白饮食引起肝大和腹胀。饮食中应适当补充多种维生素和微量元素（铁、锌等）。

3. 选择合适的喂养方式

若患儿胃肠道功能尚可，尽量采取口服的方式；对于食欲差、吞咽困难、吸吮力弱者可用鼻饲喂养；若胃肠道功能严重障碍，应选择静脉营养。

4. 建立良好的饮食习惯

帮助患儿建立良好的饮食习惯，纠正偏食、挑食的不良习惯。

5. 膳食安排

幼儿的进餐次数以一日三餐，上、下午各加一次点心为宜。早餐应有牛奶或豆浆、鸡蛋，午餐应保证供给足够的能量和蛋白质。

（二）日常护理

适当休息，避免劳累，加强护理。

1. 合理安排起居，提供舒适环境，保证患儿精神愉快和睡眠充足，进行适当的户外活动和体格锻炼，促进新陈代谢。

2. 定期检测体重、身高和皮下脂肪厚度。伴营养不良性水肿患儿，每周测量体重2次，以判断治疗效果；合并严重腹泻伴脱水的患儿，严格记录出入量，静脉输液速度不宜过快或过量，以免引起心力衰竭。

（三）用药护理

按医嘱给予静脉营养疗法。

1. 遵医嘱口服胃蛋白酶、胰酶、B族维生素等，以助消化。

2. 肌内注射蛋白同化类固醇制剂如苯丙酸诺龙，苯丙酸诺龙为油剂，应用粗针头深部注射。同时供给充足热量和蛋白质，以促进蛋白质的合成。

3. 食欲差者给予皮下注射胰岛素，降低血糖，增加饥饿感以提高食欲。皮下注射2~3 U，1次/日，注射前口服葡萄糖20~30 g，每1~2周为1个疗程。输液液量不宜多，速度宜慢，以防止发生心力衰竭。

4. 口服各种消化酶和B族维生素。给予锌制剂，每日口服元素锌0.5～1 mg/kg，可提高味觉敏感度、增加食欲。

（四）预防感染

1. 预防呼吸道感染

实行保护性隔离，必要时住单间，每日室内空气消毒1次，随天气变化调节室温，增减衣服，监测体温变化，发现潜在的感染病灶。

2. 预防消化道感染

注意饮食卫生，加强食具消毒，养成饭前便后洗手、进食后清洁口腔的习惯，保持口腔清洁，做好口腔护理，预防口腔炎症。

3. 预防皮肤感染

保持皮肤清洁、干燥，便后冲洗臀部，勤换尿布，勤洗澡。重度营养不良患儿易发生压疮，应勤翻身，床铺要平整和松软，骨突出部位垫海绵，每日为卧床患儿按摩受压部位2次，静脉穿刺时严格执行无菌操作规程。

4. 气温变化时，要及时增减衣物，调节室温，以防上呼吸道感染。对已合并呼吸道、消化道或皮肤感染者，遵医嘱应用抗生素。病重者输新鲜血浆或丙种球蛋白，以增强抵抗力。

5. 水肿患儿肌内注射药物，进针宜深，拔针后局部用干棉签压迫数分钟，防止药液外渗。

（五）观察病情，防止并发症

定期监测儿童体重、身高、皮下脂肪厚度，并发症观察。

1. 重度营养不良患儿在夜间或清晨易发生自发性低血糖，表现面色苍白、出冷汗、肢冷、脉弱、神志不清、血压下降、呼吸暂停等。出现此种情况需立即报告医生，并备好25%～50%的葡萄糖注射液，配合医生抢救。

2. 观察有无维生素A缺乏症，表现角膜干燥、软化，严重者可失明，可用生理盐水湿润角膜及涂抗生素眼膏，同时口服或注射维生素A制剂。

3. 观察有无毛发干枯、口炎、舌炎、红细胞和血红蛋白减少等缺铁性贫血表现，按医嘱补充铁剂。

4. 观察患儿的病情变化,有无发热、咳嗽、腹泻等感染的表现。

5. 每日记录患儿进食及尿小便情况,以便及时调整营养素摄入量。每周应测体重1~2次,每月测身高一次,定期测量皮下脂肪厚度,以判断治疗效果。

(六)心理护理

患儿多年幼,心理活动简单。重度者反应迟钝、淡漠,对周围事物不感兴趣,性格内向,不能很好适应环境。患儿父母常感焦虑或无能为力。应对患儿体贴关心,建立良好的护患关系,取得患儿及家长的信任,鼓励患儿进行适当的游戏与活动;宣传科学喂养知识,帮助家长选择既能满足营养需求,又经济实惠的适宜食物,做好病情解释工作,有针对性地向家长介绍疾病治疗、护理及预后,使患儿及家长克服焦虑、紧张、恐惧等心理现象,树立治愈信心,促进疾病早日康复。

七、健康指导

第一,向患儿家长讲解营养不良的原因及预防方法,介绍婴儿营养需要,添加辅食的原则、方法。

第二,向家长介绍科学育儿知识,指导合理喂养和合理膳食搭配与制作方法,纠正不良饮食习惯;坚持户外活动,保证充足睡眠。

第三,预防感染,按时预防接种。

第四,及时治疗儿童急慢性疾病,矫治先天畸形患儿。

第五,做好生长发育监测,教会家长使用生长发育监测图,定期测体重,并学会将所测数值标在图上,如发现体重增长缓慢或不增,应及早告知医师并查明原因。

第六,教会重度营养不良患儿的家长观察呼吸、面色、皮肤等变化,以便及时发现自发性低血糖。

第五节　单纯性肥胖

小儿单纯性肥胖是指长期能量摄入超过人体的消耗，导致体内脂肪蓄积过多，体重超过正常范围的营养障碍性疾病。儿童体重超过同性别、同身高人群均值的20%即称为肥胖。单纯性肥胖占肥胖症的95%～97%，不仅影响儿童健康、形象、心理和生理发育，还可延续至成年，也是成人期高脂血症、高血压、糖尿病、冠心病、胆石症、痛风等疾病的诱因。儿童肥胖发生率有增加趋势，儿童肥胖已成为大部分公共健康问题的根源，应重视对本病的防治。

一、临床表现

单纯性肥胖可发生于任何年龄，最常见于婴儿期、儿童期5～6岁和青春期3个年龄阶段，男童多于女童。患儿有喜食高脂肪和甜食的习惯。

（一）症状

食欲旺盛；常有疲劳感、活动后气短或腿痛；因体态肥胖，不爱活动，可有心理障碍，如自卑、胆怯、孤僻等。

（二）体征

皮下脂肪丰满，分布均匀，以胸、腹、髋、肩部显著，腹部膨隆下垂，严重者胸、腹、臀部及股部皮肤出现白色或紫色条纹；男性患儿因股内侧、会阴部脂肪过多致阴茎隐匿；肥胖小儿智力正常，性发育较早，体格发育较正常儿童快，最终导致身高偏矮；严重肥胖者由于脂肪的过度堆积限制了胸部扩展和膈肌运动，使肺通气量不足，可发生肥胖-换氧不良综合征，出现呼吸浅表、缺氧、气急、发绀、红细胞增多，心脏扩大或充血性心力衰竭，甚至死亡。

二、诊断指标

（一）身高标准体重法

儿童肥胖的诊断以体重超过同性别、同身高参照人群均值的10%～19%者为超重，体重超过同性别、同身高参照人群均值20%以上为肥胖。超过均值20%～29%为轻度肥胖；超过30%～49%者为中度肥胖；超过50%者为重度肥胖。

（二）体质指数（BMI）

是指体重（kg）与身高（m）平方之比（kg/m^2）。是评价肥胖的另一指标。小儿体质指数因年龄性别而有差异，评价时应查阅图表。如体质指数在同年龄、同性别第85～95百分位为超重，＞第95百分位为肥胖。

三、辅助检查

常规检查血压、糖耐量、血糖、腰围，根据肥胖的不同程度，其中某些指标出现异常。

第一，多数肥胖儿血清甘油三酯、胆固醇、低密度脂蛋白、极低密度脂蛋白明显增高，高密度脂蛋白正常（HDL）。

第二，常有高胰岛素血症，生长激素水平降低，生长激素刺激试验的峰值也较正常儿童为低。

第三，肝脏超声检查常有脂肪肝。

第四，严重患儿血清β清蛋白增高。

四、治疗

减少产热能性食物的摄入，加强运动。饮食疗法和运动疗法是最主要的措施。同时采取消除心理障碍，配合药物治疗的综合措施。继发性肥胖的患儿应进行原发病的治疗。

药物治疗效果不肯定，有些肥胖患儿采取外科手术治疗减少胃容量，但并发症严重，不适于生长发育期的小儿。

五、护理诊断

（一）营养失调：高于机体需要量

与摄入过多高热量食物、运动量过少、遗传、体内激素调节紊乱有关。

（二）自我形象紊乱

与肥胖引起形象改变有关。

（三）社交障碍

与肥胖造成心理障碍有关。

（四）潜在并发症

高血压、高脂血症、糖尿病。

（五）知识缺乏

患儿及家长缺乏科学合理的营养知识。

六、护理措施

（一）加强日常护理，进行饮食调整

在家庭的配合下，指导患儿家属制订合理饮食计划，改进膳食习惯。注意进食方式和环境，如增加咀嚼次数、减慢进食速度，避免进食时边看电视或边听广播；定期测量体重、身高和皮下脂肪厚度；监测血脂。

（二）饮食疗法

在满足小儿的基本营养及生长发育需要的前提下，为了达到减肥的目的，限制患儿每日摄入的热量，使其低于机体消耗的总能量。①考虑小儿正处于生长发育阶段以及肥胖治疗的长期性，推荐低脂肪、低糖类和高蛋白食谱，在总热量中，糖类、蛋白质和脂肪的比例一般分别为40%～45%、30%～35%和

20%～25%。控制控制总能量的摄入：合适的能量摄入量，即每天应摄入的总能量（kcal）＝理想体重（kg）×（20～25）（kcal/kg）；②保证膳食中维生素和矿物质的供给：新鲜蔬菜、水果、豆类、坚果类和牛奶是维生素和矿物质的主要来源。鼓励患儿多吃体积大、饱腹感明显而热能低的蔬菜类食品，加适量的蛋白质如瘦肉、鱼、禽蛋、豆类及其制品，必要时可服用多种维生素和矿物质制剂；③增加膳食纤维：食用富含膳食纤维的食物，能满足饱腹感但能量较低，并能阻止胆盐的肠肝循环，促进胆固醇排泄，且有一定的通便作用。最好保证每天膳食纤维的摄入量为30 g左右，相当于500～700 g绿叶蔬菜和100 g粗杂粮中所含的膳食纤维。热能分配应加强早、中餐，减少晚餐。避免油煎食品、方便食品、快餐、零食、巧克力等食物；④养成良好的饮食习惯：避免不吃早餐和晚餐过饱，不吃夜宵和高热量快餐，不吃零食，少量多餐，饭前适当饮水或吃水果，细嚼慢咽等。

（三）运动疗法

适量运动能促进脂肪分解，减少胰岛素分泌，使脂肪合成减少，蛋白质合成增加，促进肌肉发育。需兼顾运动的有效性、可行性及趣味性，并注意运动要循序渐进，以运动后轻松愉快、不感到疲劳为原则。长期坚持，否则体重不易下降或下降后又复升。

（四）心理护理

引导患儿正确对待存在的问题，鼓励患儿说出害怕及担忧的心理感受，帮助患儿接纳自身形象，消除因肥胖带来的自卑心理，鼓励参与正常的社交活动，提高患儿坚持控制饮食和运动锻炼的兴趣。

七、健康指导

第一，宣传单纯性肥胖的预防知识及危害性，向患儿家长宣传科学喂养知识，培养儿童良好的饮食习惯，帮助学龄前儿童建立平衡膳食的理念。限制肥肉、油炸食品、奶油食品、糖、巧克力、甜饮料等。

第二，鼓励儿童多参加体育锻炼，创造机会增加患儿活动量。

第三，对患儿实施生长发育监测，定期门诊观察。父母肥胖者更应定期监测小儿体重，以免发生肥胖症。

第四，减轻体重是漫长过程，指导家长经常鼓励患儿树立信心，坚持运动和控制饮食。告诫家长不要用成人方法给患儿盲目减肥。

第六节 维生素 D 缺乏性佝偻病

维生素D缺乏性佝偻病是儿童体内维生素D缺乏导致钙、磷代谢紊乱而引起的一种以骨骼病变为特征的全身慢性营养性疾病，是婴幼儿常见的慢性营养缺乏症，是我国儿童保健重点防治的"四病"之一。随着社会经济文化水平的提高，我国营养性维生素D缺乏性佝偻病发病率逐年降低，病情也趋向轻度。此病多见于2岁以下的婴幼儿。

一、临床表现

多见3个月至2岁的婴幼儿，主要表现为发育最快部位的骨骼改变，也可影响肌肉发育和神经兴奋性改变。临床上将其病程分为四期，即初期、活动期、恢复期、后遗症期。

（一）初期（早期）

多见于6个月以内，尤其3个月左右小婴儿，主要为神经兴奋性增高的表现，易激惹、烦躁、睡眠不安、夜惊。常伴多汗，与室温、季节无关，汗多刺激头皮导致婴儿常摇头擦枕，出现枕秃，此期常无骨骼改变，无佝偻病的特异症状，仅作为临床早期诊断的参考依据。

（二）活动期（激期）

早期维生素D缺乏的婴儿未经治疗，继续加重。出现典型骨骼改变和运动功能及智力发育迟缓。

1. 骨骼改变

（1）头部：3~6个月患儿可有颅骨软化，重者出现乒乓球样感觉；7~8个月患儿有方颅或鞍形颅；前囟增宽及闭合延迟，出牙延迟，牙釉质缺乏易患龋齿。

（2）胸部：胸廓畸形多见1岁左右小儿，会影响呼吸功能，并发呼吸道感染，甚至肺不张。表现为肋骨串珠，以两侧第7~10肋最明显，又称佝偻病串珠；郝氏沟，膈肌附着处的肋骨受膈肌牵拉而内陷形成的横沟；鸡胸（胸骨和邻近软骨向前突起）或漏斗胸（胸骨剑突部凹陷）。

（3）四肢：多见6个月以上小儿，表现手镯或脚镯（腕、踝部形成钝圆形环状隆起）；1岁左右形成"O"形腿或"X"形腿。

（4）患儿会坐或站立后，因韧带松弛可致脊柱后突或侧弯。

2. 运动功能发育迟缓

低血磷使患儿韧带松弛，肌张力低下，表现头颈软弱无力，坐、立、行等运动功能落后，腹肌张力低致腹部膨隆，形如蛙腹。

3. 神经系统

发育迟缓、条件反射形成缓慢、表情淡漠、语言发育落后。

4. 免疫系统

免疫力低下，患儿易感染及贫血。尤其以反复呼吸道感染最常见。

（三）恢复期

经治疗和日照后，患儿症状和体征减轻或消失，精神活泼，肌张力恢复。

（四）后遗症期

多见2岁以后小儿，临床症状消失，仅遗留不同程度的骨骼畸形。

二、辅助检查

（一）血生化检查

初期血清1, 25-（OH）D_3下降，PTH升高，血钙下降，血磷下降，碱性磷酸酶正常或稍高。激期除血清钙稍低外，血磷明显降低，碱性磷酸酶显著增高。

恢复期血钙、磷逐渐恢复正常，碱性磷酸酶需1~2个月降至正常。后遗症期血生化正常。

（二）长骨X线摄片

初期骨骼常无异常改变，X线检查可正常或钙化带稍模糊。激期可见干骺端增宽，临时钙化带模糊，边缘不齐呈毛刷状，骨干密度降低，骨皮质变薄。可有骨干弯曲畸形或青枝骨折，骨折可无临床症状。治疗2~3周后骨骼X线异常表现有所改善，出现不规则的钙化线，以后钙化带致密增厚，骨骺软骨盘<2 mm，骨质密度逐渐恢复正常。后遗症期X线检查骨骼干骺端病变消失。

十、治疗要点

（一）治疗目的

控制活动期，防止骨骼畸形。

（二）治疗原则

口服维生素D为主，增加日照，补充富含维生素D和钙的食物。

（三）活动期治疗

1. 口服维生素D制剂

一般剂量为每日50~100 μg（2000~4000 U/d）或1, 25-（OH）$_2$D$_3$ 0.5~2.0 μg，持续4~6周，根据临床和X线检查骨骼情况，之后改为预防量每日10 g（400 U/d），大于1岁婴儿预防量600 U/d，恢复期服用预防量。

2. 补充钙剂

主张从膳食的牛奶、配方奶和豆制品中获取。只要有足够的牛奶（每天500 mL）不需要补充钙剂，仅在有低血钙表现、严重佝偻病和营养不足时需要补充钙剂。

（四）适于重症佝偻病有并发症或无法口服者

一次肌内注射维生素D$_3$ 7500~15000 μg（40万~60万U），3个月后改预防量。治疗1个月后应复查，若临床表现、血生化指标及骨骼X线异常改变无恢复征象，应与抗维生素D佝偻病鉴别。

（五）后遗症期的治疗

严重的骨骼畸形4岁以后可给予外科手术矫正。

（六）其他

应注意加强营养，保证每日足够奶量，及时引入换乳期食物，坚持每日户外活动。

三、护理诊断

（一）营养失调：低于机体需要量

与日光照射不足和维生素D摄入不足有关。

（二）有感染的危险

与免疫功能低下有关。

（三）生长发育迟缓

与钙磷代谢异常致骨骼、神经发育迟缓有关。

（四）潜在并发症

骨骼畸形、维生素D过量至中毒。

（五）知识缺乏

家长缺乏佝偻病的预防及护理知识。

四、护理措施

（一）调整饮食

提倡母乳喂养，按时添加辅食，给予富含维生素D、钙、磷和蛋白质的食物，如肝、蛋、植物油、酵母、蘑菇类及维生素D强化奶等。

（二）加强日常护理

1. 护理操作

要轻柔，如约束患儿不能用力过大、翻身或换尿布时抬腿不要过猛等，避免骨折。衣着柔软、宽松，床铺平展松软。

2. 加强体格锻炼

可采取主动和被动运动。指导家长每天带患儿进行一定的户外活动，生后2～3周即可带婴儿户外活动，冬季应在背风处，在不影响保暖的情况下尽量多暴露皮肤。每天接受光照由10分钟开始逐渐延长到1～2小时。保证每天1～2小时户外活动时间。夏季可在阴凉处活动，尽量暴露皮肤。冬季室内活动要开窗，让紫外线能够透过。

（三）预防感染

保持空气清新，温湿度适宜，阳光充足，避免交叉感染。因患儿出汗多，要保持皮肤清洁，勤换内衣、被褥、枕套，减少汗液刺激引起的不适。少带患儿到公共场所，减少呼吸道感染机会。

（四）按医嘱补充维生素D制剂

根据医嘱口服维生素D，重症者一次性大剂量注射维生素D，用前2～3天先服用钙剂，以防发生低钙血症。注射针尖要粗、部位要深，并要更换注射部位，以利于吸收。

（五）观察维生素D中毒表现

短期内给予大剂量维生素D（数月内反复肌注或大剂量口服）或长期预防量

过大，会导致维生素D中毒。早期患儿可出现厌食、恶心、呕吐、烦躁、倦怠、便秘等，体重不增或下降；严重者惊厥、尿频、夜尿多、烦渴、脱水、酸中毒等。护士应观察用药后反应，一旦出现维生素D过量表现，立即报告医生。

（六）预防骨骼畸形

患病期间可定时户外活动，但不能坐、站、走时间过长，以免发生骨骼变形。若已有畸形发生，如鸡胸可取俯卧位，做抬头挺胸运动；"O"形腿按摩外侧肌群；"X"形腿按摩内侧肌群；增强肌张力，促使畸形矫正。衣着应柔软、宽松，床铺要松软，以免影响骨骼发育。对于行外科手术矫治者，指导家长正确使用矫形器具。

（七）心理护理

医务人员要有爱心、有耐心，态度和蔼，对入睡困难、哭闹的儿童要耐心护理，必要时给予爱抚、搂抱，使患儿平静入睡。

五、健康指导

第一，向患儿家长讲述护理患儿的注意事项，如避免过早、过久地坐、站、走；勤换内衣，勤擦汗；避免重压和强力牵拉。

第二，介绍佝偻病的预防及护理知识：给患儿父母讲述佝偻病的病因、预防及护理方法，示教日光浴、喂服维生素D及按摩肌肉纠正畸形的方法。

第三，孕妇及哺乳母亲应接受日光照射，每天应在1小时以上。孕妇饮食中应含有丰富的维生素D、钙、磷。

第四，儿童要多晒太阳，提倡母乳喂养，及时添加富含维生素D和钙的辅食；婴儿生后2周起，给预防量的维生素D制剂400~800 U/d，夏天接受日照多，可间断补充。以上预防措施应持续至2岁。早产、多胎及北方冬季日照短者可适当增加预防量。

第五，指导维生素D的服用方法，告知如何观察过量表现。

第七节　维生素 D 缺乏性手足搐搦症

维生素D缺乏性手足搐搦症又称佝偻病性手足搐搦症，是维生素D缺乏引起血钙含量降低，导致神经肌肉兴奋性增高而产生惊厥、喉痉挛或手足搐搦等主要表现的病症。多见6个月以内的小婴儿。

一、临床表现

临床上分为典型发作和隐匿型。

（一）典型发作

可表现为手足搐搦、喉痉挛和惊厥。以惊厥最常见，以手足搐搦最具特征，单独以喉痉挛出现的最少，但最具危险性。部分患儿有程度不等的佝偻病活动期的表现。

1. 惊厥

突然发生四肢抽动，两眼上窜、面肌痉挛、神志不清，伴口周发绀。惊厥持续可短至数秒，或长达数分钟甚至更长；发作可一天数次甚至数十次，或数日发作1次；发作停止后，意识恢复，精神萎靡而入睡，醒后活泼如常。轻者仅表现为短暂的两眼上窜、面肌抽动或惊跳，而神志清醒，一般不发热。

2. 手足搐搦

多见于较大婴儿、幼儿。表现为突发手足痉挛呈弓状，腕部屈曲，手指伸直，拇指贴近掌心呈"助产士手"；足部踝关节伸直、足趾向下弯曲，似"芭蕾舞足"，发作停止后活动自如。

3. 喉痉挛

婴儿多见。主要表现为喉部肌肉及声门突发痉挛，呼吸困难，可突然发生窒息，严重缺氧可猝死。

（二）隐匿型

无典型发作症状，可通过刺激神经–肌肉而引出以下体征。

1. 面神经征

以指尖或叩诊锤叩击耳前面神经穿出处（颧弓与口角间的面颊部）可引起眼睑和口角抽动，为面神经征阳性，新生儿期可有假阳性；

2. 腓反射

叩击膝下外侧腓骨小头上腓神经处，可见足向外侧收缩；

3. 陶瑟征

用血压计袖带包裹上臂，使血压维持在收缩压与舒张压之间，5分钟内可见该手出现痉挛症状，属阳性体征。

二、辅助检查

血钙测定：正常血钙浓度为2.25～2.27 mmol/L，患儿血钙＜1.88 mmol/L（7.5 mg/dL）或钙离子＜1.0 mmol/L（4 mg/dL）。

三、治疗

（一）保证呼吸道通畅

惊厥发作时应立即吸氧，喉痉挛者立即将舌头拉出口外，可进行人工呼吸或加压给氧；必要时气管插管。

（二）控制惊厥或喉痉挛

10%水合氯醛，每次40～50 mg/kg，保留灌肠；或地西泮，每次0.1～0.3 mg/kg，肌内或静脉注射。也可用或苯巴比妥每次5～7 mg/kg肌内注射。

（三）钙剂治疗

10%葡萄糖酸钙注射液（5～10 mL）＋10%葡萄糖注射液（5～20 mL），缓慢静脉注射或滴注，必要时每天可重复2～3次。第2日改为10%氯化钙口服，每次5～10 mL，一日3次。惊厥停止后口服钙剂。

（四）维生素 D 治疗

症状控制后3～5天，按维生素D缺乏性佝偻病补充维生素D，使钙磷代谢恢复正常。

四、护理诊断

（一）有窒息的危险

与惊厥及喉痉挛有关。

（二）有受伤的危险

与惊厥发作及手足搐搦有关。

（三）营养失调：低于机体需要量

与维生素D缺乏有关。

（四）知识缺乏

家长缺乏惊厥和喉痉挛的护理知识。

五、护理措施

（一）一般护理

1. 保持病室环境安静，避免噪声诱发抽搐。将患儿的头放低，偏向一侧，使唾液和呼吸道分泌物由口角流出，并及时吸除。不可强行喂食、喂水，以防止窒息。病房应备有氧气和吸痰器等抢救器材。

2. 调整饮食，提倡母乳喂养，按时添加辅食，给予富含维生素D、钙、磷和蛋白质的食物，如肝、蛋、植物油、酵母、蘑菇类及维生素D强化奶等。

3. 住院期间观察病情变化，如每日抽搐次数、持续时间及特点，积极配合治疗，加强日常护理。

4. 定时户外活动，多晒太阳，补充维生素D。

（二）控制惊厥、喉痉挛

遵医嘱立即使用镇静药：首选地西泮止惊。但要注意静脉注射时速度不宜过快，以每分钟1 mg为宜，过快抑制呼吸。也可用10%水合氯醛。

（三）防止窒息

应迅速将患儿就地平放，松开衣领，颈部伸直，头向后仰。移去患儿身边的危险物品，以免受伤。喉痉挛者立即将舌头拉出口外，同时将患儿头偏向一侧，清除口、鼻分泌物，保持呼吸道通畅；按医嘱吸氧，备好气管插管用具，必要时协助医生插管。

（四）防止受伤

惊厥正在发作时应就地抢救。保持安静，避免家长大声呼叫、摇晃或抱起急跑就医，以免因抽搐过长造成机体缺氧引起脑损伤。已出牙的患儿，应在上、下切牙间放置牙垫，避免舌咬伤。在手心放置纱布卷，防止指甲抓伤。应有专人看护，防止坠床，惊厥发作时，切忌用力按压肢体，以免造成骨折、肌肉撕裂及关节脱位。

（五）病情观察

密切关注惊厥发作的表现，注意保持呼吸道通畅，观察有无缺氧症状。按医嘱用药过程中应加强巡视，密切观察患儿呼吸、脉搏、血压、神志的变化，在医生暂未赶到抢救现场或缺乏医疗条件下，可先按压人中、合谷、十宣等穴位止惊。

（六）用药护理

1. 抗惊厥药

惊厥使机体耗氧增加，喉痉挛可引起窒息，二者均需立即处理。地西泮肌内注射或静脉注射，静脉注射速度应缓慢。

2. 按医嘱补充钙剂

惊厥控制后，尽快给予10%葡萄糖酸钙5～10 mL加入10%葡萄糖5～20 mL

中，缓慢静脉注射或滴注，钙剂不能肌内或皮下注射，静脉注射时应选择较大血管，避免使用头皮静脉，以防药液外渗造成局部坏死。一旦渗出，可用0.25%普鲁卡因局部封闭，20%硫酸镁湿敷。口服10%氯化钙，为避免影响钙剂吸收，勿与乳类同服。静脉注射钙剂时速度要慢，注射时间要求在10分钟左右，以免因血钙骤升发生心脏骤停。

3．补充维生素D

症状控制后按医嘱补充维生素D，预防维生素D中毒。

（七）心理护理

消除患儿紧张、焦虑和害怕的心理，给予同情和理解。解除患儿家属恐惧、不安的心理负担，配合医护人员进行抢救。

六、健康指导

第一，指导家长合理喂养，合理安排儿童日常生活，坚持每天户外活动。

第二，向患儿家长介绍本病的病因和预后，以减轻家长心理压力。

第三，指导患儿家长惊厥、喉痉挛发作时的处理方法。

第四，指导家长出院后遵医嘱补充维生素D和钙剂，以预防复发。并强调口服钙剂时的注意事项。

第五，新生儿生后两周应每天给予生理量维生素D（400~800 U/d），处于生长发育高峰的婴幼儿更应采取综合性预防措施，即保证一定时间的户外活动、给予预防量的维生素D和钙剂，并及时添加辅食。

第八节　维生素A缺乏症

维生素A缺乏症是因体内缺乏维生素A引起的以眼和皮肤病变为主的全身性营养缺乏性疾病。维生素A缺乏症是全球范围内最普遍存在的公共卫生营养问题。我国儿童此病的发生率已明显下降，此病以6岁以下儿童多见，1~4岁为发病高峰，常伴有蛋白质-能量营养不良。其主要临床表现是全身上皮组织角化变性而造成皮肤黏膜损伤及眼结膜、角膜损伤引起的视觉功能障碍，以及生长发育障碍。轻度维生素A缺乏时，仅表现为免疫功能下降而无典型的临床表现，又称"亚临床状态维生素A缺乏"。

一、临床表现

（一）临床型维生素 A 缺乏

多见于婴幼儿，常与营养不良及其他维生素缺乏同时发生。

1. 眼部表现

暗光下视物不清，继之发展为夜盲症是此病最早表现。数周后出现干眼症表现，经常眨眼，继而眼结膜、角膜干燥，失去光泽和弹性，自觉痒感，泪减少，眼球向两侧转动时可见球结膜皱褶，形成与角膜同心的皱纹圈，近角膜旁有泡沫状白斑，称结膜干燥斑或毕脱斑。继而角膜干燥、混浊、软化、畏光和眼痛，形成溃疡、坏死，常用手揉搓眼部而导致感染。严重者角膜穿孔，虹膜脱出，最终失明。

2. 皮肤表现

多见于年长儿，病初皮肤干燥、脱屑、有痒感，以后毛囊角化，触摸皮肤时有粗砂样感觉，似"鸡皮疙瘩"。以四肢伸侧、肩部为多，后累及其他部位，重者发展到颈背部甚至面部。毛发干枯，易脱落。指（趾）甲多纹，无光泽，脆薄易折断。

3. 生长发育迟缓

维生素A缺乏对骨骼特别是长骨的生长有明显影响。严重、长期的维生素A缺乏可致患儿骨骼系统生长发育落后，智力发育也受影响；常伴营养不良、贫血及其他维生素缺乏症；因免疫功能低下，易反复发生呼吸道、泌尿道感染。

（二）亚临床型维生素 A 缺乏

指无维生素A缺乏典型的临床表现，仅表现为免疫功能下降导致的各种感染。主要表现为反复呼吸道感染和腹泻，缺铁性贫血也较常见。

二、辅助检查

早期症状不明显，其诊断主要依靠实验室检查。

（一）血浆维生素 A 测定

婴幼儿正常水平300～500 μg/L，年长儿和成人为300～800 μg/L；＜200 μg/L可诊断，200～300 μg/L为亚临床状态缺乏可疑。可使用相对剂量反应试验（RDR），≥20%为阳性，表示存在亚临床状态维生素A缺乏。

（二）血浆视黄醇结合蛋白测定

低于正常值可能存在维生素A缺乏症。

（三）尿液脱落细胞检查

找到角化上皮细胞具有诊断意义。

三、治疗

（一）去除病因，积极治疗原发病

调整饮食、去除病因、治疗并存的营养缺乏症，给予富含维生素A和胡萝卜素的深色蔬菜，也可食用维生素A强化食品。重视原发病的治疗。

（二）维生素 A 治疗

1. 轻症

口服维生素A，每日7500～15000 μg/kg（2.5万～5万U），分2～3次口服。

2. 重症或消化吸收障碍者

维生素AD注射液（每支含维生素A 7500 μg和维生素D 62.5 μg）0.5～1 mL，每日1次，深部肌内注射，3～5天改为口服。

（三）治疗眼部病变

为预防结膜和角膜继发感染，可用抗生素眼药水（0.25%氯霉素）或眼膏

（0.2%红霉素）治疗。

四、护理诊断

（一）营养失调：低于机体需要量

与维生素A摄入不足和（或）吸收利用障碍有关。

（二）有感染的危险

与维生素A缺乏所致的免疫功能降低、皮肤黏膜完整性受损及角膜溃疡有关。

五、护理措施

（一）一般护理

1. 保持室内清洁、安静、舒适、空气新鲜，注意皮肤护理。

2. 调整饮食

鼓励母乳喂养，无母乳者选用维生素A强化食品，如婴儿配方奶粉。按时添加富含维生素A的动物性食物（蛋类、肝脏、鱼肝油）或含胡萝卜素较多的深色蔬菜、水果。

3. 加强眼部护理

用消毒鱼肝油滴双眼，以促进上皮细胞修复；有角膜软化、溃疡者用0.25%氯霉素滴眼液、0.5%红霉素或金霉素眼膏，防止继发感染；用1%阿托品散瞳，防止虹膜粘连。加强眼部清洁，每次滴眼药时动作应轻柔，切勿压迫眼球以免角膜穿孔，虹膜、晶状体脱出。夜盲症患儿夜间应减少出行，应有家长的监护。

4.注意保护性隔离，预防呼吸道、消化道及其他感染。

（二）补充维生素A

按医嘱口服或肌内注射维生素A，如采用注射法，应做深部肌内注射。

（三）保护眼睛，防止视觉障碍

用抗生素眼药水（0.25%氯霉素），或眼药膏（0.5%红霉素或金霉素）点双眼，3～4次/日。如角膜出现软化和溃疡时，用抗生素眼药水与消毒鱼肝油交替滴眼，约1小时1次，每日不少于20次。

（四）观察药物疗效

维生素A治疗后，患儿临床症状可迅速好转，夜盲可在2～3天明显改善，干眼症状3～5天消失，结膜干燥、毕脱斑1～2周消失，皮肤过度角化需1～2个月痊愈。维生素A过量可致中毒，应避免长期大剂量服用。

六、健康指导

第一，母亲妊娠及哺乳期应多食富含维生素A及胡萝卜素的食物，以免影响胎儿储存；预防早产。

第二，指导家长合理喂养，注意补充维生素A，经常摄入富含维生素A的动物性食物和富含胡萝卜素的深色蔬菜和水果。

第三，及时治疗患感染性疾病以及慢性腹泻和其他消耗性疾病患儿，注意补充维生素A制剂。

第四，预防的同时应防止长期、大量补充维生素A所致的维生素A过量中毒。

第九节 锌缺乏症

锌为人体重要的必需微量元素之一，锌在体内的含量仅次于铁。锌有促进胎儿发育、儿童智力发育、调节新陈代谢和促进组织修复等功效。锌缺乏症是人体长期缺乏锌引起的营养缺乏病，表现为味觉迟钝、食欲差、异食癖、生长发育迟缓、免疫功能低下、皮炎或伤口不易愈合，青春期缺锌可致性成熟障碍。

一、临床表现

（一）消化功能减退

缺锌影响味蕾细胞更新和唾液磷酸酶的活性，使舌黏膜增生、角化不全，进而可使味觉敏感度下降，发生食欲缺乏、厌食和异食癖等症状。

（二）生长发育落后

缺锌可妨碍生长激素轴功能以及性腺轴的成熟，表现为生长发育过慢、体格矮小、性发育延迟。

（三）免疫功能降低

缺锌会严重损害T淋巴细胞免疫功能而发生各种感染。

（四）智能发育延迟

缺锌可使DNA和蛋白质合成产生障碍，脑谷氨酸浓度降低，从而引起智能发育迟缓。

（五）其他

如反复口腔溃疡、脱发、地图舌、皮肤粗糙、伤口不易愈合、视黄醇结合蛋白减少，小儿出现夜盲、贫血等。

二、辅助检查

（一）血清锌浓度

正常值<11.47 μmol/L（75 μg/dL）。

（二）餐后血清锌浓度反应试验

>15%提示缺锌。

（三）毛发锌

一般不作为缺锌的可靠指标，仅作为慢性缺锌的参考资料。

三、治疗

（一）找出病因

治疗原发病。

（二）饮食治疗

供给含锌丰富的食物。

（三）补充锌制剂

药物治疗首推口服葡萄糖酸锌，每日剂量为元素锌0.5～1 mg/kg（相当于葡萄糖酸锌3.5～7 mg/kg），疗程一般为2～3个月。其他谷氨酸锌、甘草锌和硫酸锌等较少使用。长期静脉输入高能量者，应根据不同年龄补锌。对可能发生缺锌的情况，如早产儿、人工喂养儿、营养不良儿、长期腹泻、大面积烧伤等，均应适当补锌。

四、护理诊断

（一）营养失调：低于机体需要量

与锌摄入不足、丢失过多及需要量增加有关。

（二）有感染的危险

与锌缺乏使免疫功能降低有关。

（三）生长发育迟缓

与锌缺乏影响核酸及蛋白质合成，生长激素分泌减低有关。

（四）知识缺乏

患儿家长缺乏营养知识及儿童喂养知识。

五、护理措施

（一）一般护理

1. 饮食治疗

初乳含锌丰富，故提倡母乳喂养。换乳期按时添加含锌丰富的辅食，鼓励患儿多食富含锌的动物性食物如肝、鱼、瘦肉、禽蛋等。纠正不良的饮食习惯，不偏食、不挑食。

2. 避免感染

保持室内空气清新，注意日常护理，防止交互感染。

（二）按医嘱补充锌制剂，观察药物疗效

主要注意对食欲、口腔溃疡、生长发育等的改善情况；还要观察有无锌剂中毒。锌剂的毒性较小，但剂量过大可出现恶心、呕吐、腹泻等消化道刺激症状，甚至脱水和电解质紊乱。

六、健康指导

第一，让家长了解导致患儿缺锌的原因、合理膳食及正确的服锌方法，以配合治疗和护理。

第二，平衡膳食是预防锌缺乏的主要措施。家长应适时添加含锌丰富的食品，从小培养良好的饮食习惯，不偏食、不挑食。

第三，按中国营养学会儿童元素锌每日推荐摄入量补充锌剂，即6个月以下1.5 mg；6个月～1岁8 mg；1～4岁12 mg；4～7岁13.5 mg。

第十节　碘缺乏症

碘缺乏症（IDD）是由于自然环境中碘缺乏造成机体碘营养不良所表现的一组有关联疾病的总称，包括地方性甲状腺肿、甲状腺功能减退症（甲减）、亚临床性甲状腺功能减退症，单纯性聋哑，胎儿流产、早产、死产和先天畸形等。缺碘的危害在快速生长发育的时期影响最大，主要影响大脑发育，因此，胎儿、新生儿和婴幼儿受缺碘的影响最大。

一、临床表现

缺碘的主要危害是影响脑发育，主要以儿童智力损害和体格发育障碍为主要症状，表现为以智能障碍为主要特征的精神–神经–甲低综合征，其严重程度取决于碘缺乏的程度、持续的时间和碘缺乏时机体所处的发育阶段。胎儿期缺碘可致死胎、早产及先天畸形；新生儿期缺碘则表现为甲状腺功能减退症；胎儿期和婴儿期严重缺碘可造成克汀病；儿童期和青春期缺碘则引起地方性甲状腺肿、甲状腺功能减退症和智力低下。儿童期长期轻度缺碘可出现亚临床性甲状腺功能减退症（亚临床克汀病），常伴有体格生长落后。

二、辅助检查

血清总T_3、T_4或游离T_3、T_4降低，而TSH增高；尿碘降低。

三、治疗

给予富含碘的食物；给予碘剂及甲状腺素制剂治疗。

四、护理诊断

（一）营养失调：低于机体需要量

与碘摄入不足有关。

（二）生长发育迟缓

与碘缺乏影响甲状腺素合成有关。

（三）知识缺乏

家长缺乏营养知识及科学的儿童喂养知识。

五、护理措施

（一）调整饮食，改善营养

食用海带、紫菜等海产品以补充碘。食盐加碘、饮用水加碘是全世界防治碘缺乏的简单易行、行之有效的措施，目前我国已经全面推行食盐加碘。

（二）补充碘剂、甲状腺素制剂

遵医嘱给予复方碘溶液、碘化钾及甲状腺素制剂。

六、健康指导

让家长了解导致患儿缺碘的原因，正确选择含碘丰富的食物；指导家长正确应用碘制剂，防止甲状腺功能亢进症的发生。

第十三章　儿童青少年常见病和慢性病防控

第一节　儿童青少年常见眼病

人类大脑所获得的80%以上外界信息都是通过视觉系统传入的。眼球是视觉信息的导入门户，并且在出生后开始迅速发育。整个视觉系统在儿童青少年时期不断发展和变化，身体内外多种因素都会对视觉的发展产生干扰，甚至引起一系列眼病。另外，眼外伤也在活泼好动的儿童青少年中比较多见。因此，在充分了解儿童青少年时期视觉发育特性的基础上，积极采取有效的眼病预防和控制措施，是当前公共卫生关注的热点。

一、弱视

弱视是指眼睛本身无器质性病变，但视力减退，且矫正视力低于同年龄正常儿童视力。通常为单侧，也有双侧。弱视是一种常见的发育性儿童眼病，儿童中的患病率为1.3%～3%，如果早期发现、早期干预治疗，治愈率可以达到80%以上。如果错过了视觉恢复的可塑期，视力恢复则非常困难。

（一）形成原因与分类

弱视是一种与双眼视觉有关的疾病，是在视觉发育早期，"竞争着的"双眼视刺激的输入失去平衡的结果，占优势的成为主眼，劣势者成为弱视眼。故而，诊断弱视的主要依据并不是单纯的视力减退，而是两眼矫正视力的差异，双眼矫正视力相差两行即可判定为弱视。因此，出现弱视是视觉系统发育过程中受到某些因素的干扰、障碍与抑制，使视觉细胞的有效刺激不足，视功能发育障碍与剥夺，包括形觉、色觉、光觉及空间立体觉等的障碍。一般可以分成以下4类。

1. 斜视性弱视

为单眼弱视。患有斜视时，两眼视线不能同时注视目标，同一物体的物像不能落在双眼视网膜的对应点，因而就会产生视觉混淆、复视等症状。为了减轻不适症状，大脑就主动对一眼的像产生抑制，一般是传导给斜视眼的神经活动出现了抑制，该眼的黄斑部功能长期处于抑制状态，导致斜视眼最佳矫正视力下降，则形成斜视性弱视。

2. 屈光不正性弱视

为双眼性弱视。比较多见的是高度屈光不正（如远视或散光），由于度数较高，在发育期间未能及时进行配镜等方法矫正，使所成的像不能清晰聚焦于黄斑中心凹，造成视觉发育的抑制。近视性屈光不正弱视较少，因为近视对眼前有限距离的物体可于黄斑中心凹处形成清晰的像，但在高度数近视，有研究认为在－7.0D以上，特别可能伴有眼底的病变，如在儿童发育期未进行矫正，也可能形成弱视。

3. 屈光参差性弱视

双眼屈光参差较容易引起弱视，在未矫正眼，双眼的视觉刺激不均衡，特别在远视性屈光参差，屈光不正程度较低的眼提供相对清晰的视网膜像，而度数较高的眼在大脑形成的像相对较模糊，大脑选择度数较低眼的像，而抑制另一屈光不正程度高的眼的模糊像，则度数较高的眼就容易成为弱视。

4. 形觉剥夺性弱视

在婴幼儿期由于眼屈光间质混浊，如白内障、角膜疤痕、完全性眼睑下垂、不恰当的遮盖眼等，限制了该眼睛有充分的视觉感知输入，干扰了视觉正常发育，而产生弱视。这些患儿往往在进行了病因手术如白内障摘除术后，视力仍然很差，需要及时进行弱视治疗。

（二）临床表现和健康危害

弱视眼的视力低下，最佳矫正视力低于正常；字体识别有拥挤现象，即对单个字体的识别能力比对同样大小但排列成行的字体的识别能力要高得多；对比敏感度功能在中高空间频率下降并伴峰值左移；弱视眼可出现旁中心注视，由于旁中心处的视锐度不如黄斑中心处，所以视力下降明显，还可出现固定性斜视、眼位偏斜、眼球震颤等。

弱视是导致儿童单眼视力低下的常见原因，对儿童身心发展的影响很大。患儿无法建立正常的双眼视觉，无法获得协调的双眼功能，特别是还会伴有斜视等外表特征。所以，无论从外形上、从视觉功能上都对患儿造成很大困扰，影响双眼功能；经久不愈的话，成年后无法从事需要高度精准性、立体感的工作，就业选择受到限制。

（三）预防干预和治疗措施

弱视是一种生长发育性疾病，对很多患儿的影响是可以完全或者基本逆转的，关键在于早期发现、及时治疗。6岁之前是视觉发育敏感期，也是弱视发生的主要时期。应充分认识到"学龄前期"是治疗儿童弱视的有利时机，有利于儿童青少年的身心健康发展、成年就业选择和生活质量。

1. 预防措施

（1）开展普及性的健康教育：由专业医务人员通过各种媒体、报刊、讲座和小册子等方式，向家长、教师传授有关弱视的知识，提高家庭和社会各界对弱视的认识和重视程度，使家长、幼儿园和学校充分认识到"学龄前是治疗儿童斜、弱视的有利时机"，并了解弱视治疗的基本方法，提高治疗的依从性。

（2）开展弱视筛查：包括视力检测和弱视高危因素排除。对于婴幼儿，可以利用视动性眼震和选择性观看的方法来测量其视功能。①视动性眼震颤方法：使用能旋转的黑色条纹的眼震鼓，观察幼儿眼动状态，根据能引起眼球震颤的最细条纹来计算视力；②选择观察法：根据婴儿生后喜欢看图片的特点，利用各种不同宽度的黑白条纹或棋盘方格作刺激源，放在婴儿面前，医师则站在选择性观看视标后面，通过小孔观察婴儿的反应，以此测量其视力情况。家长和老师也可在日常生活中注意观察，如果婴幼儿视物时凑得很近，对外界光和物的刺激反应迟钝，这些都提示可能存在视觉异常。2～4岁的儿童，一般在家长和老师的指导下会用E字视力表（如不会，可选用图形视力表），检测时应完全遮盖一眼，分别检测双眼视力情况，每半年检测一次。5岁以上儿童，可以和成人一样用E字视力表。如果5～6岁儿童视力≤0.8，4～5岁≤0.6，3～4岁＜0.5，或者两眼视力相差≥2行以上，均提示可能有异常，必须高度重视，应进一步查找原因和治疗。

目前我国儿童视力检查和弱视筛查大多从3岁儿童开始。对低龄婴幼儿，由于他们在视力检测时的合作性较差，因而定期的眼保健检查，排除可能导致弱视的各种因素显得尤其重要。眼部检查可以排除眼部疾病，屈光异常的筛查可以发现有可能导致弱视的屈光因素。近几年开展的摄影验光筛查法对儿童合作程度要求低，通过给受检幼儿的眼睛快速照相，分析被检眼瞳孔区新月形光影的形态和亮度，从而判定被检眼的屈光状态和调节状态，推断其弱视存在和发生的可能。便携式电脑验光仪，也为在学校和社区进行视力普查提供了很多方便，对发现有明显屈光异常者以及超出仪器测量范围者，可转入正规医院作进一步检查。

2. 治疗方法

弱视治疗的关键及疗效取决于开始治疗的时间，治疗的效果取决于年龄、弱视程度和对治疗的依从性。

（1）治疗原发疾病：若患者本身有先天性白内障、上睑下垂问题，需尽早手术；斜视性弱视，也要尽早进行斜视矫正治疗。由于多数弱视患儿存在屈光不正，如高度近视、远视或者散光，或者两眼屈光程度相差较大，因而首先进行屈光矫正，配戴适合的眼镜或隐形眼镜，在矫正屈光不正的基础上再进行弱视的训练，这是弱视治疗中很重要的部分。

（2）遮盖法：目前治疗弱视的主要方法。主要通过遮盖视力较好一眼，即优势眼，以消除双眼相互竞争中优势眼对弱视眼的抑制作用，强迫弱视眼注视，强迫大脑使用被抑制的眼，提高弱视眼的固视能力和视力。当然，遮盖的时间及程度需要根据双眼视力相差情况、幼儿年龄大小而定。并且，在进行遮盖治疗时，必须定期随访，随访时还需特别留意优势眼的视力，防止因遮盖造成的视觉剥夺性弱视的产生。

（4）视力训练：除常规遮盖外，还可根据年龄及弱视眼视力，让患儿用弱视眼做些精细目力的训练，如描图、穿小珠子、穿针线等，近十多年提出的基于视知觉学习原理的弱视治疗方法也在临床得到推广应用。研究发现，当被试者专注地使用他们的弱视眼完成精细的视觉分辨任务时，相当于加强了大脑神经元的联系，可以提高患者的视觉对比敏感度、方位辨别能力及位置辨别能力；同时知觉学习提供了强化、直观的视觉经验，更有任务驱动性和兴趣性。这种视力训练方法已经在大龄患者的弱视治疗中有了一定的效果。

（5）综合治疗：目前对于弱视治疗大多采用综合疗法，以提高疗效，缩短疗程。例如，在矫正屈光不正的基础上，遮盖优势眼，配合精细手工训练或视知觉学习等。旁中心注视性弱视在上述治疗仍不能改变注视性质时，可采用后像、Haidinger氏刷等疗法。早期发现，早期治疗仍是保证效果的关键。

值得注意的是，年幼的弱视患儿往往没有主诉，妇幼和托幼机构内的定期视力普查对于早期发现十分重要，有异常者一定要去专业医院进行进一步检查，早诊断、早矫治是决定弱视疗效的关键因素。另外，弱视的治疗是一个长期的过程，虽然治疗本身费用较低，但治疗周期长，需要定期复查，所以家长的支持和鼓励以及一位耐心有经验的医生都是同样重要的。

二、屈光不正

外界的平行光线（一般认为来自5 m以外）进入调节静止的眼球，经眼的屈光系统聚焦后，焦点恰好落在视网膜的黄斑中心凹，这种屈光状态称为正视。若不能聚焦在视网膜的黄斑中心凹上，将不能产生清晰的物像，称为非正视或者屈光不正，包括近视、远视和散光。

（一）近视

1. 定义和分类

眼在调节静止的状态下，平行光线经过眼的屈光系统后，在视网膜前形成焦点，称为近视（myopia）。近视患者表现为视近清晰，视远模糊。近视至少有3种分类方法。

（1）根据发展特点进行分类：①单纯性近视。又称学校近视、青少年近视。近视在学龄期才发生发展，近视度数相对较低，发展较慢，主要是与近距离用眼状况和环境因素有关。青春发育后期生长发育停止后，近视的发展也趋于稳定。临床特点是矫正视力好，眼底没有明显病变。②病理性近视。又称进行性高度近视、恶性近视。临床特点是发病早，很多有家族遗传史，近视度数不断在加深，即使成年后也无法停止进展，可有明显眼底病变，晚期病例矫正视力差。

（2）根据屈光成分进行分类：①轴性近视。由于眼轴延长所致的近视，一般正常人眼轴长度为24 mm，眼轴每增长1 mm，近视约增长300度。②屈光性近视。眼轴在正常范围，但眼屈光成分异常所致的近视眼。又可分为：曲率性近视，由于角膜、晶状体的弯曲度过强所致，见于圆锥角膜、球形晶状体等；指数性近视，由于房水、晶状体屈光指数增加所致，见于急性虹膜睫状体炎、老年晶状体核硬化、初发白内障、糖尿病患者等。

（3）根据近视程度进行分类：按照眼调节静止状态下的屈光度，分成轻度近视（<−3D）、中度近视（−3D～−6D）、高度近视（>−6D）3种。

2．临床表现和危害

（1）远视力降低：近视者视功能最突出的症状是远视力降低，而近视力正常。近视度数越高，远视力越差。

（2）容易感到眼部不舒适：长时期近距离工作和读写时，患者可出现畏光、眼干、眼痛、头痛、视物模糊等现象，特别多见于伴有散光、屈光参差、过度用眼或全身状况不佳时。

（3）容易引起视疲劳和斜视：由于视近时调节与集合不协调，为使固有的不协调能维持短暂的平衡，易发生视疲劳；若平衡失调，则发生眼位的变化，表现为外隐斜或外斜视。

（4）眼球向前突出，眼轴前后径变长。高度近视者明显。

（5）眼球器质性病变：随着眼轴的延长，视网膜局部血供降低，眼底出现一系列病理改变，包括视网膜和脉络膜的萎缩和变薄，视乳头变形，出现豹纹状眼底、近视弧形斑、黄斑部病变、后巩膜葡萄肿和周边眼底病变等。近视眼的视网膜脱离是其他人群的8～10倍。近视尤其高度近视，玻璃体易发生液化、混浊及后脱离，导致明显的飞蚊症。此外，高度近视眼者患开角型青光眼、白内障的比例也明显高于其他人群。

3．发生原因

截至目前，近视的病因尚未完全明确，可能与遗传和环境两方面因素有关。

（1）遗传因素：运用连锁分析等遗传学技术对人病理性近视家系分析研究发现，病理性近视主要是由遗传所决定，属于单基因遗传，最常见的遗传方式为常染色体隐性遗传。单纯性近视为多基因遗传，并且存在明显的遗传和环境交互作用。

（2）环境因素：有关环境因素对近视发生发展的作用，尤其是生长发育期的视觉刺激，如阅读距离、用眼时间、照明度、视物清晰度等，正越来越受到重视，也涌现了一些近视形成理论方面的新假说。

①形觉剥夺：有研究者曾把实验动物的单侧眼睑缝合，一段时间后形成了

近视，这种"形觉剥夺型动物模型"的建立，为近视成因研究提供了有价值的信息。在人类，如果有先天性白内障，或者其他形觉遮挡环境因素（如照明不足、字迹不清、镜片粗糙等），都可能会促使屈光向近视化发展的倾向。

②光学离焦：当给实验动物配戴一段时间不恰当的凹透镜，会诱导动物眼睛的屈光度向设定的高近视度数发展。由此推测，儿童青少年学生如果配镜不当（度数偏高），会诱导近视的发展。

③空间限制：国内外大量的人群流行病调查结果显示，近视在城市学龄儿童中的患病率较农村儿童高，位于城市中心地段的学龄儿童近视患病率更高。这很可能与城市高楼耸立、地理空间相对狭小、视野不够开阔、阳光暴露不及农村充分、环境相对拥挤、户外活动不够等因素有关。当然，长时间在室内有限的空间作业，阅读书写时眼书距离过近等，也是重要的近视危险因素。

④调节功能紊乱与衰退：很长一段时间以来，人们普遍认为近视的产生是由于视疲劳后眼睛调节过度、调节痉挛所致。在后期的近视机制研究中发现，在手术阻断调节反射通路后，仍可诱导动物发生近视，从而否定了原先认为的"调节过度"在近视发生中的作用。目前，多数临床实验室研究证据表明，近视的发展主要与眼调节灵活度的下降、眼调节滞后量有显著相关，调节滞后产生一个类似于远视性离焦的模型，从而诱发近视。

⑤其他因素：从广义上说，大气污染暴露、微量元素缺乏、营养失平衡等均可影响近视的发生和发展，但属于次要因素。

4. 预防、干预和治疗措施

（1）预防和干预措施：1999年2月17日在日内瓦，由WHO发起了一项"视觉2020，享有看见的权利"的全球行动，旨在到2020年在全世界消灭可避免的盲。其中，近视眼的防治被列为视觉2020行动的重要内容之一。中国政府也在这一行动上做出庄严承诺。中共中央国务院发文（中发［2007］7号）提出，通过5年左右的时间使我国青少年学生的近视率明显下降。教育部为此专门更新制定了《中小学学生近视眼防控工作方案》等文件。

近视的预防和控制是涉及我国1/3人口的重大公共卫生问题，对于提高人民生活质量具有非常广泛而重大的社会经济意义。在目前不能改变遗传背景的情况下，应把干预重点放在环境因素方面。

①建立多方合作体系：教育机构、医疗卫生机构、社会大众和学生家庭广泛

合作，共同关注儿童青少年近视的预防。教育机构做好环境支持，教育指导和宣传引导；医疗卫生机构做好医学验光，倡导正确配镜，早发现早治疗，探索近视治疗新方法，并向大众宣传防近科学知识，配合定期随访；家庭提高自我管理能力，培养学生良好的课外用眼习惯。

②建立儿童屈光发育档案：从3岁开始，每半年就应该对儿童双眼进行调节麻痹验光，测定屈光度、视力、角膜曲率、眼轴长度、眼压及身高等参数，及时了解儿童屈光发育动态，并及时对存在近视发展危险因素的儿童提出干预的建议。

③减少视力负荷：减少视力负荷和养成良好的用眼习惯是预防近视的关键措施。连续近距离用眼、使用电脑30～45分钟后，应休息10分钟左右并望远；保持正常生活规律；眼与读写物距离保持30 cm左右；握笔时，食拇指距笔尖一寸，食拇指分开，以看清笔尖；不在乘车、走路或卧床情况下看书。

④改善视觉照明环境：适宜的照明条件有助于延缓近距离用眼作业时视疲劳的产生，我国先后对教室照明条件提出卫生标准。2006年开始，在"教室照明要有亮度更要有舒适度"科学研究取得初步成效的基础上，上海市教育主管部门又进一步依托专业技术力量，研制了《上海市中小学校及幼儿园教室照明设计规范》地方标准（DB31/539–2011），特别提出眩光控制、照明功率密度等技术指标，增设对多媒体教室照明的分类要求，并在全市范围内试点推广"教室光环境改造"工程。跟踪调查显示，教室照明改造措施减少了近视新发病率，减缓了学生裸眼视力、屈光度的下降速度。

⑤注意教科书和课业簿的视觉卫生：学生日常读写用的教科书和课业簿相关特性也构成了近距离用眼学习时的重要环境条件。如果纸张颜色过白，字体和背景颜色不协调；纸张克重和厚度偏低，墨水容易渗透；簿册印刷的行高不足、留空过窄，迫使学生书写过小字体，这些都有可能导致学生近距离用眼时视觉不舒适和眼疲劳的加速发生。为此，我国曾几次更新《中小学生教科书卫生标准》，上海市于2011年首次颁布《中小学课业簿册安全卫生与质量要求》（DB31/563–1511）地方标准。

⑥桌椅高度与身高适合。儿童青少年的大部分学习活动是在课桌椅上进行的，而课桌椅的功能尺寸又与正确的坐姿和读写姿势密切相关。我国2002年修订颁布《学校课桌椅功能尺寸标准KGB/T3976–2002），对于身高不断增长的儿童

青少年，课桌椅型号也应该及时进行调整。

⑦增加户外活动时间。近年来研究发现，户外自然光环境下的身体活动对于视力有保护作用。因此，儿童青少年的生活制度应该合理安排，增加户外活动的时间，减少室内静态活动时间，加强体育锻炼，注意营养均衡摄入，增强体质。

⑧加强围生期保健，减少早产和低出生体重儿的发生。

（2）矫治方法

①药物治疗：国际上广泛认可的近视药物治疗仅有一个，即长期滴用0.5%～1%阿托品眼药水，可减缓或控制近视进展。其主要作用机理是作为眼球外层M1型乙酰胆碱受体阻滞剂，抑制眼球的增长。长期滴用阿托品，会使患者出现畏光、调节丧失、无法近距离阅读，因而在实际应用中受到很大限制。所以，发展选择性M1受体阻滞剂，但不影响睫状肌功能的药物是今后研究的方向。

②框架眼镜：选择适当的凹透镜片，佩戴框架眼镜仍然是目前主要的近视矫正方法。与框架眼镜相比，角膜接触镜无棱镜效应，对成像的大小影响较小，视野较大，而且不影响面部外观，特别适用于高度近视、屈光参差较大及某些特殊职业者，但使用中要严格按照接触镜配戴原则和正确的镜片护理程序。

③角膜塑形镜（OK镜）：一种采用逆几何状设计的高透氧硬质镜，通过配戴后对角膜产生顶压作用，使角膜变得扁平，从而暂时降低近视度数，提高裸眼视力。研究发现，与配戴框架眼镜相比较，配戴角膜塑形镜能延缓近视的进展；并且可减少一般框架眼镜和隐形眼镜配戴后的旁中心离焦现象，被认为是阻止青少年近视发展的有效措施。

④屈光手术：以手术的方法改变眼的屈光状态，包括角膜屈光手术、眼内屈光手术和巩膜屈光手术。由于角膜屈光力约为43D（约占眼球总屈光力的2/3），晶状体屈光力约为19D，因而改变角膜和晶状体屈光力就能有效改变眼球的屈光状态。但是，屈光手术仅能改变眼的屈光状态，手术本身并不能去除一系列引起近视进展的危险因素，所以一般只是在近视发展趋于稳定的成年人中进行。

总之，近视也是一种生长发育性疾病，其产生由环境和遗传因素共同决定，并动态发展。目前流行的屈光手术治疗并不能阻止近视的进展和回退，近视手术本身也会降低接受手术者的视觉质量，而且对严重近视所致眼盲也无能为力。所以，对于近视防控不能消极等待，或者寄希望于将来的手术解决办法。深入研究近视发生发展机制，探索有效的干预措施，仍是研究的热点和重点，也需要全社会共同参与。

（二）远视

1. 定义和分类

眼在调节静止的状况下，平行光线经过眼的屈光系统折射后，在视网膜之后形成焦点，称为远视。有两种常用的远视分类方法。

（1）按照屈光成分分类：①轴性远视：因为眼轴过短而使光线聚焦在视网膜后，造成远视。②屈光性远视：由于眼球任何屈光面的弯曲度变扁平，或者由于屈光指数发生改变以及晶状体脱位或无晶状体，造成屈光力不足。

（2）按照远视程度分类：按照眼调节静止状态下的屈光度，分成轻度远视（＜+3D）、中度远视（+3D ~ +6D）、高度远视（＞+6D）3种。

2. 临床表现和危害

（1）视力：若是轻度远视眼，儿童青少年由于具有较大的眼调节代偿力，远、近视力均可正常；中年人由于眼调节力减弱，远视力可以尚佳，但也可表现为远视力与近视力均下降。中高度远视，会出现远、近视力均明显下降。

（2）视疲劳：远视患者视近时，除了正常的视近调节外，还要增加矫正远视的调节力，因而容易出现视疲劳症状，常表现为视物模糊、眼球沉重、酸胀感、眼眶和眉弓部胀痛，甚至恶心呕吐，稍事休息症状减轻或消失。

（3）内斜视：远视患者由于过多使用调节，伴随集合的需求增加，造成调节与集合联动关系的失调，常易发生调节性内斜视。

（4）眼球病理变化：度数较高的远视眼，眼球较小，晶状体大小基本正常，因而前房变浅，易于发生青光眼。远视眼由于经常调节紧张，结膜充血，时有慢性结膜炎、睑缘炎及睑腺炎。眼底变化较常见的是假性视神经炎，表现为视乳头较小、色红、边缘不清、稍隆起，血管充盈、迂曲，类似视神经炎或视乳头水肿，但矫正视力尚好，视野无改变。

3. 矫治方法

（1）框架眼镜：用凸透镜矫正，使平行光线变为集合光线，焦点落在视网膜黄斑上。对于幼儿及青少年，应使用睫状肌麻痹剂验光，以确定远视度数。矫正原则为：对于生理性远视不必配镜矫正；如远视度较明显，视力减退、视疲劳及内斜倾向时，应配镜矫正。医学验光处方应根据患者的具体情况而定，在显性远视的基础上通过矫正镜片取得最佳视力，且感到舒适即可。

（2）角膜接触镜：接触镜由于几乎无放大效应，外观效果好，所以在远视尤其是高度远视、屈光参差性远视患者中应用效果更好。

（三）散光

1. 定义和分类

所谓散光，是由于眼球屈光系统各径线的屈光力不同，平行光线进入眼内不能形成焦点的一种屈光状态。通常根据屈光径线的规则性可以分成两类。

（1）规则性散光：角膜和晶状体表面的曲率不等，但有一定规律，存在最强和最弱的互相垂直的两条主径线，光线通过这两条主径线，形成互相垂直的前后两条焦线，这种散光称为规则散光，可用柱镜进行矫正。

（2）不规则散光：眼球屈光系统的屈光面不光滑，各条径线的屈光力不相同，同一径线上各部分的屈光力也不同，没有规律可循，不能形成前后两条焦线。用镜片矫正视力往往效果不好，甚至对视力没有任何提高。

2. 临床表现和危害

（1）视力减退：视力减退程度可以因散光性质、屈光度高低及轴的方向等因素而有较大差异。属于生理范围的散光通常对远、近视力无任何影响；高度数散光多合并径线性弱视或其他异常，视力减退明显，并难以获得良好的矫正视力。

（2）视疲劳：轻度散光患者为了提高视力，往往利用改变调节、眯眼、斜颈等方法进行自我矫正，这些持续的调节紧张和努力容易引起视疲劳。高度散光眼由于主观努力无法提高视力，视疲劳症状反而不明显。

（3）眼底病变：眼底检查时若发现视乳头为明显的长椭圆形，黄斑光反射弥散或呈线形，应考虑到这种现象可能与散光有关。

3. 发生原因

规则散光大多数是由于角膜先天性异态变化所致。不规则散光主要由于角膜外伤或炎症所引起的不规则愈合、屈光面凹凸不平所致，如角膜溃疡、瘢痕、圆锥角膜、翼状胬肉或者角膜外伤、角膜手术后等。

4．治疗方法

对于轻度散光，如果无视疲劳和视力下降，不需矫正；反之，如果出现任何一种症状，虽然散光度数轻，也应使用柱镜矫正。矫正原则是防止过度矫正，既要增进视力又可减少视觉干扰症状，尤其是较高度的散光和斜轴散光，应充分考虑柱镜产生的畸变对视觉干扰较大，若患者难以适应，可先予以较低度数，以后再逐渐增加。

三、儿童眼外伤

眼外伤是引起儿童盲和儿童视觉障碍的主要原因之一。眼外伤不仅严重损害了儿童的视力，也会对其身心健康发展带来极大影响，给家庭和社会造成很大的负担。因此，了解儿童眼外伤的发生特点，积极采取防控措施具有重大意义。

（一）发生特点

1．发生对象

一般来说，农村儿童的眼外伤发生率高于城镇，留守儿童更高；学龄期儿童高于学龄前儿童；男孩多于女孩。主要缘于儿童顽皮好动，喜欢持械玩耍、结伴打闹、好奇好斗，又缺乏自我保护意识和对危险行为的认识，躲避伤害的能力差，若加上学校和家庭疏于管教的话，很容易造成无辜受伤或自伤。

2．外伤种类

儿童眼外伤多以穿通伤、钝挫伤为主要组织损伤形式，尤其是锐器伤。比如，学校手工课使用刀、剪等工具不当，锐利铅笔芯碰到他人或自己，玩一次性注射针头刺伤眼部，学校体育活动时被球踢伤或被他人误伤，追逐玩耍时误刺造成穿通伤，被木棍、石块、弹弓、玩具枪子弹等击中眼部造成钝挫伤，玩弄猫、狗时被抓伤，观看鸡、鸟被啄伤，燃放烟花爆竹被炸伤，以及被化学物质溅伤等等。

（二）危害

儿童眼外伤一般伤情重，并发症、后遗症多且复杂，可出现角巩膜穿孔伤、外伤性白内障、眼内异物、晶状体脱位、视网膜震荡、视神经顿挫伤、视网膜脱离、前房积血、玻璃体积血、眼内炎、眼表化学伤、继发青光眼等几乎眼科所有疾病。严重的眼外伤、眼球破裂、大量眼内容物丧失可导致眼球萎缩甚至摘除眼球，可终生致残、致盲，严重影响患儿的身心健康，给患儿本人及其家庭、社会造成沉重负担。

即使眼外伤及时救治，伤口愈合，日后可能因为角膜瘢痕、不规则散光以及视网膜瘢痕等因素直接影响视力以及视觉质量，导致生长发育中的儿童出现弱视、斜视等。所以，学校、家庭和社会需要共同努力，尽可能减少儿童眼外伤的发生。

（三）治疗和预防措施

1. 救治措施

儿童眼外伤往往发生突然。并且，经常会有儿童损伤时由于无法自诉或因恐惧心理没有及时告知父母和教师，没有及时救治，延误了治疗时间。因此，早期发现、及时治疗是减少并发症，挽救患儿视力的关键。教师和家长应该懂得眼外伤的一些应急措施，如化学伤要尽快就近用清水冲洗，然后再送往医院；发生机械性眼外伤或遇开放性伤口，避免挤压，即时送医诊治，使损伤减少到最小程度。

在儿童眼外伤的治疗上，要做到细致检查、及时妥当处理。患儿受伤后，常恐惧、哭闹，不配合检查，要耐心诱导，动作尽量轻、稳、准确操作，做到认真、细致、全面。对创口处理要及时，清创缝合时注意最大限度减少瘢痕和损伤，严格无菌操作和积极控制感染，尽可能降低外伤后的危害及减少并发症。注重外伤后的视力康复，及时进行屈光矫正和弱视训练，尽可能恢复视功能。

2. 预防和干预措施

（1）大力宣传眼外伤的严重性和危害性，提高安全意识。通过各种方法和途径，对儿童讲解眼外伤原因和危害；教育他们远离各种危险物、增强自我保护意识；教育儿童不做危险游戏，勿玩尖锐玩具及可能伤害他人的玩具枪子弹及弹弓等；教育儿童正确使用文具、手工器械和体育运动器械的方法，不要用笔、规尺、胶水伤及眼球，不要在追逐时手持锐器；教育儿童"眼部如有损伤须及时报告"。

（2）加强危险物品的安全管理。要加强对锐器、雷管及烟花鞭炮等易爆物品以及化学物品的管理和存放，禁止儿童燃放鞭炮，加强儿童玩具的质量检测和管理。医疗单位对废旧的一次性注射器要按照国家规定处理，不要随意丢失。家长不要让儿童单独燃放鞭炮、接近牲畜和家禽等。

总之，儿童眼外伤重在预防，应引起家长、学校教师和社会各界的高度重视。需要学校家庭和社会的联合教育，对危险物品加强管理，对儿童加强监护。

第二节　儿童青少年常见口腔疾病

儿童青少年时期是颅面骨骼、牙齿与牙颌系统快速生长发育期，经历了乳牙列、混合牙列和年轻恒牙列3个牙列阶段。既是龋齿、牙周疾病、牙外伤、牙颌异常、智齿冠周炎等疾病发病的高危时期，也是长身体、接受知识、树立科学观念、培养终生口腔卫生良好习惯，以及开展口腔预防保健工作的最佳时期。

一、龋病

龋病是人类广泛流行的最常见慢性口腔疾病，自古以来就有关于龋病的记载。龋病是在身体内外多种因素作用下，牙体硬组织发生慢性、进行性破坏的一种疾病，受损牙组织具有不可逆性的特点，俗称"蛀牙"。任何年龄、性别、民族及不同地区的人，都可能不同程度罹患龋病。

（一）常用的龋病流行状况评价指标

下面是经常被用来描述和评价龋病流行程度的指标（指数）。

1. 患龋率

某一时点、某人群中患龋病的人数比例，常用百分数表示。

患龋率＝患龋人数/受检人数×100%

2. 龋病发病率

某一时期内的某随访人群中，发生新龋的人数构成，常用百分数表示。

龋病发病率＝发生新龋人数/某一时期内的随访受检人数×100%

3．龋失补牙数/面数

这是常用的通过个体口腔检查就能获得的指数，用以记录龋病留下的历史印迹。其中，"龋（decayed）"指已龋坏尚未充填的牙齿，"失（missing）"指因龋丧失的牙齿，"补（filled）"指因龋已做充填的牙齿，以及"牙齿（teeth）"和"牙面（surface）"。恒牙的龋失补牙数/面数一般用英文大写字母缩略语DMFT/DMFS代表，乳牙的龋失补牙数/面数用小写字母缩略语dmft/dmfs代表。

4．龋均和龋面均

在评价某个人群的龋患严重程度时，多使用龋均（mean DMFT/dmft）和龋面均（mean DMFS/dmfs），并且龋面均更能反映龋病的严重程度。道理很简单，一颗牙齿如有3个牙面患龋，用龋均记分为1，用龋面均则记分为3。

龋均＝龋失补牙之和/受检人数

龋面均＝龋失补牙面之和/受检人数

5．龋齿充填构成比

某人群的龋、失、补牙数之和中已充填龋齿所占的比重，常用百分数表示（计算公式如下）。这一指标既能反映地区龋病流行情况，也能反映口腔卫生服务工作水平。

龋齿充填构成比＝已充填牙数/受检人群龋失补之和×100%

（二）病因与致病机制

龋病是一种在易感宿主、致龋细菌、含糖食物等危险因素相互作用下，引起口腔微生态环境失调，导致牙体硬组织发生慢性进行性破坏的疾病。牙菌斑是引发龋病的始动因子。

龋病病因学研究中，具有重要影响的学说是W.D.Miller的化学细菌学说，然而被广泛认可的理论是Qrland和Keyes等人的三联因素学说（细菌、食物、宿主），Newbrun提出了四联因素学说（细菌、食物、宿主、时间）。随着生态学的发展，人们认识到社会环境和人的行为因素同样影响龋病发生和发展。

1．细菌因素

公认的致龋菌包括变形链球菌、乳酸杆菌及放线菌，这些细菌能利用含糖食物，通过黏附、产酸和耐酸，经过一定时间发挥致龋毒性作用，导致龋病发生。

（1）变形链球菌群：主要是变形链球菌、远缘链球菌，在牙菌斑内占20%左右，利用甘露醇、山梨醇发酵产酸，利用蔗糖产生细胞外黏多糖黏附于牙面，促进菌斑形成，产酸、耐酸、致龋力强，导致牙齿光滑面发生龋洞。

（2）乳酸杆菌属：主要是乳酪乳酸杆菌、嗜酸性乳酸杆菌，产酸又特别耐酸，在pH3.5时仍能生长。既能单独导致窝沟龋发生，又能促进龋病发展的作用。

（3）放线菌：常与变形链球菌、乳酸杆菌协同，利用细胞外多糖产生黏附作用，在牙邻面及牙颈部产酸，与邻面龋和根面龋有关。

2. 饮食因素

龋病与糖的关系非常密切，特别是含糖食品的加工形式、食用频率与致龋性的关联度大，过多过频地摄入甜食和酸性饮品，口腔中停留时间延长，可以促使菌斑中致龋菌连续代谢产酸，pH值持续下降，超过唾液的缓冲能力，增加牙面脱矿致龋的风险。

3. 宿主因素

牙面作为牙菌斑主要的黏附环境，牙齿发育、唾液、行为和生活方式都成为龋病发生的重要宿主因素。

（1）牙齿发育：牙齿表面较深的发育沟、牙齿排列拥挤、牙冠裂隙、脱矿的牙釉质、根面的牙骨质等，都可能是菌斑滞留区，成为龋病的好发部位。

（2）唾液：唾液在口腔中起着调节口腔微生态平衡的作用。唾液的流量和流速、磷酸盐和碳酸盐缓冲系统、再矿化作用，都起着中和口腔内酸性产物的作用。

（3）行为和生活方式：除了饮食行为因素，不刷牙、吸烟等也是龋病发生的重要危险因素。家庭经济能力和社会政策因素都能够显著影响公民的口腔健康观念，寻求利用口腔卫生服务的意愿和机会。

4. 时间因素

龋病与其他慢性疾病一样，需要有一定致龋时间，包括致龋菌在牙体滞留时间、牙菌斑酸性产物持续时间、pH值低于临界的持续时间。以上这些因素持续时间越长，发生龋病的风险就越大。

（三）干预策略与措施

龋病是多种因素作用的结果，但又是可防可治的。可以从清除牙菌斑、控制含糖食物的摄入、提高宿主抗龋能力、培养良好口腔卫生习惯等方面，采取针对性预防和干预措施。

1. 清除牙菌斑

包括机械性清除和生物学清除两种方法。

（1）有效刷牙：提倡早晚刷牙，特别是临睡前刷牙。目的在于清除牙面和牙间隙的牙菌斑、软垢等，减少形成速度和堆积，按摩牙龈。对于儿童，建议选择刷头小、毛软、刷柄长度适合自我握持的手动牙刷。幼儿园儿童采用圆弧法（Fones法）刷牙，在闭口情况下，牙刷进入颊间隙，刷毛轻度接触后牙的牙龈区，用较快较宽的圆弧动作、很少压力从后牙区往前牙区边刷边移动，下面舌侧面和上面腭侧面牙齿也以类似的方法分别清洁牙齿。中小学生则推荐使用水平颤动拂刷法，刷牙时将刷头放置牙颈部，与牙齿长轴呈45°角，轻压使刷毛部分进入牙龈沟内，从后牙用短距离水平颤动的动作，边刷边移动，上下左右里外都以此方法分别清洁牙齿。

（2）化学生物方法：在刷牙清除牙菌斑基础上，配合使用漱口水、牙膏、口香糖等，帮助起到控制牙菌斑的作用。一般有自制盐水漱口液、酚类漱口液、三氯羟苯醚抗菌漱口液等，但不建议低年级儿童使用化学生物类漱口剂。

2. 氟化物防龋

用氟化物预防龋齿是最有效方法，主要通过氟化饮水、含氟牙膏、含氟漱口剂、氟保护漆、含氟食品等方式广泛应用。作用机理包括：结合釉质的氟化物能产生一种具有较强抗酸作用的釉质结晶结构（氟磷灰石），氟化物还可减少酸的产生和牙菌斑形成，氟化物可使釉质晶体再沉积（再矿化）。水氟浓度在 $0.6 \sim 0.8$ mg/L时，患龋率和龋均处于最低水平，也无氟牙症流行；水氟浓度高于 0.8 mg/L时，氟牙症可能流行；水氟浓度低于0.6 mg/L时，患龋率和龋均可能升高。

3. 窝沟封闭

一项预防龋齿发生，特别是针对龋齿高危人群的有效方法。在不去除牙体组织前提下，在牙合面的点隙裂沟处涂布一层高分子树脂材料。乳磨牙在3~4岁、第一恒磨牙在6～8岁、第二恒磨牙在11～13岁为最适宜做窝沟封闭的年龄。

4. 限制含糖食物的摄入

含蔗糖的食品和饮料是致龋性最强的食物。因此，控制食糖频率，减少糖在口腔内停留时间尤为重要。

5. 预防性充填

尽早发现，并及时对中度龋以内的龋齿采用人工替代材料（树脂、银汞合金）进行修补。这是控制龋病发展、恢复牙齿咀嚼功能的二级预防方法。

6. 定期口腔健康检查

推荐至少每年一次，最好每半年一次的定期口腔健康检查，建立个人口腔健康档案（纸质/电子），作为预测和评估口腔健康的信息支持。

7. 口腔健康教育

通过有组织、有计划、有系统的学校和家庭口腔健康教育活动，提高家长和儿童的口腔卫生保健知识，建立有利于口腔健康的行为和生活方式。同时，普及各级政府部门制订的各项口腔公共卫生政策、口腔卫生服务资源信息，减少公民在获取和利用口腔卫生服务中遇到的障碍因素。

二、牙周疾病

牙周疾病是危害人类口腔健康最常见的口腔慢性疾病，包括牙齿周围支持组织所患的全部疾病，主要是牙龈炎和牙周炎，儿童青少年以牙龈炎居多。

（一）常用的牙周疾病流行状况评价指标

1. 简化口腔卫生指数

简化口腔卫生指数（OHI-S）包括简化软垢指数（DI-S）和简化牙石指数（CI-S），可通过专业医生运用规范方法检查6个指数牙（16、11、26、36、31、46）获得，用于评价个人或人群的口腔卫生状况。

个人简化口腔卫生指数=每个牙面软垢或牙石记分之和/6个指数牙

人群简化口腔卫生指数=个人简化口腔卫生指数之和/受检人数

2. 菌斑改良指数

牙菌斑与龋病和牙周不健康关系密切。1962年，Quigley和Hein提出了0～5级的菌斑指数（PLI）计分标准，用以评价口腔卫生状况和衡量牙周疾病防治效果。1970年，Turesky等对O-H菌斑指数做了改良，提出了更为明确的计分标准。

检查时，可以使用菌斑染色剂/片，使牙菌斑染色后，检查除第三磨牙外的所有牙的唇舌面，也可检查6个指数牙，观察被染色的牙面菌斑面积记分。

3. 牙龈出血指数

患牙龈炎时，牙龈会有红肿现象，但不一定出血；如果出血则表明牙龈炎处于活动时期。据此，Ainamo和Bay于1975年提出牙龈出血指数（GBI），以更好评价牙龈炎活动状况。

由专业医生采用视诊和探针相结合的方法，检查全部牙齿或检查6个指数牙，每个牙检查4个点，分别是唇（颊）面的近中、正中、远中3个点和舌（腭）正中1个点。注意，若使用牙龈出血指数，就不能使用牙菌斑染色剂，否则会影响辨识牙龈出血。牙龈出血指数记分标准：0＝探针后牙龈不出血；1＝探针后见牙龈出血。

每个受检者记分是探查后牙龈出血部位的数目占总检查部位数目的百分比。

4. 社区牙周指数

1987年WHO的《口腔健康调查基本方法》第3版中，采纳了Ainamo等人提出的社区牙周指数（CPI）这个指标。这一指数不仅能反映牙周组织的健康状况，也可以反映牙周的治疗需要情况，并且检查操作简单、重复性好，非常适合大规模的口腔健康流行病学调查。

可由专业医生采用视诊和探针相结合的方法，使用WHO推荐的CPI牙周探针，检查牙龈出血、牙石和牙周袋深度。对青少年一般检查6个区段指数牙，15岁以下者不检查牙周袋深度。

（二）病因与致病机制

牙周疾病是发生在牙龈组织和牙周组织一种口腔常见病，由多种因素引起。牙菌斑也是重要的始动因素。细菌侵袭牙周组织，经过繁殖产生代谢产物，引发宿主炎性反应和免疫反应，抑制宿主防御功能和造成牙周组织损伤。同时，还受到个人的口腔卫生行为、饮食营养、系统性疾病、经济文化、口腔卫生服务利用等诸多因素影响。

1. 牙菌斑与牙周疾病

由龈上牙菌斑、龈下牙菌斑构成两个不同生态的牙周区域，细菌组成也存在很大差异。龈上牙菌斑与牙龈炎关系密切，革兰氏阴性杆菌较多；龈下牙菌斑与牙周组织破坏关系最为密切，不同类型牙周炎由不同特异性细菌所致。

2. 局部因素与牙周疾病

（1）牙石：刺激牙龈、菌斑附着，加深牙周袋，促进牙周疾病发展。

（2）食物嵌塞：嵌塞和细菌定植，产生炎症，还可引起牙龈退缩、口臭等。

（3）创伤合：单纯性或牙周炎与创伤合并存，加重牙周组织破坏程度。

（4）不良习惯：吸烟、磨牙症、咬硬物、口呼吸等，都会促进牙周疾病发展。其中，吸烟是牙周疾病的高危因素，吸烟者牙菌斑、牙石堆积增多，牙槽骨吸收加快；烟草的尼古丁和燃烧时热量对牙周组织也是一种特殊的局部危险因素。吸烟史越长，牙周疾病越严重。有研究报道称，吸烟史10年以下，患牙周炎概率是不吸烟的1.3倍；吸烟史16～20年，患牙周炎概率是不吸烟的8.0倍。

（5）不良修复体：充填体悬突，修复体不密等，引起牙周组织炎症。

（6）牙颌异常：由于牙齿排列不齐，易于牙菌斑堆积，促使牙周炎发生。

3. 口腔卫生状况与牙周疾病

口腔卫生情况较差，容易发生牙周疾病。一项有关牙龈炎的实验性研究说明了口腔卫生与牙周疾病的关系。实验前，12位青年受试者牙周组织都是健康的，统一清洁牙齿后停止个人口腔卫生措施，牙菌斑指数一路走高，到第15～21天达到高峰，由0.43上升到1.67，牙龈指数由0.27上升到1.05；恢复口腔卫生措施后，牙菌斑指数便一路下降到0.17，牙龈指数下降到0.11。

4. 全身因素与牙周疾病

全身因素可降低牙周组织对外来致病因素的抵抗力，增强宿主对细菌及其毒性产物致病的易感性。

（1）内分泌功能紊乱：雌激素缺乏可导致龈上皮萎缩，牙槽骨疏松、牙骨质沉积减少；青春期、月经期内分泌变化可加重牙龈的炎症变化。

（2）血液疾病：白血病患者由于抗感染能力下降，牙龈肥大溃疡和自发出血。

（3）糖尿病：糖尿病激活一些炎性细胞，增加有毒代谢产物，破坏牙周组织，使得牙周组织修复功能减弱，牙周疾病不易治愈。

（4）营养因素：蛋白质缺乏可引起牙龈、牙周膜结缔组织变性，影响抗体合成免疫力下降；维生素C缺乏，可出现牙龈出血、牙松动，牙周组织创伤愈合过程减缓；维生素D和钙、磷缺乏或不平衡，可引起牙槽骨疏松，骨质钙化不良。

（5）遗传因素：并不直接引起牙周疾病，而是增加宿主对牙周疾病的易感性。

5. 社会经济和文化因素

大量研究证实，与社会经济和文化发达地区相比，落后地区的牙周疾病患病率及严重程度均显著地高。经济和文化因素影响着人们对于牙周健康问题的关注程度，表现在获取口腔卫生知识，改变饮食习惯，以及主动寻求口腔卫生服务方面的差异性。

（三）干预策略与措施

需要采取自我口腔保健和专业性防治相结合的干预策略，有效去除牙菌斑，控制与牙周疾病相关的危险因素，提高宿主的抗病能力。

1. 控制牙菌斑

牙菌斑是牙周疾病的主要刺激物，可以采用有效刷牙去除牙面牙菌斑，用牙线去除邻接面牙菌斑，采取专业洁治方法去除牙颈部牙菌斑和牙石，保持口腔卫生。

2. 戒除不良行为

吸烟对牙周健康影响是一个普遍问题，但却不被广泛重视。并且青少年吸烟行为有上升趋势。

3. 加强青春期护理

青春期是牙周疾病发生的高危时期，除了积极调整内分泌平衡外，特别要进行定期口腔健康检查、牙周冲洗和洁治等专业性口腔护理，还要加强个人的家庭口腔卫生护理。

4. 漱口剂辅助疗法

可以利用自制的盐水漱口液，或者专业的漱口液等，每天2次，降低牙菌斑、清除牙菌斑内毒素。但不建议低年级儿童使用化学生物类漱口剂。

5. 定期口腔健康检查

建议儿童青少年每年接受1~2次口腔健康检查，建立可跟踪观察的个人口腔健康档案信息资料。

6. 口腔健康教育

小学高年级和中学生必须学习和掌握良好口腔卫生知识和行为，有效刷牙、戒除不良行为、定期参加口腔检查和护理等都将终生受益。

三、其他口腔常见病

（一）牙外伤

牙外伤牙齿受到外力撞击或打击所致的牙体硬组织、牙周组织受损而产生的一种急性损伤。上、下颌前牙部分损伤机会比较多，可单独发生在一种组织，也可同时发生在多种组织。据调查，我国19%的12岁儿童青少年在过去的一年里有牙外伤的经历，其中31.6%发生在校内，73.9%发生在校外；主要发生在这些情形：突然摔倒、剧烈体育运动、打架、交通事故、冒险动作，此外还有医源性牙外伤、把牙齿当工具咬硬物、口腔内和牙齿装饰品对牙齿的损害等情形。

牙外伤的防治方法，因损伤原因和类型、受累牙的牙位、数目以及严重程度与年龄等因素而有所差异。

1. 常用的治疗方法

（1）牙挫伤：对牙周膜损伤的牙齿，可作简单结扎固定；牙髓受损时，则应作牙髓或根管治疗。

（2）牙折：可分为冠折、根折、冠根联合折断。①牙冠轻微折缺且无刺激症状可不作特殊处理；若折缘尖锐应磨圆钝；牙髓刺激症状明显可作牙冠修复；若已贯通牙髓应尽早作牙髓或根管治疗，然后再作牙冠修复；②牙颈部根折应尽快作根管治疗，然后作桩冠修复；若根中部折断应拔出；若根尖1/3处折断应及时结扎固定，并作根管治疗；③乳牙损伤。应尽量保留受伤乳牙，并作间隙保持器。

（3）牙脱位：即刻再植是最好的治疗方法。若无法即刻再植，应将牙齿冲洗后保存在湿性环境中（唾液、牛奶、生理盐水等），然后尽快就医，这个应急处理非常重要。

2．常用预防措施

（1）向群众普及预防牙外伤知识，提高自我保护意识。

（2）重视牙外伤易发地点或场所的特别防护，提倡激烈运动时佩戴护牙托。

（3）遵守公共场所有序进出秩序，严禁无证驾驶和酒后驾车。

（二）牙颌异常

牙颌异常，又称为错颌畸形，指儿童在生长发育过程中，由于不良习惯、疾病、替牙紊乱、发育异常、遗传等各种因素，导致牙列不齐、颌关系紊乱，以及颅面畸形。常见牙颌异常有8种情况，包括前牙和前磨牙缺失、切牙段拥挤、切牙段出现间隙、中切牙间隙过宽、上下颌前牙排列不规则、上前牙覆盖、前牙开颌、磨牙前后错位。

预防牙颌异常发生的主要方法如下：

1．妊娠期预防

要合理选择和调配食物，保证营养摄取平衡；若有内分泌失调或传染病应及时治疗，甚至考虑终止妊娠；怀孕期要避免大剂量X线的深部照射，还要防止孕期和临产前的外伤等。

2．婴幼儿预防

提倡母乳喂养，母乳吮吸运动有利于颌骨及牙齿生长发育；注意人工哺乳的喂养姿势，避免婴儿啼哭或睡眠时给予橡皮奶头安慰的做法；注意婴幼儿睡眠姿势，不可长期偏向一侧，以免受压产生颜面发育不对称情况。

3．儿童期预防

通过口腔健康教育，由家长和保育老师帮助、督促纠正幼儿不良口腔卫生习惯（吮指、吐唇咬舌、偏侧咀嚼、咬物品、睡眠一侧受压、长期进食软性食物、吮吸喂养姿势不正确）；儿童食物中要合理增加耐嚼的纤维性食物，通过咀嚼运动促进牙颌系统正常发育；定期检查，早期发现，及时诊疗龋病，保持完整乳牙列。

4．替牙期干预

乳牙早失的话，应放置间隙保持器，以便恒牙顺利萌出；恒牙早失的话，应采用间隙保持器，以便义齿修复；及时拔除滞留乳牙；采用阻萌器阻止恒牙早萌，定期拍摄X线牙片随访观察，待牙根形成1/2以上时，拆除阻萌器让其自然萌出。

（三）智齿冠周炎

智齿冠周炎是指第三恒磨牙在萌出过程中，因下颌骨体缺少足够空间不能正常萌出，牙冠周围软组织发生炎症。临床表现为全身不适，发热畏寒，张口受限，局部疼痛且吞咽时疼痛加剧，有时形成冠周脓肿。严重者可见舌腭弓及咽侧壁红肿，患侧淋巴结肿痛。严重时冠周炎形成的骨膜下脓肿，感染可向各个颌周间隙扩散，若不及时医治，可形成菌血症和败血症等严重并发症。

一般根据病史和临床检查，结合X线片就能确诊。

1. 急性期处理

冲洗冠周盲袋，消炎镇痛，抗生素控制感染。若有冠周脓肿形成，应在局麻下切开引流。

2. 慢性期处理

急性炎症消退后，对能够正常萌出牙齿，可切除覆盖牙冠的龈瓣以消除盲袋助其萌出；若不能消除盲袋，成为慢性病灶的牙齿应予以手术拔除。

总而言之，龋病和牙周疾病是儿童青少年的两大口腔常见病，是在多因素作用下引发宿主和细菌微生态环境失调所致，牙菌斑是重要的始动因子。因此，须采取综合防治措施，清除和控制牙菌斑，控制相关危险因素和提高宿主抗病能力。

大量实践表明，我国儿童青少年常见口腔疾病的防控必须按照"政府主导、社会参与、预防为主、防治结合"基本方针，树立"一级预防为主、二级预防为辅"服务原则，明确"口腔健康教育与自我护理技术、口腔健康定期检查与监测、早期诊断与即刻处理"服务理念，参照WHO推荐的"龋病预防项目（氟化物、窝沟封闭、预防性充填、口腔健康教育）"和"牙周疾病预防项目（刷牙训练、牙菌斑控制、牙齿洁治、口腔健康教育）"这些适宜技术，通过学校、家庭的途径，提高儿童青少年口腔健康素养。

第十四章　儿童青少年心理卫生

第一节　概述

一、心理卫生的定义

心理卫生，也称精神卫生，是指以积极有益的方法和措施，维护和促进人们的心理状态以适应当前和发展的社会环境。

广义上，心理卫生不仅涉及各类心理障碍的防治，还包括它对各类人群进行心理卫生保健，目的在于减少和预防各类心理和行为障碍的发生。人为了实现完满的健康状态，不仅要讲究生理卫生，还要讲究心理卫生，提高社会适应能力。

儿童青少年心理卫生涉及生理、心理和社会各个方面。它着眼于儿童青少年个体和群体，维护其心理健康，研究各种心理障碍致病原因，强调早发现、早诊断和早干预，通过预防保健、心理行为指导与咨询来控制和降低其心理障碍发生率，从而提高儿童青少年生存质量，培养其健全的人格特征。

二、心理健康的标准

（一）判断心理健康与否的基本原则

国内外学者从不同的视角对心理健康做出了不同的描述，但从具体心理结构的角度来看，心理健康的内容应当包括认知、情绪、行为、人格和能力等各个方面。界定心理健康与否应该考虑到3个方面的基本原则：

1. 心理活动与外部环境的协调一致性

意指个体的心理活动是否围绕其所处的外界环境而适当地展开。

2．心理活动内部的完整协调性

意指个体心理活动的主要方面，包括认知、情感、意志、行为、活动等各个方面，是否正常并且协调一致。

3．个性心理特征的相对稳定性

意指个体的人格心理特征在没有外部环境重大改变的情况下，能否保持人格气质的相对稳定性，能否保持行为的一致性。

（二）心理健康的标准

1．智力正常

智力以思维为基础，包括各个认知方面的能力，诸如理解力、判断力、想象力、记忆力、注意力、计算力等多方面的能力。虽然正常的智力水平中也还有高低之分，但是正常范围的智力水平应该是个体完成正常生活的基本心理条件，自然是心理健康的基本标准。

2．恰当的自我意识

自我意识是指个体对自己的认识和评价。它反映了一个人对自己的态度，可以具体表现在个体与现实环境的相互关系中。具有恰当自我意识的人能给自己正确的认识和定位，积极地去做自己力所能及的事。他们能够自我悦纳、自我理解、自我负责、自尊、自爱、自立、自信，有安全感，从而就有了抵御挫折和自我发展的能力。

3．善于调整和控制自己的情绪

心理健康的人能够真实地感受到各种情感，如喜、怒、哀、乐等不同的情绪体验，能够经常保持愉快的情绪，善于从日常的生活和工作中找到乐趣，能够保持情绪稳定。在重大挫折面前能够适当控制自己的情绪，具有调整自己情绪以保持与周围环境动态平衡的能力。

4．良好的人际关系

心理健康者善于与他人建立良好的人际关系。他们在与人交往的过程中能够悦纳自己，接受别人，可以与对方或集体形成一种休戚相关的关系，与他人相处的过程中积极的情绪多于消极的情绪。别人在与他相处的过程中也会感觉到舒适和安全。心理健康的人能够注意遵守团体的规范和要求，能够适当控制自己的欲望以配合团体的要求。

5．良好地适应环境

心理健康者能够客观地认识环境，正确地分析环境中的积极因素和消极因素。尽可能化不利为有利。结合自己的主观条件愿望，充分利用各种主观、客观的资源充实提高自己，努力实现理想，并能够根据主客观的情况变迁适当地调节自己的方法和方向。对于无法改变的客观不利也能坦然接受。

6．具有健全的人格

心理健康者人格的各个方面都应全面协调均衡地发展，包括思维、情感、动机、兴趣、毅力、能力、理想、价值观等各个方面。心理健康的人会表现出：思维方式合理适中，不偏激，并有适当的灵活性，情绪比较稳定愉快，能够耐受一定的挫折，对于未来有理想、有信心，并且能够通过持久的努力去实现自己的理想。

7．心理特征与年龄特征相符

随着一个人不同年龄阶段的生理变化，其心理特点也在不断改变。不同年龄阶段的动机、需要、情绪及行为等心理活动水平也不相同。心理健康者的心理行为特点一般应与年龄特征相符合。

儿童青少年期是人生各阶段中变化最快的阶段，是健康心理形成的关键时期。他们的心理健康状况有着共同的特点和规律，但也有着时间和地域差异。

第二节　儿童青少年常见的情绪问题和情绪障碍

儿童青少年的情绪问题以焦虑、强迫、发脾气、易怒为主要核心症状。由于儿童的年龄特点，其临床表现大多会以情绪或行为的方式表达出来。大多数的情绪问题对儿童青少年的影响较小，相当一部分有自愈性，如果引导不当或持续时间较长者，会发展为情绪障碍。

儿童情绪障碍是发生在儿童青少年时期以焦虑、恐怖、强迫、抑郁以及转换症状为主要临床表现的一组心理疾病。情绪障碍是十分常见的儿童心理卫生问题，其患病率在国外居第二位，在国内居行为问题、发育性障碍之后的第三位。

国内流行病学研究报道，儿童情绪障碍的患病率为0.3%~6.99%。国内李雪荣等使用DSM-Ⅲ-R诊断标准调查湖南省儿童青少年患病率为1.05%；王玉凤等使用Rutter量表调查北京市小学儿童，发现神经症性行为患病率为1.64%。

儿童情绪障碍的临床表现较成人神经症简单，往往是躯体症状或某一症状突出，自主神经系统症状明显。学龄前儿童的情绪障碍类型难以划分，随着年龄增长，临床类型逐渐与成人接近。儿童阶段男女患病率差别不大，青春期以后女性患病率逐渐增多。病程多是暂时性的，很少持续到成年期；儿童期情绪障碍与成人期神经症之间没有明显的内在联系，它似乎只是情绪正常发育趋向的突出化而不是本质的异常。

一、分离性焦虑障碍

（一）定义

分离性焦虑障碍是指儿童与其依恋对象分离时产生的过度焦虑情绪，多发生于儿童和青少年早期。其主要表现：

1. 过分担心依恋对象可能遇到伤害，或害怕依恋对象一去不复返。

2. 过分担心自己会走失、被绑架、被杀害，或住院，以致与依恋对象离别。

3. 因不愿离开依恋对象而不想上学或拒绝上学。

4. 非常害怕一人独处，或没有依恋对象陪同绝不外出，宁愿待在家里。

5. 没有依恋对象在身边时不愿意或拒绝上床就寝。

6. 反复做噩梦，内容与离别有关，以致夜间多次惊醒。

7. 与依恋对象分离前过分担心，分离时或分离后出现过度的情绪反应，如烦躁不安、哭喊、发脾气、痛苦、淡漠，或退缩。

8. 与依恋对象分离时反复出现头痛、恶心、呕吐等躯体症状，但无相应躯体疾病。

（二）病因

分离性焦虑症常常在一些重要生活事件后起病，如入托、入学、转学、迁居，也与家庭矛盾冲突、父母生病、离异有关。另外，患儿依赖、任性、懒惰等各种退行性的表现，往往也是受家庭过度保护、过分溺爱的结果，说明负性环境因素起了一定作用。生物学研究发现，本症还具有家族聚集现象，有遗传史者占12%，父母心理素质存在缺陷，具有焦虑素质。患儿常常性格内向、害羞、胆小，独立生活能力差，难以适应新环境，不能承受与依恋对象分离的心理刺激是起病的素质基础。

（三）治疗

1. 支持性心理治疗

尽快帮助患儿适应新环境。学龄前儿童除提供适当游戏、绘画、电视外，还应用患儿容易理解的词语和方法解释其过程，多使用鼓励性语言。学龄期儿童重点以语言交流为主，交流时要态度诚恳、语言生动、表情温和，在进行各种操作及治疗前均说明目的、方法以及操作会带来的不适，以取得合作，并尊重患儿的选择，尊重患儿的人格，认真解答患儿的提问。

2. 心理教育

通过心理教育和疏导，可以提高治疗依从性。当患儿年龄小，症状轻或中等严重时，可以进行心理教育，讲道理，告诉他爸爸妈妈要上班，要工作；同时让父母鼓励孩子如何面对新环境，不要过分责怪困境，要通过行动来解释分离焦虑。患儿在学校可以学习团结合作，大家互相帮助。一旦他同意到学校去，要帮助他把可能遇到的困境降低到最低程度。

3. 药物治疗

当心理干预和行为治疗效果不理想时，药物治疗可以作为辅助手段。

二、儿童广泛性焦虑症

（一）定义

广泛性焦虑症是一组以持续的、无具体指向性的恐惧不安为主，并伴有自主神经功能的兴奋和过度警觉为特征的慢性焦虑障碍。

广泛性焦虑症主要表现：患儿对自己的社会能力、学习、未来以及以往行为表现出过分的和不切实际的担心；经常处于紧张状态，不安、易烦躁、过分敏感、多虑，易和同学、老师发生冲突；易疲劳；肌肉紧张、食欲下降、失眠、易醒、排泄习惯紊乱；常有躯体不适，如胸闷、心悸、多汗、口干、头昏头痛、恶心、腹部不适、便秘、尿频、四肢发凉等。这些症状持续存在6个月以上，而不伴有特定的焦虑或其他精神症状。由于儿童广泛性焦虑症所表现的主诉不如成人丰富，有时自主神经症状可能不突出。

（二）病因

国外研究报道，15%焦虑障碍患儿的父母或同胞同患此病，焦虑障碍患儿的50%单卵双生子同患此病。国内研究结果报道，有焦虑素质、认知功能缺陷等的父母，子代发病率较正常人群高。

神经质倾向儿童对生活时间更敏感，在与环境的交互作用中更易产生生活事件。社会或家庭中的负性生活事件，如父母离婚、去世、家庭重组，老师、家长及自己的期望值过高，长期的精神压力过大，家庭经济困难，战争、灾荒等均可以引起儿童焦虑、恐惧、紧张、睡眠障碍等表现。持续的精神刺激使部分儿童情绪和躯体不适迁延不愈，并最终发展为广泛性焦虑症。

（三）治疗

心理治疗是治疗儿童广泛性焦虑症的重要手段，部分病例仅通过系统的心理治疗，不需要服药即可治愈。要注意的是，治疗师应首先熟悉所选用治疗方法的主要理论、具体操作步骤、临床适应证及注意事项等。其次，必须建立良好的医患关系，包括与家长的良好关系，得到患儿及家长的充分合作。治疗开始前要充分熟悉病史及患儿的症状，对与发病有关的心理因素也应充分掌握。开始治疗时应明确必须治疗的靶症状、选用的治疗方法、估计治疗的疗程及预期疗效等，再开始治疗。

三、儿童社交恐惧症

（一）定义

儿童社交恐惧症指儿童持久地害怕一个或多个社交场合，在这些场合中，患儿被暴露在不熟悉的人面前，或者被其他人过多地关注时出现焦虑反应。

（二）病因

1. 遗传因素

双生子、寄养子研究显示，不恰当的害怕社交是可以遗传或部分遗传的。

2. 神经生物化学因素

研究发现5-HT能神经递质失调与社交恐惧症有关。

3. 环境因素

患儿的父母较正常人的父母对子女缺乏情感温暖、理解、信任和鼓励，但却有过多拒绝、惩罚、干涉和过度保护。较少得到父母情感温暖、同情、赞扬及受到过多惩罚、干涉和拒绝的儿童，特别在意他人的评价及渴望得到赞许和认同。然而，这类儿童一方面非常渴望得到他人的赞许，另一方面又对从他人得到赞许的期望度很低，结果导致对他人评价的忧虑。

（三）治疗

以心理治疗为主，严重焦虑者可合并厌恶治疗。在年幼儿童的认知行为治疗中，最为重要的方法是行为治疗方法（如系统脱敏技术，模仿学习）与认知技术（积极地自我评述，读书治疗）。对于年长一些的儿童和青少年，可在采用暴露疗法的基础上增加心理教育、社交训练、放松训练和角色扮演。

四、学校恐怖症

（一）定义

学校恐怖症是近年来在儿童青少年中发生较多的一种心理障碍，因其主要表现为对学校产生强烈的恐惧并拒绝上学而得名。

主要表现为对学校产生强烈的恐怖并拒绝上学，长期旷课，对上学表现明显的焦虑和恐惧，并常诉述各种不适，如头痛、头晕、腹痛、胸闷等，但查不出其疾病所在。这些躯体化症状的特点是在非上学日不出现，周末、节假日不出现，一般周一最严重，一天当中早上症状明显，下午减轻，不去上学留在家里则一切正常，可以学习，也无其他不良行为的表现，这种现象称为学校恐怖症。常见于学龄儿童，女孩较男孩为多见。

（二）病因

学校恐怖症与其他儿童情绪障碍类似，没有单一的病因，病因是复杂和综合的，是生物–心理–社会等因素综合起来而导致的结果。生物学因素是基础，不良的心理、社会因素只有在易感的生物素质基础上起作用。

（三）治疗

学校恐惧症治疗的基本原则是根据不同患儿的具体情况，采取综合性的治疗方案。治疗的主要目的是减轻患儿焦虑恐惧情绪，消除各种紧张因素，增强学校的吸引力，培养儿童入校学习的自觉性，以期尽早返校。更高的目标是对患儿的个性和行为方面的缺陷进行纠正，培养良好的生活技能和健全的心理素质。

第三节　儿童青少年常见的发育性障碍和行为障碍

一、注意缺陷多动障碍

（一）定义

注意缺陷多动障碍（ADHD），在我国称为多动症，是儿童期常见的一类心理障碍。表现为与年龄和发育水平不相称的注意力不集中和注意时间短暂、活动过度和冲动，常伴有学习困难、品行障碍和适应不良。国内外调查发现患病率3%～7%，男性多于女性，男女比为4～9：1。约有70%患儿的症状会一直持续到青春期，约有30%的患儿症状会一直持续到成年。ADHD明显影响患者学业、身心健康以及成年后的家庭生活和社交能力，是重要的公共卫生问题之一。

（二）临床表现

注意缺陷、活动过多和行为冲动是ADHD的核心症状，具有诊断价值。

1. 注意缺陷

在认知活动的过程中，表现为与年龄不相称的明显注意集中困难和注意持续时间短暂，是本症的核心症状。患儿常常在听课、做作业或其他活动时注意难以持久，容易因外界刺激而分心。在学习或活动中不能注意到细节，经常因为粗心发生错误。成人与其谈话时，心不在焉，似听非听。注意维持困难，经常有意回避或不愿意从事需要较长时间持续集中精力的任务，如课堂作业或家庭作业。做事拖拉，不能按时完成作业或指定的任务。患儿平时容易丢三落四，经常遗失玩具、学习用具，忘记日常的活动安排，甚至忘记老师布置的家庭作业。

2. 活动过多

表现为患者经常显得不安宁，手足小动作多，不能安静坐着，在座位上扭来扭去。在教室或其他要求安静的场合擅自离开座位，到处乱跑或攀爬。难以从事安静的活动或游戏，一天忙个不停。

3. 行为冲动

在信息不充分的情况下快速地做出行为反应。表现冲动，做事不顾及后果、凭一时兴趣行事，为此常与同伴发生打斗或纠纷，造成不良后果。在别人讲话时插嘴或打断别人的谈话，在老师的问题尚未说完时便迫不及待地抢先回答，不能耐心地排队等候。

4. 学习困难

因为注意障碍和多动，影响了患儿在课堂上的听课效果、完成作业的速度和质量，致使学业成绩差，常低于其智力所应该达到的学业成绩。

5. 神经系统发育异常

患儿的精细动作、协调运动、空间位置觉等发育较差，如翻手、对指运动、系鞋带和扣纽扣都不灵便，左右分辨也困难。少数患儿伴有语言发育延迟、语言表达能力差、智力偏低等问题。

6. 品行障碍

ADHD和品行障碍的共病率高达30%～58%，品行障碍表现为攻击性行为，如辱骂、打伤同学、破坏物品、虐待他人和动物、性攻击、抢劫等，或者一些不符合道德规范及社会准则的行为，如说谎、逃学、离家出走、纵火、偷盗、欺骗以及对异性的猥亵行为等。

儿童期ADHD不管治疗与否，其中60%～70%到了成人仍然遗留有症状，部分可达到成人ADHD的诊断标准。成人ADHD的临床表现与儿童ADHD有所差别，一般以"注意缺陷"为主要表现，"活动过多"会减少。由于患者冲动，行事鲁莽草率，易于与同事发生冲突，容易因冲动而经常变换工作，开车容易冲动、不遵守交通规则造成交通事故。对成人ADHD患者的症状评估一般需要配偶、父母、同事或上司等与患者关系密切者同时提供信息。

（三）防治策略

注意缺陷多动障碍是一种具有高度遗传性的疾病，但是在已被揭示的病因学中，后天因素往往可通过给予预防措施或经相应治疗而得到改变。

对幼儿园和小学儿童进行ADHD的早期筛查，在社区和学校对重点人群加强ADHD相关知识的宣传和培训工作，提高家长、老师、基层保健医生对儿童ADHD症状的早期识别水平，及早让患儿诊治，提高ADHD的早期识别水平和诊治水平，减少疾病对自身、家庭和社会的危害。

ADHD是一种慢性疾病，可持续引起儿童症状和功能失调，会在青少年期出现攻击、冲动、逃学、离家出走、吸烟、酗酒、打架甚至吸毒等行为问题或共患品行障碍。如不及时加以干预，部分患儿症状会持续至成人，出现酗酒、驾车违纪、行为莽撞等行为问题。因此，从长远讲，ADHD干预应遵循慢病管理模式和家庭医学模式。治疗上，需根据患者及其家庭的特点制定综合性干预方案。药物治疗能够短期缓解部分症状，对于疾病给患者及其家庭带来的一系列不良影响则更多地依靠非药物治疗方法。

1. 心理治疗

主要有行为治疗和认知行为治疗两种方式。由于患者同伴关系不良，对别人有攻击性语言和行为，自我控制能力差等，行为治疗利用操作性条件反射的原理，及时对患者的行为予以正性或负性强化，使患者学会适当的社交技能，用新的、有效的行为来替代不适当的行为模式。认知行为治疗主要解决患者的冲动性问题，让患者学习如何去解决问题，识别自己的行为是否恰当，选择恰当的行为方式。

2. 药物治疗

药物能改善注意缺陷，降低活动水平，在一定程度上提高学习成绩，短期内改善患者与家庭成员的关系。

（1）中枢兴奋剂：一线治疗药物，目前国内主要是哌甲酯及其控释片。哌甲酯，商品名"利他林"，有效率75%～80%。低剂量有助于改善注意力，高剂量能够改善多动、冲动症状，减少行为问题。要注意的是，这些中枢兴奋剂仅限于6岁以上患者使用。因有中枢兴奋作用，晚上不宜使用，药物的不良反应有食欲下降、失眠、头痛、烦躁和易怒等，尚不能确定是否影响生长发育。中枢兴奋剂可能诱发或加重患者抽动症状，共病抽动障碍患者不建议使用。长期使用中枢兴奋剂时还必须考虑到物质滥用的问题。

（2）选择性去甲肾上腺素再摄取抑制剂：代表药物托莫西汀，托莫西汀疗效与哌甲酯相当，且不良反应少，耐受性好，已被列为ADHD的一线治疗药物。特点：每天给药1次，疗效可持续24小时，全天症状都能得到缓解；长期服用，无成瘾性；该药起效时间比中枢兴奋剂缓慢，一般要在开始用药1～2周后才能出现疗效，不适用于需要急性治疗的ADHD患者。最常见的不良反应是胃肠道反应，需餐后服药。

3. 行为管理和教育

教师和家长需要针对患者的特点进行有效的行为管理和心理教育，避免歧视、体罚或其他粗暴的教育方法，恰当运用表扬和鼓励的方式可提高患者的自信心和自觉性。当ADHD患儿的父母和校方确定患儿的病情或行为已经影响患儿参加学习的能力时，则患儿可以在学校里接受干预治疗。可以将患儿的座位安排在老师附近，以减少患儿在上课时的注意力分散，课程安排时要考虑到给予患者充分的活动时间。

4. 针对父母的教育和训练

适合于伴有品行障碍或其他心理问题、父母不同意接受药物治疗或父母教育方式不恰当的患者。教育和训练可采取单个家庭或小组的形式，内容主要有：给父母提供良好的支持性环境，让他们学会解决家庭问题的技巧，学会与孩子共同制定明确的奖惩协定，有效地避免与孩子之间的矛盾和冲突，掌握正确使用阳性强化方式鼓励孩子的良好行为，使用惩罚方式消除孩子的不良行为。

二、儿童孤独症

（一）定义

儿童孤独症，又称"自闭症"，是一种发生在儿童早期，全面、广泛的精神发育障碍。3岁前发病，以男孩为多见，主要表现为不同程度的言语障碍、人际交往障碍、兴趣狭窄和行为方式刻板，多数儿童智力发育落后。

（二）特征性表现

儿童孤独症的特征性症状主要表现为Karmer三联征，即社会交往障碍、语言交流障碍及刻板重复行为。其症状在不同发育水平和心理年龄阶段的表现不一，涵盖面非常广泛，包括情感、认知、社交、交流、自主神经功能、整合功能及适应行为等多方面。

社会交往障碍是孤独症的核心症状。孤独症患儿在婴儿期就表现出对人脸缺乏兴趣，而更多关注一些无生命的小物体，目光空洞、飘忽，注意力涣散，当母亲或照料者抱他、亲吻他，以及哺乳时都不会引起孩子应有的情绪反应，也不会用发声来回应母亲的抚爱。从来不去看妈妈或照料者的脸和眼睛，听到声响也不去寻找声源，到6个月时仍分不清亲人和陌生人，任何人抱都可以，逗引他们也不会做微笑反应。患儿常躲避别人目光，不愿与人发生眼对眼交流，与人讲话时不以自己的眼睛去盯着对方的眼睛，常常低着头玩弄手指或玩具，或茫然地看着远方，让人感觉他心不在焉，似听非听的。若强迫其进行眼对眼凝视，他们常常违抗，表现为抬头后就凝视远方，或紧闭双目，有些患儿会产生对抗情绪，表现为尖叫或哭闹不休，甚至出现打人、抓人等过激行为。

语言与交流障碍是孤独症的重要症状，是大多数儿童就诊的主要原因。语言与交流障碍可以表现为多种形式，多数孤独症儿童有语言发育延迟或障碍。通常在2岁或3岁时仍然不会说话，或者在正常语言发育后出现语言倒退；在2～3岁以前有表达性语言，随着年龄增长逐渐减少，甚至完全丧失，终身沉默不语或在极少数情况下使用有限的语言。他们对语言的感受和表达运用能力均存在某种程度的障碍。

孤独症儿童的特殊重复活动表现与其发育水平有关，低功能孤独症儿童多表现为刻板行为，而高功能孤独症儿童多表现为对从事复杂程序能维持持久兴趣。孤独症儿童对周围事物缺乏兴趣，他们对大多引起正常儿童兴趣的事物不感兴趣，常过分专注于某种特殊兴趣，形式刻板，类型狭窄，且兴趣固定，如一遍又一遍地重复听固定的音乐或喜欢每天看电视里固定的广告词。孤独症儿童并不喜欢各式各样的玩具，他们通常喜欢的是非玩具的物品，并迷恋它们，比如瓶盖、锅盖、车轮、旋转的风扇、电灯开关等。

在孤独症儿童中，智力水平表现很不一致，少数患者在正常范围，大多数患者表现为不同程度的智力障碍。国内外研究表明，对孤独症儿童进行智力测验，发现50%左右的孤独症儿童为中度以上的智力缺陷（智商小于50），25%为轻度智力缺陷（智商为50~69），25%智力在正常（智商大于70），智力正常的被称为高功能孤独症。

（三）康复训练方法

由于病因不清，目前尚无特效药能够彻底治愈孤独症。但是，早期发现、早期进行积极康复训练可以使患儿的预后得到明显改善。虽然现在孤独症的康复训练方法很多，但是大多缺乏循证医学的证据。有些方法可能对一些孩子有效，对另一些孩子却没有帮助。没有哪一种方法绝对优于其他的，最佳的治疗方法应该是个体化的治疗。

1. 功能的沟通训练

孤独症的沟通能力和问题行为的发生之间有非常密切的关系。当孤独症患者学会有效地选择行为后，就会使得问题行为变少。不同的沟通模式如真实的物体或者实体的标志、照片、手写字卡、语言、单一手势、手工的符号，甚至语音输出通信设备经常被用来指导个人用于行为功能相适应的方式来沟通。例如，一个孩子扔东西或者玩具来抗议或者逃避不喜欢的活动，可以指导他用语言"不"或者表示"结束"来适当地拒绝或者结束任务。一个做出令人尴尬、紊乱行为的青少年是为了逃避吵闹的声响，采用沟通训练，可能在噪音变得给他压力时，学习使用卡片去请求停止。

2. 社交技巧疗法

主要是教导孤独症患儿和他人如何亲切地接触。每个社交场合都是不同的，各有一套规则，这对老师和治疗师来说是一项辛苦的工作，但是这是教育和治疗的很重要的一个部分。社交技能训练包括教导孤独症患者如何打电话，如何购物，或者在公共交通上怎么做。在每个情况下，不单是身体上的任务（怎么去拨电话号码或者怎么去数钱）有难度，而且关系到周围的社交常规（如何开始、维持和结束一个电话；如何有礼貌地排队，在超市等待结账；如何在公共汽车上看人）。这些技术涉及社交技能训练，包括角色扮演和录像反馈，同样也需要在真实场合中一对一地指导。

高功能孤独症儿童表达能力较强，沟通手段和方式较多。当他们出现情绪行为时，指导者应积极鼓励他们不拘形式（如通过笔和纸、电脑等）将心中的感受表达出来，促使他们与人沟通，并逐步引导他们通过主观努力去解决行为问题，从而逐步达到以沟通促进情绪自我控制的目的。对于一般功能的儿童，也同样可以使用这种方法，如使用沟通板、图卡、手势以及简单字词等表达内心要求、愿望，与指导者进行合理的沟通，从而缓解内心压力和不快，进而逐步控制或稳定情绪。

3. 语言治疗

语言治疗家致力于用完全刻板的句子来提升孤独症患儿的语言发育层次，让患儿从没有语言到发出鼓舞人心的像语言一样的声音，到正确的语音语调和实用语言的使用（社交和沟通的语言应用）。他们也尝试着去发展患儿的理解力。目前，语言治疗成就虽然有限，但是很有价值。会话技术需要在更自然的情况下被鼓励，如在家里玩耍时。在发育早期的言语治疗将更有效果。

三、儿童抽动障碍

（一）定义

抽动障碍是一种起病于儿童和青少年期，以快速、不自主、突发、重复、非节律性、刻板、单一或多部位肌肉运动抽动和（或）发声抽动为特点的一种复杂的慢性神经精神障碍。

该症多数起病于学龄期，学龄前期并不少见，低于5岁发病者可达40%。运动抽动常在7岁前发病，发声抽动发声较晚，多在11岁以前发生。国外报道学龄儿童抽动障碍的患病率12%～16%。学龄儿童中曾有短暂性抽动障碍病史者占5%～24%，慢性运动或发声抽动障碍患病率1%～2%，Tourette综合征终身患病率4/万～5/万。国内报道8～12岁人群中抽动障碍患病率2.42‰。男性学龄儿童患病危险性最高，男女患病比率为3∶1～4∶1。

（二）临床表现

1. 基本症状

主要表现为运动抽动和或发声抽动，从抽动的复杂程度来分，又可分为简单抽动和复杂抽动两种形式。运动抽动的简单形式是眨眼、耸鼻、歪嘴、耸肩、转肩或斜肩等，抽动可发生于身体的单个部位或多个部位；运动抽动复杂形式包括蹦跳、跑跳、旋转、屈身、拍打自己和猥亵行为等。发声抽动的简单形式是清理喉咙、吼叫声、嗤鼻子、犬叫声等；复杂形式表现为重复言语、模仿言语、秽语（控制不住地说脏话）等。

抽动症状的特点是不随意、突发、快速、重复和非节律性，可以受意志控制在短时间内暂时不发生，但却不能较长时间地控制症状。在受到心理刺激、情绪紧张、学习压力大、患躯体疾病或其他应激情况下发作较频繁，睡眠时症状减轻或消失。

2. 临床类型

（1）短暂性抽动障碍：为最常见类型，主要表现为简单的运动抽动症状，多首发于头面部，可表现为眨眼、耸鼻、皱额、张口、侧视、摇头、斜颈和耸肩等多种症状。少数表现为简单的发声抽动，如清嗓、咳嗽、吼叫、嗤鼻、犬叫或"啊"、"呀"等单调的声音。也可见多个部位的复杂运动抽动。部分患者的抽动始终固定于某一部位，另一些患者的抽动部位则变化不定。该亚型起病于学龄早期，4～7岁儿童最常见，男性居多。抽动症状在一天内多次发生，至少持续2周，美国诊断标准要求至少持续4周，本亚型病程要求不超过一年。

（2）慢性运动或发声抽动障碍：多数患者表现为简单或复杂的运动抽动，少数患者表现为简单或复杂的发声抽动，一般同一患者仅出现运动抽动或发声抽动一种形式。抽动部位除头面部、颈部和肩部肌群外，也常发生在上下肢或躯干肌群，且症状表现形式一般持久不变。抽动的频度可能每天发生，也可能断续出现，但发作的间隙期不会超过2个月。慢性抽动障碍病程持续，往往超过1年以上。

（3）Tourette综合征：抽动秽语综合征或发声与多种运动联合抽动障碍，以进行性发展的多部位运动抽动和发声抽动为主要特征。一般首发症状为简单运动抽动，以面部肌肉的抽动最多，呈间断性，少数患者的首发症状为简单的发声抽动。随病程进展，抽动的部位增多，逐渐累及到肩部、颈部、四肢或躯干等部位，表现形式也由简单抽动发展为复杂抽动，由单一运动抽动或发声抽动发展成两者兼有，发生频度也增加。其中约30%出现秽语症或猥亵行为。多数患者每天都有抽动发生，少数患者的抽动呈间断性，但发作间隙期不会超过2月。病程持续迁延，超过一年以上，对患者的社会功能影响很大。

3. 其他症状

部分患者伴有注意缺陷、焦虑、抑郁情绪和强迫症状，如Tourette综合征50%~60%合并ADHD，40%~60%合并强迫性格和强迫症状，少部分患者存在情绪不稳或易激惹、破坏行为和攻击性行为、睡眠障碍等症状。

（三）防治策略

抽动障碍与遗传、免疫、神经递质异常及心理社会因素等多种因素相关，减少母孕期和出生时不利因素，做到优生优育，减少出生后不良的社会心理因素，预防疾病的发生。对于抽动障碍患儿，家长、老师不要过分关注症状，减轻患儿学习压力，改善家庭关系，有助于减轻症状，避免抽动症状的加重或诱发该症的复发。

治疗上，根据临床类型和严重程度选用治疗方法。对短暂性抽动障碍或症状较轻者仅采用心理治疗。慢性运动或发声抽动障碍、Tourette综合征，或抽动症状严重影响了日常生活和学习者，以药物治疗为主，结合心理治疗。若患者因心理因素起病，则应积极去除心理因素。

1. 药物治疗

常用的药物：

（1）氟哌啶醇：有效率60%~90%，但有镇静和锥体外系副作用。

（2）硫必利：有效率约76%~87%，其特点是锥体外系不良反应较少，适用于7岁以上患者。常见不良反应为嗜睡、乏力、头昏、胃肠道不适、兴奋、失眠等。

（3）可乐定：可改善抽动症状，有效率50%~86%，该药还可改善注意缺陷和多动症状，对合并ADHD，或因使用中枢兴奋剂治疗ADHD而诱发抽动症状者首选此药；不良反应有嗜睡、低血压、头昏、口干等。

（4）利培酮：已有报道证实该药治疗本病有效，但也有镇静和锥体外系副作用。

2. 心理治疗

主要有心理支持治疗、认知治疗和行为治疗。心理支持和认知治疗的目的是调整家庭系统，让患者和家属了解疾病的性质、症状波动的原因，消除学校和家庭环境中可能对症状的产生或维持有作用的不良因素，减轻患者因抽动症状所继发的焦虑和抑郁情绪，提高患者的社会功能。有证据支持，习惯逆转训练等行为治疗对矫正抽动症状具有肯定的疗效。

四、品行问题与品行障碍

（一）定义

品行问题是指儿童青少年在学校、家庭和社会生活中反复出现违反与其年龄相应的社会道德准则或纪律，侵犯他人或公共利益的行为。主要表现：经常撒谎、逃学、离家出走，经常上课迟到、不经父母同意在外过夜、偷窃，经常打架惹起事端，欺负弱小同学，欺骗家长和老师等。上述行为若持续一定时间，严重程度加重，对社会、家庭和个体造成明显影响或损害者，则达到品行障碍标准，甚至会出现违法犯罪行为。有品行问题的人普遍有以下表现：社会规则和规范内化程度很低，经常处于以愤怒和易怒为主的情绪状态，一些冒险的行为可能对他们的身体带来伤害，并且他们与生活中重要人物的关系都存在问题。

品行障碍指儿童青少年期出现的持久性反社会性行为、攻击性行为和对立违抗性行为，当发展到极端时，这种行为可严重违反相应年龄的社会规范，较之儿童普通的调皮捣蛋或少年的逆反行为也更为严重。该诊断意味着18岁以下的个体具有某种持久的行为模式，单以孤立的反社会性或犯罪行为本身不能作为诊断品行障碍的标准，在此需鉴别品行障碍与单纯的违法犯罪行为。一般认为，品行障碍出现反社会行为如纵火、抢劫、性攻击、打架斗殴等，损害他人生命、财产或社会治安，触及法律禁令，则称为违法行为，如后果严重，同时也是触犯刑法规定的行为，则构成犯罪。但我们对存在品行障碍的儿童青少年与违法犯罪的个体不能等同看待，品行障碍的个体还是广义的精神障碍患者，由于疾病本身对于反社会行为无法控制，行为具有冲动性特点，犯罪动机也不如那些单纯违法犯罪者明确。多数违法犯罪者则是精神活动正常、犯罪动机明确，为达到一定目的而实施违法和犯罪行为。

品行障碍流行病学的资料目前国内尚缺乏，有报道该症患病率1.45%～7.35%，男性高于女性，男女之比为9∶1，患病高峰年龄13岁，在最近10多年来有上升的趋势。英国调查显示10～11岁儿童中患病率约4%。美国18岁以下人群中男性患病率6%～16%，女性患病率2%～9%，城市患病率高于农村。

（二）临床表现

品行问题与品行障碍是同一心理问题或疾病的连续谱，症状类似，但品行问题多以持续时间短、症状发作频度低，对社会、他人和家庭等造成的危害相对较轻。而品行障碍则持续时间长、难以纠正、症状经常或持续出现，对社会、他人、家庭甚至自身危害严重。以下为品行障碍的主要临床表现。

1. 反社会性行为

表现为一些不符合道德规范及社会准则的行为。在家中或在外面偷窃贵重物品或大量钱财；勒索或抢劫他人钱财，或入室抢劫；强迫他人与自己发生性关系，或有猥亵行为；对他人进行躯体虐待（如捆绑、刀割、针刺、烧烫等）；持凶器（如刀、棍棒等）故意伤害他人；故意纵火；反复说谎，经常逃学，擅自离家出走或逃跑，流浪不归，不顾父母的禁令而经常在外过夜；参与社会上的犯罪团伙，从事犯罪行为等。

2. 攻击性行为

表现为破坏财物和攻击他人。故意破坏他人或公共财物；经常挑起或参与斗殴，采用打骂、折磨、骚扰、威胁等手段欺负他人；虐待弱小、残疾人和动物等；常以攻击性方式来发泄内心痛苦和冲突。男性多表现为躯体性攻击，女性多以语言攻击为多。

3. 对立违抗性行为

多见于10岁以下儿童，指对成人特别是对家长长期严重的不服从、明显的违抗或挑衅行为。经常说谎、暴怒或好发脾气，怨恨他人、怀恨在心或心存报复，不服从、不理睬或拒绝成人的要求或规定，因自己的过失或不当行为而责怪他人，与父母或老师对抗，故意干扰别人，违反校规或集体纪律等。

4．合并问题

常合并注意缺陷多动障碍、抑郁、焦虑、情绪不稳或易激惹，部分存在智力障碍或特定技能发育障碍。品行障碍患者个性一般自私自利，自我为中心，好指责或支配别人，故意招人注意，为自己的错误辩护，性格暴戾，缺乏同情心。

（三）防治策略

品行障碍的治疗目前尚无特殊有效治疗手段，预后差，到成人后常发展为反社会性人格障碍，危害自身和社会。因此，对该症的预防远比治疗更有意义。

1．预防

（1）开展孕期定期检查和遗传咨询：提倡优生优育，重视孕期定期检查，避免各种物理、化学、生物的有害因素对脑组织的损伤。对于父母存在反社会人格障碍、重性精神病性障碍的人群，提供遗传咨询服务和生育指导计划。

（2）改善家庭关系和教育方式：家庭对儿童行为模式的形成具有特别重大的作用，良好的家庭氛围利于儿童的成长。父母应认识到对儿童应身教重于言教，加强自身的品德修养。父母对儿重要采取正确的教育方式，加强家教知识的宣传。对儿童的不良行为的苗头，要早期发现，及时给予教育纠正。使孩子学会社会规范、行为准则，确立正确的是非和道德观念。帮助孩子学会正确处理个人与他人、个人与家庭和社会的关系。父母关系不良，要尽早求助于咨询机构的专业人员，积极改善家庭关系，为儿童成长提供良好的家庭环境。

（3）早期识别、早期干预：学校心理辅导老师及时为不同时期的孩子提供心理卫生保健服务，提高他们的心理卫生水平。对有行为问题的儿童要及时予以心理疏导，必要时建议家长带儿童求助专业机构诊治。在政府和相关部门支持下，以儿童青少年心理卫生专业机构为主体，可开展品行障碍的早期识别和干预工作。

（4）重视学校的教育作用：学校是孩子进一步发展社会意识和纠正不良行为的最重要基地，孩子在校接受智能和品德的双重培育。学校不要放弃任何一个有行为问题的孩子，力争在学校能使其行为变得规范。教师们还要学习使用行为矫正的原理帮助孩子减少不良行为，建立规范性行为，并帮助孩子发展自身的内省力和自我控制能力，逐渐地把孩子培养成一个有益于社会的人。

（5）改善社会大环境，纠正社会不良风气：社会的规范、道德、风尚及传统观念在培养儿童良好行为方面有着重大影响。当前青少年品行问题层出不行，违法犯罪率上升，这与人们的信念、道德观、价值观受到冲击有关。此外，媒体的不恰当宣传误导、电影电视的暴力镜头、黄色文化，使儿童耳濡目染，对儿童发生攻击性行为、违法行为也有一定的影响。因此，要创造一个良好的稳定的社会文化氛围和环境，培养儿童良好行为，促进儿童身心健康发展。

2. 治疗

根据不同患者及其家庭等环境因素的不同特点，制定个体化的行为治疗方案。对家庭存在问题的患者，采取家庭治疗；严重行为不良危害他人和社会的儿童少年，必要时需在监护人同意下进行强制长时程教育管理训练。

（1）家庭治疗：①减少家庭内的生活事件及父母自己的不良行为；②协调家庭成员之间，特别是亲子间的关系；③纠正父母对子女不良行为采用熟视无睹或严厉惩罚的处理方式；④训练父母学习用适当的方法与子女进行交流，用讨论和协商的方法、正面行为强化辅以轻度惩罚的方法对子女进行教育。

（2）认知行为治疗：主要针对患者进行，重点在于帮助患者发现自己的问题、分析原因、考虑后果，并找到解决问题的办法。根据患者的年龄和临床表现，可选用一些行为治疗技术如阳性强化法、消退法和游戏疗法等。治疗目的是逐渐消除不良行为，建立正常的行为模式，促进社会适应行为的发展。

（3）短期强化治疗可采用日间治疗、周末治疗或者短期住院治疗的方式，将患者从家庭环境中暂时解脱出来，暂时脱离导致患者品行问题的父母亲，在住院环境中，帮助患者建立良好的人际关系，与患者建立行为治疗契约，改善其不良行为。

（4）药物治疗：尚无特殊药物治疗，可视具体情况分别给予对症治疗。冲动、攻击性行为严重者选用小剂量氯丙嗪、氟哌啶醇或利培酮等药物。合并注意缺陷与多动障碍者可选用哌甲酯治疗。对伴有抑郁、焦虑者可服用抗抑郁药物或抗焦虑药物。

第四节　儿童青少年常见的物质滥用和依赖

一、病理性网络使用

（一）定义

病理性网络使用（PIU），又称网络成瘾（IA）、互联网过度使用（IO），指在无成瘾物质作用下的上网行为冲动失控，导致学业、工作、人际关系等一系列的心理、社会功能损害，其与赌博者非常相似，均为无成瘾物质作用下的行为冲动失控。网络成瘾导致上网者学业失败、人际关系疏远。

网络成瘾与其他成瘾行为一样。一旦成瘾，矫治起来困难，已成为青少年潜在的心理卫生问题。由于该症目前尚未统一的诊断标准，且多数青少年不愿意承认自身有网络问题，国内外尚缺乏大样本流行病学调查资料。

（二）临床表现

成瘾者对网络有一种心理上的依赖感，行为上需要不断增加上网时间，实际上网的时间比计划的时间要长。情感上，需要从上网行为中获得愉快和满足，下网后则感觉不快，经常期盼下次上网。长时间不上网则情绪焦虑、烦躁不安、想发脾气，有头痛、头晕、胸闷、失眠等躯体不适。在个人现实生活中，生活方式发生改变，花很少的时间参与社会活动与他人交往；在个体情感疏泄方式上，通过上网来逃避现实生活中的烦恼与情绪问题；在网络的自我控制上，曾企图停止或减少使用电脑次数，但总不能成功；在上网内容上，男性上网多以打游戏为主，女性多以交往聊天、浏览网络内容为主；在求治动机上，一般网络成瘾者不愿求治。多数个体倾向于否认过度上网给自己的学习、工作生活造成的损害，大都在父母动员或强制下来医院或心理咨询机构就诊。

网络成瘾的青少年，由于深夜下载网上信息或玩网络游戏导致每日睡眠少于4小时。他们对自己的上网情况经常向家人或老师撒谎，会引起个性发生改变。由于长时间上网，容易失去时间观念，经常耽误上课、上班。也由于长时间上网或打游戏，导致患者不能正常进食，生活规律紊乱，部分患者因长时间坐于电脑面前、饮食不节，出现过度劳累、心脏供血不足的躯体状况，甚至有猝死的个案报道。总之，网络成瘾给儿童青少年的自身学业、人际关系、躯体健康、社交、工作及经济状况等方面造成严重影响。

（三）防治策略

1. 预防策略

预防青少年网络成瘾问题的发生，需要政府、社会、学校、家庭等多方面的努力和配合，主要包括如下3个方面：

（1）依法使用网络：政府应制定使用网络有关的法律法规，对网络游戏分级，规定哪些网络游戏适合未成年人玩，抵御网络游戏中不良信息对未成年人的侵害，保护未成年网络使用者。通过立法对色情网站实行控制，禁止其向未成年人提供含色情、暴力内容的网页。政府应加强对网吧的监管，监督网吧严格执行"未成年人不得进入"的规定，杜绝作为网络成瘾高危人群的未成年人进入网吧。

（2）培养青少年良好的心理素质：大力开展校园文化建设，努力建设和谐的人际关系，培养青少年社会交往能力，培养青少年的成功意识，教会青少年自我调节的方法和技巧。许多学生沉溺于网络，是因为在现实世界中受到了挫折，如学习成绩不好、人际关系欠佳。因此，学校或学校的心理咨询室可以举办一些活动，让学生在这些活动中掌握学习方法，提高人际交往能力。另外，对于已经患网络成瘾的学生，学校心理辅导老师应积极地进行干预。

（3）家庭教育：要建立科学的父母养育方式，完善家庭功能和社会支持建立良好的亲子关系。家长应多鼓励学生利用网络进行学习，开阔视野，丰富知识，不要一味拒绝孩子上网。当发现孩子有网络过度使用行为时，要尽早对孩子进行干预。要对孩子进行科学引导，及时帮助孩子改正。家长还可以和学生共同商定一个网络使用的规则，在这个过程中，让学生逐渐独立地控制自己的上网行为，提高其自制力，帮助学生养成良好的上网习惯。

（4）树立正确的网络使用观念：在现实生活中努力提高自身素质。学生要树立正确的网络使用观念，充分利用互联网的优势进行网上自主学习，而对于一些一般性的娱乐、聊天交友以及网络游戏要有所节制。另外，学生要多参加现实生活中的活动，生活多样化。

（5）综合矫治：网络成瘾已影响青少年的身心健康，危及家庭和社会安全，它不仅仅是医学的问题，更多的是社会的问题。要整合各方面的力量和资源，包括政府机构、专家、家长、学校和咨询机构等共同努力，引导青少年正确使用网络，让网络成为造福青少年的工具而不是祸害。

2. 治疗方法

心理治疗对网络成瘾具有一定疗效。常用的治疗方法包括认知行为治疗、焦点解决短期疗法、家庭治疗、厌恶疗法、团体心理辅导法、强化干预法（包括奖励和惩罚）、转移注意力法、替代延迟满足法等。其中，认知行为治疗（CBT）疗效较为肯定，使用较为广泛。国内杜亚松等报道以学校为基础的小组认知行为治疗对儿童和青少年的网络过度使用有效，可改善成瘾者的情绪状态和提高行为的自我管理水平。

对于严重的网络成瘾者，或伴随明显的焦虑、抑郁情绪、冲动、易激惹等症状者，可采用药物治疗或药物与心理治疗联合治疗。药物主要为抗抑郁药和心境稳定剂。药物可调节情绪，通过抑制多巴胺等神经递质的产生，减少人的兴奋度，从而起到戒除网瘾的目的。对存在情绪障碍、抑郁障碍、行为冲动明显者，必要时可建议患者住院治疗。

二、进食问题和进食障碍

（一）定义

常见进食问题包括吃得少而慢，对食物不感兴趣，不愿尝试新食物，强烈偏爱某些质地或某些类型的食物等，伴发体重改变和（或）生理功能紊乱。在儿童期，进食问题是一类颇受家长和医师重视的问题。

进食障碍（ED）是以进食行为异常为显著特征的一组综合征。这组疾病主要包括神经性厌食症（AN）和神经性贪食症（BN），属于精神类障碍。多在青春期（13～18岁）起病。有学者报道普通人群的患病率约4/10万，而在校女生的患病率高达2%，女性的终身患病率约为0.5%。女性显著多于男性，女性与男性的比例约为10∶1。据报道，神经性厌食的病死率为10%～20%，多死于饥饿、自杀或电解质失衡。

由于最早可见的问题常常为消瘦、便秘、呕吐、闭经等营养不良、消化道及内分泌症状，而患者又对心理体验有意隐瞒，这类患者起初多就诊于综合医院的消化科、内分泌科、妇科、中医科等，进行大量的实验室检查和对症处理，从而延误疾病的诊治；另外，由于这类疾病的早、中、后期都容易合并抑郁情绪、强迫症状等，在精神科也经常会被单纯按照"抑郁症"或"强迫症"来诊治，而忽略最根本的心理病理。

（二）特征性表现

1. 神经性厌食症的主要特征

患者用节食等各种方法有意地造成体重过低，拒绝保持最低的标准体重。神经性厌食症的诊断中，有个有效的视觉辅助条件，即患者有明显可见的消瘦，体重指数下降至17.5以下，或在青春期发育阶段不能达到所期望的躯体增长标准，并有发育延迟或停止。另外，这样的体重下降或体重不增是患者自己故意造成的，其手段包括拒食"导致发胖的食物"，以及至少下列1项：自我诱吐；导泻；过度运动；服用食欲抑制剂或利尿剂等。很多患者存在特异的精神病理性的体象障碍，这是一种持续存在的异乎寻常地害怕发胖的超价观念，并且患者给自己制订一个过低的体重界限，这个界值远远低于医学上认为的适度或健康的体重。同时出现了内分泌紊乱，女性表现为闭经（停经至少有3个连续月经周期）；男性表现为性兴趣丧失或性功能低下。青春期前起病的，青春期发育减慢或停滞（女孩乳房不发育并出现原发性闭经，男孩生殖器呈幼稚状态），若病情恢复，青春期多可正常度过，但月经初潮延迟。当上述症状存在3个月或更长时间时，就要考虑诊断神经性厌食症。

2. 神经性贪食症的主要特征

反复出现的暴食以及暴食后不恰当的抵消行为，如诱吐、滥用利尿剂或泻药、节食或过度运动等。贪食症患者的外表常并无特殊之处，体重通常在正常范围内。其诊断特征在于患者持续存在难以控制的对食物的渴求和进食的冲动，表现难以克制的发作性暴食，在短时间内吃进大量食物。同时，患者至少用下列一种方法抵消食物的"发胖"作用：自我诱吐；滥用泻药；间断禁食；使用食欲抑制剂、甲状腺素类制剂或利尿剂。如果是糖尿患者，可能会无视自己的胰岛素治疗。贪食症患者多数也存在对发胖的病态恐惧，给自己制订严格的体重界限，这个界值通常也低于医学上认为的适度或健康的体重。常有神经性厌食既往史，两者间隔数月至数年不等，有些患者表现典型的厌食和贪食发作的交替出现。发作性暴食至少每周2次，持续3个月。

（三）进食问题的防治策略

纠正偏食，让孩子体验饥饿。在现行条件下，家长可以参考以下方法解决儿童挑食、偏食行为。

1. 让孩子体验饥饿，随后获得饱感。

2. 限制两餐之间的热量。

3. 进餐时间少于25分钟，每餐间隔3.5~4小时。

4. 慢慢调整孩子不喜欢食物和喜欢食物的比例，使不喜欢变为喜欢。

5. 当孩子推开勺、哭闹等行为时，家长采取暂时隔离法，移开食物，把孩子放进餐椅不理他（她）。

6. 到菜场或超市，由孩子决定采购食品。

7. 让孩子多次尝试新的或不喜欢的食品。

8. 用趣味名称称呼食品。

9. 营造快乐进食气氛，反之要有相应惩罚。

（四）神经性厌食症的治疗原则与方法

神经性厌食患者常有治疗动机不足，抵触甚至拒绝治疗的问题存在，严重低体重常常因加重了病态歪曲的认知而加大了治疗的障碍。对体重指数（BMI）低于12的患者通常建议住院治疗，以保证营养改善和体重增加，促进治疗疗效。对体重指数15以上、没有其他严重合并症，且有治疗动机的患者，可以尝试门诊强化治疗（每周至少与医生会谈一次，进行躯体和心理状态的评估），如治疗有效（体重每周增加至少0.5~1 kg）则可继续，否则需住院治疗。

住院治疗主要解决严重营养不良、严重合并症，增强患者对疾病的认识，增强治疗动机，保证出院后的后续治疗成为可能。门诊治疗常常需要持续1年甚至更长时间。

厌食症的治疗包括躯体辅助治疗、心理治疗和精神药物治疗三大部分。

1. 躯体辅助治疗

营养重建和治疗并发症。营养重建是指帮助厌食症患者重新开始摄入足够的营养，以改善严重的营养不良，恢复健康体魄。原则上根据患者每日平均需要的基础能量再加上恢复先前的损耗所需的额外能量来设定患者每日需摄入的营养量，然后根据患者的消化吸收功能和心理承受能力来制订饮食计划。保证营养重建计划的执行是治疗成功的关键，在这其中，行为治疗是必要的。对恶病质和进食困难以及体重明显减轻而不配合治疗者，可采用鼻饲法，也可以静脉输入高营养液。严重者需强制住院治疗。

治疗并发症包括处理由于严重营养不良已经造成的各种躯体并发症，如贫血、低钾、低磷血症、感染、水肿、饥饿性酮症、消化不良、便秘、营养不良性肝功能异常、甲状腺功能低下等。

预防措施包括住院监测，控制营养补充的速度等，及时发现指征并对症处理。

2. 心理治疗

（1）行为治疗：对治疗存在抵触心理或根本拒绝治疗是神经性厌食症患者的特点，单纯的营养重建计划和心理支持、纠正认知等往往难以达到治疗目标，所以在厌食症的心理治疗中行为治疗是非常重要的组成部分，其目的在于保证患者的营养重建、体重增加，为进一步的心理康复提供基础。具体包括制订进食计划、执行进食计划、纠正相关异常行为3个部分。进食计划包括一日三餐和加餐计划，在保证热量摄入和营养平衡的基础上与患者协商进食内容、次数和时间；进食计划的执行包括监督和自我监督，住院患者应在护士的监督下完成进餐，门诊患者应在协商同意的情况下接受家人的监督或自我监督；针对不同患者的相关异常行为，纠正异常行为的内容常包括防止患者拒食、藏匿食物、呕吐、过度运动、使用泻药、利尿剂、减肥药等有害物质，针对异常行为的出现设置矫正措施，住院患者常包括集体就餐、限制活动范围和量、安全检查排除有害物质使用的可能等。

（2）支持治疗：与患者建立良好的治疗关系是行为治疗及其他治疗得以进行的关键，通常可以通过支持治疗来获得。支持治疗一般包括肯定和鼓励患者治疗的愿望，肯定其面临的困难和努力，支持患者对生活的追求，保证治疗可以带来积极的改变而不是（变成大胖子等）灾难性的后果，保证在治疗中的陪伴和关怀，并积极提供营养学知识等的相关健康教育内容。

（3）认知治疗：针对患者有关食物和体形的超价观念进行治疗。如对于体形，患者常常认为体形决定了人际关系的好坏，决定了人生的成败，完美的体形可以改变人生；对于食物，患者常认为只要开始吃就会失控，多吃一小口就会长胖，体重会无限制地长下去等。对于体象障碍的患者，要明确指出这种感知的病理性，鼓励其忍受痛苦、为所当为。

（4）家庭治疗：以"患者个人的症状反映了家庭关系的问题"为理论依托，和家庭成员一起工作，发现家庭内部僵化的、适应不良的关系模式，尝试通过改变家庭成员之间的互动来促进症状的改善。尤其对于18岁以下、与父母同住的患者，家庭治疗应是治疗中必要的部分。

3. 精神药物治疗

主要是对症治疗，应选用不良反应小的药物，且以小剂量治疗为宜。

（五）神经性贪食症的治疗原则与方法

贪食症患者的治疗动机常常强于厌食症患者，且营养不良的程度较轻，所以选择门诊治疗者居多，常以自我监督的自助式治疗结合门诊心理治疗、药物治疗来进行。住院治疗仅用于清除行为严重（呕吐、导泻、利尿、减肥药等）、门诊治疗无效，或自伤、自杀倾向严重的患者。

常用的治疗方式有以下3种：

1. 躯体辅助治疗

以纠正由于清除行为导致的水、电解质紊乱为主要目的。最常见的是呕吐和导泻、利尿导致的低钾血症，在控制前述行为的基础上可给予口服补钾或静脉输液补钾，同时监测血钾水平，直至恢复正常。贪食症患者还可因暴食行为导致急性胃潴留、胃扩张，需急诊进行胃肠减压。

2. 心理治疗

行为矫正治疗的目的在于戒除暴食-清除行为、纠正营养代谢紊乱、恢复正常的生活节律。制定包括一日三餐、科学合理的饮食计划，监督和自我监督计划的执行，暴食-清除行为的矫正。支持治疗、认知治疗和家庭治疗的原则同神经性厌食。

3. 精神药物治疗

小剂量氟哌啶醇及其他抗精神病药对贪食症患者的自伤及其他冲动行为治疗可能有效。抑郁症状在神经性贪食患者相当常见，可应用抗抑郁剂治疗。

第五节　儿童青少年心理障碍的行为矫治和预防

一、行为矫正和心理咨询技术

行为治疗是对人类行为进行分析和治疗/矫正的心理学科。其中，分析指的是识别出环境因素和特点行为之间的关系，从而识别产生该行为的原因；治疗/矫正是指通过某些程序和（或）方法来帮助人们改变某些行为，包括通过环境的改变来影响行为。许多学者将行为治疗描述为行为矫正，在美国更多使用"行为矫正"这一名词，是以行为学习理论为基础，基于实验心理学的成果，按一定程序来矫正人们心理障碍或行为问题的治疗技术，帮助患者消除或建立某种行为，从而达到治疗目的，改善其生活某些方面的一门医学技术。在欧洲较多使用"行为治疗"，它既是一种理论，也是一种方法。

（一）行为治疗的基本理论

1. 经典条件反射

俄罗斯生理学家巴甫洛夫所研究的条件反射被称为经典条件反射，该理论是行为治疗重要的理论基石之一。

巴甫洛夫用狗做实验发现，当狗吃食物时会引起唾液分泌，这是先天具有的反射，称为非条件反射。

经典条件反射包含3个主要的概念：

（1）条件反射的形成与建立，巴甫洛夫发现在对狗喂肉前，如果给予一个中性刺激如铃声，经过多次反复后狗听到铃声就会出现唾液分泌。其中肉是非条件刺激，铃声是条件刺激，唾液分泌是行为结果，这是条件刺激取代非条件刺激，形成特定的刺激–反应关系的获得过程，也就是条件反射的形成。

（2）如果把铃声替换成食物桶等任何与进食相关的因素，同样能建立唾液分泌的行为，这种把学习得到的经验扩展运用其他类似的情境中去的倾向就是条件反射的泛化。

（3）若条件反射建立之后，继续给予条件刺激物（如铃声），而不再给予非条件刺激（如肉），则条件反射会减少，直至消失，这就是条件反射的消退。

由此可见，通过建立条件刺激与行为的联系可以帮助建立与改变行为，但同时需要注意到这种刺激必须反复多次，并与非条件刺激相匹配。同时，形成条件反射的基本条件就是无关刺激与非条件刺激在时间上的结合，这个过程称为强化。

2. 操作性条件反射

桑代克认为当行为的结果是愉快的，动物会重复行为；反之，如果行为的结果是不愉快的，行为会减少，这称为效果规律。

斯金纳借鉴巴甫洛夫研究创造性地设计实验发现了操作性条件反射。实验中，实验者把一只饥饿的白鼠放进实验箱内，当小白鼠偶然踩到杠杆上时，专用供给食物的通道立刻被打开，白鼠得到食物。如此重复经历，小白鼠学会自动踩杠杆而得食。在此基础上还可以进一步训练动物只对某一个待定信号，如灯光、铃声出现后，才会给予食物强化。斯金纳通过该实验提出操作性条件反射建立的规律：一个操作发生后，紧接着给予强化刺激，可使行为的强度增加，于是把行为分为应答性行为与操作性行为，人类的绝大多数行为是操作性行为。这类必须通过自己的某种活动（操作）才能得到强化所形成的条件反射，称为操作性条件反射。同时，还提出了操作性条件反射建立的规律、强化的概念、强化物的类型、强化的程序等理论，这些原理被广泛用于行为治疗。

操作性条件反射与经典条件反射区别：操作性条件反射是一个反应–刺激过程，主要通过主动操作来达到一定的目的，强化出现在反应之后，强化同反应（操作）有关；而经典条件反射是刺激–反应过程。斯金纳还把强化物分为积极强化物与消极强化物，在行为后获得的刺激使行为增强，称为积极强化物；反之称为消极强化物。

在强化程序的研究中，斯金纳着重研究了间歇强化。间歇强化可分为固定强化和非固定强化两种。固定强化又分定时强化和定比强化。研究有许多有趣的发现：第一，采用定时强化时，强化的时间间隔越短，动物的反应越快，反之也然；同时，动物反应随着接近强化点时间而变化，即越接近强化时间点，反应越快，而一旦给予强化后，反应开始变慢。第二，采用定比强化时，若强化比率的标准不是高不可攀的话，定比强化的反应要快于定时强化。第三，使用非固定强化可使反应稳定而难于消退，其效果优于固定强化；如果将固定强化和非固定强化合理混合，则效果非常好。

3. 学习理论

班杜拉在对儿童攻击行为进行研究后提出，行为是通过观察学习而获得的，观察学习不一定需要有强化。

观察学习分为4个阶段：

（1）注意：观察者和被观察者的不同特征对观察学习的过程有影响，被观察者的特征如能力、地位与观察者相似；被观察者知名度高；观察者依赖性高、自我评价低更容易产生观察模仿行为。

（2）保持：个体将观察到的榜样以表象和言语形式储存在大脑中。

（3）复制：个体复制所观察到的榜样的行为。

（4）动机：对强化的期望影响了观察学习的动机。通过这些阶段的学习，个体把榜样从头脑中的表象变为实际效仿过程，从而使个体形成与榜样相似的行为。

班杜拉发现个体可以通过观察学习习得某一行为，但个体不会将所有习得的行为都表现出来，故还提出了替代性强化、自我强化和自我调节的概念。该理论认为，治疗的关键在于避免接触对患者不利的模仿对象，提供对患者有利的模仿对象，从而帮助患者习得良好的行为。

（二）行为治疗的步骤

1. 行为评估

行为评估对确定靶目标行为、明确行为治疗的目标、制定并调整行为治疗方案都有着至关重要的作用。其内容包括对靶行为的诱发因素、内容、发生频率、持续时间、严重程度、社会功能和意义，以及对该行为受到的环境因素的影响等的评估。根据目标行为的不同，评估需在不同的时间及环境中进行，可通过评估性面谈、行为观察、测量靶行为结果等方法进行评估。

评估性面谈按一定的定式结构分别对孩子、家长（主要照料者）及（或）教师进行访谈，旨在了解靶行为的表现形式、内容、社会意义与功能，对靶行为及其影响因素的关系提出假设，选择合适的时间与环境进行进一步评估，制定初步的治疗方案。

行为观察常用的方法：

（1）无人参与的观察：观察者观察并记录患儿行为，并不参与患儿活动。

（2）参与性观察：观察者参与并观察患儿的活动。

（3）自我监督：由孩子自己报告内在及外在的行为。由于孤独症患儿的特殊性，通常采用前两者观察法，即无人参与的观察和参与性观察。

测量靶行为的结果指的是观察孩子行为的结果，并加以量化。

2. 制定方案

在明确靶目标行为的情况后，治疗师应与患儿及家长（主要照料者）共同制定治疗方案。向患儿及家长介绍治疗的目的、意义、方法、疗效与可能出现的不良反应，使他们对治疗有所了解，并主动配合治疗，以获得良好的疗效。

制定方案时必须充分考虑患儿的生长特点与心理特点，使所选择的治疗方法能最大化地被患儿所接受，而不会对其生理心理发育造成损害。

3. 实施方案并评估结果

激发患儿参与治疗的兴趣，鼓励患儿及家长（主要照料者）坚持治疗，树立治愈疾病、恢复健康的信心，协助家长（主要照料者）实施治疗方案。

行为治疗在治疗室外也能进行，因此可教会家长（主要照料者）实施方法，要求其在非治疗环境中加以训练，特别是回到家庭中，确保在治疗环境及非治疗环境中均有巩固的疗效，尤其是在家庭等自然的环境状况下。

（三）心理咨询技术

儿童青少年心理咨询是一种独特的心理治疗技术，为了实现咨询的预计效果和达到咨询的目的，建立良好的咨询关系是进行这项工作的最基本条件。在心理咨询中，必须使儿童青少年感到心理医生是可以信赖的，是诚恳的和有能力的，这样才能使他们主动进入心理咨询的角色中。

在心理咨询中，心理医生不仅要了解儿童青少年存在的主要问题，更重要的是要了解在这些问题中的特殊表现；不仅要了解他的一般心理特征，更要了解这些心理特征的特殊情况。这样，才能防止咨询工作的一般化，对不同的对象选择和制订不同的咨询方案，从而进一步提高咨询效果。

儿童青少年的心理困扰与社会环境的关系相当密切。比如，若一个孩子的心理问题是由于在同学间人际交往中造成的，那么他的社交因素就应加以控制。然而，很可能这些交往并不是孩子的主观原因造成，而是一些客观条件促成的，如居住条件、学习或工作环境等，使儿童青少年不得不进行交往。在心理咨询过程中讨论这些问题时，必须注意社会性原则，采取积极和建设性的态度，避免出现失落情绪。这样，才能把问题集中在未来如何发挥潜在能力这一方面。

一般而言，心理咨询的基本工作程序由以下3个方面组成：

1. 收集资料。

2. 分析讨论。

3. 拟订咨询方案，改变儿童的认知结构和行为模式。

心理咨询的工作目的就是解决儿童和青少年所面临的心理困难，减少焦虑、抑郁、人际关系紧张等主观不适症状，改善其依赖、退缩、敌对等适应不良行为，促进其人格进一步成熟，能以积极的态度、适当的行为方式来处理心理问题和适应社会生活。

二、儿童青少年心理障碍的预防和干预策略

儿童青少年心理障碍的预防和干预是一个综合性的工程，首先要从个体自身、社会、家庭、教育机构寻找问题产生的原因，同时必须坚持"生物–心理–社会"的综合模式，在社会大系统中形成医疗、心理、教育、福利等一体化的综合服务网络，以早期干预、及时干预、系统干预、发展性干预等为原则，在干预策略上提倡直接干预与间接干预并重。

（一）直接干预

对儿童直接实施咨询并在咨询中了解儿童的心理发展问题，实施积极的干预策略（如认知行为疗法、行为矫正与塑造），通过教育、指导、训练，使其心理问题得以解决，从而促进儿童的心理健康发展，帮助儿童摆脱心理困扰。对特殊儿童，则更注意特殊儿童的特殊需要，从儿童需要出发来解决儿童的心理问题。

另外，还要积极联系社会工作者，对儿童给予社会性的关注和支持。

（二）间接干预

主要是进行儿童生存、发展环境的创设和优化，通过客观因素（尤其家庭环境）的完善来促进儿童的心理健康。

1. 家庭干预

家庭提供儿童的基本社会和心理支持。家庭是儿童的第一所学校，父母是儿童第一任老师，更是儿童耳濡目染的"榜样"，儿童的心理健康问题直接关系到整个家庭，与家庭中的每一成员都有着不可分割的联系，家庭对儿童的影响深刻而持久，尤其年龄越小的儿童，受家庭的影响越容易、越大。

家庭干预主要有两条途径：一方面，以家庭为单位，开展家庭式心理干预'对家长和孩子同时进行心理调适，让家庭中的每个成员间形成良性的健康交流模式，以此提高儿童心理健康水平；另一方面，主要从家长自身入手，改变家长的育儿观念，训练家长合理的养育方式，如开展针对独生子女教育训练的讨论，帮助家长学会真正承担起为人父母的职责，提高家长的育儿知识水平和技术能力，从而间接地发展儿童。

2. 学校干预

儿童进入学龄阶段之后，学校就开始逐渐取代家长成为对儿童青少年影响最为重要的因素。对学校环境的干预便开始成为初级心理卫生保健的一项重要内容。因此，学校对青少年心理障碍进行预防和干预是整个防控策略措施中的重要环节。学校应将重点放在促进儿童青少年心理健康发展、儿童青少年心理问题或心理障碍的早期识别、及时干预和保持与家庭的良好沟通。

（1）加强心理健康教育：开设心理健康教育的课程、讲座及活动，重点针对青少年进行情感教育、生活技能训练、性生理与性心理教育、挫折教育和珍爱生命教育。

（2）建立心理咨询室：建立校内心理咨询室，配备专业的心理咨询师或心理辅导老师，安排固定时间为学生提供多种形式的心理咨询服务。

（3）建立心理健康档案：在对学生心理健康状况进行了解的前提下，给学生建立心理健康档案，时刻了解学生的心理状态。

（4）处理青少年心理问题的医教结合模式：在学校里，针对学生的心理卫生问题，请有专业知识的心理卫生专家或精神科医生与心理辅导老师一起进行工作，共同解决学生的心理问题。

（5）学校生活技能训练：使儿童青少年在学校中除了接触知识以外，还应该有更多的机会去接触生活、参与劳动、磨炼生活品质，使得个人的心理承受能力得到锻炼。

3. 社区干预

社区是有情绪或行为问题儿童家庭寻求帮助的第一场所。因此，在提高普通民众对心理健康意识的活动中，社区医生、中医、社会工作者、学校管理者和社区领导的参与是必须的。在社区建立心理辅导站，积极开展心理健康的辅导工作，为社区儿童建立心理档案，通过家庭随访、专家咨询等，及时为家庭及儿童提供心理健康知识、技术支持。在社区医院建立心理门诊，配备经过训练的专业人员和相关诊疗设备。初级卫生保健医生受训练后，他们需要学习如何去训练其他人，有效地将心理卫生保健整合进入初级卫生保健工作系统。

利用社区力量进行儿童心理健康观念的宣传和普及，减少心理卫生问题和心理疾病的耻感，降低卫生保健工作者受谴责的危险。举办免费心理健康讲座，使心理健康成为社区文化的一个组成部分。在现有社区卫生保健网络内补充心理保健内容，全科医生必须介入心理卫生工作，地段医生应兼做心理健康宣传员。

4. 政府重视

如人大、卫健委、教育部、司法部、残联以及各种从事儿童青少年相关工作的部门要充分重视儿童青少年心理卫生工作，加强人力、财力等投入，加强社会主义精神文明建设，纠正和减少影响儿童青少年心理健康成长的不良环境因素，完善相关立法工作，保障他们有一个健康成长的社会大环境。

第十五章 环境污染与儿童健康

第一节 概述

近年来随着经济的发展、医疗卫生条件的改善，与许多发达国家一样，中国的新生儿死亡率以及5岁以下儿童死亡率出现明显下降的趋势，同时儿童疾病谱也发生了明显的变化。既往严重威胁儿童健康的感染性疾病得到明显控制；而随着工业发展、全球气候变化等多种因素的影响，与环境密切相关的疾病发生率呈现显著上升的趋势。孕期或者出生后早期接触到环境有害物质，会使儿童的发育进程受到影响，导致结构性或功能性障碍，这些症状表现可重可轻；有的是在接触到环境有害物质后立即出现，有的则有延迟效应；有的可能是暂时的，但也有的可能是永久性的损伤。

目前威胁儿童健康的几大疾病中，哮喘、癌症、低出生体重、神经发育障碍以及出生缺陷等无一不与环境污染有关。在美国近期完成的一项研究发现，100%的铅中毒、30%的哮喘、5%的癌症、10%的神经行为发育障碍儿童的发病与环境污染有直接关系，而这些疾病使美国每年财政负担增加约550亿美元。环境污染对儿童健康的影响已经到了不容忽视的状态。本章将从目前环境污染与儿童健康的研究中，相对较多涉及的重金属污染、化学污染、农药污染以及环境激素污染入手，论述这些污染物对儿童健康的影响，关于空气污染的雾霾问题，特别是PM2.5细颗粒物对儿童健康的长期影响有待进一步研究。

一、儿童对环境毒素的易感性

在儿童出生前以及出生后，基因对儿童生长发育发挥着重要的作用，但是在基因转译成蛋白质的过程中，环境有害物质的侵袭可能导致这一精密的分子过程受到影响，从而导致疾病的发生。儿童的以下特点使其对环境有害物质的易感性较成人明显增高。

第一，伴随着胎儿或者婴幼儿快速生长，身体的一些分子及细胞也处于高速增殖阶段，这一阶段如果受到环境有害物质的干扰影响，就会产生不可逆的身体结构缺陷或功能损害，如出生缺陷或生长发育迟缓等。

第二，儿童在饮食、行为以及生理、代谢功能方面与成人明显不同，这些不同都决定了其更容易受到环境有害物质的侵袭。

第三，儿童身体内部排毒功能尚未发育完善。

第四，目前由于技术条件的限制，尚不能非常好地检测出围生期影响神经发育、免疫以及生殖系统的环境有害物质。

二、环境有害物质对儿童的毒性作用

环境有害物质会干扰儿童的生长和发育进程。发育被认为是在基因调控下人类从受精卵演变到具有生殖能力的成人的一个非常复杂与精细的过程，在这一过程中受到环境有害物质的侵袭就会引起机体不可逆的结构和（或）功能的异常。这些结构、功能异常的发生部位与严重程度取决于有害物质在机体内的作用机制、聚集于靶组织有害物质的量以及靶组织的发育状况等。

（一）环境有害物质诱发出生缺陷

尽管目前已经明确一些引起出生缺陷的危险因素（如母亲孕期吸烟、酗酒、叶酸缺乏及使用某些药品），但总的来说这些因素在出生缺陷发生中的作用只是一小部分，事实上大多数出生缺陷的成因仍是未知的。目前世界上很多国家的新生儿出生缺陷和（或）染色体异常的发生率出现上升趋势，研究者推测这与近年来环境污染的发生情况有密切的关系。

（二）环境有害物质对各系统发育的影响

1. 中枢神经系统

成人大脑是由大约10^{11}的神经元和10^{14}的突触连接所组成的复杂网络，其代谢率非常高，大约需要消耗氧气吸入量的1/5，并且几乎所有的热量消耗都来自葡萄糖。大脑各部位发育的速度各不相同，有些脑区的发育进程较快，如间脑出生时发育最快，而小脑却在7月龄时发育最快。

尽管2岁时神经元全部形成，但是突触的形成、凋亡直到5岁才结束，而髓鞘在儿童时期与青春期中期都在不断地形成中。中枢神经系统对神经毒性物质的易感期如下：

（1）孕早期：神经管闭合的关键期。

（2）孕期至婴儿期：神经元增生、迁移，突触产生，髓鞘形成及细胞凋亡的关键期。

（3）青春期：大脑重塑关键期。

发育中的大脑对神经毒性物质的易感性取决于个体暴露的方式，以及暴露时个体的发育状况。血-脑脊液屏障直到婴儿6个月时才发育完善，而且也只能保护大脑免于部分环境毒素的危害，如脂溶性有害物质就易通过大脑屏障。围生期暴露于神经毒性物质，可以导致发育进程遭受一系列的连锁干扰，危害性非常大。相对地，围生期之后的暴露可能影响就比较小或是没有影响。例如，4岁以前大脑肿瘤的放射性疗法会影响神经元增生与形成，引起认知障碍；4～7岁时的大脑肿瘤放疗，则只会引起轻微的认知功能缺陷；7岁之后的治疗，则可能不会对认知功能产生太大的影响。

在19世纪70年代以前，人们对神经毒性物质如铅、汞和乙醇对神经系统影响的认识仅局限于成人。由于婴幼儿汞中毒的症状与成人不同，Frank婴儿汞中毒（"红皮病"或肢痛症）就曾经被认为是感染性疾病。20世纪50～60年代伊拉克和日本发现围生期暴露于甲基汞会引起后代发生严重的神经行为障碍，甚至婴儿死亡，但是这一暴露水平对母体的影响却是非常小的，甚至几乎没有任何影响。20世纪的大部分时期，因为汽油、油漆或其他产品中含铅所导致的广泛的儿童铅暴露，对儿童造成了很大的伤害，包括轻微的神经行为障碍到儿童死亡。20世纪50～60年代，很多新生儿每日用3%的六氯酚洗澡，后来发现这种行为与早产儿脑干网状组织的空泡脑病有关。六氯酚主要通过表皮吸收，这种脂溶性物质与髓磷脂有很高的亲和性，可以引起神经髓鞘变性，而这一毒性作用在早产儿中更为明显。除此之外，目前已经有研究在探索环境神经毒性物质与精神分裂症、阅读障碍、癫痫、孤独症、发育迟缓、注意缺陷多动障碍以及学习困难的关系。

2. 免疫系统

目前已知或可疑的免疫抑制剂有紫外线（抑制自然杀伤细胞的活性，引起成人接触性过敏症）、高剂量的电离辐射以及2，3，7，8-四氯二苯并二䓬英等。啮齿类动物研究显示，围生期暴露于相对低剂量的毒性物质（如二噁英或类二噁英的有机氯化物、芳香烃类、特定的杀虫剂、重金属等以及人工合成的一些免疫抑制剂）会使免疫系统发育受到干扰，从而导致持续性免疫抑制。这些毒性物质可以干扰造血干细胞增殖、分化及迁移，出生后淋巴细胞的克隆增殖，细胞与细胞的交互作用以及免疫系统的成熟。有少量证据表明含易感基因的啮齿类动物围生期暴露于免疫抑制剂，会增加发生超敏反应及自身免疫性疾病的风险，但是人类的相关证据较少。成人暴露于食用油中的污染物或色氨酸补充剂都有可能引起自身免疫结缔组织病，但是人类围生期环境毒性物质的暴露是否会引起自身免疫性疾病还是未知的。

3. 呼吸系统

妊娠第4周肺部开始发育，但是肺泡直到妊娠的后半阶段才开始生成，新生儿的肺泡数量只有成人的20%。表皮生长因子、转化生长因子、维A酸等因子控制着呼吸道的生长、分支及肺泡形成等，而这一过程直到18～20岁才结束。发育中的呼吸系统容易受到环境毒性物质侵袭的原因主要有以下几方面：

（1）出生时：肺部的几个具有解毒作用的酶系统仍未发育完全。

（2）出生后到青春后期：儿童在16～18岁期间肺部的生长发育在不断进行中，此期暴露于空气传播的毒性物质与花粉极易诱发呼吸系统疾病。

围生期暴露于二手烟环境，会引起肺功能缺陷及哮喘的发生，而具有某些基因多态性的个体更易患哮喘。婴儿如果联合暴露于产毒的黑葡萄穗霉与二手烟，易患肺含铁血黄素沉积症。黑葡萄穗霉孢子是可吸收的，并且可以缓慢释放毒素，可引起毛细血管脆性增加、抑制免疫功能，其毒素会抑制快速生长的肺部蛋白质合成，这也可以部分解释为什么婴儿更易感染这种疾病。

4. 生殖系统

动物实验研究发现，环境毒素导致的生殖系统发育异常主要表现在以下几方面：

（1）精子生成异常：男性暴露于具有生殖毒性的环境毒物会引起精子DNA的破坏，而这样的精子与卵子结合后发育的胚胎会出现早期死亡或者出生缺陷。

（2）男性生殖系统发育异常：①围生期的雄鼠即使是暴露于很小剂量的雄激素受体阻滞剂（如利谷隆、二氯二苯三氯乙烷、腐霉利），也可能会引起肛门与生殖器间距离缩短；中等剂量的暴露可引起尿道下裂、生殖系统组织发育不全等；高剂量暴露可引起隐睾与附睾发育不全；②未成熟的大鼠与成年大鼠相比，更易受睾丸毒素如邻苯二甲酸酯盐、杀虫剂及1，2-二溴-3-氯丙烷的影响。

（3）卵巢发育异常：新生的雌鼠暴露于雄激素类物质，可引起青春发育延迟、卵巢周期不规律、卵巢生发细胞减少及卵巢过早停止排卵。

（4）青春发育异常：实验动物暴露于某些神经毒素（重金属、有机溶剂或杀虫剂）可能会使青春发育提前或推迟。

三、儿童接触、吸收以及代谢环境毒素的特点

（一）特殊的摄入行为

母乳喂养是婴儿接触多氯联苯（PCB）及其他脂溶性污染物的一个潜在的重要途径，特别对那些食用大量受污染的鱼或是其他食物的母亲来说是这样。婴幼儿有舔舐物体表面的特点，通过视频录像发现，儿童每小时可以有10次手—口接触。儿童经常坐在地板、草地或土地上看电视、玩耍或吃零食，可以通过皮肤、消化道或呼吸道接触这些存在于空气粉尘、地毯或地面上的毒性物质。与成人相比，1岁的婴儿（每日每单位体重）消耗的自来水、蔬菜、柑橘类水果总量是成人的2倍，消耗的梨、苹果及总乳制品是成人的10~20倍；3~5岁的儿童（每日每单位体重）消耗的自来水、蔬菜、柑橘类水果总量是成人的2~3倍，消耗的梨、苹果及总乳制品是成人的7~8倍，这些特点会大大增加儿童暴露于水果、蔬菜上残余农药及乳制品的脂溶性有机溶剂的可能性。

（二）儿童吸收环境毒素的特点

胎儿或儿童吸收环境毒素主要通过胎盘、皮肤、呼吸道和胃肠道等途径发生。许多有毒物质可以通过胎盘，如脂溶性化合物和某些重金属元素（如铅和汞）。多环芳烃和甲基汞很容易通过胎盘进入胎儿的血液循环。年幼儿童肺泡和肺部毛细血管没有发育完善，对各种室内和室外的空气污染物都极为易感。另外，新生儿和婴儿与年龄较大的儿童和成人相比，具有相对较大的体表面积与体重的比率，这可能是新生儿和婴儿皮肤吸收污染物相对较多的原因之一。与成年人相比，婴儿和儿童的肠道从食物中吸收更多的钙或铅。

按千克体重来比，儿童的污染物吸收率比成人大。在围生期与出生后的发育中，儿童某些生理学特征可能会加剧环境污染物所引起的不良后果。例如与成人相比，婴儿每单位体重的体表面积是成人的2倍，其代谢率明显较成人高，每日每单位体重摄入的空气量是成人的3倍。这些特点决定了在同样的环境中，儿童相对于成人更容易吸收大量环境毒素。

（三）儿童吸收环境毒素的危害

儿童各系统的防御屏障功能未发育成熟。儿童的血–脑脊液屏障未完善，胎儿与新生儿的血–脑脊液屏障虽然对蛋白质相对不通透，但是相对于成人来说，一些小分子量的亲脂物质如游离胆红素更容易通过胎儿或者新生儿的血–脑脊液屏障，而影响脑组织。

另外，毒性物质吸收后会在肝、肾及其他组织通过代谢过程进行不同程度的解毒。而新生儿以及小年龄儿童的解毒系统尚未发育成熟。新生儿疾病治疗药物的药代动力学研究提示，新生儿可以代谢这些外源性物质，但是清除率很低。此外，出生后肝脏酶的发育是不同步的，如与药物及其他外源性物质的解毒代谢相关的甘氨酸酰基转移酶，出生时含量很低，18月龄时才达到成人水平。在对暴露于空气污染物的妊娠期妇女的研究中发现，这些妇女产下的婴儿脐带血中的多环芳烃结合物会明显高于母血，这提示胎儿的解毒能力不足。

空气污染物中的PM2.5细颗粒物是指环境空气中空气动力学当量直径≤2.5 μm的颗粒物。与较粗的大气颗粒物相比，PM2.5粒径小、面积大、活性强，易附带有毒、有害物质（如重金属、微生物等），在空气中含量浓度越高，就代表空气污染越严重。PM2.5能较长时间悬浮于空气中，输送距离远，对人体健康和大气环境质量的影响大而备受关注。PM2.5颗粒物的成分很复杂，有自然源和人为源两种来源，危害较大的是后者。PM2.5直径越小，进入呼吸道的部位越深，10 μm直径的颗粒物通常沉积在上呼吸道，2 μm以下的可深入到细支气管和肺泡，到肺泡后就直接影响肺的通气功能。针对雾霾对健康影响的风险，室内空气PM2.5浓度在75 μg/m³以下时比较安全，诱发健康问题较少。家有孕妇、儿童以及患有慢性呼吸系统疾病等基础性疾病的敏感个体时，室内空气PM2.5浓度应尽可能降至35 μg/m³以下。

第二节　环境重金属污染

工业社会的发展给人们应对环境污染带来了前所未有的挑战。其中环境重金属污染最早被研究，也是研究相对最全面的。本节以最常见的儿童铅中毒为主要介绍内容，同时介绍近年不断得到关注与重视的汞中毒以及其他一些重金属中毒的内容。

一、儿童铅中毒

铅是最早被研究的环境污染物。最近100年来，随着科研的深入，铅对儿童健康的伤害越来越多地被人们所认识，因此，发达国家以及一些发展中国家在环境铅污染控制方面都落实了非常重要的政策举措。中国在2000年全国范围禁止含铅汽油的举措，对儿童铅中毒的防治起到了非常大的推动作用。但近年来的研究不断证实，血铅在非常低的水平就会对儿童健康造成影响，这也就意味着许多儿童还是面临铅的威胁。

（一）铅吸收以及毒性作用

6岁以下的儿童由于处于快速的生长发育阶段，机体各个器官都容易受到铅的伤害。同时，这个年龄段的儿童有将手指或者其他物品放入口中的习惯，从而易将尘土中的铅带入体内。另外，铅的吸收在儿童与成人也有很大差异。进入体内的铅的生物利用度主要受其化学形态、铅摄入量、饮食（钙、铁、磷、维生素D以及脂肪摄入量）、年龄以及妊娠状态的影响。在成人，进入体内的铅10%～15%被吸收，而这一比例在儿童以及孕妇中高达50%以上。这主要是因为肠道吸收铅的位点与钙相同，所以饮食中的钙对铅的吸收有非常大的抑制作用。而儿童及孕妇是缺钙的高发人群，因此会使得儿童及孕妇中铅从肠道吸收的量增加。有研究还发现，缺铁也会使得十二指肠铅的吸收增加。母亲处于妊娠或者哺乳期，原先沉积在骨骼中的铅在这个时期也会进入血液循环，造成妊娠晚期内源性铅暴露即胎儿期铅暴露增加，这一现象在没有补钙的孕妇中更加明显。

铅几乎可以对儿童的每个系统造成损害，但是其影响有非常大的隐蔽性，且铅暴露儿童的临床症状有很大的个体差异。当铅中毒儿童出现显著的临床症状时，通常血铅水平已经非常高。但是，事实上血铅水平在50 µg/L以下时就可以对儿童的神经行为包括认知功能造成影响。儿童血铅达到200 µg/L，会诱发小细胞低色素性贫血；儿童血铅达到600 µg/L以上，会出现肾脏损害；儿童急性铅暴露，且血铅达到1200 µg/L以上，往往会引起脑水肿和死亡。但血铅水平和临床症状的出现并不是一一对应的，会受到铅暴露源、铅暴露时间和患儿遗传体质等多种因素的影响。

（二）儿童铅中毒的诊断与诊断分级

儿童高铅血症和铅中毒要依据儿童静脉血血铅水平进行诊断。末梢血的血铅检测仅能作为铅中毒的筛查结果，不能作为治疗依据。儿童铅中毒的诊断，要考虑铅中毒的分级、铅暴露的来源，以及是急性还是慢性铅中毒。我国儿童铅中毒的诊断依然根据2006年原国家卫生部印发的《儿童高铅血症和铅中毒分级和处理原则（试行）》，据此，儿童铅中毒的诊断可分为四级（表15-1）。在进行诊断时，需要强调须以连续2次静脉血检测结果作为诊断分级依据。

表15-1　儿童铅中毒分级

分级	连续2次静脉血血铅水平（µg/L）
高铅血症	100～199
轻度铅中毒	200～249
中度铅中毒	250～449
重度铅中毒	≥450

（三）儿童铅中毒的治疗原则

儿童铅中毒的治疗原则主要是依据2006年原国家卫生部印发的《儿童高铅血症和铅中毒分级和处理原则（试行）》。儿童高铅血症及铅中毒的处理应在有条件的医疗卫生机构中进行。高铅血症和轻度铅中毒的处理原则：脱离铅污染源，进行卫生指导，实施营养干预；而中度和重度铅中毒则需要在前面三项治疗手段的基础上，加上驱铅治疗。

1. 脱离铅污染源

排查和脱离铅污染源是处理儿童高铅血症和铅中毒的根本办法。儿童脱离铅污染源后血铅水平可显著下降。当儿童血铅水平在100 μg/L以上时，应仔细询问生活环境污染状况，家庭成员及同伴有无长期铅接触史和铅中毒病史；血铅水平在100～199 μg/L时，往往很难发现明确的铅污染来源，但仍应积极寻找，力求切断铅污染的来源和途径；血铅水平在200 μg/L以上时，往往可以寻找到比较明确的铅污染来源，应积极帮助寻找特定的铅污染源，并尽快脱离。

2. 进行卫生指导

通过开展儿童铅中毒防治知识的健康教育与卫生指导，使广大群众知晓铅对健康的危害，避免和减少儿童接触铅污染源。同时教育儿童养成良好的卫生习惯，纠正不良行为。

3. 实施营养干预

高铅血症和铅中毒可以影响机体对铁、锌、钙等元素的吸收，当这些元素缺乏时，机体又对铅毒性作用的易感性增强。因此，对高铅血症和铅中毒的儿童应及时进行营养干预，补充蛋白质、维生素和微量元素，纠正营养不良和铁、钙、锌的缺乏。

4. 驱铅治疗

驱铅治疗是通过驱铅药物与体内铅结合并排泄，以达到阻止铅对机体产生毒性作用的目的。驱铅治疗只用于血铅水平在中度及以上的铅中毒。驱铅治疗时应注意：

（1）使用口服驱铅药物前应确保脱离污染源，否则会导致消化道内铅的吸收增加。

（2）缺铁患儿应先补充铁剂后再行驱铅治疗，因缺铁会影响驱铅治疗的效果。

（3）中度铅中毒：驱铅治疗用于驱铅试验阳性者。驱铅试验的具体方法为：试验前嘱患儿排空膀胱，按500～700 mg/m²的剂量肌内注射依地酸钙钠，加2%利多卡因2 mL以减少肌内注射时的疼痛。用经无铅处理的器皿连续收集8小时尿液，测定8小时尿量（L）和尿铅浓度（μg/L），以下列公式计算出每毫克依地酸钙钠的排铅量比值（I）：

I＝尿量（L）×尿铅浓度（μg/L）/依地酸钙钠（mg）

I≥0.6，驱铅试验为阳性；I＜0.6 g，驱铅试验为阴性。进行该项试验时应注意两个问题：①集尿器皿应事先进行无铅处理，以确保尿铅测定结果准确；②8小时中应尽可能多饮水，以保证有足够的尿量，并收集8个小时内的所有尿液。

治疗首选二巯丁二酸。用法：剂量为每次350 mg/m²，每日3次，口服，连续5日，继而改为每日2次给药，每次药量不变，连续14日。每个疗程共计19日。

采用依地酸钙钠进行治疗，用量为1 g/m²，静脉或肌内注射，5日为一疗程。停药4~6周后复查血铅，如血铅≥250 μg/L，可在1个月内重复上述治疗；如血铅＜250 μg/L，则按高铅血症或轻度铅中毒处理。

（4）重度铅中毒：选择二巯丁二酸治疗，方法同前，依地酸钙钠用量为1000~1500 mg/m²，静脉或肌内注射，5日为一疗程，疗程结束后每2~4周复查1次血铅，如血铅＞450 μg/L，可重复上述治疗方案；如果连续2次复查，250 μg/L≤血铅＜450 μg/L，按中度铅中毒处理。

若血铅水平≥700 μg/L，应立即复查静脉血铅，确认后立即在有能力治疗的医院住院治疗。根据患儿病史，经口摄入的要排除消化道内大量铅污染物残留，必要时给予灌肠、洗胃等办法。采用二巯丁二酸和依地酸钙钠联合治疗。联合治疗应先用二巯丁二酸治疗4小时，当患儿出现排尿后，方可使用依地酸钙钠，否则易导致脑细胞内铅含量过高，出现铅中毒性脑病。治疗期间应检测肝肾功能、水电解质等指标。联合治疗结束后复查血铅，如血铅≥700 μg/L，可立即重复联合治疗方案；如血铅≥450 μg/L，则按重度铅中毒治疗。连续驱铅治疗3个疗程后，应检测血中铁、锌、钙等微量元素水平，及时予以补充。并严密观察治疗效果。

（四）儿童铅中毒的预防

儿童高铅血症和铅中毒是完全可以预防的。通过环境干预、开展健康教育、有重点的筛查和监测，达到预防和早发现、早干预的目的。本节介绍的预防方法是原国家卫生部颁发的《儿童高铅血症和铅中毒预防指南》与美国疾病控制中心（CDC）推荐的预防方法的综合。

1. 健康教育

开展广泛的健康教育对预防儿童高铅血症和铅中毒十分重要。通过面对面的宣传与指导、知识讲座、发放宣传资料等，传播铅对儿童毒性作用的相关科学知识，改变人们的知识、态度和行为，预防和减少铅对儿童的危害。

（1）知识介绍：医务人员应向群众讲解儿童铅中毒的原因、铅对儿童健康的危害、血铅高了怎么办等问题，使群众了解儿童铅中毒的一般知识。

（2）行为指导：儿童的不良卫生习惯和不当行为可使铅进入体内。通过对家长和儿童的指导，切断铅自环境进入儿童体内的通道。

①教育儿童养成勤洗手的好习惯，特别是饭前洗手十分重要。环境中的铅尘可在儿童玩耍时沾污双手，很容易随进食或通过习惯性的手—口动作进入体内，长久如此会造成铅负荷的增高。

②注意儿童个人卫生，勤剪指甲。指甲缝是特别容易藏匿铅尘的部位。

③经常清洗儿童的玩具和用品。

④家中进行清洁工作时，要用湿拖把拖地，避免尘土飞扬；经常用干净的湿抹布清洁儿童能触及部位的灰尘。儿童食品及餐具应加罩防尘。

⑤不要让儿童玩裸露的泥土，不要带儿童到铅作业工厂附近散步、玩耍。

⑥直接从事铅作业的家庭成员下班前必须更换工作服和洗澡，不应将工作服和儿童衣服一起洗涤，不应在铅作业场所（或工间）为婴儿哺乳。

⑦以煤作为燃料的家庭应多开窗通风。孕妇和儿童尽量避免被动吸烟。

⑧选购儿童餐具应避免彩色图案和伪劣产品。应避免儿童食用皮蛋和老式爆米花机所爆食品等含铅较高的食品。

⑨使用自来水管道中的冷水烧开水、烹饪或蒸煮食品，而不要用热水管道的水制作食品；不能用长时间滞留在管道中的自来水为儿童调制奶粉或烹饪。

（3）营养干预儿童患营养不良，特别是体内缺乏钙、铁、锌等元素，可使铅的吸收率提高和易感性增强。因此，在日常生活中应确保儿童膳食平衡及各种营养素的供给，教育儿童养成良好的饮食习惯。①儿童应定时进食，避免食用过分油腻的食品，因为空腹和食品过分油腻会增加肠道内铅的吸收；②儿童应经常食用含钙充足的乳制品和豆制品，含铁、锌丰富的动物肝脏、血、肉类、蛋类、海产品，富含维生素C的新鲜蔬菜、水果等。

2. 筛查与监测

儿童铅中毒的发展是一个缓慢的过程，早期并无典型的临床表现。通过筛查早期发现高铅血症儿童，及时进行干预，以降低铅对儿童机体的毒性作用。同时通过筛查资料分析，评价环境铅污染状况，进行定期监测。

近年来，我国儿童血铅水平总体上呈下降趋势，城乡儿童血铅水平 ≥ 200 μg/L 的比例很低，因此无须进行儿童铅中毒普遍筛查。但对于存在或怀疑有工业性铅污染的地区，可考虑进行儿童铅中毒的筛查。

对生活或居住在高危地区的6岁以下儿童及其他高危人群应进行定期监测，高危地区的儿童主要包括：

（1）居住在冶炼厂、蓄电池厂和其他铅作业工厂附近者。

（2）父母或同住者从事铅作业劳动者。

（3）同胞或伙伴已被明确诊断为儿童铅中毒者。

二、儿童汞中毒

尽管关于汞的研究不像铅中毒的研究一样广泛与深入，但是汞和铅均被列为地球十大污染物之首。因此，近年来关于汞的研究也得到越来越多的公众以及研究者的重视。

（一）汞中毒的临床表现

汞是一种易于蓄积的重金属，长期低剂量暴露可致慢性中毒。临床上，主要分为急性汞中毒和慢性汞中毒。

1. 急性汞中毒

短期内吸入高浓度汞蒸气（$1 \sim 3$ mg/m³）后，数小时即可出现急性汞中毒症状。可发生急性气管炎和细支气管炎，甚至是间质性肺炎。很快出现咳嗽、发绀、呼吸困难，可伴有发热、寒战、胸痛、头痛、视力障碍、全身乏力等症状；肺部可闻及湿啰音，白细胞计数增加，X线胸片可见一叶或两肺下部大片云雾状阴影，轻者可逐步缓解，重者可致肺水肿、呼吸衰竭而死亡。

口服无机汞盐对胃肠道黏膜有强烈刺激作用，可出现剧烈恶心、呕吐、上腹痛，$2 \sim 3$日后出现腹泻，排出黏液便或脓血便等，严重者可导致胃肠道穿孔。汞中毒性肾炎一般在中毒后$4 \sim 10$日出现，重者$1 \sim 2$日即可发生，出现腰痛、少尿、管型蛋白尿，可因急性肾衰竭而致死。此外，还有口腔、咽喉灼痛，可出现黏膜坏死，严重者有喉头水肿等。

2. 慢性汞中毒

长期低浓度吸入汞蒸气可引起慢性中毒。慢性汞中毒症状隐匿，可出现两个不同的综合征：

（1）红皮病：多为元素汞或无机汞慢性暴露所致，表现为四肢皮肤发红、脱皮。主要发生于婴幼儿，症状很复杂，特征性表现是出汗、高血压、心跳加快、瘙痒、虚弱、肌张力减退、失眠、厌食，手掌足底出现典型粉红色斑块、皮丘，并脱皮、瘙痒，口腔检查可发现口腔黏膜发红、牙龈水肿，随后是口腔黏膜溃疡或牙齿脱落等。

（2）汞过敏：汞慢性中毒可发生特征性的人格变化，这类患儿可能出现记忆力减退、嗜睡、害羞、退缩、压抑、沮丧和易激惹。另外一个慢性汞中毒的常见体征是动作不协调，主要是精细运动不协调，表现为双手意向性震颤。此外，还有神经精神症状，如轻度乏力、头痛、健忘、记忆力减退、兴奋性增高、情绪不稳、失眠等神经衰弱综合征；肌肉震颤，以眼睑、舌、手指细微震颤为主；也可有口腔炎等。

有机汞中毒时神经衰弱综合征是最早出现的症状，也可有肌肉震颤；进一步进展时可出现全身性运动失调、步态不稳、吞咽及言语障碍；随后手指、腕、臂和下肢动作困难，向心性视野缩小。重症者可出现心律失常、心悸、心前区痛、QT间期延长等表现。部分重症患儿可出现严重或完全瘫痪。

（二）汞中毒的实验室检查

实验室检查机体汞负荷的指标主要有以下几项：

1. 无机汞检测

无机汞的检测可以通过测定尿液中汞的水平进行评估，尤其是尿肌酐矫正的24小时尿汞水平。研究发现24小时尿汞水平超过10～20 μg/L即可认为有汞的过量暴露，而神经系统毒性症状可能要到24小时尿汞水平超过100 μg/L才会表现出来。但是仅凭尿汞的检测无法评估慢性汞中毒以及汞中毒的严重程度，往往需要结合临床病史等综合判断。

2. 有机汞检测

有机汞化合物主要存在于红细胞中，所以可以使用全血汞测定进行评估。在非暴露人群中血汞水平很少有超过1.5 μg/L者，血汞水平≥5 μg/L被认为可以出现毒性症状。甲基汞还存在于生长的头发中，人群中发汞的水平不会超过1 ppm。无论是测定全血还是发汞，都需要严格的无汞采集环境，以及严格的污染控制程序。这种测定通常只有在正规的实验室才能进行。

（三）汞中毒的诊断

汞中毒的诊断主要依据接触史、临床表现以及实验室检查。存在急慢性汞暴露史是诊断的关键，结合临床病史、体格检查和实验室检查机体汞负荷升高方可诊断。

（四）治疗

1. 远离汞污染源

祛除残存含汞污染物。消化道食入汞致急性中毒者应立即灌肠、洗胃，将未吸收的毒物洗出，以牛奶蛋清保护胃黏膜，可加活性炭吸附。辅以适当的支持疗法。

2. 驱汞治疗

可用二巯丁二酸、二巯丙磺酸钠、二巯基丙醇等螯合剂进行驱汞治疗。

第三节　多卤代芳烃化合物及食品污染

一、多卤代芳烃化合物

多卤代芳烃化合物（PHAHs）包括多氯联苯（PCB）、多氯代二苯并二噁英（PCDD）、多氯二苯并呋喃（PCDF）和2，3，7，8-四氯苯并二噁英（TCDD）。

（一）分类

1. PCB

PCB是由两个相连的苯环与多个氯组成的化合物，是澄清、不易挥发的油状液体，在自然界中性质稳定，极难降解，因此持续存在于环境中。PCB由于性质稳定，被广泛应用于电子工业，如高压变压器中的绝缘体等，许多研究表明其环境污染是全球性的，可在各种环境样本及生物样本中检出。自20世纪30年代至今，大约已经有150万吨PCB被合成，其中大部分仍然存在于我们生存的环境中。20世纪60年代，研究农药双对氯苯基三氯乙烷（DDT）的化学家在鸟类组织中无意中发现了PCB，自此大量研究证实了在人体组织以及母乳中存在PCB。除DDT及其衍生物以外，PCB目前被认为是散布最广的环境卤代烃污染物。

2. PCDD

即二噁英，也是毒性程度非常高的环境污染物，主要来自城市和工业垃圾焚烧。聚氯乙烯塑料、纸张以及某些农药的生产环节、钢铁冶炼、催化剂高温氯气活化等过程都可向环境中释放二噁英。此外，二噁英还作为杂质存在于一些农药产品中，如五氯酚。我国虽然缺乏有说服力的二噁英污染数据，但是根据有限的数据来看，我国在人体血液、母乳和湖泊底泥中都检出了二噁英，尽管其浓度水平较低，但也说明了二噁英在我国环境中的存在。含氯农药、木材防腐剂和除草剂等的生产，特别是我国曾用作对付血吸虫病的灭钉螺药物（五氯酚钠）的生产都会有二噁英副产品生成，它们的生产和使用使二噁英在不知不觉中进入环境。五氯酚钠作为首选的灭钉螺化学药物在我国使用了几十年，每年的喷洒量约为6000吨，这必然造成二噁英在喷洒区的沉积。因此，我国具有二噁英污染的潜在可能性。

3. PCDF

是PCB被部分氧化的产物。PCDF不是有意合成的，而是PCB在高温、燃烧时生成的污染物。

（二）接触及进入体内的途径

PCB可以经口、呼吸道以及皮肤进入儿童体内。因为PCB通过皮肤吸收不完全，所以通过皮肤接触PCB的危险性相对比较低。对大多数人来说，这类化合物最可能进入人体的途径是通过被污染的食物。因为这类化合物在体内很难被代谢并排出体外，所以即使每日摄入非常少的量，长此以往多年后也会累积到一个比较高的水平。PCB最常见的来源是污染水域的大型鱼，因为大型鱼通常位于水中生物链的最高端，因此体内PCB的生物浓度相应也最高。科学家曾发现，一直被认为生活在环境洁净的北极因纽特人母乳中含有高浓度的PCB，并且其每日摄入的PCB明显超过国家以及国际标准的高限。这与因纽特人喜欢吃鲸、海豹等海洋大型哺乳动物有着密切的关系。因此，在一些水域被污染的地区和国家建议人们限制大型鱼类的摄入量。

（三）毒性作用及临床症状

PCB可以引起儿童发育商或智商值偏低，曾有报道发现，PCB可以导致0～2岁儿童出现精神运动发育值偏低，7月龄以及4岁儿童出现短期记忆受损，42月龄以及11岁儿童出现智商低下。研究认为，婴幼儿出现这些发育受损的主要原因是在胎儿期即受到来自母亲体内PCB的损害，这一时期的危害可能更甚于出生后通过母乳进入婴儿体内的PCB。多卤代芳烃化合物对不同年龄儿童的影响如表15-2所述。

表15-2　多卤代芳烃化合物对不同年龄儿童的影响

暴露方式	年龄	影响
出生前低剂量PCB暴露	新生儿期	出生体重下降
	婴儿期	0～2岁期间运动发育落后
	7月龄	视觉重认记忆受损
	42月龄	智商偏低（可能也与出生后的暴露有关）
	4岁	短期记忆受损
	11岁	认知发育落后
出生前高剂量PCB/PCDF暴露	新生儿期	低出生体重，结膜炎，出生牙，色素沉着
	婴儿期到学龄期	各认知领域均落后，行为障碍，生长发育迟缓，毛发、指甲以及牙齿发育异常，色素沉着，支气管炎危险性增加
	青春期	男童阴茎偏小，但发育正常；女童生长落后，但发育正常
直接食入大剂量PCB/PCDF	任何年龄	痤疮，皮肤角化，色素沉着；各种外周神经受损症状；胃炎
皮肤接触大剂量TCDD	儿童	较成人更多地被吸收入体内，可出现痤疮、肝功能异常

在成人或者年长儿童，PCB中毒有下列症状：痤疮，眼睑水肿和眼分泌物增多，皮肤、黏膜、指甲色素沉着，黄疸，四肢麻木，胃肠道功能紊乱等，即所谓"油症"。与PCB长期接触的工人，常会出现痤疮、皮疹，皮肤色素沉着，呈灰黑色或淡褐色，以脸部和手指为明显。全身中毒时，则表现为嗜睡、全身无力、食欲不振、恶心、腹胀、腹痛、肝大、黄疸、腹水、水肿、月经不调、性欲减退等。实验室检查可见肝功能异常和血浆蛋白减低。

人类短期接触高剂量的二噁英，可能导致皮肤损害，如痤疮和皮肤色斑，还可能改变肝功能。长期接触则会牵涉免疫系统、发育中的神经系统、内分泌系统以及生殖功能的损害。动物慢性接触二噁英可导致几种类型的癌症。WHO国际癌症研究署（IARC）于1997年对TCDD进行了评价。根据动物数据和人类流行病学数据，IARC将TCDD分类为"已知人类致癌物"。不过，TCDD并不影响遗传物质，并且低于一定剂量的接触，致癌风险可以忽略不计。

由于二噁英普遍存在，故人类所接触的环境及人体里都有一定程度的二噁英，也就产生了所谓的机体负担。目前，正常环境的接触总体上不会影响人类健康。然而，由于这类化合物具有很高的潜在毒性，所以需要努力减少目前环境的接触。

（四）诊断及治疗

目前多卤代芳烃化合物的中毒更多依靠接触史以及临床症状，尚没有很好的实验室检测方法可以帮助诊断。尽管很多实验室可以检测PCB，但是目前尚无公认的高效的检测方法，也没有可靠的标准值。目前也没有实验室被认证可以进行这类化学物中毒的临床诊断或者治疗评估。因此，目前所有的检测都属于研究范围。而PCDD和PCDF的检测难度更大，其检测结果很难用于临床症状的解释。

到目前为止，尚没有很好的去除身体内少量多卤代芳烃化合物的方法。在亚洲，曾经采用考来烯胺（消胆胺）、桑拿浴以及空腹方法进行治疗，但是这些方法的疗效都不确切。尽管母乳中可能含有这类化合物，但是研究发现母乳喂养可以降低婴儿体内该类化合物的量，大约每6个月，母乳喂养可以降低体内20％该类化合物的含量。这可能与婴儿体内的污染物绝大部分来自胎儿期的母体，而来自母乳本身的量很少有关。

二、食品污染

食品可以被多种物质污染，其中包括细菌、病毒、朊毒体、农药、某些食物添加剂、毒枝菌素、重金属、上述多卤代芳烃化合物等。我国发生的三聚氰胺污染奶粉案也让公众对这一化学物质引起重视。本部分将分生物源性以及非生物源性食品污染进行介绍。

（一）生物源性食品污染

生物源性食品污染的污染源包括以下几方面：

1. 病毒

甲型肝炎病毒以及包括诺沃克病毒在内的杯状病毒。

2. 细菌

沙门菌、志贺菌、弯曲杆菌、大肠埃希菌、霍乱弧菌、弗氏耶耳森菌以及李斯特菌。

3. 细菌来源的毒素

金黄色葡萄球菌毒素、蜡样芽孢杆菌毒素、产气荚膜梭菌毒素、肉毒杆菌毒素、大肠杆菌O157：H7毒素。

4. 寄生虫

弓形虫、微小隐孢子虫、圆孢子球虫、人源蓝氏贾第鞭毛虫、猪带绦虫以及旋毛虫等。

5. 水源性微生物

赤潮藻等。

6. 来自鱼贝类的毒素

河豚毒素、鲭鱼毒素、石房蛤毒素、热带海鱼毒素以及软骨藻酸。

7. 朊毒体

朊毒体是引起疯牛病以及其他传染性海绵状脑病的生物体，既不是病毒，也不是细菌，是一种变异的蛋白质。

具有感染性的微生物在自然界到处存在，并且可以通过多种途径进入人类食用的食物。例如，被沙门菌感染的鸡可以在蛋壳形成前将细菌直接分泌到鸡蛋中，也可以通过粪便污染蛋壳。动物粪便可以通过污染灌溉水源、肥料处理不当、食物加工准备过程处理不当等多个环节污染食品。食品污染可以发生在食品生产、运输过程以及家庭等地点。另外，目前在健康动物中每年使用百万吨的非治疗用抗生素，也使得食品中抗生素含量增加，导致抗生素耐药性状况更加恶化。

儿童最容易受到食品污染的伤害。婴儿奶粉也是特别容易受到细菌污染的食品。美国田纳西州曾在2001年因奶粉被污染，导致出现致死性新生儿脑膜炎。

（二）非生物源性食品污染

非生物源性食品污染源包括残留农药、食品添加剂以及其他化学物污染源，如重金属、多卤代芳烃化合物以及三聚氰胺等。农药、重金属以及多卤代芳烃化合物污染参见本章第二节、本节前文以及本章第四节，这里仅介绍食品添加剂及三聚氰胺。

某些食品添加剂可能对儿童造成伤害。柠檬黄是一种常用的食用色素，在蛋糕、糖果、泡泡糖、冰激凌、橙汁饮料中均有添加。在对这一化学物质过敏的儿童中，会导致风疹或哮喘恶化。儿童大量进食味精还可以引起头痛、恶心、腹泻、出汗、颈背部烧灼样疼痛等症状。亚硫酸盐是用来保存食物以及某些饮料罐头消毒用的食品添加剂，在一些汤料包、风干水果、果汁、罐头、脱水蔬菜、加工过的海鲜产品、果冻、某些酒类中含有亚硫酸盐。亚硫酸盐会使过敏儿童的哮喘恶化，因此，美国FDA要求，如果亚硫酸盐超过10 ppm，需要在包装上注明。

近来食品包装对食品的污染也越来越受到重视。例如，用于某些硬塑料中的双酚A，已被发现存在于婴儿的奶瓶、水杯和其他食物容器中。双酚A有弱雌激素作用，尽管目前关于双酚A的暴露量没有标准，但是已经证实，该物质可以在体内蓄积。另一种常见的用于食品包装的增塑剂是化学物质邻苯二甲酸酯，主要存在于软塑料中，在工业、化妆品以及医疗器械中广泛使用。之前邻苯二甲酸酯曾被应用于婴儿奶嘴、磨牙玩具等用品，但目前已经被美国FDA禁止使用，因为怀疑邻苯二甲酸酯有致癌的可能。但是，因为检测到其污染食物的量非常低，故美国FDA目前仍然允许其用于一些食品的包装中。但美国CDC已经开始检测低剂量邻苯二甲酸酯对人体产生的可能危害。

三聚氰胺，俗称蛋白精，是一种三嗪类含氮杂环有机化合物，被用作化工原料。它是白色单斜晶体，几乎无味，微溶于水，可溶于甲醇、甲醛、乙酸、热乙二醇、甘油、吡啶等。三聚氰胺对身体有害，不可用于食品加工或用作食品添加剂。2008年9月在我国发生了三聚氰胺被掺入婴儿奶粉事件，使得这一化学物被公众所熟知。在奶粉中添加三聚氰胺主要是由于其含氮量为66%左右，明显高于蛋白质平均含氮量16%，常用的蛋白质测试方法"凯氏定氮法"是通过测出含氮量乘以6.25来估算蛋白质含量的，因此一些不法商贩添加三聚氰胺到婴儿奶粉中，使得食品的蛋白质测试含量虚高。

目前三聚氰胺被认为毒性轻微，动物长期摄入三聚氰胺会造成生殖、泌尿系统的损害，导致膀胱、肾脏结石，并可进一步诱发膀胱癌。三聚氰胺进入人体后，发生取代反应（水解），生成三聚氰酸，三聚氰酸和聚氰胺形成大的网状结构，形成结石。婴儿在食用含有三聚氰胺的奶粉后出现的结石绝大部分累及双侧集合系统及双侧输尿管，这与成人泌尿系统结石临床表现有所不同，多发性结石影响肾功能的概率更高。由于患儿多不具备症状主诉能力，故家长需要加强对患儿的观察，依靠腹部B超和（或）CT检查，可以帮助早期确定诊断。在治疗方面，目前还没有针对三聚氰胺毒性作用的特效解毒剂，临床上主要依靠对症支持治疗，必要时可以考虑外科手术干预，解除患儿肾功能长期损害的风险。

（三）预防食品污染的策略

在食品加工、运输以及食用前准备的任何环节的操作都应非常小心，以防止微生物以及其他有害物质污染食品。生物源性食物污染预防的方法：

（1）用水充分清洗水果以及蔬菜，以清除可能的病原体和残留农药，瓜果蔬菜去皮前应清洗，清洗食物时没有必要用肥皂或其他化学品。

（2）不要吃生的蛋、肉、鱼和未经消毒的奶，肉、家禽以及鸡蛋要充分烧煮以保证病原体被杀灭。

（3）处理生肉和家禽的用具，如菜板和刀具，需要用洗洁精和热水清洗；家禽的内脏需要拿出来烧煮，而不是放在家禽的腹中封闭烧煮。

（4）合理储存食物，尽可能放置在冰箱中，但也不能时间太长。

（5）在家中没有必要使用消毒液预防生物源性食物污染，对于厨房器皿以及用具用水和洗洁精清洗即可。

对非生物源性食品污染的预防，更多需要从政府及公众层面进行宣传教育。首先需要限制对健康动物预防性使用抗生素，对农药以及食品添加剂的使用需要合理指导与控制，对带有病菌的废弃物的排放需要有规范的制度与监督，以更好地预防食品污染问题的发生。

第四节　农药污染

农药在自然界中广泛存在，其种类包括杀虫剂、除莠剂、杀真菌剂、熏蒸剂、杀鼠剂以及驱虫剂。这些农药在杀灭害虫的同时，也会对人类造成伤害，甚至死亡。因为农药可以残留在食物及药物上，同时在家庭、学校以及公园也会使用各种杀虫剂，所以儿童经常容易暴露在农药环境中。一些父母是农业耕作者、施农药者的儿童以及住在农田附近的儿童更容易接触到农药。家庭不恰当使用杀虫剂也使儿童容易受到农药的威胁。

一、常用农药及其污染渠道

（一）杀虫剂

常用的杀虫剂包括有机磷农药、氨基甲酸盐、除虫菊酸和拟除虫菊酯、有机氯杀虫剂、硼酸以及硼酸盐。

1. 有机磷农药

有机磷农药是我国最常用的农药之一，农药中毒中有80%以上是由有机磷农药引起的。有机磷农药不仅用于农业耕地，也在家庭、花园以及学校中使用。该化合物可以在体内蓄积并造成对人体的伤害，因此其应用被越来越多地限制。

2. N-甲基氨基甲酸盐类

类似于有机磷农药，其中毒性最高的是涕灭威，其次还有西维因、恶虫威、残杀威，后三种毒性一般，但是广泛用于家用杀虫剂。

3. 除虫菊酯和拟除虫菊酯

除虫菊酯是干菊花的提取物，因为其在热和光条件下很稳定，所以主要被用于室内杀虫剂。一些杀灭头虱的洗发水也含有除虫菊酯。拟除虫菊酯是在除虫菊酯结构和生物活性基础上人工合成的，其稳定性得到了增加，主要分为类型Ⅰ和类型Ⅱ，类型Ⅱ的毒性大于类型Ⅰ。拟除虫菊酯在农业以及园艺上主要用于杀灭建筑害虫（如白蚁）、虱子和跳蚤。除虫菊酯及拟除虫菊酯可以迅速渗透至害虫体内，使其瘫痪。

4. 有机氯杀虫剂

卤代烃是在20世纪40年代发明的，被用于杀虫剂、除莠剂、杀真菌剂等。有机氯杀虫剂是在环境中持续存在的小分子量液体。双对氯苯基三氯乙烷（DDT）、氯丹以及其他有机氯杀虫剂因为其高效并且短时间内显现毒性低的特点，曾被大量应用。但是20世纪70年代，这类杀虫剂在美国被禁止，主要原因是DDT的产物以及其他有机氯化合物在环境中持续存在，在食物链中会累积，可能存在致癌性，并且长期使用会出现耐受。但是在发展中国家，这类农药还在继续使用。

5. 硼酸及硼酸盐

硼酸经常被用于家庭灭虫剂，因为其毒性比较低，所以取代了有机氯农药，因而大量使用于儿童经常出现的地方。尽管毒性比较低，但是20世纪50～60年代美国有许多硼酸中毒病例的报道，主要是吞食引起的。

（二）其他农药

1. 除莠剂

除莠剂主要用于去除农田、花园、草地、公园、学校操场、路边等地方的杂草，在美国等一些发达国家，除莠剂在家庭的使用非常广泛。主要的除莠剂有草甘膦、二吡啶基除草剂、氯代苯氧型除草剂等。

2. 杀真菌剂

包括苯的同系物、硫代氨基甲酸盐、乙撑双二硫代氨基甲酸盐、有机营养菌、镉化合物，以及其他一些化学混合物。有机汞化合物因为其剧毒性，在美国被禁止使用。杀真菌剂主要用于保护谷类以及其他一些因为真菌而容易腐烂的东西。这类化合物还被用于处理种子、观赏性植物，以及直接施于土壤中。杀真菌剂通常都做成粉状或细球状，而这些形式很难通过皮肤或呼吸道进入人体。

3. 木材防腐剂

包括五氯苯酚和铜铬砷（CCA），1987年，这些化合物除了应用于木材防腐外，美国环境总署禁止其使用在其他领域。

4. 杀鼠剂

在美国主要的杀鼠剂是抗凝血药胆骨化醇。抗凝血药物主要是通过干扰维生素K依赖的因子的激活而发挥作用，如华法林。黄磷、士的宁等杀鼠剂已经不再被允许使用。

5. 驱虫剂

N，N-二乙基间甲苯酰胺（DEET）俗称避蚊胺，是驱虫剂的一种主要活性物质。DEET主要用于驱赶蚊子和蜱。驱虫产品中DEET的含量在4%～99%不等，但实验证明其浓度超过30%后，没有呈现显著地增加疗效的作用。氯菊酯作为驱虫剂可以在蚊帐或者衣服上喷洒，但是不可以直接用于皮肤。

（三）农药暴露途径

农药可以通过被吸入、食入以及皮肤接触等途径进入儿童体内。

1. 呼吸道吸入

通常都是通过气雾剂、喷雾剂等形式喷洒，这些微小颗粒都可能直接接触到人体呼吸道黏膜甚至深入肺泡，从而进入人体血液系统。在郊区，一些在农田中进行喷洒的农药也有可能飘散到附近的居民居住地区。除杀虫剂以外的农药被吸入的可能性相对比较低，这是因为这类农药通常都不易挥发。杀真菌类杀虫剂在使用时也有可能被吸入，但是一旦喷洒结束后不会继续通过空气播散而造成持续吸入。

2. 消化道摄入

消化道摄入杀虫剂可能会导致急性中毒。用保存食物的器皿（如饮料瓶等）装农药将会大大增加儿童误食的可能。食入农药最多的途径是进食有农药残留的蔬菜或谷物等。例如，人可以通过进食被污染土壤中培育出来的谷物而食入有机氯农药，也可以通过食用被污染水域的鱼而接触到农药。农药有时也可能会污染居民的水源。此外，年幼儿童因为会将地上的东西或者玩具直接放到口中，所以也会摄入少量的泥土，而在异食癖的儿童每日泥土摄入量可以达到100 g，这些泥土中可能就会含有有机磷农药以及重金属等。CCA处理过的木材也是儿童接触到重金属砷的一种途径，这些木材随着时间推移，其中的砷会渗漏到木材表面，而年幼儿童因为有手—口行为，因此是接触到这类农药的高危人群。另外，各类农药都有可能被误服，以杀鼠药最常见。

3. 经皮肤途径

许多农药都可以经皮肤被吸收。儿童因为体表面积比较大，并且经常在草地、花园、地板等地方玩耍，所以更加容易受到一些可以经皮肤吸收的农药的危害。灭虱用的林丹以及驱虫用的DEET都可以通过皮肤吸收。除莠剂和除真菌剂都可以经过皮肤被吸收，但是通常它们仅仅引起局部皮肤不适，不会导致全身症状。

二、农药中毒症状、判定及相应的处理原则

出生前农药的暴露可能与宫内发育迟缓、早产、出生缺陷、死胎以及自发性流产有关。但是还需要有更多的研究证实两者间存在因果关系。

在判定农药中毒时，暴露史非常重要。曾有研究对190例农药中毒的病例进行分析后发现，实验室检查通常对最后诊断的作用不是很大。此外，农药中毒的症状有时特异性不是很强，所以单纯根据症状进行判定也有一定的难度。但是在有机磷农药或N-甲基氨基甲酸盐中毒时，通常可以较快获得血浆中假性胆碱酯酶或红细胞乙酰胆碱酯酶水平的结果，对明确诊断有一定的价值。由于人群中个体差异很大，所以这些检查的灵敏度和特异度都不是很大，只能作为临床的参考。

有些农药在体内的代谢产物是通过尿液排出体外的，如有机磷农药、二吡啶基除草剂等。这些化合物可以通过尿液检查进行测定，但是检测难度很大，也没有人群的标准。有机氯农药及其代谢产物可以在血液中检测到，但是在正常人群中也可检测到微量残留，其标准值也没有规范的界定。拟除虫菊酯在人的生物样本中目前是无法检测到的。

综上所述，诊断农药中毒主要是在了解详细的农药接触史的基础上，结合临床症状进行诊断。常见的几种农药的中毒症状以及处理原则如表15-3所述。

表15-3 常见的几种农药的中毒症状以及处理原则

农药种类		作用机制及急性中毒症状	诊断及治疗
有机磷农药		不可逆的乙酰胆碱酶抑制；恶心、呕吐、分泌物增加、支气管痉挛以及头痛	诊断：测定胆碱酯酶水平；治疗：支持治疗、阿托品、解磷定
N-甲基氨基甲酸盐		可逆性乙酰胆碱酯酶抑制；恶心、呕吐、分泌物增加、支气管痉挛以及头痛	诊断：测定胆碱酯酶水平；治疗：支持治疗、阿托品
除虫菊酯		过敏反应、震颤、大剂量下共济失调	无诊断性测试；治疗：如果需要，可用抗组胺药或激素治疗过敏反应
拟除虫菊酯	类型Ⅰ	震颤、共济失调、激惹	无诊断性测试；治疗：脱离毒物环境，支持治疗，对症处理
	类型Ⅱ	舞蹈手足徐动症、流涎、惊厥，皮肤接触有可能引起极度不适、暂时性感觉异常	无诊断性测试；治疗：脱离毒物环境，支持治疗，皮肤不适最好用维生素E油剂
有机氯农药		γ-氨基丁酸（GABA）阻断；协调性下降、震颤、感觉紊乱	诊断：可以在血液中检测到；治疗：去除毒物，支持治疗；用考来烯胺通过吸附作用减少可能通过胃肠道进入循环的毒物
苯氧基氯化合物		酸中毒、神经系统症状、肌肉症状（如肌痛、肌强直）、恶心和呕吐、头痛、发热	诊断：可以在尿液中检测到；治疗：去除毒物，用碱性溶液利尿
二吡啶基除草剂		氧自由基形成；肺水肿，急性管状坏疽，肝细胞毒性	诊断：尿液连二亚硫酸盐检测（比色法）；治疗：去除毒物，禁止吸氧，大剂量补充液体，血液灌流
抗凝血类杀鼠剂		出血	诊断：血浆凝血酶原时间延长；治疗：补充维生素K

除了上述毒性相对比较大的农药，DEET作为驱蚊药的主要成分，偶尔也会导致一些不良反应出现，主要包括皮肤及眼睛的不适，但在1961年美国也曾经报道一例与使用DEET有关的脑炎患者。自此，陆续有一些关于DEET不良反应的报道，包括皮疹、发热、惊厥，甚至死亡（主要在儿童中）。分析这些病例发现，出现不良反应大多与过量使用DEET或者误用有关。

三、预防农药污染的措施

（一）预防受到农药污染的注意事项

用于室内喷洒的农药或杀虫剂，只有1%是作用于目标害虫上，剩下的大部分都会污染到室内家具的表面或者空气中。室外喷洒的则会落到其他一些动物、植物、室外家具和游乐场所等地方，进一步也会污染到地下水、江河以及水井。另外，因为室内外东西的搬动或者人员的来回走动，也会使室内的地板、地毯等受到污染。一些在生物界存留时间比较长的农药化合物，在生物链中传递并因为生物放大作用使得在生物链顶端的动物或者人类体内的农药含量万倍于位于食物链底端的动物。因此，避免或者减少农药暴露是保护儿童的重要措施，父母从事农药播撒职业或者家中经常使用各种杀虫剂的儿童，是尤其需要得到充分保护的。预防受到农药污染的注意事项包括以下几个方面：

1. 在农药播撒区域应该设立标记，只有穿戴防护衣服的工作人员才能进入；其他人在农药颗粒没有落地前，或者在被播撒的植物尚未干以前，都不应该进入农药播撒区域。

2. 不要饮用田间灌溉系统或沟渠的水，或者用这些水进行食物烧煮、洗衣服，不在与农田紧邻的水域游泳或者钓鱼。

3. 不要在喷洒过农药的田地内吃饭或喝水。

4. 不要将农药放置在没有任何标记的容器内，尤其是放入食品或者饮料罐内。

5. 不要把盛装农药的容器带回家，这些容器都不安全。

6. 不要焚烧盛装农药的包装袋，因为这样会释放有毒气体。

7. 播撒农药时穿的衣服应该与其他衣服分开洗涤，在下次穿以前需要用热水以及洗涤剂洗干净。

8. 如果用洗衣机洗，在把播撒农药时穿的衣物放入洗衣机后应立即清洗；若手工洗，应戴手套洗涤。

9. 从事与农药播撒相关的工作后，回家与儿童接触或玩耍前一定要换衣服并用肥皂洗手。

10. 在有儿童的地方，不应该播撒农药。如果实在无法避免儿童在场，儿童一定要穿好防护服，避免皮肤暴露在外面。

11．在家庭周围喷洒农药或杀虫剂时，要保护好儿童，同时把儿童玩具等物品放到安全的地方。

12．儿童以及青少年都不应该直接参与和播撒农药有关的工作。

（二）驱虫剂的使用注意事项

针对日常生活中应用比较多的驱虫剂，尤其是驱蚊剂（如DEET）等，需要有一定的规范，以降低儿童对该类产品的暴露。儿童使用的含有DEET的产品，其浓度不可以超过30%。常用的产品浓度范围在10%～30%。浓度的高低与驱蚊效果无直接关系，而主要与作用持续时间有关。例如，10%DEET浓度的驱蚊剂，作用持续时间在2小时左右，而24%浓度的持续时间则在5小时左右。DEET浓度在30%以下时，其安全性并不与浓度直接相关，也就是10%的浓度与30%浓度的安全性类似。只是在选择产品时需要考虑儿童需要避蚊的时间，也就是如果只有2小时在户外，就可以选择10%浓度的，如果时间比较长，则可以选择浓度稍高一些的。但通常情况下，含有DEET的驱蚊剂使用每日不应该超过一次。2个月以下的婴儿不应该使用该类产品。不要使用同时有防晒和驱蚊作用的产品，因为防晒霜通常需要一日内反复使用，但是驱蚊剂每日只使用一次。另外，儿童使用DEET类驱蚊剂需要注意的事项如下：

1．在使用含有DEET类的驱蚊剂前先仔细阅读使用说明，儿童不应该自己使用。

2．将驱蚊剂喷洒在暴露的皮肤上，而不要使用后再穿上衣服。

3．不要在小年龄儿童的手上涂驱蚊剂，也不要在眼及口周围使用。

4．不要在伤口或皮肤有破损的区域应用。

5．在室外时可在皮肤上喷洒驱蚊剂以驱赶蚊虫，到室内时应及时用肥皂清洗涂抹或喷洒过驱蚊剂的皮肤。

6．不要在密闭的环境中使用驱蚊剂，不要在邻近食物的地方使用驱蚊剂。

7．如果在皮肤上使用后怀疑有过敏反应，应立即用肥皂清洗皮肤。

综上所述，农药不仅是在农业以及园艺工作中常用，生活中的很多杀虫剂、灭鼠剂以及驱蚊剂也都与之有关。因为农药在人体内有蓄积作用，且很难被代谢，所以如何保护好儿童免受农药的侵害是非常重要的工作。在日常生活中，规范农药使用方法，健全防范农药暴露措施，是家长、老师以及所有与儿童相关的人员都需要了解和掌握的。

第五节　环境激素类物质污染

环境激素类物质，简称"环境激素"，是指具有类似体内激素活性作用的外界合成或者自然存在的化学物。最早环境激素是指类雌激素物质，目前其范围已经扩展到与甲状腺素、胰岛素、雄性激素，以及与青春发育相关激素等作用相类似的各种不同环境激素。

最早观察到的环境激素是农药双对氯苯基三氯乙烷（DDT），当时观察到一些身体内DDT含量较高的远洋鸟类孵化能力明显下降。除了DDT以外，其他农药包括甲氧氯杀虫剂、十氯酮及多氯联苯（PCB）等，都被实验室证实有类雌激素作用。有关环境激素对人类影响的研究尚未取得结论性的结果，但是在一些野生动物身上已经明确观察到环境激素的影响，包括上述的DDT对鸟类孵化能力的影响，以及在美国佛罗里达的野生雄性鳄鱼在暴露于农药三氯杀螨醇后出现雌性化的表现等等。

除了合成的化合物以外，自然界一些植物也存在类雌激素物质，当这类植物被动物吞食到一定量后就会在动物体内发挥雌激素样作用。一些生态学家推测这种现象的存在可能是，这些植物类雌激素通过干扰动物的生殖能力来进行自我保护。

一、环境激素的毒性作用

近年来多种男性生殖系统的异常，包括隐睾、尿道下裂、低精子质量、睾丸癌、生育能力下降等被归为睾丸发育不全综合征，这一综合征的发生可能与环境激素在一些易感人群的胚胎期干扰了胚胎生殖发育的过程有关。这一理论在不少动物实验中得到了证实，但是有关人类直接的流行病学研究数据不多。

（一）生殖系统影响

动物研究显示，孕前环境激素暴露可以导致胚胎期开始出现男性或女性生殖系统发育异常，这主要与一些受精卵毒性物质以及留体激素受体调节物质发挥作用有关。胚胎发育过程中的动物受到受精卵毒性物质侵害会导致该动物今后生殖能力下降，但是不会引起外生殖器畸形等。相反，在孕前期暴露于留体激素受体调节物质，如类抗雄性激素物质就会导致各种男性生殖系统畸形，如尿道下裂、隐睾等。但是有关环境激素对这些疾病发生影响的流行病学研究还是非常缺乏。

人类睾丸最终的下降需要出生前有一个睾酮水平的高峰，提示抗雄激素可能会导致隐睾。目前只有少量有关环境暴露对隐睾影响的研究，这些研究发现隐睾与孕期母亲农药暴露、孕早期血液中游离雌二醇水平下降和睾酮水平升高、孕期吸烟，以及孕期使用外源性雌激素等有关。在德国进行的一项小规模的病例对照研究发现，隐睾与人体脂肪组织中的农药七氯、六氯苯有关。

陆续有研究发现尿道下裂、低出生体重与居住在垃圾填埋场附近以及孕期己烯雌酚（合成雌激素，简称DES）暴露等有关。另外有一项研究首次证实了DES对子代的影响，研究发现在孕期服用DES的母亲所生的男婴中，发生尿道下裂的危险性相对高于对照组，其相对危险度达到21。而母亲孕期服用DES的，产下女婴中患阴道腺病、宫颈外翻、双阴道和子宫发育不良的风险也明显增加。此外，这些结果也在啮齿动物和猴子中得到证实。

有关环境激素与男性女性化的研究大多来自实验研究报道，该领域的人类研究非常少。曾经有研究发现母亲血清中有机氯农药二氯二苯二氯乙烯（DDE）水平与男性婴儿副乳腺的存在有关。动物实验中已经证实在雄性大鼠中，孕期农药暴露可以导致雌性化特征（如肛门与生殖器距离缩短等）、生殖系统畸形（隐睾、尿道下裂等）以及性功能障碍。研究中发现暴露的时间也非常重要，雌性大鼠在孕14~19日时最容易受到影响。

（二）内分泌系统影响

在过去几十年中，许多国家和地区都出现了女童月经初潮的平均年龄有所提前的趋势。这种趋势可能是由于营养情况的改善和其他因素的影响，而环境激素对这一趋势影响的作用尚未明确。美国的研究发现，出生前有DDE暴露的男童在

14岁时身高、同体重明显高于对照组，但是对青春发育的各阶段出现早晚没有影响。白种人中的女童在出生前有PCB暴露者，在14岁时体重要比同年龄、同身高的对照组女童重5.4 kg。无论是DDE还是PCB，如果暴露是在出生后，则都未表现出对青春发育有明显影响。

在波多黎各进行的研究发现，女童初潮前乳房的发育与血清邻苯二甲酸酯的水平及其代谢物水平有关，但还需要进一步研究证实。同样是母乳喂养的女婴，母亲血清中多溴联苯（PBB）水平高的女婴，青春发育期的初潮时间明显较母亲血清多溴联苯水平低的早。在孕期服用己烯雌酚的母亲所生的女童出现月经不调、不孕症、宫外孕、习惯性流产和早产的风险增加。流行病学研究检测了体内环境污染物含量与精液质量的关系后发现，血清或精液样本中PCB和DDE的水平与精子质量之间存在明显的负相关。目前，对环境激素类物质对儿童内分泌系统的影响进行了一系列的研究，如表15-4所述。

表15-4　环境激素类物质对儿童内分泌系统影响的研究

化合物	对儿童的影响	年龄、作用途径
多氯联苯（PCB）	1. 导致青春发育期女童体重增加，但未发现对青春发育本身有影响 2. 改变甲状腺功能 3. 月经提前	出生前
双对氯苯基三氯乙烷（DDT）	1. 导致青春发育期男童体重增加，但未发现对青春发育本身有影响 2. 泌乳时间缩短	出生前；母亲摄入食物中含有该物质
多氯二苯并呋喃（PCDF）	1. 青春期阴茎体积变小 2. 青春发育期女童身高降低 3. 精子活动性下降	母亲孕期食用被污染的食用油
二噁英	男童的出生率下降	在妊娠前父亲受到工业污染暴露的影响
大豆异黄酮	1. 改变婴儿胆固醇代谢水平 2. 少部分会在20～34岁期间出现月经不调	通过受污染的婴儿奶粉影响到个体
邻苯二甲酸酯	乳房早发育	随体内该化学物水平增高会出现症状

同样大量的动物实验以及少量的人类研究提示，多氯联苯（PCB）和其他二噁英类化合物可以抑制甲状腺功能，同时这类化合物在母乳、母亲血或者脐带血

中水平比较高，与新生儿血浆中甲状腺素水平的降低和促甲状腺素水平升高有关。有2项研究发现母亲在孕期有PCB暴露或者食用被PCB污染的鱼后，新生儿出生后会出现肌张力低下，这也与甲状腺功能受到影响有关。另外，因为未经治疗的先天性甲状腺功能减退会导致严重的认知发育缺陷，同时母亲孕期患严重的甲状腺功能减退也与儿童8岁时出现的认知发育下降有关，因此，甲状腺素水平的轻度或中度下降可能会使发育中儿童的神经行为功能受到影响。

在体外一些溴化阻燃剂对转甲状腺蛋白有很高的亲和力。在职业环境中，2，3，7，8-四氯苯并二噁英（TCDD）的暴露和成人糖尿病有关，但是没有关于儿童的报道。

（三）致癌性

己烯雌酚暴露可能增加女性子宫颈阴道癌、男性睾丸癌的危险性。睾丸癌是发达国家男性青年中最常见的癌症，它的发病率在很多国家呈现明显上升趋势。例如，1959—1968年间加拿大出生的青年患睾丸癌的人数较1904—1913年多了2倍。睾丸癌发生的危险因素包括持续的隐睾、低体重、孕前期外源性雌激素暴露，而青春发育延迟则是睾丸癌发生的保护性因素。隐睾的早期矫正并不能降低睾丸癌的发生率，单侧隐睾也可增加对侧患睾丸癌的概率，提示这些现象与隐睾和睾丸癌之间可能有共同原因，而不是隐睾导致了睾丸癌。动物实验证据显示，环境激素的暴露可能是隐睾和睾丸癌的共同诱因。

近年来，甲状腺癌尤其是乳头状甲状腺癌的发生率不断增加。少数一些国家的研究显示，口服避孕药、服用过增加生殖能力的药物以及抑制乳汁分泌的药物可能与甲状腺癌的发生有一定的关系，但是绝经后激素替代治疗或者食用鱼与甲状腺癌的关系没有被证实。

（四）免疫系统影响

TCDD和其他一些有机磷化合物在动物实验中表现出有免疫毒性，但是对人类免疫系统的潜在影响尚不清楚。

事实上，上述研究结果大多还是通过动物实验或者少数人类观察得到的，关于孕期环境激素暴露与之后癌症发生的因果关系尚未得到流行病学肯定的证实。

二、环境激素的暴露途径

环境激素暴露的途径主要是通过摄入相关的或者被污染的食物或水进入体内，同时环境激素还可以通过胎盘影响发育中的胎儿。

（一）食物途径

食物是接触环境激素最主要的潜在来源，包括植物雌激素、邻苯二甲酸盐、二噁英、多氯联苯、某些农药和有机锡化物。曾经用于牛羊促生长剂的合成雌激素——玉米赤霉醇，也具有类似雌激素的效力，在体外可以诱导人类乳腺癌细胞株表达雌激素依赖的基因。目前国内外已经禁止在牛羊中使用玉米赤霉醇。

1. 植物雌激素

植物雌激素是一类具有类似动物雌激素生物活性的植物成分，主要分布在植物及其种子中。植物雌激素中最常见的是异黄酮类。研究表明，亚洲食用豆制品较多的人群尿液中异黄酮的排出量要高于西方食用豆制品较少的人群。同时，血液和尿液中异黄酮的水平随膳食中大豆类制品的比例增加而增加。众所周知，在蛋白类产品中，大豆蛋白是相当便宜的，而且我们日常食物中很多食物都含有豆类产品，在成人的研究中发现膳食中含有较多植物雌激素的人群中某些癌症发生的危险性下降。但是目前在妊娠期和儿童早期植物雌激素的暴露是否有不良影响尚不清楚。

2. 邻苯二甲酸酯

全球工业生产中每年大约有500万吨以上的邻苯二甲酸盐生成。邻苯二甲酸二（2-乙基己基）酯（DEHP）是聚氯乙烯等塑料制品的增塑剂，被广泛用于以聚氯乙烯作为包装材料的食品包装袋中，包装产品中含有的邻苯二甲酸可以传递到食物中，尤其在这种食品袋包装的食品加热时或者食品中脂肪含量比较高时会增加邻苯二甲酸进入食物的量。另外，邻苯二甲酸盐在肥皂、乳液、香水、驱蚊剂和其他一些皮肤接触产品中被广泛应用，但是其中的用量很少。在没有特殊暴露的情况下，成人平均每日的邻苯二甲酸摄入量并不会特别高。但是，婴幼儿因为经常会将一些塑料玩具或其他塑料物品放入口中，所以比较容易暴露于相对较高水平的DEHP。目前越来越多国家出台相关法律和法规，禁止将DEHP添加到与玩具有关的塑料中。

3. 农药

如前所述，很多农药都具有类激素的活性，而在日常生活中农药除了应用于杀虫以外，还会在水果或蔬菜成熟后使用，为的是延长其保存期，保持它们在储存、运输和买卖过程中的质量。而水果和蔬菜是孕妇和儿童食用比较多的食物。近年来，随着农药使用的严格控制以及合理规范化使用农药技术的推广，农药污染的问题得到了一定程度的控制，许多国家在近5年中农药的使用量下降了一半。

4. 其他来源

双酚A（BPA）是一种环境激素，通常使用于聚碳酸酯（PC）塑料、环氧树脂，也可用作聚氯乙烯（PVC）的聚合抑制剂。而聚碳酸酯塑料是日常生活中非常常用的塑料，例如，用于婴儿奶瓶、食物或饮料容器和其他家庭用品。目前关于双酚A对儿童影响的研究尚存在较大争议。有实验研究表明，盛有母乳或配方牛奶的奶瓶在100℃下加热20~30分钟时，双酚A才会从聚碳酸酯塑料中过滤出来溶入瓶中的母乳或牛奶，而将奶瓶加热至室内温度目前尚未发现对儿童健康造成显著影响。尽管如此，已经有婴儿用品公司在生产的婴儿产品中停止使用双酚A。

在1940—1970年间，美国和很多欧洲国家将己烯雌酚作为妊娠期用药，因为他们错误地认为己烯雌酚可以防止流产。同时己烯雌酚也用在一些不愿意母乳喂养的妇女作为停止泌乳以及避孕的药物。己烯雌酚还曾经作为促进牲畜生长的药物。而己烯雌酚这种合成的雌激素已经被认为有致畸和致癌的作用。

（二）水的途径

壬基酚聚氧乙烯醚是表面活性剂——烷基酚聚氧乙烯醚类化合物中的一种，每年全球的产量在300吨左右。在过去40年中，这一类化学物质在家庭和工业中被广泛用于清洁剂、去污剂、乳化剂和脱脂剂等。在污水处理中通过生物降解，这些化合物会释放出具有雌激素活性的烷基酚，特别是壬基酚和辛基酚。

在城市污水处理厂的污水中有比较高水平的壬基酚聚氧乙烯醚及其降解产物，通常会超过1 mg/L的水平。在一些农田以及地下水中会存在高浓度的壬基酚，而且这些化合物会持续存在。尽管有研究在人体尿液中检测到壬基酚，但是目前还没有基于这方面的流行病学暴露调查。其他还可能在水中出现的环境激素包括自然界存在的雌二醇、雌激素酮以及其他合成激素类物质。

（三）胎儿期通过胎盘暴露

多项研究表明，出生前环境激素暴露与子代生殖系统的发育关系密切。通过胎盘引起胎儿环境激素暴露是胎儿期环境激素暴露的重要暴露途径。

三、生物监测及预防

（一）生物监测

在美国曾经监测到在人群尿液中比较高的邻苯二甲酸酯及其代谢产物，而在育龄妇女中其水平更是高于其他人群。目前在一些国家也开始进行人群中环境激素水平的监测，这项监测工作在育龄妇女以及儿童中显得尤为重要。

（二）疾病监测

尽管目前有研究提示隐睾以及尿道下裂的发生可能与父亲精子质量下降有关，而精子质量的下降可能与环境激素有一定的关系，但是有关这一理论的研究数量并不多，同时结论也不是非常一致。因此，需要对这些疾病的发生进行监测，以进一步明确环境激素对这些疾病发生的影响。

（三）预防

随着近年来有关环境激素对健康影响的问题得到越来越多的关注，在预防工作中，非常有必要建立一套适宜的孕妇和儿童最常见暴露的环境激素的毒性监测方法。同时，还需要根据环境激素监测结果，有针对性地采取措施保护育龄妇女、孕妇以及儿童，避免或者减少环境激素的暴露。

综上所述，有关高水平环境激素暴露对胎儿发育以及生殖系统造成不良影响的结果在动物实验中已得到了证实，尽管在人类研究中仍然缺乏足够且有效的证据，但是人类研究中证据不足不应该作为没有风险的证据。相反，今后应该进行设计严谨的大规模流行病学研究，通过对环境激素暴露水平的良好监测、相关健康结果的科学评价等，来评估多种环境激素低水平的暴露对儿童健康的影响。

参考文献

[1] 骆丽华，等.实用儿科学与儿童保健[M].上海：上海交通大学出版社,2018.

[2] 蔡威.儿科临床营养支持[M].上海：上海交通大学出版社，2019.

[3] 丁淑贞，倪雪莲.儿科护理学[M].北京：中国协和医科大学出版社，2019.

[4] 任为，等.临床儿科诊疗与儿童保健[M].上海：上海交通大学出版社，2018.

[5] 张海丽.学前儿童卫生与保健[M].北京：北京理工大学出版社，2018.

[6] 端丽霞，妙素萍，任淑格.学前儿童卫生保健[M].石家庄：河北科学技术出版社，2018.

[7] 季坚卫.当代儿科诊疗研究[M].南昌：江西科学技术出版社，2018.

[8] 陈慧，等.现代儿科疾病预防与诊治[M].北京：科学技术文献出版社，2018.

[9] 王禹，等.现代儿科疾病诊疗与临床实践[M].北京：科学技术文献出版社，2018.

[10] 周鑫，等.儿科急症与常见病临床救治[M].北京：科学技术文献出版社，2018.

[11] 万峰静，王小燕.儿科护理[M].长沙：中南大学出版社，2018.

[12] 段慧琴，田洁.儿科护理[M].北京：科学出版社，2016.

[13] 范玲，沙丽艳.儿科护理学[M].北京：人民卫生出版社，2018.

[14] 于海红，黄玲.儿科护理学[M].北京：科学出版社，2016.

[15] 陈荣华，赵正言，刘湘云.儿童保健学[M].南京：江苏凤凰科学技术出版社，2017.

[16] 耿蓉娜，付海燕，温婵，等.实用儿科疾病临床诊断与护理[M].北京：中国科学技术出版社，2017.

[17] 孙钰玮，赵小菲.儿科学[M].北京：中国医药科技出版社，2017.

[18] 黎海芪.实用儿童保健学[M].北京：人民卫生出版社，2016.

[19] 龚四堂.小儿内科疾病诊疗流程[M].北京：人民军医出版社，2013.

[20] 史慧静.儿童青少年卫生学[M].上海：复旦大学出版社，2014.